全国中医药行业高等职业教育"十四五"规划教材
全国高等医药职业院校规划教材（第六版）

药物应用护理

（第三版）

（供护理专业用）

主　编　马瑜红

全国百佳图书出版单位
中国中医药出版社
·北　京·

图书在版编目（CIP）数据

药物应用护理 / 马瑜红主编 . –– 3 版 . –– 北京：
中国中医药出版社，2025.2. ––（全国中医药行业高等
职业教育"十四五"规划教材）.
ISBN 978–7–5132–9147–7

Ⅰ . R97

中国国家版本馆 CIP 数据核字第 2024NS1918 号

融合教材服务说明

全国中医药行业职业教育"十四五"规划教材为新形态融合教材，各教材配套数字教材和相关数字化
教学资源（PPT 课件、视频、复习思考题答案等）仅在全国中医药行业教育云平台"医开讲"发布。

资源访问说明

到"医开讲"网站（jh.e-lesson.cn）或扫描教材内任意二维码注册登录后，输入封底"激活码"进行
账号绑定后即可访问相关数字化资源（注意：激活码只可绑定一个账号，为避免不必要的损失，请您
刮开序列号立即进行账号绑定激活）。

联系我们

如您在使用数字资源的过程中遇到问题，请扫描右侧二维码联系我们。

中国中医药出版社出版

北京经济技术开发区科创十三街 31 号院二区 8 号楼
邮政编码　100176
传真　010-64405721
唐山市润丰印务有限公司印刷
各地新华书店经销

开本 850×1168　1/16　印张 20.75　字数 558 千字
2025 年 2 月第 3 版　2025 年 2 月第 1 次印刷
书号　ISBN 978 – 7 – 5132 – 9147 – 7

定价　89.00 元
网址　www.cptcm.com

服 务 热 线　010-64405510
购 书 热 线　010-89535836
维 权 打 假　010-64405753

微信服务号　zgzyycbs
微商城网址　https://kdt.im/LIdUGr
官 方 微 博　http://e.weibo.com/cptcm
天猫旗舰店网址　https://zgzyycbs.tmall.com

如有印装质量问题请与本社出版部联系（010-64405510）

全国中医药行业高等职业教育"十四五"规划教材
全国高等医药职业院校规划教材（第六版）

《药物应用护理》编委会

主　编

马瑜红（南阳医学高等专科学校）

副主编

王中晓（南阳医学高等专科学校）　　　马晓茜（山东医学高等专科学校）

付志丽（贵州护理职业技术学院）　　　凌万成（昆明卫生职业学院）

编　委（以姓氏笔画为序）

王国娟（保山中医药高等专科学校）　　王艳华（江西中医药高等专科学校）

孔贞贞（泰山护理职业学院）　　　　　刘　洋（济南护理职业学院）

刘爱萍（甘肃卫生职业学院）　　　　　张嘉珊（北京卫生职业学院）

唐　妙（娄底职业技术学院）　　　　　黄小琼（赣南卫生健康职业学院）

学术秘书

张红霞（南阳医学高等专科学校）

全国中医药行业高等职业教育"十四五"规划教材
全国高等医药职业院校规划教材（第六版）

《药物应用护理》
融合出版数字化资源编创委员会

主　编

马瑜红（南阳医学高等专科学校）

副主编

马晓茜（山东医学高等专科学校）　　　　凌万成（昆明卫生职业学院）

付志丽（贵州护理职业技术学院）　　　　王中晓（南阳医学高等专科学校）

编　委（以姓氏笔画为序）

王国娟（保山中医药高等专科学校）　　　王艳华（江西中医药高等专科学校）

孔贞贞（泰山护理职业学院）　　　　　　刘　洋（济南护理职业学院）

刘爱萍（甘肃卫生职业学院）　　　　　　许春萍（昆明卫生职业学院）

杨雪晗（泰山护理职业学院）　　　　　　张嘉珊（北京卫生职业学院）

侯桃霞（甘肃卫生职业学院）　　　　　　唐　妙（娄底职业技术学院）

黄小琼（赣南卫生健康职业学院）

学术秘书

张红霞（南阳医学高等专科学校）

前　言

"全国中医药行业高等职业教育'十四五'规划教材"是为贯彻党的二十大精神和习近平总书记关于职业教育工作和教材工作的重要指示批示精神，落实《中医药发展战略规划纲要（2016—2030年）》等文件精神，在国家中医药管理局领导和全国中医药职业教育教学指导委员会指导下统一规划建设的，旨在提升中医药职业教育对全民健康和地方经济的贡献度，提高职业技术院校学生的实践操作能力，实现职业教育与产业需求、岗位胜任能力严密对接，突出新时代中医药职业教育的特色。鉴于由中医药行业主管部门主持编写的"全国高等医药职业院校规划教材"（三版以前称"统编教材"）在2006年后已陆续出版第三版、第四版、第五版，故本套"十四五"行业规划教材为第六版。

中国中医药出版社是全国中医药行业规划教材唯一出版基地，为国家中医、中西医结合执业（助理）医师资格考试大纲和细则、实践技能指导用书，全国中医药专业技术资格考试大纲和细则唯一授权出版单位，与国家中医药管理局中医师资格认证中心建立了良好的战略伙伴关系。

本套教材由50余所开展中医药高等职业教育的院校及相关医院、医药企业等单位，按照教育部公布的《高等职业学校专业教学标准》内容，并结合全国中医药行业高等职业教育"十三五"规划教材建设实际联合组织编写。本套教材供中医学、中药学、针灸推拿、中医骨伤、中医康复技术、中医养生保健、护理、康复治疗技术8个专业使用。

本套教材具有以下特点：

1. 坚持立德树人，融入课程思政内容和党的二十大精神。把立德树人贯穿教材建设全过程、各方面，体现课程思政建设新要求，发挥中医药文化的育人优势，推进课程思政与中医药人文的融合，大力培育和践行社会主义核心价值观，健全德技并修、工学结合的育人机制，努力培养德智体美劳全面发展的社会主义建设者和接班人。

2. 加强教材编写顶层设计，科学构建教材的主体框架，打造职业行动能力导向明确的金教材。教材编写落实"三个面向"，始终围绕中医药职业教育技术技能型、应用型中医药人才培养目标，以学生为中心，以岗位胜任力、产业需求为导向，内容设计符合职业院校学生认知特点和职业教育教学实际，体现了先进的职业教育理念，贴近学生、贴近岗位、贴近社会，注重科学性、先进性、针对性、适用性、实用性。

3. 突出理论与实践相结合，强调动手能力、实践能力的培养。鼓励专业课程教材融入中医药特色产业发展的新技术、新工艺、新规范、新标准，满足学生适应项目学习、案例学习、模块化学习等不同学习方式的要求，注重以典型工作任务、案例等为载体组织教学单元，有效地激发学生的学习兴趣和创新潜能。同时，编写队伍积极吸纳了职业教育"双师型"教师。

4. 强调质量意识，打造精品示范教材。将质量意识、精品意识贯穿教材编写全过程。教材围绕"十三五"行业规划教材评价调查报告中指出的问题，以问题为导向，有针对性地对上一版教材内容进行修订完善，力求打造适应中医药职业教育人才培养需求的精品示范教材。

5. 加强教材数字化建设。适应新形态教材建设需求，打造精品融合教材，探索新型数字教材。将新技术融入教材建设，丰富数字化教学资源，满足中医药职业教育教学需求。

6. 与考试接轨。编写内容科学、规范，突出职业教育技术技能人才培养目标，与执业助理医师、药师、护士等执业资格考试大纲一致，与考试接轨，提高学生的执业考试通过率。

本套教材的建设，得到国家中医药管理局领导的指导与大力支持，凝聚了全国中医药行业职业教育工作者的集体智慧，体现了全国中医药行业齐心协力、求真务实的工作作风，代表了全国中医药行业为"十四五"期间中医药事业发展和人才培养所做的共同努力，谨此向有关单位和个人致以衷心的感谢。希望本套教材的出版，能够对全国中医药行业职业教育教学发展和中医药人才培养产生积极的推动作用。需要说明的是，尽管所有组织者与编写者竭尽心智，精益求精，本套教材仍有一定的提升空间，敬请各教学单位、教学人员及广大学生多提宝贵意见和建议，以便修订时进一步提高。

国家中医药管理局教材办公室

全国中医药职业教育教学指导委员会

2024 年 12 月

编写说明

　　根据中国中医药出版社的教学编写宗旨，深入贯彻落实党的二十大精神和习近平总书记关于职业教育工作和教材工作的重要指示批示精神，全面贯彻党的教育方针，落实立德树人根本任务，为党育人，为国育才，全面融入课程思政要求，以弘扬劳动光荣、技能宝贵、创造伟大的时代风尚，加强职业教育的内涵建设和高质量发展，培养高素质技术技能型护理人才为主要目标。

　　《药物应用护理》是供全国高等职业教育的护理专业使用，从专业需求和高等职业教育学生的特点出发，使专业教育与我国卫生事业的发展无缝衔接，使教学内容、实训内容紧密结合，为护理一线培养职业道德高尚、理论知识扎实、技能水平高超的高素质技术技能型人才。"药物应用护理"主要阐述药物效应动力学、药物代谢动力学和影响药物作用的因素等基本理论，是一门介绍临床常用药物的分类、作用机制、药理作用、临床应用、不良反应和用药护理的课程，是全国高等职业教育护理专业学生的一门重要的必修专业基础课程，是基础医学和护理专业核心课程之间的桥梁学科。为学生防治疾病及临床合理用药提供基础理论，培养科学思维方法，解决临床护理问题，提高学生综合素质。

　　本教材的编写围绕新时期护理人才培养需求，凸显用药护理中的知识、能力和素质目标的培养。教材内容和编写体系重点体现素质教育和实践能力的培养，为学生知识、能力、素质协调发展创造条件；重视质量，从内容结构、知识点、规范化、标准化、编写技巧、语言文字等方面提高质量，打造精品；充分考虑学生的学习兴趣和认知特点，文字表达通俗简练，图文并茂，便于学生学习和掌握；教材内容依据临床和药物应用护理的发展实际，体现临床工作对护士综合素质的需求；内容按照国家最新的专业标准，力求反映当今医药模式的现状和最新发展趋势，体现临床药物应用中护理工作的严谨性和灵活性，符合药物应用护理未来发展的需要。教材内容融入知识链接，介绍学科新发展，弘扬道德新风尚；案例导入引领重点和难点，紧密结合护理岗位需求；紧密结合新版执业护士资格考试大纲，建设数字化题库；加强融合出版数字化资源建设，辅助线下教学。

　　全书共三十八个模块，编写分工如下：模块一、模块二由马瑜红编写；模块三、模块四、模块五由马晓茜编写；模块六、模块七、模块八、模块九由凌万成编写；模块十、模块十一、模块十二、模块十三由付志丽编写；模块十四、模块十五、模块十六由孔贞贞编写；模块十七、模块十八由王艳华编写；模块十九、模块二十、模块二十二由唐妙编写；

模块二十一、模块二十三、模块二十五由黄小琼编写；模块二十四由王中晓编写；模块二十六、模块二十七、模块三十六由刘爱萍编写；模块二十八、模块三十、模块三十一由刘洋编写；由模块三十二、模块三十三由张嘉珊编写；模块三十四、模块三十五由张红霞编写；模块二十九、模块三十七、模块三十八由王国娟编写。

本书的编写得到中国中医药出版社和众多专家的悉心指导，参编人员以及许春萍、杨雪晗、侯桃霞还承担了数字化资源的建设工作，在此一并表示感谢！

《药物应用护理》编委会

2024 年 12 月

目　录

模块一　药物应用护理总论

> 【学习目标】
>
> 　　掌握：药理学、药物效应动力学、药物代谢动力学、首关消除、肝药酶、药酶诱导剂、药酶抑制剂、半衰期、生物利用度、肝肠循环、副作用、效能、效价的概念。
>
> 　　熟悉：不良反应的类型、特点；药物的作用机制；治疗指数的意义；药物的吸收、分布、生物转化、排泄的概念和影响因素；影响药物作用的各种因素。
>
> 　　了解：学习药物应用护理的目的和方法；药理学的发展史。

项目一　绪　论

一、药理学和药物应用护理的基本概念

药物（drug）是指调节机体的生理、生化和病理过程，用以预防、诊断、治疗疾病的物质。其根据来源可分为天然药物、合成药物和基因工程药物三类。

知识链接

药品和药物

　　药品是经国家食品药品监督管理部门审批，允许其上市生产、销售，可供临床直接使用的医药商品，必须有明确的剂型、剂量、适应证、用法和用量的化学物质。药物范围比较大，包括所有具有药理活性和治疗功效的化学物质，不一定经过审批，也不一定是市场销售的化学物质。

药理学（pharmacology）是研究药物与机体之间相互作用及其规律的一门科学，包括药物效应动力学（pharmacodynamic，药效学）、药物代谢动力学（pharmacokinetics，药动学）两个方面。前者阐明药物对机体的作用和作用机制，后者阐明药物在机体内吸收、分布、生物转化和排泄等过程及药物效应与血药浓度随时间变化的规律。

药物应用护理作为药理学与护理学的桥梁学科，是以药理学理论为基础，结合现代护理学理论与技能，指导护士如何正确实施用药护理工作，是保障安全、有效用药的一门学科。

药物应用护理学是护理专业的一门重要基础学科。本课程根据医护人员的工作需求，主要讲解药物应用护理学的基本理论，使学生快速掌握各类药物的主要药理作用、临床应用、不良反应与用药注意事项等，并能对常见的非处方药进行用药指导，对患者用药前后进行监护，保

证安全用药与药物药效，减少药物的不良反应。

二、药理学发展史

从远古时代起，人类在生活和生产实践中积累了丰富的药物方面的知识和防病治病的经验，如大黄导泻、麻黄止喘等，但对药物治疗疾病还缺乏科学系统的认识。药理学的建立和发展与现代科学技术尤其是生物科技的发展密切相关，大致分为三个阶段。

（一）传统本草学阶段

古代的药物学著作称为本草学，是因为药物中草木类药占绝大部分。我国最早的药物学著作是《神农本草经》，共收载药物 365 种，按上、中、下品对药物进行分类，是世界最早的药物学著作之一。唐代本草学著作有 20 多种，《新修本草》是我国乃至世界上第一部由政府发行的本草书籍（药典），记载药物 884 种。而明代的医药学家李时珍所著的《本草纲目》是一部世界闻名的药物学巨著，全书 52 卷，190 余万字，收载药物 1892 种，其中植物类药 1195 种，动物类药 340 种，矿石类药 357 种，插图 1109 帧，药方 11000 余条，已被译成日、法、朝、德、英、俄等几十种文字，成为世界性经典药物学文献。

（二）近代药理学阶段

18 世纪，化学和生理学的迅速发展为药理学的发展奠定了科学基础。19 世纪初，实验药理学的创立标志着近代药理学阶段的开始。

化学的发展把植物药从古老的、成分复杂的粗制剂发展为化学纯品。德国药师 Sertürner 于 1803 年首先从罂粟中分离提纯吗啡，随后士的宁、咖啡因、奎宁、阿托品等生物碱相继问世。生理学的兴起也对药理学发展发挥了重要作用。19 世纪，生理学家建立了许多实验生理学的方法，并用来观察植物药和合成药对机体生理功能的影响。1819 年，Magendie 用青蛙实验确定了士的宁作用部位在脊髓。这些工作为药理学实验奠定了基础。在这之后催眠药、解热镇痛药和局部麻醉药等大量被应用于临床。德国 R.Buchheim 建立了第一个药理实验室，使药理学真正成为一门独立的学科。

（三）现代药理学阶段

现代药理学阶段大约从 20 世纪初开始，利用人工合成的化合物及改造天然有效成分的分子结构作为新的药物来源。发展新的、更有效的药物成为这个时期药物研究的突出特点。

1909 年，德国 Ehrlich 发现砷凡纳明可以治疗梅毒，开创了应用化学药物治疗传染病的新纪元。1940 年，英国 Florey 在 Fleming 研究的基础上提取出青霉素，使化学治疗进入抗生素时代。20 世纪中叶，自然科学技术的蓬勃发展为新药研究与开发提供了理论、技术和方法，使药理学的研究从原来的系统、器官水平，发展到细胞、亚细胞、分子水平，对药物作用机制的研究也逐步深入。近几十年来，随着其他学科的发展，尤其是分子生物学技术的应用，药理学的发展更加迅速，现已形成许多各具特色的分支学科以及与其他学科相互渗透而形成的边缘交叉学科，如分子药理学、临床药理学、行为药理学、精神药理学、免疫药理学、遗传药理学、生化药理学、量子药理学等。药理学已由过去的经典药理学逐步发展成为与基础医学和临床医学等多学科密切相关的综合学科。

中华人民共和国成立以来，我国在新药开发和新理论的研究方面均取得了飞速发展，不仅药物品种和产量大幅度增长，质量不断提高，而且在研创新药及发掘祖国医药遗产方面取得了可喜的成果。如口服抗血吸虫病药呋喃丙胺、抗疟药青蒿素研制成功，从延胡索中提取并人工合成延胡索素，且进行了药理及临床的系统研究，强心苷的研究，对中药丹参、葛根、川芎的

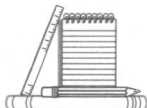

药理研究以及棉酚的研究均取得了重要成果，达到了较高的科学水平，为促进医药事业的发展，保障人民的健康作出了巨大贡献。

三、学习药物应用护理的目的和方法

药物应用护理作为一门综合性专业学科，其学习目的是用药理学的理论阐明药物与机体相互作用的基本规律和作用机制，为临床合理用药提供理论依据；为学生将来的工作和研究、开发新药等方面提供启发和借鉴；为药物应用中可能产生的情况提供预见性，使医护人员能更加合理地用药。

因药物应用护理学的特点是其理论及概念众多，并要求结合临床护理需求和反应对患者进行用药指导与监护，所以，希望同学们在学习药物应用护理学时，注意以下几个方面：

1. 掌握药物的特点 根据药物分类及代表药，掌握每类药物中代表药物的药理作用、临床应用和不良反应以及各类药物的共性，运用归纳比较法找出每个药物的个性特点加以记忆，并正确选用药物。

2. 密切联系基础医学知识 有针对性地复习和联系相关人体解剖学、生理学、生物化学、病理学等基础医学知识，有助于理解和掌握药理作用和作用机制。

3. 认识药物作用的两重性 掌握药物的防治作用和不良反应，力求做到安全用药、合理用药，避免或减少药物不良反应的发生。

项目二 药物效应动力学

📚案例导入

患者，女，66 岁。罹患高血压 22 年、冠状动脉粥样硬化性心脏病 6 年。近 2 个月，心前区剧痛伴胸骨后疼痛发作频繁，测血压 148/93mmHg。医嘱：普萘洛尔 10mg, t.i.d.。持续服药 3 个月，血压控制良好，心绞痛未发作，患者即自行停药。停药后次日，患者血压 160/96mmHg，心绞痛再次发作。

问题：请分析患者突然停药出现上述症状的原因是什么？如何加强用药护理以避免上述反应？

药物效应动力学是研究药物对机体的作用规律及其机制的科学。

一、药物作用的主要类型

（一）兴奋作用和抑制作用

1. 兴奋作用（excitation action） 凡能使机体生理生化功能增强的作用称为兴奋作用。如心率加快、酶活性增强、胃酸分泌增加等。

2. 抑制作用（inhibition action） 凡能使机体生理生化功能减弱的作用称为抑制作用。如肌肉松弛、腺体分泌减少、酶活性降低等。

在一定条件下，药物的兴奋和抑制作用可相互转化，如中枢神经兴奋过度时，可出现惊厥，长时间的惊厥又会转为抑制甚至死亡。有些药物的兴奋和抑制作用并不是单一出现的，在同一机体内药物对不同的器官可以产生不同的作用，如肾上腺素对心脏呈现兴奋作用，而对支气管

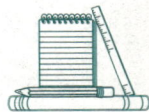

平滑肌则呈现舒张作用。

（二）局部作用和吸收作用

1. 局部作用（local action）　是指药物被吸收入血之前，在用药局部所产生的作用。如 75%酒精的皮肤消毒作用、口服硫酸镁的导泻作用。

2. 吸收作用（absorption action）　是指药物从给药部位进入血液循环后，随血流分布到全身各组织器官所呈现的作用。如硝苯地平的降血压作用、对乙酰氨基酚的解热镇痛作用。

（三）选择性作用

选择性药物作用（selectivity）　多数药物在一定剂量下，对某组织或器官产生明显的作用，而对其他组织或器官的作用不明显或无作用，称为药物的选择作用。如治疗量地高辛对心脏的作用。药物的选择作用是临床选择用药的基础，大多数药物都有各自的选择作用，在临床选择用药时，尽可能选用那些选择性高的药物。但药物选择性一般是相对的，这与药物剂量有关。随着给药剂量的增加，其作用范围逐渐扩大，选择性则逐渐降低。如尼可刹米在治疗剂量时可选择性兴奋延髓呼吸中枢，剂量过大时可广泛兴奋中枢神经系统，甚至引起惊厥。所以，临床用药时，既要考虑药物的选择作用，又要考虑用药剂量。

（四）直接作用与间接作用

1. 直接作用（direct action）　是指药物直接作用于组织或器官引起的效应。如强心苷能选择性地作用于心肌，使心肌收缩力增强，增加衰竭心脏的输出量，此作用为强心苷的直接作用。

2. 间接作用（indirect action）　是指由直接作用引发的其他作用。如强心苷在增强心肌收缩力、增加心输出量的同时，可反射性提高迷走神经的兴奋性，使心率减慢，此作用为强心苷的间接作用。

（五）预防作用和治疗作用

1. 预防作用（preventive action）　是指提前用药，以防止疾病或疾病症状的发生。如接种疫苗预防疾病的发生，使用维生素 D 预防佝偻病等。

2. 治疗作用（therapeutic action）　是指能达到疾病治疗效果的作用。根据治疗目的的不同，将治疗作用分为对因治疗和对症治疗两类。

（1）对因治疗（etiological treatment）　用药目的在于消除原发致病因子，也称治本。如抗生素抑制或杀灭体内病原体，消除病因，起到防治疾病的作用。

（2）对症治疗（symptomatic treatment）　用药目的在于改善疾病症状或减轻患者痛苦，也称治标。如应用解热镇痛药可使高热患者的体温降至正常。

一般来说，对因治疗比对症治疗更为重要，但在某些情况下对症治疗也是必不可少的。对病因未阐明暂时无法根治的疾病，或治疗某些诊断未明的危重急症如休克、高热、疼痛、惊厥、心力衰竭时，对症治疗比对因治疗更为迫切，这有助于维持重要的生命指征，为对因治疗争取时间。因此，临床药物治疗时，应根据患者的具体情况，遵循"急则治其标，缓则治其本，标本兼治"的原则。

二、药物的不良反应

凡是不符合用药目的并给患者带来不适或者痛苦的反应统称为药物的不良反应（adverse drug reaction，ADR）。按照性质分类药物不良反应包括以下几种：

1. 副作用（side effect）　是指药物在治疗剂量时产生的与治疗目的无关的不利于机体的作用。产生副作用的原因是药物选择性低，作用范围广。如麻黄碱在缓解支气管哮喘的同时，也兴奋中枢神经系统，可引起失眠。治疗作用和副作用是可以互相转化的。如阿托品有松弛平滑肌和抑制腺体的分泌作用，用于胃肠绞痛时，松弛平滑肌的作用为治疗作用，而抑制唾液腺分泌引起口干则为副作用；用于麻醉前给药时，其抑制腺体分泌作用则为治疗作用，松弛平滑肌的作用为副作用。

2. 毒性反应（toxic reaction）　是指用药剂量过大或体内蓄积过多时发生的危害机体的反应。如大剂量应用四环素类抗生素可造成肝细胞脂肪性坏死；应用肝素过量引起自发性出血、组织渗血，可用鱼精蛋白对抗；长期或大剂量服用对乙酰氨基酚可引起肝损伤，可用 N- 乙酰半胱氨酸进行解救。

3. 后遗效应（residual effect）　是指停药后血药浓度已降至最低有效浓度以下时仍残存的药理效应。如服用巴比妥类药物后，次晨出现乏力、头晕、困倦现象。

4. 继发反应（secondary reaction）　是指在药物治疗发挥作用之后产生的效应，并不是药物本身的效应，一般停药后会消失。如长期应用头孢菌素类药物会使体内的敏感菌株被抑制，不敏感菌群大量繁殖，出现菌群失调，也称二重感染。

5. 变态反应（allergic reaction）　也称过敏反应（hypersensitive reaction），是指少数过敏体质的患者对药物的一种特殊反应，是免疫反应的一种特殊表现。药物作为抗原或半抗原初次进入体内，刺激免疫机制产生抗体，当药物再次进入机体内，抗原与抗体结合形成抗原 – 抗体复合物，导致组织细胞损伤或功能紊乱，称为变态反应。常见的变态反应有皮疹、发热、血管神经性水肿、支气管平滑肌痉挛、肠痉挛、血管扩张、血压下降等，严重的引起过敏性休克。预防药物变态反应，应询问过敏史，有些药物用药前要做皮肤过敏试验，对过敏试验阳性者应禁用。

6. 特异质反应（idiosyncratic reaction）　由于用药者有先天性遗传异常，对于某些药物反应特别敏感，出现的与药理性质无关的有害反应。如先天性缺乏葡萄糖 –6– 磷酸脱氢酶者应用如伯氨喹、磺胺等易引起溶血反应。

7. 停药反应（withdrawal reaction）　又称反跳现象（rebound phenomenon），是指突然停药后原有疾病加剧。如长期应用普萘洛尔降血压，停药次日血压可能会明显回升。

8. "三致" 反应　致畸、致癌和致突变合称 "三致" 反应，属于特殊毒性，为药物与遗传物质在细胞表达方面发生相互作用的结果。

知识链接

震惊世界的沙利度胺事件

1957 年德国的 Chemie Gruenenthal 公司将沙利度胺（thalidomide，反应停）正式推向市场，用于治疗妊娠期呕吐。到 1960 年，该药在欧洲、非洲、南美洲等 46 个国家广泛应用，也埋下了悲剧的种子。1960 年，欧洲地区新生儿出现 "海豹肢" 畸形的比率突然异常升高。1961 年，澳大利亚产科医生威廉·麦克布里德发现 3 名畸形婴儿与其母亲在怀孕期间服用过反应停有关，于是将自己的发现和疑惑发表在著名的医学杂志《柳叶刀》上，指出反应停是导致婴儿海豹肢畸形的元凶。此后全球各地陆续出现了大量畸形婴儿的报道，反应停因此被很多国家禁止使用并撤出市场。但此时已有 1.2 万名孕妇因服用沙利度胺导致 "海豹肢" 畸形婴儿出生。沙利度胺撤市后不久，多项研究特别是非人类灵长类动物的研究都证实了其致畸风险，其致畸作用的类型和用药时间有密切关系。

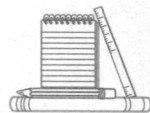

9. 药物依赖性（drug dependence） 分为精神依赖性和身体依赖性。

（1）**精神依赖性** 又称为心理依赖性或习惯性，是指连续用药突然停药，会产生继续用药的强烈欲望，并产生强迫性觅药行为，没有身体上的体征表现，对药物的欲望尚可自制。易产生精神依赖性的药物属于精神药品，如镇静催眠药地西泮、中枢兴奋药咖啡因等。

（2）**身体依赖性** 又称为生理依赖性或成瘾性，是指反复用药后，一旦停药就会出现戒断症状，表现为烦躁不安、流泪、出汗、疼痛、恶心、呕吐、惊厥等，甚至危及生命。易产生身体依赖性的药物属于麻醉药品，如吗啡、哌替啶等。

三、药物剂量与效应关系

药物剂量与效应关系（dose-effect relationship，量效关系）是指在一定剂量范围内，同一药物的剂量或浓度增加或减少时，其效应随之增强或减弱，两者间有相关性。用药剂量太小往往无效，剂量太大又会出现中毒症状。通过量效关系的研究，可定量分析和阐明药物剂量与效应之间的规律。

按药理效应性质量效关系分为量反应（graded response）和质反应（quantal response）两种类型。药理效应强弱呈连续性的变化，可用数量或最大反应的百分率表示，称为量反应。如血压、心率、尿量、血糖浓度等，研究对象为单一的生物个体。如果药理效应不是随着药物剂量或浓度的增减呈连续性量的变化，而为反应的性质变化，则称为质反应。一般以阳性或阴性、全或无的方式表示，如存活与死亡、惊厥与不惊厥等，研究对象为一个群体。

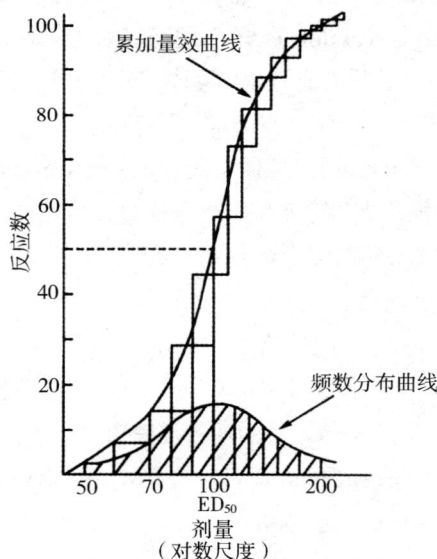

图 1-1　质反应的频数分布曲线和累加量效曲线

从量反应和质反应的两种量效曲线又衍生出来一些药理学基本概念：

1. 最小有效量（minimal effective dose） 是指刚能引起药理效应的剂量，又称为阈剂量。同样，最小有效浓度（minimal effective concentration）是指引起药物效应的最低药物浓度，亦称阈浓度。有效量（effective dose），即介于最小有效量和极量之间的量，又称治疗量。在治疗量中，大于最小有效量而小于极量、疗效显著而安全的剂量，为临床常用量。

2. 极量（maximum dose） 即能引起最大效应而不至于中毒的剂量，又称最大治疗量。极量

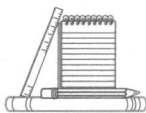

是国家药典明确规定允许使用的最大剂量，即安全剂量的极限，超过极量有中毒的危险，除非特殊需要时，一般不采用极量。

3. 最小中毒量（minimal toxic dose） 药物引起毒性反应的最小剂量为最小中毒量。一般将最小有效量与最小中毒量之间的剂量范围，称为安全范围（治疗作用宽度），此范围越大该药越安全。

4. 最大效应或效能 是指在一定范围内，增加药物剂量或浓度，其效应强度随之增加，但效应增至最大时，继续增加剂量或浓度，效应不能再上升，称为最大效应（maximal effect，E_{max}），也称效能（efficacy）。一般反映药物的内在活性，如吗啡镇痛效能高，能解除剧痛；阿司匹林镇痛效能低，只能用于轻、中度疼痛。

5. 效价强度（patency） 用于作用性质相同的药物之间的等效剂量的比较，是指能引起等效反应的相对剂量或浓度。一般反映药物与受体的亲和力，其值越小则效价强度越大，用药量越大则效价强度越小（图 1-2）。

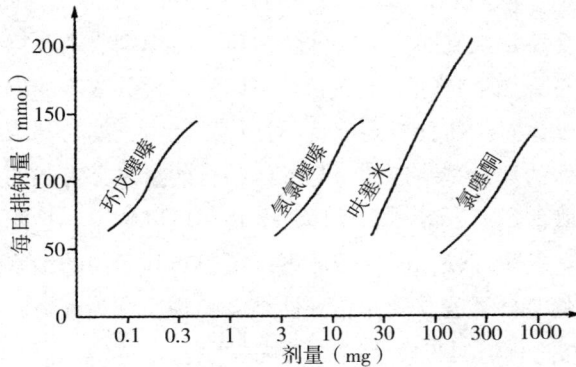

图 1-2　几种利尿药的效价强度和效能比较

6. 半数有效量（ED_{50}） 是指能引起 50% 实验动物产生效应的药物剂量。

7. 半数致死量（LD_{50}） 是指引起 50% 实验动物死亡的剂量。

8. 治疗指数（therapeutic index，TI） 即药物的半数致死量（LD_{50}）与半数有效量（ED_{50}）的比值，用于评价药物的安全性，治疗指数大的药物较治疗指数小的药物安全性大，但这仅适合于治疗效应和致死效应的量效曲线相平行的药物。对于两条曲线不平行的药物，还应适当参考 1% 致死量（LD_1）和 99% 有效量（ED_{99}）的比值，或 5% 致死量（LD_5）和 95% 有效量（ED_{95}）之间的距离来衡量药物的安全性。

四、药物作用机制

药物作用机制（mechanism action）或称作用原理（principle of action），是阐明药物为什么起作用、如何起作用及作用部位等问题的有关理论，其作用机制类型大体可归纳如下：

1. 影响核酸的代谢 许多抗癌药通过影响 DNA 和 RNA 的代谢产生抗癌作用，如氟尿嘧啶结构与尿嘧啶结构相似，掺入癌细胞 DNA、RNA 后，干扰蛋白质合成而发挥抗癌作用。又如一些抗菌药也是通过影响细菌核酸代谢发挥抑菌或杀菌作用的。

2. 影响离子通道 细胞膜上有许多离子通道，无机离子 Na^+、K^+、Ca^{2+}、Cl^- 等可以通过这些通道进行跨膜转运，有些药物可以直接作用于这些离子通道，而影响细胞功能。如钙通道阻滞药可阻滞 Ca^{2+} 通道，降低细胞内 Ca^{2+} 浓度，松弛血管平滑肌，使血压下降。

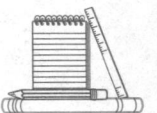

3. 影响酶的活性   许多药物通过增强或抑制体内某些酶的活性而发挥作用。如解热镇痛抗炎药可抑制环氧酶（COX），产生解热镇痛抗炎作用；质子泵抑制剂可抑制胃黏膜 H^+-K^+-ATP 酶，抑制胃酸的分泌。

4. 影响免疫功能   有些药物通过影响机体免疫功能发挥疗效。如免疫抑制药环孢素用于器官移植的排斥反应；免疫增强药左旋咪唑用于免疫缺陷性疾病的治疗。

5. 影响递质的释放或激素的分泌   有的药物通过改变机体生理递质的释放或激素的分泌而产生作用。如麻黄碱可促进交感神经释放递质去甲肾上腺素而产生平喘作用；大剂量碘可抑制甲状腺激素的释放，用于甲亢危象。

6. 非特异性作用   有些药物通过简单的化学反应或物理作用而产生药理效应。如使用抗酸药中和胃酸治疗消化性溃疡；静脉滴注甘露醇提高血浆渗透压用于消除脑水肿，降低颅内压。有的药物主要与理化性质有关，如消毒防腐药可产生蛋白质的变性作用，因此只能用于体外杀菌或防腐，不能内服。有些药物补充机体缺乏的物质，如维生素、多种微量元素等。

7. 作用于受体   分子生物学研究发现，许多药物是通过与受体结合而呈现作用的。

（1）受体与配体   受体是细胞的一类特殊蛋白质，能识别、结合特异性配体并产生特定效应的大分子物质。受体具有如下特性：①敏感性，即只需较低浓度的配体就能与其结合产生显著的效应；②特异性，受体对配体具有高度特异性识别能力，能与其结构相适应的配体特异性结合；③饱和性，即受体的数量是一定的，与配体结合的量也是有限的；④可逆性，即受体与配体的结合是可逆的，既能结合，配体–受体复合物还可以解离，且配体与受体的结合可被其他结构相似的配体置换；⑤多样性，同一受体可广泛分布到不同的细胞而产生不同效应，受体多样性是受体亚型分类的基础。能与受体特异性结合的物质称为配体，如神经递质、激素、自体活性物质和化学结构与之相似的药物等。

（2）药物与受体结合   药物能否与受体结合，可否发生生物效应，取决于药物与受体的亲和力和内在活性。亲和力是指药物与受体结合的能力，内在活性是指药物与受体结合后产生效应的能力。根据药物与受体结合后呈现作用的不同，将与受体结合的药物分为以下三类。

1）受体激动药：又称受体兴奋药，是指与受体既有较强的亲和力又具有内在活性，从而可兴奋受体产生明显效应的药物。如 β 受体激动药异丙肾上腺素，可激动 β 受体而呈现兴奋心脏和扩张支气管的作用。

2）受体拮抗药：又称受体阻断药，与受体只有亲和力而无内在活性，与受体结合后，不产生效应，但可阻碍激动药与受体的结合，因而呈现对抗激动药的作用。如 β 受体阻断药普萘洛尔，可与异丙肾上腺素竞争 β 受体结合位点，呈现对抗肾上腺素的作用，使心率减慢、支气管收缩等。

3）受体部分激动药：与受体具有亲和力，但仅有较弱的内在活性，其产生的效应介于激动药和拮抗药之间。当与激动药合用时，则呈现对抗激动药的作用，即减弱激动药的效应；单独应用时仅产生较弱的效应。如喷他佐辛与吗啡合用时，可减弱吗啡的镇痛作用，单独应用时有较弱的镇痛作用。

（3）受体的调节   在生理、病理、药物等因素的影响下，受体的数量、分布、亲和力和效应力会有所变化，称为受体的调节。

1）向上调节：受体的数目增多、亲和力增加或效应力增强称为向上调节。受体向上调节后对配体敏感性和效应均增强，此现象称为受体增敏。如长期应用 β 受体阻断药，可使 β 受体向上调节；一旦突然停药，因 β 受体数目增多而对体内的递质去甲肾上腺素产生强烈反应，可引起心动过速、心律失常或心肌梗死。

2）向下调节：受体的数目减少、亲和力减低或效应力减弱称为向下调节。受体向下调节后对配体反应迟钝，药物效应减弱，此现象称为受体脱敏。受体脱敏可因多次使用受体激动药引起，是产生耐受性的原因之一。如长期服用三环类抗抑郁药的患者，中枢去甲肾上腺素及 5-羟色胺（5-HT）浓度升高，易导致 β 受体和 5-HT 受体数目减少，一旦突然停药，会产生抑郁及自杀倾向。

项目三　药物代谢动力学

案例导入

患者，男，58 岁。8 年前体检发现血糖升高，诊断为 2 型糖尿病。一直口服甲苯磺丁脲，并注重饮食管理和健康生活方式，血糖控制良好。因咳嗽持续 1 月余，检查发现轻度肺结核，加服异烟肼抗结核治疗。合并用药后，患者常出现头晕、心悸、手震颤等症状。

问题：请分析患者合并用药后出现上述症状的原因。

药物代谢动力学简称药代动力学或药动学，是研究机体对药物的处置过程即体内过程，包括药物的吸收、分布、生物转化和排泄。

一、药物的跨膜转运

药物在体内转运必须通过各种生物膜（包括各种细胞膜和细胞器膜），又称药物的跨膜转运。药物在体内的跨膜转运方式主要有以下几种。

（一）被动转运

被动转运（passive transport）是一种不耗能的顺浓度转运方式，药物由高浓度一侧向低浓度一侧进行移动，包括简单扩散、滤过扩散和易化扩散。

1. 简单扩散　简单扩散又称脂溶扩散，是指脂溶性的小分子药物可溶于细胞膜脂质而进行的转运。脂溶性高的药物易通过生物膜。多数药物呈弱酸或弱碱性，在体液中都有一定程度的解离，以解离型和非解离型存在。非解离型药物极性小，脂溶性高，易跨膜转运，而解离型药物极性大，脂溶性低，不易跨膜转运。大多数药物的转运方式属于简单扩散。

2. 滤过扩散　滤过扩散又称膜孔扩散，是指分子直径小于膜孔的水溶性小分子，借助膜两侧的流体静压和渗透压差被水携至低压侧的过程。如水、乙醇等水溶性物质即是滤过扩散。

3. 易化扩散　易化扩散又称载体转运，是指某些药物借助细胞膜上的一些特异性蛋白质作为载体，进行不耗能的顺浓度差转运。易化扩散方式具备以下特点：①不耗能；②载体具有高度特异性；③有饱和现象；④有竞争性抑制现象。

（二）主动转运

主动转运是指药物从浓度低的一侧向浓度高的一侧进行转运。主动转运的特点：①消耗能量；②需要载体，且载体对药物具有特异性和选择性；③有特异性；④有竞争性抑制现象；⑤有饱和现象。这类转运主要存在于神经元、肾小管和肝细胞内。青霉素自肾小管分泌即是主动转运。

二、药物的体内过程

药物由给药部位进入机体产生药理效应，然后由机体排出，其间经历吸收、分布、生物转化、排泄四个基本过程，这个过程称为药物的体内过程。其中吸收、分布和排泄称为药物转运，生物转化和排泄合称消除。

（一）吸收

吸收（absorption）是指药物自给药部位进入血液循环的过程。药物吸收的速度和程度直接影响药物作用出现的快慢和强弱。药物的转运类型、药物的理化性质、药物的剂型、吸收部位的血流及药物浓度都将影响药物的吸收。

1. 消化道吸收

（1）口服给药　是最常用的给药方法。除少数弱酸性药物在胃内吸收外，绝大多数弱碱性药物主要在小肠吸收。有些口服药物在经胃肠壁及肝脏时会被此处的酶代谢灭活，使进入体循环的有效药量减少，这种现象称为首关消除（first pass elimination）。首关消除明显的药物有硝酸甘油、普萘洛尔等，这些药物一般不宜口服或需调整剂量。

（2）舌下给药　药物由舌下静脉迅速吸收，无首关消除现象，适用于用量小、脂溶性高的药物。如硝酸甘油可舌下给药控制心绞痛急性发作。

（3）直肠给药　对少数刺激性大的药物或不能口服药物的患者，可经肛门灌肠或使用栓剂将药物置入直肠或结肠，由直肠、结肠黏膜吸收，起效快。可部分避免首关消除。

2. 皮下、肌肉组织的吸收　皮下、肌内注射时，药物经毛细血管和淋巴管进入血液循环。药物的吸收速度与注射部位的局部血流量和药物的剂型有关。由于肌肉组织血流量较皮下组织丰富，故肌内注射较皮下注射吸收快，静脉注射时无吸收过程，起效快。

3. 皮肤、黏膜和肺泡的吸收　完整的皮肤吸收能力差，外用药物主要发挥局部作用，如果在制剂中加入促皮吸收剂如氮酮，可使吸收能力增强，如硝苯地平贴皮剂用于预防心绞痛的发作。黏膜的吸收能力较皮肤强，如缩宫素鼻喷雾剂经鼻腔黏膜吸收，可增强子宫收缩力。肺泡表面积大且血流丰富，气体、挥发性液体和气雾剂都可通过肺泡壁被迅速吸收。

（二）分布

药物随着血液循环通过多种生理屏障转运到各组织器官的过程称为分布。大多数药物在体内的分布不均匀，存在明显的选择性，其影响因素主要有以下几点：

1. 药物与血浆蛋白的结合率　血液中的药物与血浆蛋白结合的百分率，表示药物与血浆蛋白结合的程度。多数药物进入血液循环后能不同程度地与血浆蛋白呈可逆性结合，使药物以结合型和游离型两种形式存在，二者处于动态平衡。游离型药物分子量小，易转运到作用部位产生药理效应。结合型药物具有以下特点：①结合是可逆的；②药理活性暂时消失；③相对分子质量增大，不能跨膜转运，影响其在体内分布；④药物与血浆蛋白结合的特异性低，两种药物合用时，可同时竞争与血浆蛋白结合而发生置换现象，游离型药物比例增加的药物作用增强。

2. 药物和组织的亲和力　大多数药物在体内分布是不均匀的，药物与组织的亲和力强弱与药物分布的多少有关。当连续给药、血药浓度与组织中浓度达到动态平衡时，各组织中药物浓度并不均匀等，血药浓度与组织内浓度也不相等，这是由于药物与各组织亲和力不同所致。如碘剂主要分布到甲状腺，氯喹在肝内的浓度高。药物在靶器官的浓度决定药物效应的强弱。

3. 体液的 pH　生理状态下，细胞外液 pH 为 7.4，细胞内液 pH 为 7.0，弱酸性药物在细胞

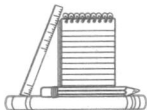

外液中易解离，不易进入细胞内液，弱碱性药物则相反。如果改变体液 pH，则可改变药物的分布。如弱酸性药物巴比妥类中毒时，用碳酸氢钠碱化血液及尿液，可促使巴比妥类药物从脑组织向血浆转移并加速药物自尿排出。

4. 器官的血流量 药物由血液流向组织器官的分布速度，主要取决于该组织器官的血流量。如肝、肾、脑、肺等血流丰富的器官药物分布较快，而皮肤、脂肪等分布较慢。组织器官的血流量并不能决定药物的最终分布浓度。如静脉麻醉药硫喷妥钠，首先分布到血流量大的脑组织发挥作用，随后向血流量少的脂肪组织转移，以致患者苏醒，该过程称为药物在体内的再分布。

5. 体内屏障

（1）血脑屏障（blood–cerebrospinal fluid barrier） 为血－脑、血－脑脊液及脑脊液－脑三种屏障的总称。许多药物较难穿透血脑屏障，而脂溶性高、非解离型、分子量小的药物易透过血脑屏障进入脑组织。另外，在脑部炎症时，血脑屏障的通透性可增加，药物易进入脑组织。

（2）胎盘屏障（placental barrier） 胎盘绒毛与子宫血窦间的屏障，称为胎盘屏障。该屏障由数层生物膜组成，其通透性与生物膜相似，几乎所有能通过生物膜的药物都能穿透胎盘屏障。只是到达胎盘的母体血流量少，药物进入胎儿循环相对较慢。所以妊娠期用药应谨慎，禁用对胎儿发育有影响的药物。

（3）血－眼屏障（blood–eye barrier） 是血－视网膜、血－房水、血－玻璃体屏障的总称。全身给药时，药物在房水、晶状体和玻璃体等组织难以达到有效浓度，用局部滴眼或眼周边给药如结膜下注射、球后注射、结膜囊给药等，可提高眼内药物浓度，减少全身不良反应。

（三）生物转化

药物的生物转化是指药物在体内发生的化学结构和药理活性的变化，也称药物的代谢。代谢可改变药物的药理活性，由活性药物转化为无活性的代谢物称灭活，如苯巴比妥被氧化灭活，氯霉素被还原灭活，普鲁卡因被水解灭活。由无活性或活性较低的药转化为有活性或活性强的药物称活化，如环磷酰胺转化成磷酰胺氮芥才具有抗肿瘤作用。

肝脏是药物代谢的主要器官，其次是肠、肾、肺、血浆等。药物在肝脏代谢时受肝功能影响，肝功能不全时药物代谢减慢，使药物在体内蓄积。

1. 药物的代谢方式 体内药物代谢是在酶催化下进行的，有氧化、还原、水解、结合四种方式，可分为两个时相：Ⅰ相反应为氧化、还原或水解反应，在药物分子结构中加入或使之暴露出极性基团，产物多数是灭活的代谢物，少数转化成活性或毒性代谢物；Ⅱ相反应为结合反应，是药物分子结构中的极性基团与体内的葡萄糖醛酸、乙酰基、硫酸基、甲基等结合，药物活性减弱或消失，水溶性和极性增加，易于排出体外。

2. 药物代谢酶系

（1）专一性酶 是针对特定的化学结构基团进行代谢的特异性酶，分别存在于肝、肾、肺、肠、神经组织及血浆中，如胆碱酯酶、单胺氧化酶等。

（2）非专一性酶 属非特异性酶，为肝脏微粒体混合功能氧化酶系统，又称肝药酶或药酶。其主要的氧化酶为细胞色素 P450 酶系，是肝内促进药物代谢的主要酶系统。其特点为：①选择性低，能对多种药物进行代谢；②变异性较大，常因遗传、年龄、机体状态等因素的影响而产生明显的个体差异；③酶活性易受药物等因素的影响而出现增强或减弱现象。

3. 药酶的诱导与抑制

（1）药酶诱导剂 凡能增强肝药酶活性或增加肝药酶生成的药物称为药酶诱导剂。如巴比妥类、苯妥英钠等有肝药酶诱导作用，能加速药物的消除而使药效减弱，若与抗凝血药双香豆素合用，可加速双豆素在肝脏的代谢，降低其血药浓度，使药效减弱。有些经肝药酶代谢的药物本身也是药酶诱导剂，因而也可加速药物自身的代谢。

（2）药酶抑制剂　凡能减弱肝药酶活性或减少肝药酶生成的药物称为药酶抑制剂。如氯霉素、异烟肼等有肝药酶抑制作用，能减慢在肝脏代谢药物的消除而使药效增强，若与双香豆素合用可减慢后者的代谢，使血药浓度升高，甚至引起自发性出血。

（四）排泄

药物及其代谢产物自体内排出体外的过程称排泄（excretion）。肾脏是重要的排泄器官，其次是胆道、呼吸道、乳腺、汗腺等。口服未被吸收的药物经肠道随粪便排出。

多数药物经过代谢后被灭活，在排泄过程中不呈现药理作用，但未经转化或转化后作用增强的药物，在排泄过程中可呈现药理作用或毒性。

1. 肾排泄

（1）肾排泄药物的方式　①肾小球滤过：由于肾小球膜孔较大，血流丰富，滤过压高，大多数游离型药物及其代谢物均易通过肾小球滤过，但与血浆蛋白结合的药物不能滤过，因此，血浆蛋白结合率高的药物排泄较慢。②肾小管分泌：有少数药物在近曲小管经载体主动转运自血浆泌入肾小管排泄，药物可分为弱酸性和弱碱性两大类，分别由弱酸性或弱碱性载体转运。

（2）肾排泄药物的特点　①肾小管重吸收：药物及其代谢物自肾小球滤过到达肾小管后，极性低、脂溶性高、非解离型的药物及其代谢物，可重吸收到血液，使之排泄延缓。②竞争抑制现象：经同一类载体转运的两个药物同时应用时，两者存在竞争抑制现象。如丙磺舒与青霉素合用时，相互竞争同一载体，丙磺舒可抑制青霉素的主动分泌，使后者血药浓度增高，排泄减慢，作用时间延长，药效增强。

（3）影响肾排泄的因素　①肾功能：药物经肾排泄受肾功能状态的影响，肾清除率与肾小球滤过率成正比，而肾小球滤过率又与肾血流量成正比。肾功能不全时，主要自肾排泄的药物消除减慢，可致药物蓄积中毒，宜相应减少药物的剂量或延长给药间隔时间，对肾排泄较慢的药物如强心苷等尤应注意。②尿液 pH：改变肾小管内尿液 pH，可使弱酸性或弱碱性药物的排泄加速或延缓。尿液呈酸性时，弱碱性药物在肾小管中大部分解离，因而重吸收减少而排泄增多；反之，当尿液呈碱性时，弱酸性药物重吸收减少而排出增多。临床上可利用改变尿液 pH 的方法加速药物的排泄，以治疗药物中毒，如苯巴比妥中毒时可碱化尿液以加速药物排泄。

2. 胆汁排泄　有的药物及其代谢产物可经胆汁排泄进入肠道。有的抗菌药物在胆道内浓度高，有利于胆道感染的治疗。有的药经胆汁排泄再经肠黏膜上皮细胞吸收，由门静脉重新进入全身循环，这种在小肠、肝脏、胆汁间的循环称为肝肠循环（hepato-enteral circulation），可使药物作用时间延长。

3. 肠道排泄　经肠道排泄的药物主要是口服后肠道中未吸收的药物和由肠黏膜分泌到肠道的药物。

4. 其他途径排泄　药物还可自乳汁、唾液、泪液、汗液及肺排泄，这些途径的排泄受药物脂溶性、解离度、所处环境的 pH 等因素影响。如乳汁 pH 略低于血浆，又富含脂质，脂溶性强或弱碱性药物（如阿托品、吗啡等）易由乳汁排泄而影响乳儿，哺乳期妇女用药应予注意。有些药物（如苯妥英钠）经唾液排出时，唾液中药物的排出量与血药浓度有良好的相关性，由于唾液标本易于采集，且无创伤性，临床上常用其代替血标本进行血药浓度监测。某些药物（如利福平等）可由汗液排泄。肺是挥发性药物的主要排泄途径，如检测呼气中的乙醇含量，以判定是否酒后驾车等。

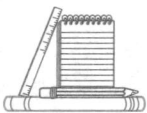

三、药代动力学的基本参数及其概念

（一）药物的时量关系和时效关系

血药浓度随时间的动态变化过程称为时量关系；药物作用强度随时间的动态变化过程称为时效关系。以时间为横坐标，以药物浓度为纵坐标，可得时量曲线，从而了解时间和血药浓度的关系。药物作用强度随时间变化的动态过程，可用时效关系来表示。若将时量曲线纵坐标的血药浓度改为药物效应，可得到时效曲线图。由于血药浓度与药物作用强度呈正相关，所以时效曲线与时量曲线的意义也相似。以非静脉一次给药为例，药物的时量曲线可分为三期（图1-3）。

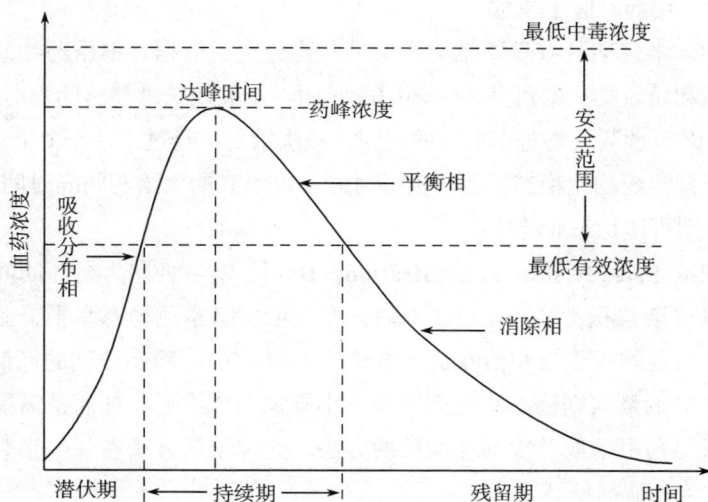

图1-3 非静脉给药的时量（效）关系曲线

1. 潜伏期 是指从用药后到开始出现治疗作用的时间。此期主要反映药物吸收、分布的过程。静脉注射一般无此期。

2. 持续期 是指药物维持有效浓度的时间。此期与药物的吸收和消除速度有关。此期的血药峰浓度（峰值）是给药后达到的最高浓度，与药物剂量有关。达峰时间是指用药后达到最高血药浓度的时间，此时药物的吸收速度与消除速度相等。

3. 残留期 是指药物浓度已降至最低有效浓度以下，虽无疗效，但尚未从体内完全消除的时间。

为更好发挥药物疗效，防止蓄积性中毒，应测定患者的血药浓度，以便确定合理的剂量和给药间隔时间。

（二）药物消除动力学

药物经吸收、分布、生物转化和排泄等过程使药理活性消失称为药物的消除，按照动力学过程分两类。

1. 恒比消除 恒比消除又称一级动力学消除，是指单位时间内药物按恒定的比例（百分比）进行消除。单位时间内消除的药量与血药浓度成正比。当机体消除功能正常，用药量又未超过机体的最大消除能力时，大多数药物的消除属这一类型。

2. 恒量消除 恒量消除又称零级动力学消除，是指单位时间内药物按恒定数量进行消除，药物消除速率与血药浓度高低无关。当机体消除功能下降或药量超过最大消除能力时，机体以

恒定的最大速度消除药物，待血药浓度下降到较低浓度时则为恒比消除。

药物的蓄积是指反复多次用药，药物进入体内的速度大于消除的速度，血药浓度不断升高，称为药物蓄积。临床用药时，有计划地使药物在体内适当蓄积，以达到和维持有效的血药浓度。但当药物蓄积过多，则会引起蓄积中毒。故使用药物时应注意药物剂量、给药速度、给药时间间隔、疗程长短、患者的肝肾功能等。

（三）药代动力学参数及临床意义

1. 半衰期（half-life time，$t_{1/2}$） 一般是指血浆半衰期，即血浆药物浓度下降一半所需要的时间。$t_{1/2}$ 反映药物在体内消除的速度，对符合恒比消除的药物来说，其半衰期是恒定的，不随血药浓度的高低和给药途径的变化而改变。但肝、肾功能不全时，药物的半衰期可能延长，患者易发生蓄积中毒，用药时应予注意。

在临床用药中，半衰期具有重要意义：①是药物分类的依据，根据药物的半衰期将药物分为短效类、中效类和长效类；②可确定给药间隔时间，半衰期长，给药间隔时间长，半衰期短，给药间隔时间短；③可预测药物基本消除的时间，一次给药，经过 4～5 个半衰期，即可认为药物基本消除；④可预测药物达稳态血药浓度的时间，以半衰期为给药间隔时间，分次恒量给药，经过 4～5 个半衰期可达稳态血药浓度。

2. 稳态血药浓度（steady state concentration，Dss） 以半衰期为给药间隔时间，连续恒量给药后，体内药量逐渐累积，给药 4～5 次后，血药浓度基本达稳态水平，此称为稳态血药浓度或坪值。达坪值时药物吸收量和消除量基本相等（图 1-4）。稳态浓度的高低取决于恒量给药时每次给药的剂量，剂量大则稳态浓度高，剂量小则稳态浓度低。如病情需要血药浓度立即达坪值水平时，口服给药可采取首次剂量加倍的方法，此种给药方法在一个半衰期内即能达坪值水平，首次剂量称为负荷剂量。

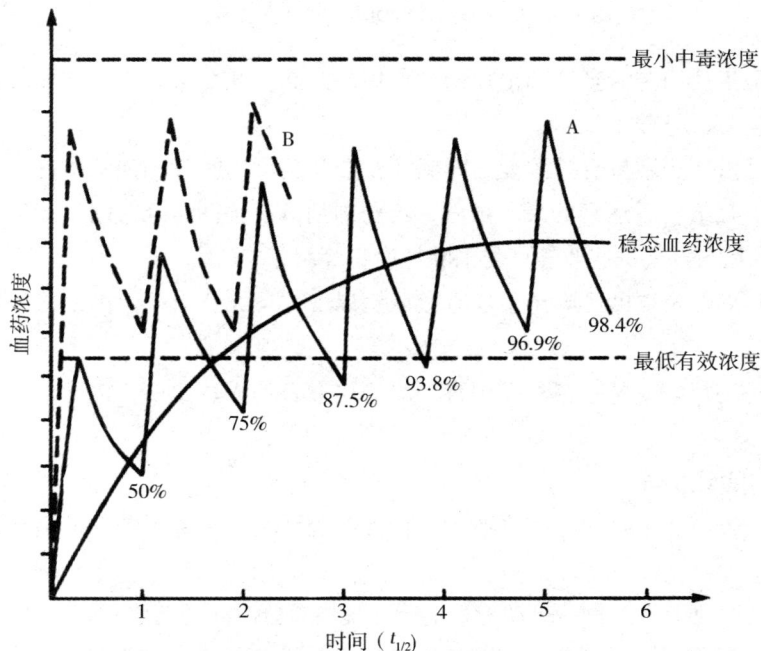

图 1-4　按半衰期给药的血药浓度变化示意图
A：剂量 D，间隔 $t_{1/2}$；B：首次剂量 2D，间隔 $t_{1/2}$

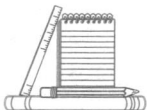

知识链接

治疗药物监测

治疗药物监测（therapeutic drug monitoring，TDM），即治疗药物检测，是在药动学原理的指导下，应用灵敏快速的现代化分析技术，测定血液中或其他体液中药物浓度，分析药物浓度与疗效、毒性间的关系，用于药物治疗的指导与评价，制定个体化给药方案，以提高疗效，避免或减少毒副作用，同时也为药物过量中毒的诊断和处理提供有价值的实验室依据。

目前在符合一定临床指征的情况下需进行 TDM 的药物有洋地黄毒苷、地高辛、普鲁卡因胺、利多卡因、奎尼丁、胺碘酮、苯妥英钠、丙戊酸钠、卡马西平、碳酸锂、万古霉素、妥布霉素、茶碱、氨甲蝶呤、环孢素、水杨酸等。

3. 生物利用度（bioavailability） 是指非血管给药时，药物制剂实际吸收进入血液循环的药量占所给总药量的百分率，用 F 表示。

$$F = \frac{A}{D} \times 100\%$$

式中：A 为进入血液循环的药量；D 为实际给药总量，通常用血管内给药所得药时曲线下面积（AUC）表示。

药物静脉注射全部进入血液循环，F 值为 100%。以口服药物为例，其绝对和相对生物利用度计算公式为：

$$绝对生物利用度（\%）= \frac{口服等量药物后 AUC}{静注等量药物后 AUC} \times 100\%$$

$$相对生物利用度（\%）= \frac{待测制剂 AUC}{标准制剂 AUC} \times 100\%$$

生物利用度的临床意义：生物利用度是评价药物吸收率、药物制剂质量或生物等效性的一个重要指标；绝对生物利用度可用于评价同一药物不同途径给药的吸收程度；相对生物利用度可用于评价药物剂型对吸收率的影响，可以反映不同厂家同一种制剂或同一厂家的不同批号药品的吸收情况；生物利用度还反映药物吸收速度对药效的影响，同一药物的不同制剂 AUC 相等时，吸收快者血药浓度达峰时间短且峰值高。

4. 表观分布容积（apparent volulme of distribution，Vd） 是指药物吸收达到平衡或稳态时应占有的体液容积。这是理论上或计算所得的数值，并非药物在体内真正占有的体液容积。计算公式：

$$Vd = \frac{体内总药量（mg）}{血浆药物浓度（mg/L）}$$

Vd 仅反映所测药物在组织中分布的范围、结合程度的高低。Vd 大小取决于药物脂溶性和药物与组织的亲和力。根据 Vd 可推测药物分布范围：对一个 70kg 体重的正常人，如 Vd 在 5L 左右时，相当于血浆的容量，表示药物主要分布于血浆；如 Vd 在 10～20L，相当于细胞外液的容量，表示药物分布于细胞外液；如 Vd 在 40L，相当于细胞内、外液容量，表示药物分布于全身体液；如 Vd 在 100～200L，则表示药物可能在特定组织器官中蓄积，即体内有"贮库"，如对肌肉或脂肪组织有较高亲和力的药物。根据 Vd 还可推算体内药物总量、血药浓度、达到某血

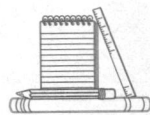

药浓度所需药物剂量以及排泄速度。Vd 小的药物排泄快；Vd 越大，药物排泄越慢。

5. 清除率（clearance，CL）　是指单位时间内多少容积血浆中的药物被清除，通常指总清除率。CL 与消除速率常数及表观分布容积成正比，公式为

$$CL = k \cdot Vd$$

多数药物是通过肝生物转化和肾排泄从体内清除，因此，CL 主要反映肝、肾的功能，不受血药浓度的影响。肝、肾功能不全的患者，应适当调整剂量或延长给药间隔时间，以免过量蓄积中毒。

项目四　影响药物作用的因素

案例导入

患者，男，24 岁。1 个月前出现咳嗽、咳痰症状，伴有食欲减退、疲乏、盗汗、午后低热，诊断为肺结核。规范化治疗，服用异烟肼、利福平、吡嗪酰胺治疗 2 个月，后服用异烟肼和利福平治疗 4 个月。

问题：什么是联合用药？联合用药抗结核的目的是什么？

药物的作用可受到多种因素的影响，使药物作用增强或减弱，甚至发生质的改变，除前述的影响因素外，还与以下几个方面有关。

一、药物方面

（一）药物化学结构

药物的化学结构是决定药物特异性的基础，它与药物作用关系密切。一般来说，结构相似的药物，其药理作用相似，如儿茶酚胺类药物化学结构相似，都具有拟肾上腺素作用，引起心脏兴奋。也有些药物化学结构相似，但作用却相反，如华法林和维生素 K 化学结构相似，发生竞争性拮抗作用。另外，化学结构相同的光学异构体，多数药物的左旋体比右旋体作用强，也有的药物左旋体与右旋体的作用可能完全不同，如左旋体奎宁有抗疟作用，其右旋体奎尼丁则为抗心律失常药。

（二）给药途径

给药途径也可影响药物作用产生的速度和维持时间。不同的给药途径也可以产生不同的药理作用。如硫酸镁溶液口服可产生导泻作用，而硫酸镁注射液肌内注射可致骨骼肌松弛，呈现抗惊厥作用，外用则可消肿止痛；利多卡因局部给药可产生局部麻醉作用，而静脉注射给药则可产生抗心律失常作用，临床用于治疗室性心律失常。掌握各种给药途径对药物作用的影响，以便根据病情需要，正确选择。常用的给药途径有以下几种：

1. 口服给药　为最常用的给药途径，简便安全，适用于大多数药物和患者。口服给药的缺点是药物吸收较慢且不规则，易受胃肠功能、消化酶和胃肠内容物的影响，不适用于急救、昏迷和呕吐等患者。

2. 注射给药　用量准确，显效较快，适用于危重患者和不能口服药物的患者，但技术性操作要求高。常用的注射方法有皮下注射、肌内注射、静脉注射、静脉滴注。此外，注射方法还

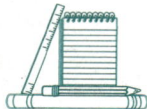

有皮内注射、穴位注射、动脉注射、胸膜腔注射和鞘内注射等。

注射用的药物制剂质量要求较高，且必须严格灭菌，用药前需仔细进行外观检查，并核对其批号和有效期等。由于药物作用或制剂等原因，有的药物如链霉素等，只能肌内注射而不能静脉注射或静脉滴注，相反，有的药物只能静脉注射或静脉滴注而不能肌内注射，如去甲肾上腺素等。

3. 吸入给药　气体或易挥发的药物可经呼吸道吸入，药物吸入后迅速产生作用。不易挥发的药物可配成溶液喷成气雾吸入或制成细粉吸入，以治疗局部疾患或产生吸收作用。

4. 舌下、直肠给药　舌下黏膜血管丰富，吸收力较强，显效迅速。但只适用于少数用量较小脂溶性高的药物，如硝酸甘油舌下含化，用于心绞痛的治疗；直肠内给药常用栓剂或灌肠从肛门入直肠或结肠，此法可部分避开首过消除。

5. 皮肤、黏膜给药　将药物用于皮肤、黏膜表面，如滴耳、滴眼、滴鼻剂，以及用于皮肤的洗剂、擦剂、贴皮剂等。多是发挥局部作用，有的药物可发挥吸收作用，如硝酸甘油贴剂等。

（三）给药时间和次数

给药的时间有时可影响药物疗效，临床用药时，需视具体药物和病情而定。如催眠药应在睡前服；助消化药需在饭前或饭时服用；驱肠虫药宜空腹或半空腹服用；有的药物如利福平等，因食物影响其吸收，特别注明空腹服用；对胃肠道有刺激性的药物，宜饭后服用等。

人体的生理功能活动表现为昼夜节律性变化，机体在昼夜 24 小时内的不同时间，对某些药物的敏感性不同。按照生物周期节律性变化，设计临床给药方案以顺应人体生物节律变化，能更好地发挥药物疗效，减少不良反应。如肾上腺糖皮质激素的分泌高峰在上午 8 时左右，然后逐渐降低，零时达低谷，临床需长期应用糖皮质激素类药物治疗时，可在上午 8 时一次顿服，既能达到治疗效果，又可减轻对肾上腺皮质的负反馈抑制作用。

每日用药的次数，除根据病情需要外，药物半衰期是给药间隔的基本参考依据。一般来说半衰期较短的药物，每日 3～4 次给药，半衰期较长的药物每日 1～2 次给药，这样可较好地维持有效血药浓度，且不会导致蓄积中毒。

（四）联合用药及药物的相互作用

两种或多种药物合用或先后贯序用药称为联合用药或配伍用药。联合用药的目的是提高疗效、减少不良反应或延缓耐药性的发生。但不合理的多药联用也常导致药物间不良的相互作用而降低疗效、加重不良反应甚至产生药源性疾病。因此，在给患者多药联用时，应注意可能发生的药物不良相互作用。

两种或多种药物合用，而引起药物作用和效应的变化称为药物的相互作用。药物的相互作用可使药效加强，也可使药效降低或不良反应加重。

1. 药物在体外的相互作用　药物在体外配伍时所发生物理或化学的相互作用，并有可能使疗效降低或毒性增大的现象，称为药物配伍禁忌。如氢化可的松注射液（乙醇溶液）与氯化钾注射液（水溶性）混合时，由于溶剂性质的改变，可析出氢化可的松沉淀；酸性药物和碱性药物混合，产生中和反应。在药物静脉滴注时尤应注意配伍禁忌。

2. 药动学方面的相互作用　是指药物在吸收、分布、生物转化和排泄过程中被其他药物干扰，使作用部位药物浓度改变，导致药物效应增强或减弱。

联合用药后，胃肠的蠕动、胃的排空、消化液的分泌及 pH 的改变、药物的络合及吸附作用等均可影响药物吸收。如抗酸药可使胃肠道 pH 升高，若与弱酸性药物阿司匹林合用，则可增加后者的解离而影响吸收；四环素与含 Al^{3+}、Fe^{2+}、Ca^{2+}、Mg^{2+} 的药物合用，可形成不溶性络合物

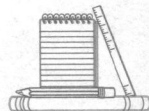

而影响吸收；促进胃排空的药物如甲氧氯普胺可加速药物吸收，而抑制胃排空和减慢肠蠕动的抗胆碱药等则减慢药物的吸收。

3. 药效学方面的相互作用　联合应用作用于同一代谢过程不同环节的药物，可使药物作用增强或减弱。如磺胺类药物可阻断二氢叶酸合成酶，甲氧苄啶阻断二氢叶酸还原酶，两者合用，可双重阻断叶酸代谢，抗菌作用增强。

二、机体方面

（一）年龄

机体的某些生理功能如肝肾功能、体液与体重的比例、血浆蛋白结合率等可因年龄而异，年龄对药物作用的影响在小儿和老年人体现得尤为突出。一般所说的剂量是指 18 ～ 60 岁成年人的药物平均剂量。

老年人由于各器官功能逐渐减退，特别是肝、肾功能逐渐减退，对药物的代谢和排泄能力降低，对药物的耐受性较差，用药剂量一般约为成人的 3/4。在敏感性方面，老年人对中枢神经抑制药、心血管系统药、非甾体抗炎药等药物的反应更敏感，易致不良反应发生，用药时应注意。

小儿正处于生长发育期，尤其幼儿各器官的生理功能尚未完善，对药物的代谢、排泄能力较差且敏感性高，对经肝灭活的药物和肾脏排泄的药物消除减慢，维持时间延长，甚至发生中毒，对中枢抑制药吗啡、乙醚的反应较成人敏感，因而小儿用药量应减少。小儿用药剂量的计算法有明确规定。

知识链接

1. 根据体表面积计算（多用，较合理和精确）

$$小儿剂量 = \frac{成人剂量 \times 小儿体表面积（m^2）}{1.73m^2}$$

其中小儿体表面积计算方法为：
①体重 ≤ 30kg，小儿体表面积（m²）＝体重（kg）×0.035+0.1；
② 30kg ＜体重 ≤ 50kg，每增 5kg 体重，增加 0.10 m² 体表面积；
③体重 ＞ 50kg，每增 10kg 体重，增加 0.10 m² 体表面积。

2. 根据体重计算（对特殊性体型应相应增减）

$$小儿剂量 = 成人剂量 \times \frac{小儿体重（kg）}{70kg}$$

（二）性别

除性激素外，性别对药物反应通常无明显差别，但妇女有月经、妊娠、哺乳等特点，用药时应予注意。月经期应避免使用作用剧烈的泻药和抗凝血药，以免月经过多。妊娠期，特别在妊娠早期，避免使用可能引起胎儿畸形或流产的药物。哺乳期妇女应注意药物可否进入乳汁，对胎儿产生影响。

（三）个体差异

在年龄、性别、体重相同的情况下，大多数人对药物的反应是相似的。但少数人也存在质

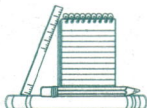

和量的差异，其中量的差异表现为高敏性和耐受性。如有的患者对某些药物特别敏感，应用较小剂量即可产生较强的作用，称为高敏性。与此相反，对药物的敏感性较低，必须应用较大剂量方可呈现应有的治疗作用，称为耐受性。有的药物长期反复应用后，也可出现耐受性，但停药一段时间后，其敏感性可以恢复，此称为后天耐受。质的差异有变态反应和特异质反应，前已述及。

（四）病理状态

病理状态可使药物的作用性质、反应性或药物在体内的代谢发生改变，从而影响药物的作用。如阿司匹林只能使发热患者体温降低，而对正常体温无影响；有机磷农药中毒患者对阿托品的耐受性增强，用量增大；肝、肾功能不全者，可使经肝脏代谢的药物作用和半衰期发生改变等。

（五）心理精神因素

患者的心理精神因素与药物的疗效关系密切。患者情绪乐观，有利于提高机体的抗病能力。患者对药物的信任、依赖程度也可以提高药物的疗效。研究表明，安慰剂对于头痛、高血压、神经官能症等能获得30%～50%甚至更高比例的"疗效"，显然这种"疗效"是心理因素起作用的结果。医护人员的医疗或护理活动包括言谈举止等都可以发挥安慰剂作用，因此可以适当利用这一效应做心理治疗或心理护理。

（六）遗传因素

多数药物的异常反应与遗传因素有关，遗传因素是影响药物反应个体差异的决定性因素之一。遗传变异可使部分药物的药效学、药动学发生变化，如患者体内葡萄糖–6–磷酸脱氢酶缺乏时，当其接触某些具有氧化作用的药物（阿司匹林、伯氨喹、磺胺类）时，可发生溶血反应。当患者肝维生素K环氧化物还原酶发生变异时，与香豆素类抗凝血药的亲和力降低，使其药效下降而产生耐受性。异烟肼等在体内的乙酰化代谢呈多态性，根据乙酰化表型实验将人群分为三类，即慢乙酰化代谢型、快乙酰化代谢型和中间乙酰化代谢型。慢乙酰化代谢型患者用药后药效维持时间长，易发生外周神经炎，而快乙酰化代谢型患者用药后药效下降，维持时间短，肝损害较严重。

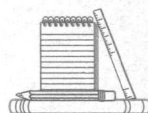

模块小结

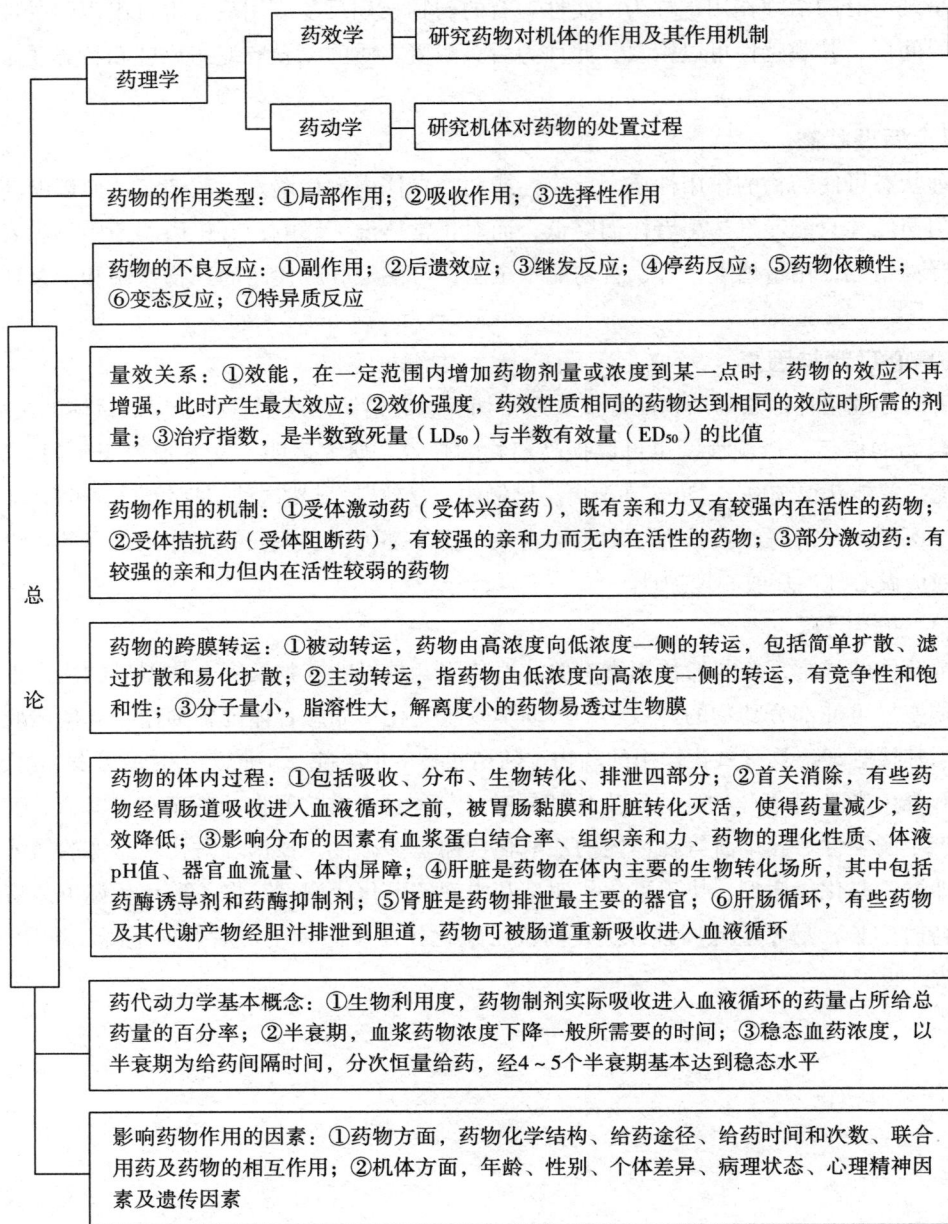

总论

- 药理学
  - 药效学 ── 研究药物对机体的作用及其作用机制
  - 药动学 ── 研究机体对药物的处置过程
- 药物的作用类型：①局部作用；②吸收作用；③选择性作用
- 药物的不良反应：①副作用；②后遗效应；③继发反应；④停药反应；⑤药物依赖性；⑥变态反应；⑦特异质反应
- 量效关系：①效能，在一定范围内增加药物剂量或浓度到某一点时，药物的效应不再增强，此时产生最大效应；②效价强度，药效性质相同的药物达到相同的效应时所需的剂量；③治疗指数，是半数致死量（LD_{50}）与半数有效量（ED_{50}）的比值
- 药物作用的机制：①受体激动药（受体兴奋药），既有亲和力又有较强内在活性的药物；②受体拮抗药（受体阻断药），有较强的亲和力而无内在活性的药物；③部分激动药：有较强的亲和力但内在活性较弱的药物
- 药物的跨膜转运：①被动转运，药物由高浓度向低浓度一侧的转运，包括简单扩散、滤过扩散和易化扩散；②主动转运，指药物由低浓度向高浓度一侧的转运，有竞争性和饱和性；③分子量小，脂溶性大，解离度小的药物易透过生物膜
- 药物的体内过程：①包括吸收、分布、生物转化、排泄四部分；②首关消除，有些药物经胃肠道吸收进入血液循环之前，被胃肠黏膜和肝脏转化灭活，使得药量减少，药效降低；③影响分布的因素有血浆蛋白结合率、组织亲和力、药物的理化性质、体液pH值、器官血流量、体内屏障；④肝脏是药物在体内主要的生物转化场所，其中包括药酶诱导剂和药酶抑制剂；⑤肾脏是药物排泄最主要的器官；⑥肝肠循环，有些药物及其代谢产物经胆汁排泄到胆道，药物可被肠道重新吸收进入血液循环
- 药代动力学基本概念：①生物利用度，药物制剂实际吸收进入血液循环的药量占所给总药量的百分率；②半衰期，血浆药物浓度下降一般所需要的时间；③稳态血药浓度，以半衰期为给药间隔时间，分次恒量给药，经4～5个半衰期基本达到稳态水平
- 影响药物作用的因素：①药物方面，药物化学结构、给药途径、给药时间和次数、联合用药及药物的相互作用；②机体方面，年龄、性别、个体差异、病理状态、心理精神因素及遗传因素

复习思考

1. 影响药物分布的因素有哪些？
2. 药物血浆半衰期在临床应用中有什么意义？

扫一扫，查阅
复习思考题答案

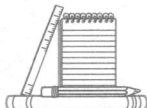

模块二 药物的基本知识

扫一扫，查阅本模块 PPT、视频等数字资源

【学习目标】

掌握：药品的通用名、处方药、非处方药及特殊管理药品的含义。

熟悉：药品商品名、药品的标识、贮存条件。给药护理措施。

了解：化学名、药品按剂型分类、新型药物递送系统。

项目一 药品的名称

常用药物的名称包括通用名、商品名、化学名。

一、药品的通用名

1. 国际非专利名称（International Nonproprietary Names for Pharmaceutical Substances，INN） 是世界卫生组织（WHO）制定的药物的国际通用名，也称为通用名称（generic names）。药品英文名称一般采用国际非专利药名，国际非专利药名没有的，采用其他合适的英文名称，如 Ibuprofen（布洛芬）。

2. 中国药品通用名称（China Approved Drug Names，CADN） 由国家药典委员会组织制定并列入国家药品标准，具有强制性和约束性。该名称不得作为药品商标或商品名使用，如布洛芬（Ibuprofen）。

二、药品的商品名

商品名（brand name），也称专用名（proprietary names），是经国家药品监督管理部门批准的特定企业使用的该药品专用的商品名称，其他企业的同一药品不可使用此名称。如布洛芬缓释胶囊，由某制药有限公司生产的称为"芬必得"，其他厂商所生产的同样药品就不可再用此商品名。在一个通用名下，由于生产厂家的不同，可有多个商品名称。

三、药品的化学名

化学名是根据药物的化学组成确定的化学学术名称。如奥美拉唑的化学名为 5- 甲氧基 -2- ［（4- 甲氧基 -3,5- 二甲基 -2- 吡啶基）- 甲基］- 亚磺酰基苯并咪唑。

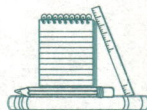

项目二　药品的分类

药品的分类依据有很多，常见的有按来源、管理、使用、剂型分类。

一、按来源分类

药品按来源分为天然药物、人工合成药物（化学药物）、生物药物。

1. 天然药物　来源于自然界中，有一定生物活性的植物、动物或矿物。

2. 化学药物　人工合成或半合成，或从某些天然药物中提取单一成分的药物。

3. 生物药物　由生物体、生物组织、细胞、体液等生物材料制备而成的药物。

二、按管理分类

药品按管理分为普通药品、特殊管理药品。

1. 普通药品　非指定医药卫生单位生产、经营、管理的药品。

2. 特殊管理药品　国家药品监督管理部门和卫生行政部门指定单位生产、经营、管理的药品，主要包括麻醉药品、精神药品、医疗用毒性药品、放射性药品。同时国家对药品类易制毒化学品实施一定的特殊管理，如麻黄碱等；对预防性生物制品的流通实行特殊管理，如疫苗。

三、按使用分类

药品按使用分为处方药、非处方药。

1. 处方药（prescription drug）　必须凭执业医师或执业助理医师处方才可调配、购买和使用的药品。

2. 非处方药（nonprescription drug）　不需要凭医师处方即可自行判断、购买和使用的药品。在国外又称为"可在柜台上买到的药物"（over the counter，OTC）。相较于处方药，非处方药更安全。OTC 分为甲类非处方药，标志为红底白字"OTC"；乙类非处方药，标志为绿底白字"OTC"。乙类非处方药安全性更高。

知识链接

非处方药的遴选原则和特点

非处方药的遴选原则：应用安全、疗效确切、质量稳定、使用方便。

非处方药的特点：

1. 适用于治疗患者容易自我判断病因，并可以通过自我药疗、自我监护的方式进行治疗的疾病或症状。如感冒等病程较短的常见病，或慢性皮炎等虽然病程较长但病情比较平稳的常见疾病。维生素、钙补充剂等药品也多属于非处方药。

2. 使用简单。给药途径、剂型、剂量、规格、用药时间、贮存、包装、标签及说明书等特性均适用于自我药疗需求。患者能充分理解说明书中提供的信息；患者用药不需要其他特殊专业器具；用药方法简单，不需要专业人员帮助；不需要专业人员进行用药监测。但使用前要仔细阅读说明书并按照说明书使用，或在药师指导下购买和使用。

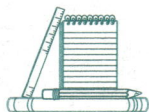

3. 安全性较高。非处方药无明显毒性，用量有较宽的安全范围；不良反应清楚、明确，且多数不良反应较轻微；没有成瘾性，不会造成药物滥用。

四、按剂型分类

药品按剂型分为固体制剂、半固体制剂、液体制剂、气体制剂。

（一）固体制剂

固体制剂是以固体状态存在的剂型的总称。

1. 片剂　由药物与适宜的辅料制成的圆形或异形片状固体制剂。以口服片剂为主，另有口腔黏膜用片剂、外用片剂。

2. 胶囊剂　由药物或与适宜的辅料充填于空心胶囊或密封于软质囊材中制成的固体制剂。主要供口服，包括硬胶囊、软胶囊、肠溶胶囊等。

3. 散剂　由药物与适宜的辅料经粉碎、均匀混合制成的干燥粉末状制剂。在中药制剂中应用广泛，可供口服和局部用药。

4. 颗粒剂　由药物与适宜的辅料混合制成的具有一定粒度的干燥颗粒状制剂。主要供口服，可直接吞服或冲入水中饮服。

5. 滴丸剂　由药物与适当的基质加热熔融混匀后，滴入不相混溶、互不作用的冷凝介质中制成的球形或类球形制剂。

6. 膜剂　由药物与适宜的成膜材料经加工制成的膜状制剂。可口服、口含、舌下、眼结膜囊内、阴道内给药，也可用于皮肤、黏膜创伤、烧伤或炎症表面的覆盖。

7. 栓剂　由药物与适宜基质制成的具有一定形状的供腔道内给药的固体制剂。可用于直肠、阴道、尿道给药。

（二）半固体制剂

半固体制剂是以半固体状态存在的剂型的总称。

1. 软膏剂　由药物与适宜基质混合制成的具有一定稠度的均匀半固体外用制剂。用乳剂型基质制成的软膏剂称乳膏剂。

2. 糊剂　由药物与适宜基质混合制成的含较多药物细粉的半固体外用糊状制剂。多用于皮肤表面病变，如皮炎、慢性皮肤病等。

3. 凝胶剂　由药物与能形成凝胶的辅料制成溶液、混悬液或乳状液型的稠厚液体或半固体制剂。通常凝胶剂局部用于皮肤及体腔（如鼻腔、阴道和直肠）。

（三）液体制剂

液体制剂是以液体状态存在的剂型的总称。

1. 溶液剂　为药物溶解于溶剂中形成的澄明液体制剂。可供口服或外用。

2. 糖浆剂　为含有药物的浓蔗糖水溶液。供口服用。

3. 酊剂　为原料药物用规定浓度的乙醇提取或溶解而制成的澄清液体制剂，也可用流浸膏稀释制成。可供内服或外用。

4. 乳剂　指互不相溶的两种液体混合，其中一种液体以液滴状分散于另一种液体中形成的非均匀相液体分散体系。可供外用、内服、注射给药。

5. 混悬剂　指难溶性固体药物以微粒状态分散于分散介质中形成的非均匀的液体制剂。用时需摇匀，可供外用、内服、注射给药。

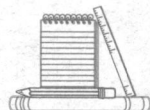

6. 合剂 指饮片用水或其他溶剂采用适宜的方法提取制成的口服液体制剂。

7. 注射剂 指药物或与适宜辅料制成的供注入体内的无菌溶液、乳浊液、混悬液及供临用前配成溶液或混悬液的无菌粉末或浓溶液。

8. 其他 如醑剂、搽剂、涂剂、洗剂、滴鼻剂、滴耳剂、含漱剂、灌肠剂等。

（四）气体制剂

气体制剂是以气体状态存在的剂型的总称。

1. 气雾剂 药物或药物和附加剂与适宜的抛射剂共同封装于具有特制阀门系统的耐压容器中，使用时借助抛射剂的压力将内容物呈雾状物喷出，用于肺部吸入或直接喷至腔道黏膜、皮肤的制剂。

2. 喷雾剂 药物或与适宜辅料填充于特制的装置中，使用时借助手动泵的压力、高压气体、超声振动或其他方法将内容物呈雾状物释出，用于肺部吸入或直接喷至腔道黏膜及皮肤等的制剂。

项目三　新型药物递送系统

药物只有以一定的浓度和速度被递送至作用部位（靶部位），才能使疗效最大而副作用最小。新型药物递送系统通过提高药物生物利用度、提高疗效、降低副作用及提高患者用药依从性来克服传统药物剂型的不足。

1. 缓控释递药系统 给药后能在机体内缓慢释放药物，使血液中或特定部位的药物浓度能够在较长时间内维持在有效浓度范围内，从而减少给药次数，并降低产生毒副作用的风险。某些缓释、控释制剂还可定时、定位释药。

📚 案例导入

患者，男，78岁，罹患肝癌，服用硫酸吗啡控释片镇痛。患者擅自将1粒药片分成2份，1次服用半粒。用药后患者出现血压下降、呼吸抑制等症状。

问题：控释制剂的控释膜或控释骨架在制剂中的作用是什么？破坏其制剂结构会导致什么后果？

2. 经皮递药系统 药物以一定的速率透过皮肤经毛细血管吸收进入体循环的一类制剂。可避免肝脏的首关效应，发挥长效、缓控释作用，提高患者的用药依从性。

3. 靶向递药系统 载体将药物通过局部给药或全身血液循环选择性浓集定位于靶组织、靶器官、靶细胞或细胞内结构的给药系统。通过靶向定位作用，可提高药物疗效，减少药物作用于其他组织而造成的毒副作用。

4. 智能型递药系统 依据病理变化信息，实现药物在体内择时、择位释放，发挥治疗药物的最大疗效，降低药物对正常组织的伤害。

5. 生物大分子递药系统 通过多肽、蛋白质类药物给药系统的研究，以达到给药途径多样化（注射、无针注射、口服、透皮、鼻腔、肺部、眼部、埋植给药）。

另外，基因药物递药系统、细胞治疗和组织工程递药系统的研究和应用也是现代药学研究的热点。

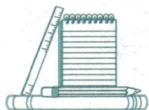

项目四　药品的标识

一、药品的批准文号、批号、有效期

1. 批准文号　供医疗用药品必须有国家药品监督管理部门批准生产的文号，作为药品生产合法性的标志，也是销售、使用的依据。未取得批准文号而生产的药品按假药论处。批准文号的格式为"国药准（试）字 + 字母 +8 位数字"。其中"药"代表药品（与保健食品和医疗器械区分），"准"代表国家批准生产的药品，"试"代表国家批准试生产的药品。化学药品使用字母"H"，中药使用字母"Z"，通过国家食品药品监督管理总局整顿的保健药品使用字母"B"，生物制品使用字母"S"，体外化学诊断试剂使用字母"T"，药用辅料使用字母"F"，进口分包装药品使用字母"J"。数字第 1、2 位为原批准文号的来源代码，第 3、4 位为换发批准文号之年（公元年号）的后两位数字，第 5 ~ 8 位为顺序号。

2. 批号　在药品生产过程中，将同一次投料、同一生产工艺所生产的药品定为同一个批号。批号代表生产日期和批次，其表示方法较多，通常采用 8 位数字表示，前 4 位数字代表生产年份，中间 2 位数字表示月份，最后 2 位数字表示日期，如 20240212 表示 2024 年 2 月 12 日生产的同一批次药品。

3. 有效期　有效期指药品在规定的贮存条件下，能够保持合格质量的期限。药品有效期是药品安全使用的保证，其表示方法有：

（1）国产药品　按年、月、日顺序，可表达为"有效期至××××年××月"或"有效期至 6 ~ 8 位数字"。如标有"有效期至 2026 年 6 月"或"有效期至 202606"或"有效期至 20260630"均表示该药可用至 2026 年 6 月 30 日。也可表达为"失效期：××××年××月"，如"失效期：2026 年 6 月"，表示该药只能使用至 2026 年 5 月 31 日。或表达为"失效期：××××年××月××日"，如"失效期：2026 年 6 月 30 日"，表示该药只能使用至 2026 年 6 月 29 日。还可表达为"有效期为×年"，如"有效期为 3 年"，则需先查看药品生产日期为"20240701"，表示该药品是 2024 年 7 月 1 日生产的，可用至 2027 年 6 月 30 日。

（2）进口药品　常用 Use before 或 Expiry date（Exp date）表示失效期。如某药品标明"Expiry date Jun 2026"，表示该药品可用至 2026 年 5 月 31 日。

有效期常用 Storage life、Stability、Validity 或 Duration 表示。如某药品标明"Validity：Jun 2024"，表示该药品可用至 2024 年 6 月 30 日。

二、药品规格

制剂的规格，系指每一支、片或其他每一个单位制剂中含有主药的重量（或效价）或含量（%）或装量。如维生素 C 注射液，规格为"2mL：0.5g"，系指每支 2mL 中含有维生素 C 0.5g；阿奇霉素分散片，规格为"0.25g"，系指每片含阿奇霉素 0.25g。药品规格是临床确定药物剂量、正确使用药物的重要依据。

三、药品说明书

药品说明书是由国家药品监督管理部门予以核准，药品生产企业依照国家规定的格式及批

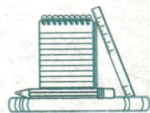

准的内容编写、印制的载明药品重要信息的法定文件。药品说明书除了包括上述内容外，主要说明药品的名称、成分、性状、规格、用法用量、药理作用、适应证、不良反应、禁忌证、注意事项等。另外还有药品的贮存条件、生产企业信息等。

项目五　药品的贮存条件及外观检查

一、药品贮存条件规定

为保证药品质量，减少药品在贮存过程发生变质、降解，从而影响疗效，产生不良反应，药品应按照说明书"贮藏"项下规定的条件贮存。《中华人民共和国药典》（2020 版）对药品贮藏条件做了如下规定：

1. 遮光　系指用不透光的容器包装，例如棕色容器或黑纸包裹的无色透明、半透明容器。

2. 阴凉处　系指不超过 20℃。

3. 凉暗处　系指避光并不超过 20℃。

4. 冷处　系指 2 ～ 10℃。

5. 常温（室温）　系指 10 ～ 30℃。

除另有规定外，贮藏项下未规定贮藏温度的一般系指常温。

二、药品外观检查

1. 固体制剂　包括对片剂、胶囊剂、颗粒剂、栓剂等的外观检查。药品制剂应形态完整，无潮解、变色、变脆、软化、发霉、发斑等现象。

2. 半固体制剂　包括对软膏剂、乳膏剂、糊剂等的外观检查。药品制剂应质地均匀、软硬适中，无霉变、酸败、异臭和分离等现象。

3. 液体制剂　药品制剂应无霉变、变色、絮状物、异物、异味等现象。溶液剂和糖浆剂应澄清，无浑浊、沉淀。

4. 注射剂　检查药物制剂标签是否明确，包装有破损或瓶盖松动者，不应使用。液体型注射剂应无变色、异物、沉淀、结晶、发霉；注射用粉针剂应无粘瓶、结块、变色等现象。

项目六　给药护理措施概述

安全给药是护理安全最直接、最重要的指标之一，为了合理、安全、有效地给药，护士必须掌握正确的给药技术，评价用药后的疗效与反应，并指导患者正确用药。

一、护理用药原则

1. 护士必须严格根据医嘱给药，不得擅自更改。

2. 严格执行查对制度，杜绝差错，做到"三查七对"。"三查"是指操作前查、操作中查、操作后查。"七对"指的是对床号、对姓名、对药名、对药物浓度、对剂量、对用法、对时间。

3. 正确实施给药。准确掌握给药的剂量、浓度和时间，备好的药物及时使用，避免放置过

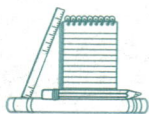

久药物污染或药效降低。给药前向患者做好解释工作，并指导患者用药。

4.观察用药后的疗效及药物的不良反应。对容易引起过敏反应及毒副作用较强的药物，用药前应询问患者用药史，用药过程中和用药后应严密观察，必要时做好记录。

二、各种药物剂型的正确使用方法

1.**普通片剂** 除另有规定外，一般吞服给药，以40℃～60℃温开水送服，但维生素C等性质不稳定的药物、含酶、含益生菌的药物服用时水温不宜过高。服用后的饮水量对药物疗效也会产生影响。一般药物吞服后应饮水至少200mL，以保证药物进入胃内；止咳糖浆类药物、胃黏膜保护剂口服后应少饮水；服用后会导致多尿、腹泻、结石的药物，应多饮水。

2.**缓控释制剂及肠溶制剂** 应整片或整粒吞服，严禁嚼碎或击碎分次服用。

3.**舌下片** 含服时将药片放于舌下，含后30分钟内不宜吃东西或饮水。

4.**泡腾片** 宜用100～150mL凉开水或温水冲泡，完全溶解或气泡消失后再饮用。严禁直接服用或口含。

5.**软膏剂、乳膏剂** 涂敷前清洗皮肤，对有破损、溃烂、渗出部位一般不涂敷。若涂布部位发生烧灼、瘙痒、红肿、出疹等现象，应立即停药。

6.**滴眼剂** 清洁双手，将药液从眼角侧滴入眼内，一次1～2滴。滴后用手指轻轻按压眼内眦，防止药液经鼻泪管流入口腔引起不适。若同时使用两种药液，宜间隔10分钟。

7.**吸入气雾剂** 需缓慢深吸入，吸入后屏住呼吸几秒钟。

8.**注射剂** 注射药物配制应严格遵守无菌原则；药物配制前应检查外观是否合格；配制药物时要严格执行查对制度；需同时混合注射数种药物时，应核对有无配伍禁忌。

模块小结

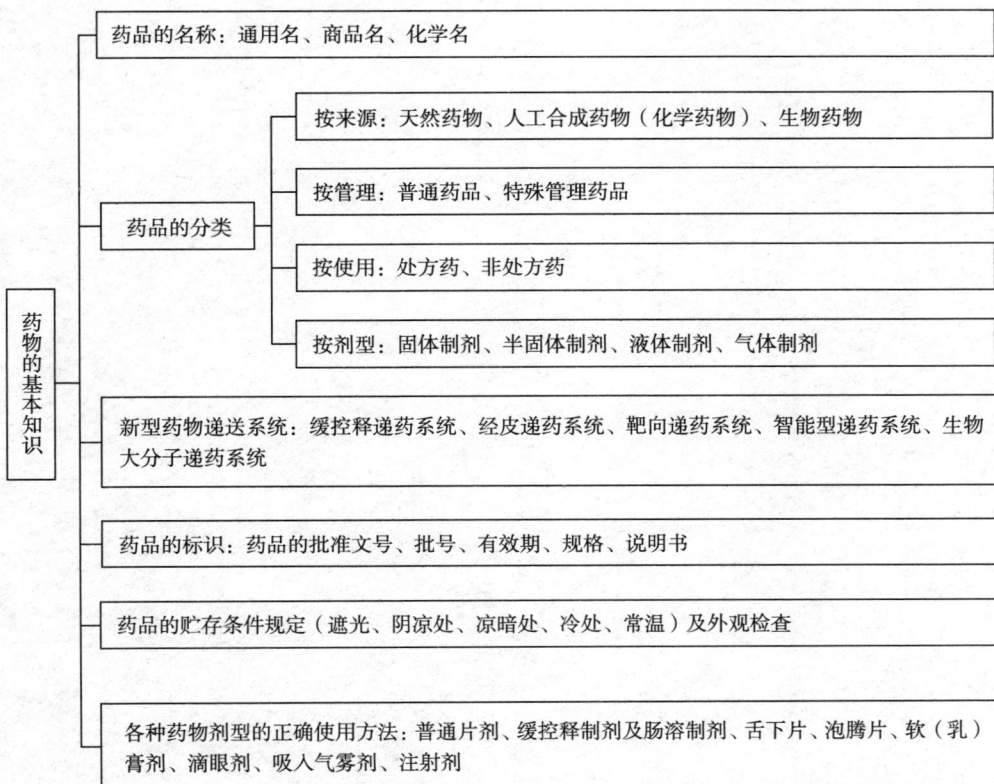

药品的名称：通用名、商品名、化学名

药品的分类
- 按来源：天然药物、人工合成药物（化学药物）、生物药物
- 按管理：普通药品、特殊管理药品
- 按使用：处方药、非处方药
- 按剂型：固体制剂、半固体制剂、液体制剂、气体制剂

新型药物递送系统：缓控释递药系统、经皮递药系统、靶向递药系统、智能型递药系统、生物大分子递药系统

药品的标识：药品的批准文号、批号、有效期、规格、说明书

药品的贮存条件规定（遮光、阴凉处、凉暗处、冷处、常温）及外观检查

各种药物剂型的正确使用方法：普通片剂、缓控释制剂及肠溶制剂、舌下片、泡腾片、软（乳）膏剂、滴眼剂、吸入气雾剂、注射剂

（药物的基本知识）

扫一扫，查阅
复习思考题答案

复习思考

1. 简述药品的分类。

2. 简述护理用药原则。

模块三　传出神经系统药理概论

扫一扫，查阅本模块 PPT、视频等数字资源

【学习目标】

掌握：传出神经系统按递质分类的类型；传出神经系统受体的分型、分布及效应。

熟悉：传出神经系统递质的合成、贮存、释放及消除；传出神经系统药物的基本作用及分类。

了解：传出神经系统按解剖学分类。

项目一　传出神经系统的分类

一、传出神经系统按解剖学分类

（一）自主神经系统

自主神经系统又称植物神经系统，包括交感神经和副交感神经，主要支配心脏、血管、平滑肌和腺体等效应器的生理活动，其活动特点为自主性、非随意性。

交感神经和副交感神经从中枢发出后，分别在相应的神经节更换神经元，再到达效应器，有节前纤维和节后纤维之分。

（二）运动神经系统

运动神经系统支配骨骼肌，其活动特点为随意性，如肌肉的运动和呼吸等。运动神经自中枢发出后，中途不更换神经元，直接到达骨骼肌，无节前纤维和节后纤维之分。

二、传出神经系统按递质分类

根据传出神经末梢释放的递质不同，分为以乙酰胆碱（acetylcholine，ACh）为递质的胆碱能神经和以去甲肾上腺素（noradrenaline，NA）为递质的去甲肾上腺素能神经。

（一）胆碱能神经

胆碱能神经包括：①全部运动神经；②全部交感神经和副交感神经的节前纤维；③全部副交感神经节后纤维；④极少数交感神经节后纤维，主要是支配汗腺分泌和骨骼肌血管舒张的交感神经。

（二）去甲肾上腺素能神经

绝大多数交感神经节后纤维属于这类神经。

绝大多数效应器官接受胆碱能神经和去甲肾上腺素能神经的双重支配，两类神经对同一效应器官的作用通常是相互对抗的，当两类神经同时兴奋时，效应器官显示占优势的神经效应。

除上述两类神经外，还有多巴胺能神经、5-羟色胺能神经、嘌呤能神经和肽能神经，它们

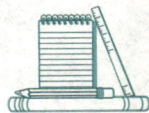

主要在局部发挥调节作用。

项目二　传出神经系统的递质和受体

作用于传出神经系统的药物，主要通过影响传出神经系统递质的合成、贮存、释放、消除等环节或直接与受体结合产生生物效应。

案例导入

第一个神经递质的发现是由德国科学家 Otto Loewi（奥托·洛伊）"梦中设计"证明的，根据他本人在自传中的描述："那年（1921 年）复活节的前夜，星期六，我从梦中醒来，开亮了灯，在一张小纸片上匆匆记录下梦中所想到的，一躺下又进入了梦乡。第二天早上六点起床后，想起夜间曾写下一些很重要的东西，但由于太潦草，无法辨认，这使我感到十分沮丧。但是，第二个夜晚来临，到凌晨 3 点，这个想法又在梦中出现，原来是一个实验设计，醒来后，我立即奔赴实验室，按照梦中的设计完成了这个实验。"实验是用两个离体蛙心进行的，当刺激甲蛙心的迷走神经时，甲蛙心受到抑制，而将其灌注液注入乙蛙心，则乙蛙心也表现出抑制。这个实验表明，神经并不直接作用于肌肉，而是通过释放某种化学物质来发挥作用，这些化学物质称为递质。

问题：

1. 如何从上述 Loewi 的实验推测迷走神经释放神经递质？

2. 传出神经由哪些神经组成？其末梢分别释放什么神经递质？

一、传出神经系统的递质

（一）ACh 的合成、贮存、释放和消除

1. 合成　ACh 以胆碱和乙酰辅酶 A 为原料，通过胆碱乙酰化酶的作用，在胆碱能神经末梢合成，少量在胞体内合成。

2. 贮存　合成后的 ACh 依靠囊泡乙酰胆碱转运体转运进入囊泡内，与 ATP 和囊泡蛋白共存。

3. 释放　ACh 主要以胞裂外排的形式释放。当神经冲动到达神经末梢时，Ca^{2+} 进入神经末梢，促进囊泡膜与突触前膜融合并形成裂孔，通过裂孔将囊泡内的 ACh 排出至突触间隙，与突触后膜（或前膜）上相应的受体结合，产生效应。

4. 消除　释放后的 ACh 迅速被突触间隙中的乙酰胆碱酯酶（acetylcholinesterase，AChE）水解成乙酸和胆碱，胆碱可被摄入神经末梢，重新合成 ACh。

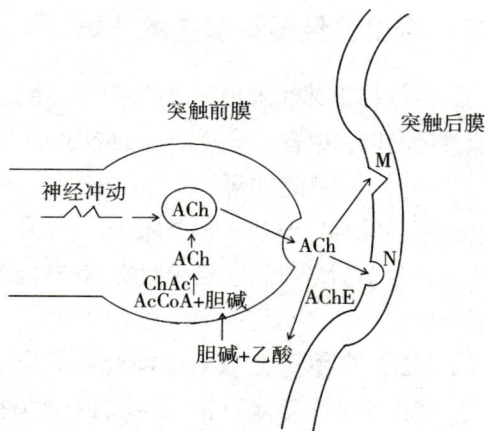

（二）NA 的合成、贮存、释放和消除

1. 合成　NA 在去甲肾上腺素能神经末梢内合

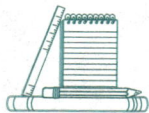

图 3-1　乙酰胆碱的合成、贮存、释放和消除
AcCoA：乙酰辅酶 A；ChAc：胆碱乙酰化酶；
AChE：胆碱酯酶

成。血液中的酪氨酸进入神经末梢，经酪氨酸羟化酶催化生成多巴（dopa），多巴经多巴脱羧酶催化生成多巴胺（dopamine，DA），多巴胺进入囊泡内，经多巴胺 β–羟化酶催化，生成 NA。

2. 贮存　合成的 NA 与 ATP、嗜铬颗粒蛋白结合，贮存于囊泡中。

3. 释放　NA 的释放方式与 ACh 类似，也是在进入神经末梢的 Ca^{2+} 的作用下，以胞裂外排的形式释放至突触间隙，与突触后膜（或前膜）上相应的受体结合，产生效应。

4. 消除　NA 释放后，75% ～ 95% 迅速被突触前膜主动摄取进入神经末梢内，进一步转运至囊泡中贮存，以供再次释放。这种摄取称为摄取1，也称为神经摄取，是 NA 消除的主要方式。部分未进入囊泡中的 NA 可被胞质中的单胺氧化酶（monoamine oxidase，MAO）破坏。其余 5% ～ 25% 的 NA 被非神经组织如心肌、血管、肠道平滑肌等摄取后，很快被细胞内的儿茶酚氧位甲基转移酶（catechol–O–methyltransferase，COMT）和 MAO 灭活。这种摄取方式称为摄取2，也称非神经摄取。此外，尚有小部分 NA 从突触间隙扩散到血液中，被肝、肾等组织中的 COMT 和 MAO 灭活。

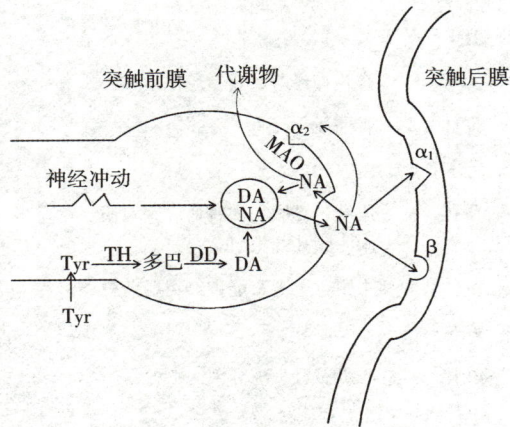

图 3-2　去甲肾上腺素的合成、贮存、释放和消除
Tyr：酪氨酸；TH：酪氨酸羟化酶；DD：多巴脱羧酶

二、传出神经系统受体的分型、分布及效应

根据能与之结合的递质的不同，传出神经系统的受体主要分为胆碱受体（cholinergic receptor）和肾上腺素受体（adrenergic receptor）两类。

1. 胆碱受体　能选择性与 ACh 结合的受体，称为胆碱受体（cholinoceptor），可分为两型。

（1）毒蕈碱（muscarine）型胆碱受体　简称 M 受体。此类受体能选择性与以毒蕈碱为代表的拟胆碱药结合产生效应，主要分布在副交感神经节后纤维所支配效应器的细胞膜上。目前已经发现 M 受体有五个亚型，即 M_1、M_2、M_3、M_4 和 M_5 受体。

（2）烟碱（nicotine）型胆碱受体　简称 N 受体。此类受体能选择性与以烟碱为代表的拟胆碱药结合产生效应。此类受体分为 N_N 和 N_M 两种亚型。N_N 主要分布在神经节及肾上腺髓质上；N_M 主要分布在骨骼肌上。

2. 肾上腺素受体　能选择性与 NA 或肾上腺素（adrenaline，AD）结合的受体，称为肾上腺素受体（adrenoceptor），可分为两型。

（1）α 肾上腺素受体　简称 α 受体，分为 $α_1$ 和 $α_2$ 两个亚型。

（2）β 肾上腺素受体　简称 β 受体，分为 $β_1$、$β_2$ 和 $β_3$ 三个亚型。

传出神经系统受体分型、分布和被 NA、AD 激动后产生的生物效应见表 3-1。

表 3-1　传出神经系统受体分型、分布及激动后的效应

受体	分布	受体激动后的效应
M 受体		
M_1 受体	中枢和胃壁细胞、自主神经节	中枢兴奋；胃酸分泌；去甲肾上腺素分泌减少
M_2 受体	心脏	心率减慢，传导减慢，心肌收缩力减弱

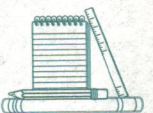

续表

受体	分布	受体激动后的效应
M$_3$ 受体	内脏平滑肌、血管内皮、腺体、眼（瞳孔括约肌、睫状肌）	内脏平滑肌收缩；血管舒张；腺体分泌；瞳孔括约肌收缩（缩瞳），睫状肌收缩（视近物清晰）
M$_4$ 受体	中枢神经系统	运动增强
M$_5$ 受体	中枢神经系统	—
N 受体		
N$_N$ 受体	自主神经节、肾上腺髓质	神经节兴奋；肾上腺髓质释放儿茶酚胺
N$_M$ 受体	骨骼肌	骨骼肌收缩
α 受体		
α$_1$ 受体	皮肤、黏膜、内脏血管平滑肌眼（瞳孔开大肌）	血管收缩；扩瞳
α$_2$ 受体	去甲肾上腺素能神经突触前膜	抑制去甲肾上腺素的释放（负反馈调节）
β 受体		
β$_1$ 受体	心脏、肾小球旁细胞	心率加快，传导加快，心肌收缩力增强；肾素分泌增加
β$_2$ 受体	内脏平滑肌（支气管、胃肠道、尿道、子宫等）、血管（骨骼肌、冠状动脉）、骨骼肌、肝、去甲肾上腺素能神经突触前膜	平滑肌舒张；血管舒张；骨骼肌糖原分解；肝糖原分解，糖异生；促进去甲肾上腺素的释放（正反馈调节）
β$_3$ 受体	脂肪组织	脂肪分解

项目三　传出神经系统药物基本作用方式及分类

一、传出神经系统药物基本作用方式

（一）直接作用于受体

许多传出神经系统药物可直接与胆碱受体或肾上腺素受体结合，产生效应。若结合后产生的效应与神经末梢释放的递质产生的效应相似，此类药物称为激动药（agonist）；若药物与受体结合后不产生效应或较少产生与递质相似的效应，并妨碍递质与受体结合，产生与递质相反的效应，此类药物称为阻断药（blocker），也称为拮抗药（antagonist）。

（二）影响递质

1. 影响递质释放　某些药物通过影响递质释放产生生物效应。如麻黄碱和间羟胺可促进 NA 的释放，氨甲酰胆碱可促进 ACh 的释放，从而间接激动相应受体，产生生物效应；同时它们也可直接与受体结合，激动受体，产生效应。某些药物如可乐定和碳酸锂可分别抑制外周和中枢神经 NA 释放而产生生物效应。

2. 影响递质的转运和贮存　药物也可通过干扰递质在神经末梢的转运和贮存而产生效应。如利血平通过抑制囊泡对 NA 的摄取，使囊泡内 NA 减少甚至耗竭，以产生拮抗去甲肾上腺能神经的效应。可卡因和地昔帕明都可抑制突触前膜对 NA 的摄取，从而产生效应。

3. 影响递质的生物转化　ACh 主要被 AChE 水解失活。抗胆碱酯酶药可通过抑制 AChE 的

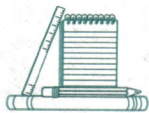

活性，减少 ACh 的水解，致 ACh 浓度升高，产生拟胆碱作用。

二、传出神经系统药物分类

传出神经系统药物可根据其对不同受体的选择性及其作用性质（激动受体或阻断受体）进行分类，见表 3-2。

表 3-2 传出神经系统药物分类

拟似药	拮抗药
一、拟胆碱药	一、抗胆碱药
（一）胆碱受体激动药	（一）胆碱受体阻断药
1. M、N 受体激动药：乙酰胆碱	1. M 受体阻断药
2. M 受体激动药：毛果芸香碱	（1）非选择性 M 受体阻断药：阿托品
3. N 受体激动药：烟碱	（2）M_1 受体阻断药：哌仑西平
	2. N 受体阻断药
	（1）N_N 受体阻断药：美加明
	（2）N_M 受体阻断药
	去极化型肌松药：琥珀胆碱
	非去极化型肌松药：筒箭毒碱
（二）抗胆碱酯酶药：新斯的明	（二）胆碱酯酶复活药：碘解磷定、氯解磷定
二、拟肾上腺素药	二、抗肾上腺素药
（一）α、β 受体激动药：肾上腺素	（一）α、β 受体阻断药：拉贝洛尔
（二）α 受体激动药	（二）α 受体阻断药
1. α_1、α_2 受体激动药：去甲肾上腺素	1. α_1、α_2 受体阻断药：酚妥拉明
2. α_1 受体激动药：去氧肾上腺素	2. α_1 受体阻断药：哌唑嗪
3. α_2 受体激动药：可乐定	3. α_2 受体阻断药：育亨宾
（三）β 受体激动药	（三）β 受体阻断药
1. β_1、β_2 受体激动药：异丙肾上腺素	1. β_1、β_2 受体阻断药：普萘洛尔
2. β_1 受体激动药：多巴酚丁胺	2. β_1 受体阻断药：阿替洛尔
3. β_2 受体激动药：沙丁胺醇	3. β_2 受体阻断药：布他沙明

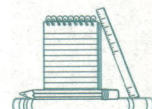

模块小结

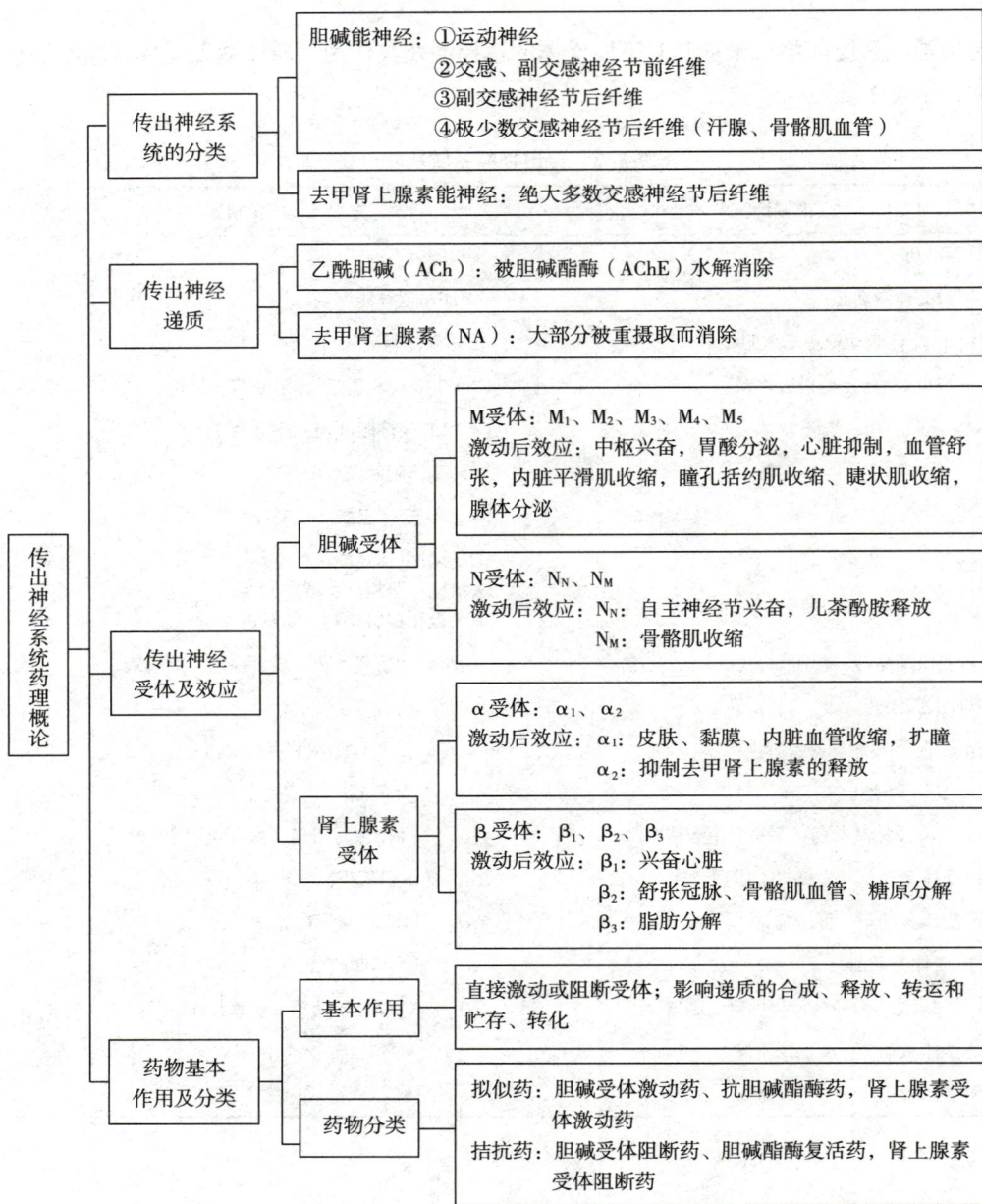

胆碱能神经：①运动神经
②交感、副交感神经节前纤维
③副交感神经节后纤维
④极少数交感神经节后纤维（汗腺、骨骼肌血管）

去甲肾上腺素能神经：绝大多数交感神经节后纤维

乙酰胆碱（ACh）：被胆碱酯酶（AChE）水解消除

去甲肾上腺素（NA）：大部分被重摄取而消除

M受体：M_1、M_2、M_3、M_4、M_5
激动后效应：中枢兴奋，胃酸分泌，心脏抑制，血管舒张，内脏平滑肌收缩，瞳孔括约肌收缩、睫状肌收缩，腺体分泌

N受体：N_N、N_M
激动后效应：N_N：自主神经节兴奋，儿茶酚胺释放
N_M：骨骼肌收缩

α受体：$α_1$、$α_2$
激动后效应：$α_1$：皮肤、黏膜、内脏血管收缩，扩瞳
$α_2$：抑制去甲肾上腺素的释放

β受体：$β_1$、$β_2$、$β_3$
激动后效应：$β_1$：兴奋心脏
$β_2$：舒张冠脉、骨骼肌血管、糖原分解
$β_3$：脂肪分解

直接激动或阻断受体；影响递质的合成、释放、转运和贮存、转化

拟似药：胆碱受体激动药、抗胆碱酯酶药，肾上腺素受体激动药
拮抗药：胆碱受体阻断药、胆碱酯酶复活药，肾上腺素受体阻断药

传出神经系统的分类

传出神经递质

传出神经受体及效应

胆碱受体

肾上腺素受体

药物基本作用及分类

基本作用

药物分类

传出神经系统药理概论

扫一扫，查阅
复习思考题答案

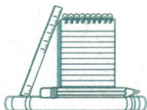

复习思考

1. 简述传出神经系统各受体激动后的效应。
2. 简述传出神经系统药物的基本作用方式。

模块四　胆碱受体激动药和抗胆碱酯酶药

扫一扫，查阅本模块 PPT、视频等数字资源

【学习目标】

掌握：毛果芸香碱、新斯的明的作用特点、临床应用、不良反应及用药护理；有机磷酸酯类急性中毒的机制、解救药物及药物作用机制。

熟悉：毒扁豆碱的作用特点、临床应用、不良反应及用药护理。

了解：其他拟胆碱药的作用特点及临床应用。

拟胆碱药（cholinomimetic drugs）是一类与 ACh 作用类似的药物，根据作用方式不同分为胆碱受体激动药（cholinoceptor agonists）和抗胆碱酯酶药（anticholinesterase agents）。胆碱受体激动药也称直接作用的拟胆碱药，可直接激动胆碱受体，产生类似胆碱能神经兴奋的效应；抗胆碱酯酶药也称间接作用的拟胆碱药，能与 AChE 牢固结合且水解较慢，使 AChE 活性受抑，导致胆碱能神经末梢释放的 ACh 大量堆积，产生类似胆碱能神经兴奋的效应。

项目一　胆碱受体激动药

一、M、N 受体激动药

本类药物对 M 受体和 N 受体均有兴奋作用，但以 M 受体兴奋为主。

乙酰胆碱

乙酰胆碱（acetylcholine，ACh）为胆碱能神经递质，现已人工合成。本药性质不稳定，极易被体内乙酰胆碱酯酶（AChE）水解为胆碱和乙酸而失活；且本药选择性差，作用广泛，无临床应用价值，常在科学研究中作为工具药使用。但 ACh 作为非常重要的内源性神经递质，熟悉其药理作用是非常必要的。

表 4-1　直接作用于胆碱受体药物的主要效应

作用部位	效应
心脏	减慢心率，减慢传导，降低心肌收缩力
血管	舒张（小剂量），收缩（大剂量）
眼	瞳孔括约肌收缩（缩瞳），睫状肌收缩（视近物清晰）
腺体	汗腺、唾液腺、泪腺、鼻咽腺体分泌增加
支气管	支气管平滑肌收缩，支气管腺体分泌增加
胃肠道	平滑肌兴奋，括约肌舒张，腺体分泌增加
泌尿道	平滑肌蠕动增加，逼尿肌收缩，括约肌舒张

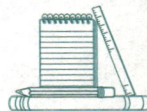

醋甲胆碱

醋甲胆碱（methacholine，乙酰甲胆碱）对 AChE 的稳定性较 ACh 强，水解速度较 ACh 慢，作用时间较 ACh 长。本品对 M 受体具有相对选择性，尤其对心血管系统作用明显。临床常用于口腔黏膜干燥症。禁忌证为冠状动脉缺血、支气管哮喘和溃疡病患者。

卡巴胆碱

卡巴胆碱（carbachol，氨甲酰胆碱）化学性质稳定，不易被 AChE 水解，作用时间长，对 M 和 N 受体均有激动作用。本品对膀胱和肠道作用明显，可用于术后腹胀和尿潴留。但本品副作用较多，且阿托品对其解毒效果差，故目前临床主要用于局部滴眼治疗青光眼。禁用于心律失常、低血压、支气管哮喘、溃疡病、甲状腺功能亢进患者。

二、M 受体激动药

案例导入

患者，女，64 岁。3 天前突然感觉头部右侧剧烈疼痛，眼球胀痛，视力极度下降。

查体：右眼视力 0.4，右眼睫状充血，角膜浑浊，前房浅，瞳孔直径 7mm（正常 2～5mm），对光反射消失，右眼压 55mmHg。左眼正常。

诊断：右眼急性闭角型青光眼。

治疗：2% 毛果芸香碱 0.5 小时 1 次频滴右眼。

2 小时后患者自觉头痛，眼胀减轻，视力有所恢复。但 4 小时后患者出现流泪、流涎、上腹部不适而急诊治疗。

问题：

1. 该患者使用毛果芸香碱滴眼后，为何症状能够缓解？

2. 用药 4 小时后患者出现流泪、流涎、上腹部不适的原因是什么？

3. 毛果芸香碱用药护理有哪些注意事项？

毛果芸香碱

【药理作用】毛果芸香碱（pilocarpine，匹鲁卡品）直接作用于 M 胆碱受体，对眼和腺体的作用最为明显。

1. 对眼的作用　滴眼后可引起缩瞳，降低眼内压，调节痉挛等。

（1）缩瞳　毛果芸香碱激动瞳孔括约肌上的 M 受体，瞳孔括约肌收缩，瞳孔缩小。局部用药后作用可持续数小时至 1 天。

（2）降低眼内压　毛果芸香碱通过缩瞳作用，使虹膜向瞳孔中心拉紧，虹膜根部变薄，前房角间隙扩大，房水易于回流，降低眼内压。

（3）调节痉挛　眼睛在视近物时，通过增加晶状体的曲度（凹凸度），使物体成像于视网膜上，从而看清近物。晶状体曲度的调节依赖于受睫状肌控制的悬韧带的牵拉作用。毛果芸香碱激动 M 受体，使睫状肌的环状肌向瞳孔中心方向收缩，致悬韧带放松，晶状体因本身弹性而变凸，屈光度增加，导致视近物清楚，视远物模糊，此作用可在 2 小时内消失。

2. 对腺体的作用　毛果芸香碱可激动腺体的 M 受体，显著增加唾液腺和汗腺的分泌，也可使泪腺、胃腺、胰腺、小肠腺体和呼吸道黏膜分泌增加。

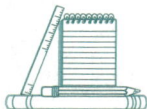

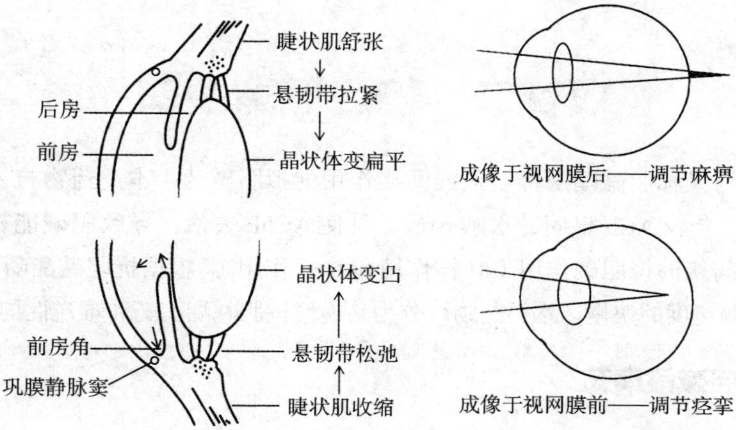

图 4-1 眼睛内部构造

【临床应用】

1. 青光眼　低浓度毛果芸香碱（2% 以下）滴眼可用于治疗闭角型青光眼，用药后患者瞳孔缩小，前房角间隙增大，房水回流通畅，眼内压降低。毛果芸香碱对开角型青光眼的早期也有一定疗效。本品滴眼后 10～15 分钟即可使眼内压降低，作用维持 4～8 小时。

知识链接

青光眼

青光眼是主要致盲眼病之一，其有一定的遗传趋向。青光眼是以视神经凹陷性萎缩和视野缺损为共同特征的疾病，病理性眼压增高是其主要危险因素。青光眼视神经萎缩和视野缺损的发生和发展与眼压升高程度和视神经对压力损害的耐受性有关。生理性眼压的稳定性有赖于房水生成量与排出量的动态平衡。房水自睫状肌上皮细胞分泌或血液渗出产生后，经后房通过瞳孔到达前房，再从前房角间隙经小梁网进入巩膜静脉窦，进入血液循环。青光眼分为闭角型和开角型，闭角型青光眼由于周边虹膜堵塞小梁网，或与小梁网发生永久性粘连，房水回流受阻，引起眼压升高；开角型青光眼是由于小梁网及巩膜静脉窦变性、硬化，阻碍房水回流，引起眼压升高。

---

2. 虹膜睫状体炎　与扩瞳药交替使用，防止虹膜与晶状体粘连。

3. 其他　口服用于治疗口腔干燥症。肌内注射或皮下注射用于抗胆碱药阿托品中毒的解救。阿托品扩瞳后，可使用本品缩瞳，促进视力恢复。

【不良反应】

1. 用药后出现瞳孔缩小，视力下降，产生暂时性近视，另可有眼痛、眉弓痛等症状。

2. 长期应用可引起强直性瞳孔缩小、近视程度加深、虹膜后粘连、虹膜囊肿及白内障。

3. 过量使用或过量吸收引起 M 胆碱受体过度兴奋症状，表现为出汗、流涎、恶心、呕吐、支气管痉挛及肺水肿等。

项目二　抗胆碱酯酶药

抗胆碱酯酶药又称胆碱酯酶抑制剂或间接作用的拟胆碱药，本类药物与 ACh 一样，能与 AChE 结合，但结合较 ACh 牢固，水解较慢，可使 AChE 失活，导致胆碱能神经末梢释放的 ACh 堆积，产生间接的拟胆碱作用（M 样作用和 N 样作用）。根据抗胆碱酯酶药与 AChE 结合形成的复合物水解速度的快慢，本类药物可分为易逆性抗胆碱酯酶药和难逆性抗胆碱酯酶药。

一、易逆性抗胆碱酯酶药

新斯的明

新斯的明（neostigmine，普鲁斯的明）为季铵类化合物，脂溶性低，口服吸收少而不规则，口服剂量是注射剂量的 10 倍以上。难以透过血脑屏障，中枢作用不明显。不易穿透角膜进入前房，对眼的作用较弱。能被血浆中的 AChE 水解，也可在肝脏代谢，主要经胆道排出，随尿排出不超过 40%。

【药理作用】新斯的明对骨骼肌的作用最强，对胃肠道、膀胱平滑肌的作用次之，对心脏、血管、腺体、眼、支气管等作用较弱。

1. 兴奋骨骼肌　新斯的明可通过三条途径兴奋骨骼肌，引起骨骼肌收缩。①抑制神经 – 肌肉接头处的 AChE，使 ACh 水解减少，ACh 聚集，致骨骼肌收缩；②可直接激动骨骼肌运动终板上的 N_M 受体，使骨骼肌收缩；③促进运动神经末梢释放 ACh，ACh 激动 N_M 受体，使骨骼肌收缩。

2. 兴奋平滑肌　兴奋胃肠道及膀胱平滑肌。

3. 其他作用　对心血管、腺体、眼和平滑肌作用较弱，表现为减慢房室传导速度，降低心室率。

【临床应用】

1. 重症肌无力　新斯的明可促进患者肌力恢复，一般口服给药；病情较重时，可皮下注射或肌内注射本品；严重及紧急情况者，可将本品用 5% 葡萄糖注射液稀释后静脉滴注。

知识链接

重症肌无力

重症肌无力是一种获得性自身免疫性疾病，主要影响神经肌肉接头的突触后膜乙酰胆碱受体。临床表现为受累骨骼肌极易疲劳，主要特征是肌肉经过短暂重复的活动后，出现肌无力症状，如眼睑下垂、声音嘶哑、复视、表情淡漠、四肢无力、吞咽困难，严重者可致呼吸困难。具有晨轻暮重的特点，呈慢性波动性病程，常伴有胸腺增生或胸腺瘤。新斯的明试验阳性，部分患者血清乙酰胆碱受体抗体阳性。胆碱酯酶抑制剂是治疗重症肌无力的基础药物，能改善肌无力症状，但对疾病进程无影响。

---

2. 手术后腹胀及尿潴留　能增强胃肠蠕动和膀胱逼尿肌的张力，促进排气、排尿。

3. 阵发性室上性心动过速　在采取压迫眼球或颈动脉窦等兴奋迷走神经措施无效时，可通过本品的 M 样作用使心率减慢。

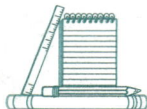

4.肌松药中毒解救 用于非去极化型肌松药过量中毒解救，对去极化肌松药过量中毒无效。

【不良反应】

本品不良反应类似胆碱能神经过度兴奋症状。

1.治疗量时不良反应较少。

2.大剂量时可出现恶心、呕吐、进行性流涎、腹痛、腹泻等症状。

3.过量时可引起"胆碱能危象"，表现为瞳孔缩小、大汗淋漓、大小便失禁、心律失常、肌肉震颤和肌无力加重症状，甚至因呼吸肌麻痹而死亡。

4.禁用于心绞痛、室性心动过速、机械性肠梗阻、尿路梗阻、支气管哮喘、癫痫患者。

毒扁豆碱

毒扁豆碱（physostigmine，依色林，eserine）为从豆科植物毒扁豆种子中提取的生物碱，现已人工合成。本品结构为叔胺类化合物，易吸收，吸收后作用的选择性很低，毒性大。易透过血脑屏障，进入中枢，中枢作用表现为小剂量兴奋，大剂量抑制，中毒时因呼吸麻痹而死亡。临床主要局部应用，治疗原发性闭角型青光眼，作用较毛果芸香碱强而持久，滴眼后5分钟即产生缩瞳作用，降低眼内压作用可维持1～2天；但刺激性大，同时因强烈收缩睫状肌，引起头痛。不良反应同毛果芸香碱。

📚 案例导入

患者，男，56岁。复视，眼睑下垂，进行性加重2年。因易疲劳、肢体无力、晨轻暮重、活动后加重、休息后减轻，入院治疗。体格检查见反复闭目致闭目无力，凝视一个方向稍疲劳时出现复视，反复咀嚼感觉明显无力，令患者紧握检查者双手时感到渐渐无力，下蹲5次后起立困难。肌疲劳试验阳性和依酚氯铵试验阳性。诊断：重症肌无力。

治疗：甲泼尼龙静脉滴注500mg/日，减量后口服泼尼松片，同时服用溴吡斯的明片60mg/次，4次/日，分别于三餐前和21:00服用，各症状基本改善后出院。

问题：溴吡斯的明的护理用药注意事项有哪些？

表4-2 其他抗胆碱酯酶药作用特点与临床应用

药名	作用特点与临床应用
吡斯的明（pyridostigmine，溴吡斯的明）	抗AChE作用较新斯的明起效慢、弱而持久。临床用于治疗重症肌无力，副反应较轻；也用于治疗术后腹胀或尿潴留、对抗非去极化型肌松药的肌松作用
安贝氯铵（ambenonium，酶抑宁，mytelase）	作用较新斯的明持久。临床主要用于重症肌无力的治疗，尤其是不能耐受新斯的明或吡斯的明的患者
依酚氯铵（edrophonium chloride）	抗AChE作用弱，激动N_M受体选择性强，对骨骼肌作用快而短暂。常用于诊断重症肌无力，也用于鉴别重症肌无力症状未被控制是由于抗AChE药过量还是不足
地美溴铵（demecarium bromide）	作用时间较长，主要用于青光眼的治疗。滴眼后缩瞳作用可持续1周以上，降低眼内压作用可持续9天以上。适用于治疗无晶状体畸形开角型青光眼及对其他药物无效的患者
石杉碱甲（huperzine A，哈伯因）	强效抗AChE药，具有促进记忆再现和增强记忆保持作用。临床用于重症肌无力及良性记忆障碍，对阿尔茨海默病也有一定疗效
多奈哌齐（denepezil hydrochloride，安理申，aricept）	第二代抗AChE药，主要抑制脑组织的AChE，适用于轻、中度阿尔茨海默病的治疗
加兰他敏（galanthamine，强肌片）	外周作用与新斯的明类似，对中枢AChE的抑制作用较强。可用于重症肌无力、进行性肌营养不良、脊髓灰质炎后遗症、儿童脑型麻痹等的治疗

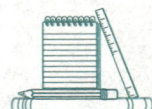

二、难逆性抗胆碱酯酶药

案例导入

患者，女，24岁。因与男友争吵，服下敌敌畏300mL，10分钟后出现呕吐、腹痛，被送入医院。入院时，患者面色发灰，口吐白沫，牙关紧闭，全身颤抖，间停呼吸，并出现昏迷症状。

体格检查：患者大汗淋漓，流涎，反复呕吐，四肢厥冷，大小便失禁，瞳孔缩小（直径 1～2mm），对光反射迟钝，呼吸困难，肺部听诊可闻及湿啰音，心率快，血压基本正常，四肢及面部纤维颤动，语言不清，精神恍惚，烦躁不安，无抽搐。

辅助检查：血常规正常，全血胆碱酯酶活性30%。

诊断：急性有机磷农药中毒。

治疗：立即放置通气导管，2%碳酸氢钠水洗胃，静脉注射阿托品10mg，氯解磷定1g溶入30mL生理盐水中缓缓静脉注射。以后每15分钟给阿托品2mg静脉注射，直至患者出现阿托品化。

问题：

1. 有机磷酸酯类中毒表现有哪些？

2. 有机磷酸酯类中毒时解救的原则是什么？

3. 有机磷酸酯类中毒时为什么要用大剂量阿托品？什么是阿托品化？

有机磷酸酯类

有机磷酸酯类（organophosphate）化合物为人工合成的难逆性抗胆碱酯酶药。主要作为农业和环境卫生杀虫剂，如敌百虫（dipterex）、乐果（rogor）、敌敌畏（DDVP）、对硫磷（parathion，605）、内吸磷（systox，1059）、甲拌磷（3911）、马拉硫磷（4049）等。有些则用作战争毒气，如沙林（sarin）、梭曼（soman）、塔崩（tabun）等。仅少数作为缩瞳药治疗青光眼，如乙硫磷（ethion）和异氟磷（isoflurophatum）。本类药物对人畜均有毒性，临床应用意义不大，但应关注其毒理学意义，积极防治其引起的急慢性中毒。

【中毒机制】有机磷酸酯类可经皮肤、呼吸道、胃肠道等途径进入机体，而后与突触间隙的AChE形成共价键牢固结合，生成难以水解的磷酰化AChE，使AChE失去水解ACh的能力，造成体内ACh大量聚集引起一系列中毒症状。若不及时采取措施复活AChE，AChE可在几分钟或几小时内"老化"，生成极为稳定的单烷氧基磷酰化AChE，此时即便使用AChE复活药也难以恢复酶活性，须待几周后新生的AChE形成，才可水解ACh。因此，有机磷酸酯类一旦中毒应立即抢救，及早使用AChE复活药，防止AChE"老化"。

【中毒表现】由于ACh的作用极为广泛，因此有机磷酸酯类中毒症状表现为多样化，累及机体多组织多器官，主要表现为M样症状、N样症状和中枢神经系统中毒症状。

1.急性中毒　轻度中毒以M样症状为主；中度中毒同时出现M和N样症状；重度中毒除M、N样症状外，还出现中枢神经系统症状。

（1）M样症状　为最早出现的一组症状。兴奋瞳孔括约肌、睫状肌，表现为瞳孔缩小、结膜充血、视物模糊、眼球疼痛、眼眉疼痛等；促进腺体分泌增加，表现为流泪、流汗、流涎；呼吸道腺体分泌增加及支气管平滑肌痉挛导致呼吸困难，甚至肺水肿；兴奋胃肠道及膀胱平滑肌，表现为恶心、呕吐、腹痛、腹泻、小便失禁；兴奋心脏、血管上的 M 受体，表现为心动过缓、血压下降等。

（2）N 样症状 因兴奋交感、副交感神经的 N_N 受体，表现为心动过速、血压升高；严重中毒，自主神经节先兴奋后抑制，可见口吐白沫、呼吸困难、流泪、阴茎勃起、大汗淋漓、大小便失禁、心率减慢、血压下降。兴奋骨骼肌 N_M 受体，表现为肌无力、不自主肌束震颤及抽搐，并可导致肌麻痹，严重时可引起呼吸肌麻痹。

（3）中枢症状 表现为先兴奋、不安，继而出现惊厥，后转为抑制，表现为意识模糊、昏迷，呼吸中枢麻痹致呼吸抑制甚至呼吸停止，血管运动中枢抑制致血压下降或循环衰竭，危及生命。

2. 慢性中毒 多见于长期接触农药的群体，这类人员血中 AChE 活性持续显著下降，临床表现为头痛、头晕、失眠、乏力、腹胀、多汗，偶见肌束颤动和瞳孔缩小。

【中毒治疗】

1. 急性中毒的治疗

（1）清除毒物 急性中毒患者应立即移出中毒现场，去除污染衣物，用温水或肥皂水清洗皮肤。经胃肠道中毒者，应抽出胃液和毒物，用 1% 的食盐水或 2% 的碳酸氢钠反复洗胃，并给予硫酸镁或硫酸钠导泻。敌百虫中毒不宜用碱性溶液洗胃，因其可在碱性环境下生成毒性更大的敌敌畏；对硫磷中毒时不能用高锰酸钾洗胃，以防对硫磷被氧化成毒性更大的对氧磷；中枢抑制者不能用硫酸镁导泻，以防硫酸镁会加重中枢抑制。

（2）应用解毒药 ①阿托品：为有机磷酸酯类中毒对症治疗的特异、高效能药物。阿托品为非选择性 M 受体阻断药，能迅速对抗体内 ACh 聚集、激动 M 受体引起的 M 样症状；较大剂量阿托品能够通过血脑屏障进入中枢，可部分对抗中枢症状。阿托品不能使 AChE 复活，也不能改善 N 样症状，因此，对中度或重度中毒患者必须联合应用 AChE 复活药。② AChE 复活药：可使被有机磷酸酯类抑制的 AChE 恢复活性。常与阿托品联合用药，对抗单用阿托品不能控制的 N 样症状和部分中枢症状，减少阿托品的用量，缩短一般中毒的疗程。

（3）对症治疗 ①维持患者呼吸道通畅，可采取人工呼吸、吸氧、支气管内吸引术等措施。②静脉注射地西泮 5～10mg，控制持续惊厥。③抗休克治疗。

2. 慢性中毒的治疗 目前尚无有效治疗方案对抗有机磷酸酯类慢性中毒，临床主要以预防监测为主，定期监测有机磷酸酯类生产及使用人员血中 AChE 的活性，发现 AChE 活性下降至 50% 以下时，应立即脱离接触场所，对症治疗。

附：胆碱酯酶复活药

胆碱酯酶复活药是一类能使被有机磷酸酯类化合物抑制的 AChE 恢复活性的药物。但对中毒过久已老化的单烷氧基磷酰化胆碱酯酶，由于其化学结构已经发生了变化，AChE 复活药对其复活效果差，故在治疗有机磷酸酯类中毒时，应及早使用 AChE 复活药。由于本类药物不能缓解有机磷酸酯类中毒引起的 M 样症状，故须与阿托品联合用药。常用的药物有氯解磷定、碘解磷定、双复磷和复方氯解磷定注射液等。

氯解磷定

氯解磷定（pralidoxime chloride，PAM-CL）口服吸收慢，溶解度大，溶液稳定，无刺激性，可肌内注射和静脉注射，两种给药途径疗效相当。本品肾排泄快，不良反应少，是目前临床首选的 AChE 复活药。

【药理作用】

1. 复活 AChE   氯解磷定进入体内后，能与磷酰化胆碱酯酶结合成复合物，该复合物进一步裂解为游离的 AChE 和无毒的磷酰化氯解磷定，使 AChE 恢复活性，磷酰化氯解磷定则从尿中排出。

2. 直接解毒作用   氯解磷定可直接与体内游离的有机磷酸酯类结合，生成无毒的磷酰化氯解磷定从尿中排出，从而阻止游离有机磷酸酯类继续抑制 AChE 的活性。

氯解磷定可明显减轻有机磷酸酯类中毒引起的 N 样症状，迅速缓解骨骼肌痉挛和肌束颤动；对中枢神经系统的症状也有一定改善作用，能促使中毒昏迷患者恢复意识。

【临床应用】用于中、重度有机磷酸酯类急性中毒的解救，常与阿托品合用。本品对不同有机磷酸酯类中毒的疗效存在差异，对内吸磷、马拉硫磷和对硫磷中毒疗效好，对敌百虫、敌敌畏中毒疗效较差，对乐果中毒无效。对慢性中毒无效。

【不良反应】治疗剂量的氯解磷定不良反应较少，注射速度过快可出现恶心、呕吐、心率加快，严重时有头痛、头晕、视物模糊、动作不协调等症状。剂量过大，可与 AChE 结合而抑制 AChE 的活性，故应控制剂量。

碘解磷定

碘解磷定（pralidoxime iodide，派姆，PAM）是最早应用于临床的 AChE 复活药。药理作用与临床应用与氯解磷定相似。但本药水溶性较小，水溶液不稳定，久置可释放出碘，不良反应较氯解磷定多，疗效不及氯解磷定，现已较少使用。

项目三   用药护理

一、胆碱受体激动药和抗胆碱酯酶药用药护理

1. 毛果芸香碱、毒扁豆碱滴眼时需用手压迫眼内眦，以免药液流入鼻腔吸收产生全身不良反应。

2. 口服新斯的明，因其在肠内有部分被破坏，故口服剂量远大于注射剂量。过量新斯的明引起恶心、呕吐、腹泻、流泪、流涎或胆碱能危象等，可用阿托品解救。

3. 毒扁豆碱水溶液不稳定，见光易氧化成红色，导致疗效减弱，刺激性增大，因此其滴眼剂应保存在棕色瓶内。

二、有机磷酸酯类中毒解救原则

1. 联合用药   阿托品可迅速缓解 M 样症状，AChE 复活药可恢复 AChE 的活性，清除体内游离有机磷酸酯，迅速缓解 N 样症状，二者对中枢症状均有一定改善作用，合用可获得较好疗效。

2. 早期用药   为防止磷酰化胆碱酯酶"老化"，AChE 复活药应及早使用。阿托品也应及早使用。

3. 足量用药   阿托品足量的指标是 M 样症状迅速消失或达到"阿托品化"，表现为瞳孔扩大、口干、皮肤干燥、颜面潮红、肺部啰音消失、心率加快等。开始时静脉注射或肌内注射阿托品 2～4mg，如无效，可每隔 5～10 分钟肌内注射 2mg，直至达到"阿托品化"。阿托品第

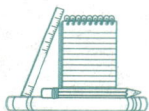

一天用量常超过 200mg，达到阿托品化后，维持用药 48 小时。AChE 复活药足量的指标是 N 样症状消失，全血或红细胞中 AChE 活性分别恢复到 50% ～ 60% 或 30% 以上。

　　4.重复用药　中、重度中毒或毒物不能从吸收部位彻底清除时，应重复给药，以巩固疗效。

模块小结

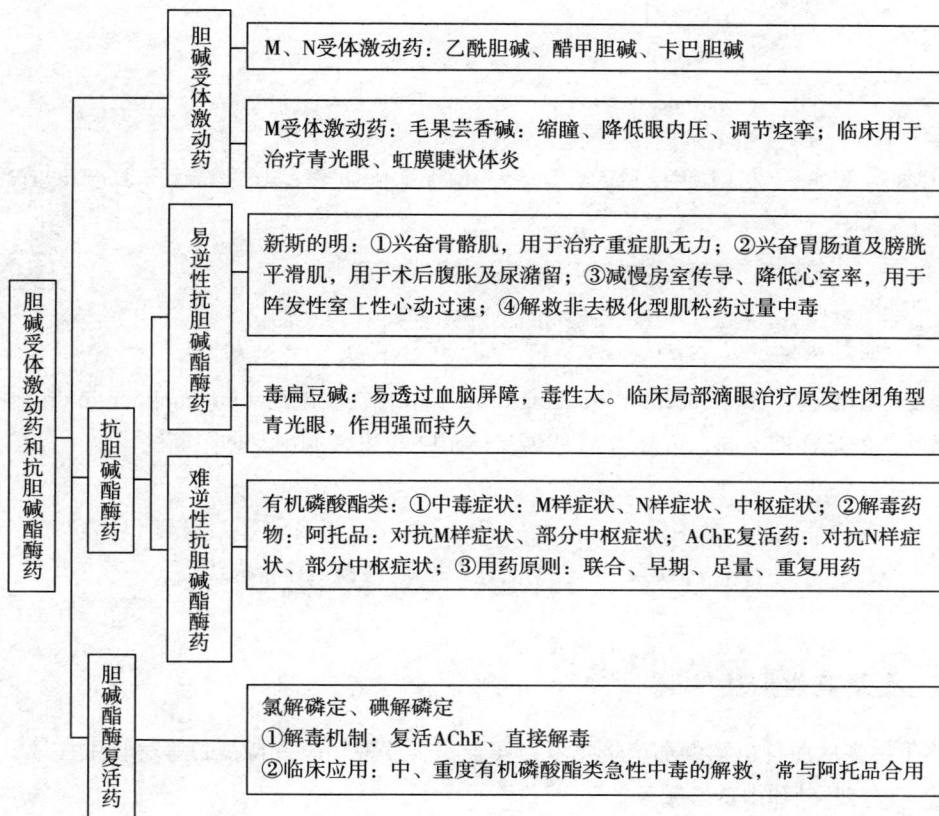

复习思考

1. 简述毛果芸香碱的药理作用和临床应用。

2. 简述新斯的明的药理作用和临床应用。

3. 简述有机磷酸酯类的中毒症状及解救措施。

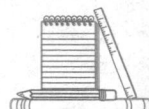

扫一扫，查阅
复习思考题答案

模块五　胆碱受体阻断药

【学习目标】

　　掌握：阿托品的作用特点、临床应用、不良反应及用药护理；山莨菪碱和东莨菪碱的作用特点与临床应用。

　　熟悉：琥珀胆碱、筒箭毒碱的作用机制、特点及临床应用。

　　了解：阿托品类合成代用品的作用特点及临床应用。

　　胆碱受体阻断药（cholinoceptor blocking drugs）又称抗胆碱药（anticholinergic drugs），根据其对胆碱受体的选择性不同，可分为 M 胆碱受体阻断药和 N 胆碱受体阻断药。

项目一　M 胆碱受体阻断药

一、阿托品及其类似生物碱

　　本类药物多从茄科植物颠茄、曼陀罗、洋金花、莨菪和唐古特莨菪等植物中提取，主要包括阿托品、东莨菪碱和山莨菪碱等。

案例导入

　　患者，男，36 岁。因饮食不洁，1 小时后出现腹痛、呕吐、腹泻，到医院就诊。医生诊断为急性胃肠炎，给予阿托品片对症治疗，同时给予抗菌药对因治疗。患者用药约 2 小时后上述症状明显缓解，3 小时后症状消失。

　　问题：阿托品的用药护理措施有哪些？

阿托品

　　阿托品（atropine）为叔胺类化合物，现已人工合成。口服吸收迅速，1 小时后血药浓度达峰值，生物利用度 50% 左右，对副交感神经功能的拮抗作用维持 3 ～ 4 小时，对眼（睫状肌和虹膜）的作用可持续 72 小时或更久；肌内注射及静脉注射起效及达峰时间更快，维持时间较短。吸收后广泛分布于全身各组织器官，可通过血脑屏障及胎盘屏障。在体内迅速消除，$t_{1/2}$ 为 2 ～ 4 小时，50% ～ 60% 的药物以原形经肾排泄，其余被水解，与葡萄糖醛酸结合后从尿排出。

　　【药理作用】阿托品的作用机制是竞争性拮抗 M 胆碱受体，阻断 ACh 或胆碱受体激动药与 M 受体结合，产生与 M 受体激动作用相反的效应，即抗胆碱作用。阿托品对各亚型 M 受体选择性低，因此作用广泛。各器官对阿托品的敏感性不同，随着剂量增加，可依次出现腺体分泌减

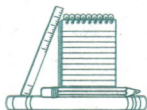

少、瞳孔扩大和调节麻痹、心率加快、胃肠道及膀胱平滑肌抑制，大剂量可出现中枢症状。

1. 腺体　小剂量阿托品（0.5mg）即可使唾液腺、汗腺的分泌减少，引起口干和皮肤干燥；剂量增大，同时出现泪腺、呼吸道腺体分泌减少；较大剂量也可减少胃液分泌，但由于胃酸分泌同时受多种因素的调节，因此阿托品对胃酸的影响较小。

2. 眼

（1）扩瞳　阻断瞳孔括约肌上的 M 受体，使瞳孔括约肌松弛，瞳孔扩大。

（2）升高眼内压　因扩瞳作用，虹膜退向四周外缘，导致前房角间隙变窄，房水通过前房角间隙回流减少，眼内压升高。

（3）调节麻痹　阻断睫状肌上的 M 受体，睫状肌松弛退向外缘，悬韧带拉紧，晶状体变扁平，屈光度降低，近物成像于视网膜后方，造成视近物模糊，视远物清楚，这种作用称为调节麻痹。

3. 平滑肌　对多种内脏平滑肌有松弛作用，尤其对过度活动或痉挛的内脏平滑肌松弛作用更为明显。阿托品对不同内脏平滑肌的解痉作用强度不同，对胃肠道平滑肌痉挛的解痉作用最强，可缓解胃肠绞痛；也可降低膀胱逼尿肌和尿道的张力及收缩幅度；对胆管、支气管和子宫平滑肌的作用较弱。

阿托品对胃肠括约肌的影响取决于括约肌的功能状态，如阿托品可松弛痉挛状态的胃幽门括约肌，但作用弱且不稳定。

4. 心脏

（1）心率　阿托品对心率的影响与剂量有关。治疗量阿托品（0.4～0.6mg）可使部分患者的心率短暂轻度减慢，这可能是由于阿托品阻断了副交感神经节后纤维上的 M_1 受体（突触前膜上的 M_1 受体），减弱了突触中 ACh 对递质释放的负反馈抑制作用，使 ACh 释放增加所致。较大剂量阿托品（1～2mg）通过阻断窦房结 M_2 受体，解除迷走神经对心脏的抑制作用而加快心率。不同人群对阿托品加快心率作用的反应性不同，青壮年心率增快最为明显，对婴幼儿和老年人心率影响较小。

（2）房室传导　阿托品可拮抗迷走神经过度兴奋引起的房室传导阻滞和心动过缓。

5. 血管和血压　治疗量阿托品对血管和血压无明显影响。较大剂量阿托品（偶见治疗量）可引起皮肤血管扩张，尤以面部、颈部皮肤为甚，表现为皮肤潮红、温热；同时可解除血管痉挛，舒张外周血管，改善微循环。阿托品扩血管的机制未明，可能与其抑制汗腺分泌，引起机体体温升高后的代偿性散热反应有关，也可能是阿托品的直接扩血管作用。

6. 中枢神经系统　治疗量阿托品（0.5mg）对中枢神经系统作用不明显，较大剂量（1～2mg）可轻度兴奋延髓和大脑，使呼吸加深加快；大剂量（3～5mg）时中枢兴奋明显增强，出现烦躁不安、谵语等症状；中毒剂量（10mg 以上）可出现幻觉、定向障碍、运动失调、惊厥等明显的中毒症状；继续增加剂量，中枢由兴奋转为抑制，出现昏迷与呼吸中枢麻痹，患者死于循环和呼吸衰竭。

【临床应用】

1. 全身麻醉前给药　阿托品可减少呼吸道腺体及唾液腺的分泌，防止分泌物阻塞呼吸道及吸入性肺炎的发生。也可用于严重的盗汗和流涎症。

2. 各种内脏绞痛　能迅速缓解胃肠绞痛，对膀胱刺激症状如尿频、尿急等疗效较好，但对胆绞痛或肾绞痛疗效较差，需与阿片类镇痛药合用。

3. 眼科

（1）虹膜睫状体炎　阿托品溶液（0.5%～1%）滴眼，可松弛瞳孔括约肌和睫状肌，使之活动减少，有利于炎症消退。常与毛果芸香碱等缩瞳药交替使用，以防止炎症时虹膜与晶状体粘连。

（2）眼底检查、验光　阿托品局部滴眼，其扩瞳作用利于眼底检查；调节麻痹作用可准确测定晶状体的屈光度，用于验光配镜。但阿托品对眼的作用维持时间较长，其扩瞳作用可持续1～2周，调节麻痹作用持续2～3天，影响用药后视力的恢复，现已少用，常以作用时间较短的后马托品或托吡卡胺等代替。但儿童由于睫状肌调节功能较强，只有使用阿托品才能使眼调节功能完全麻痹，从而准确验光。

4. 缓慢型心律失常　治疗迷走神经过度兴奋所致的窦性心动过缓、窦房传导阻滞、房室传导阻滞等缓慢型心律失常。

5. 抗感染性休克　大剂量阿托品可解除血管痉挛，改善微循环，用于治疗暴发型流行性脑脊髓膜炎、中毒性菌痢、中毒性肺炎等所致的感染性休克，但不宜用于休克伴有高热或心率过快的患者。

6. 解救有机磷酸酯类中毒　见模块四。

【不良反应】阿托品的药理作用广泛，当临床应用其中一种药理作用作为治疗作用时，其他药理作用就成了副作用。

1. 外周反应　治疗量阿托品可引起口干、视物模糊、心率加快、瞳孔扩大和皮肤潮红、体温升高等，一般停药后可自行消失。

2. 中枢反应　剂量增大，除外周反应逐渐加重外，还可能引发中枢中毒症状，表现为中枢先兴奋，出现烦躁不安、失眠、幻觉、定向障碍、共济失调、抽搐或惊厥。严重时中枢由兴奋转为抑制，表现为昏迷及延髓麻痹而死亡。阿托品最低致死量成人为80～130mg，儿童约为10mg。

3. 禁忌证　禁用于青光眼、前列腺肥大及幽门梗阻者。

东莨菪碱

东莨菪碱（scopolamine）为中药洋金花中的主要成分。与阿托品比较，东莨菪碱具有以下特点：①外周抗胆碱作用与阿托品相似，但作用强度有差异，抑制腺体分泌较阿托品强，扩瞳及调节麻痹作用较阿托品稍弱，对心血管系统作用较弱。②中枢抑制作用强，随剂量的增加可依次出现镇静、催眠、麻醉作用，但能兴奋呼吸中枢。

临床主要用于：①麻醉前给药。其不仅可以抑制腺体分泌，而且具有较强的中枢抑制作用，因此疗效优于阿托品。②治疗晕动病。其机制可能与抑制前庭神经内耳功能或大脑皮层功能有关，预防用药效果较好，如已出现晕动病症状（如恶心、呕吐）再用药则疗效差。也可用于妊娠呕吐及放射病呕吐。③改善帕金森病患者流涎、震颤、肌肉强直等症状，此作用与其中枢性抗胆碱作用有关。

山莨菪碱

山莨菪碱（anisodamine）是从茄科植物唐古特莨菪中分离出的生物碱，简称654，人工合成品称654-2。山莨菪碱不易透过血脑屏障，中枢兴奋作用很弱。外周作用类似阿托品，但对血管痉挛的解痉作用选择性较高，对内脏平滑肌、心脏的作用较阿托品弱，抑制腺体分泌和扩瞳作用仅为阿托品的1/20～1/10。

临床取代阿托品用于感染性休克，也可用于内脏平滑肌绞痛。不良反应与阿托品相似，但

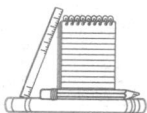

毒性较小。

知识链接

山莨菪碱与修氏理论

　　我国科学家修瑞娟在大量实验基础上，发现并证明人体的各级微动脉血管的自律性运动是以波浪形进行传播的，微循环对器官和组织的灌注是海涛式灌注。这一成果被命名为"修氏理论"。修瑞娟在研究中发现：山莨菪碱可抑制血栓素合成，抑制粒细胞聚集，抑制血小板聚集，增强微动脉血管的自律性运动。

二、阿托品合成代用品

（一）合成扩瞳药

　　目前临床常用的合成扩瞳药有后马托品（homatropine）、托吡卡胺（tropicamide）、环喷托酯（cyclopentolate）和尤卡托品（eucatropine）。这些药物与阿托品比较，扩瞳作用维持时间明显缩短。

表 5-1　几种扩瞳药作用特点比较

药物	扩瞳作用		调节麻痹作用	
	高峰（分钟）	消退（天）	高峰（小时）	消退（天）
硫酸阿托品	30 ~ 40	7 ~ 10	1 ~ 3	7 ~ 12
氢溴酸后马托品	40 ~ 60	1 ~ 2	0.5 ~ 1	1 ~ 2
托吡卡胺	20 ~ 40	0.25	0.5	< 0.25
环喷托酯	30 ~ 50	1	1	0.25 ~ 1
尤卡托品	30	1/12 ~ 1/4	无作用	

（二）合成解痉药

　　1. 季铵类解痉药　溴丙胺太林（propantheline bromide，普鲁本辛）是临床常用的合成解痉药，口服吸收不完全，食物影响其吸收，宜在饭前 0.5 ~ 1 小时服用。本品抑制胃肠平滑肌作用强而持久，并同时减少胃液分泌，临床用于胃肠痉挛和泌尿道痉挛，胃、十二指肠溃疡，也可用于遗尿症及妊娠呕吐。

　　异丙托溴铵（ipratropium bromide）与噻托溴铵（tiotropium bromide），二者可扩张支气管，抑制呼吸道腺体分泌，临床主要用于慢性阻塞性肺部疾病的治疗。

　　本类药物尚有溴甲东莨菪碱、溴甲后马托品、溴化甲哌佐酯等，主要用于胃肠道痉挛或消化道溃疡的辅助治疗。

　　2. 叔胺类解痉药　贝那替嗪（benactyzine，胃复康）口服易吸收，可缓解平滑肌痉挛，抑制胃液分泌，同时有中枢安定作用。临床用于兼有焦虑症的溃疡患者，也可用于膀胱刺激征及肠蠕动亢进患者。

项目二　N 胆碱受体阻断药

一、N$_N$ 受体阻断药

N$_N$ 受体阻断药能与 ACh 竞争神经节上的 N$_N$ 受体，使 ACh 不能引起神经节细胞去极化，从而阻断神经冲动在神经节中的传递，也称神经节阻断药。

本类药物对交感神经节和副交感神经节均有阻断作用，因此用药后的综合效应视两类神经对效应器官的支配何者占优势而定。如血管以交感神经支配占优势，用药后表现为血管扩张，外周阻力降低，回心血量减少，心输出量减少，血压明显下降；如胃肠道、膀胱、眼等平滑肌及腺体以副交感神经占优势，用药后表现为便秘、尿潴留、扩瞳、远视、口干、无汗及胃肠分泌减少等。

本类药物曾用于抗高血压，但由于其降压作用过快过强，且作用广泛，不良反应较多，现已被其他降压药取代。目前临床主要用作麻醉时控制血压，以减少手术区出血。

常用的 N$_N$ 受体阻断药有美加明（mecamylamine，美卡拉明）、六甲双铵（hexamethonium）和樟磺咪芬（trimethaphan，阿方那特）等。

二、N$_M$ 受体阻断药

N$_M$ 受体阻断药能选择性作用于运动终板膜上的 N$_M$ 受体，阻断神经肌肉接头兴奋的传递，产生骨骼肌松弛作用，故又称为骨骼肌松弛药（skeletal muscular relaxants），简称肌松药。按作用机制不同，又可分为去极化型肌松药和非去极化型肌松药两大类。

（一）去极化型肌松药

本类药物又称为非竞争型肌松药，其分子结构与 ACh 类似，能与运动终板膜上的 N$_M$ 受体结合且不易被 AChE 分解，产生与 ACh 相似但更持久的去极化作用，使运动终板长期处于不应期状态，N$_M$ 受体不再对 ACh 起反应，引起骨骼肌松弛。本类药物的作用特点是：①起效快，维持时间短，安全性较好；②用药后最初常出现短暂的肌束颤动，然后迅速转为松弛；③连续用药可产生快速耐受性；④ AChE 抑制剂（如新斯的明）不能拮抗其肌松作用，反而能增强肌松作用，因此本类药物中毒时不能用新斯的明解救；⑤治疗量时无神经节阻断作用。

琥珀胆碱

琥珀胆碱（suxamethonium，succinylcholine，司可林）进入体内后能被血液和肝脏中的假性胆碱酯酶（丁酰胆碱酯酶）水解，肌松作用明显减弱直至消失，故本类药物作用维持时间短。多数以代谢物形式从尿液中排出，2% 左右的药物以原形从肾脏排泄。

【药理作用】肌松作用快而短暂，静脉注射 10 ～ 30mg 本品，即可见短暂肌束颤动，肌松作用起效时间为 1 ～ 1.5 分钟，在 2 分钟时肌松作用最强，持续时间 5 ～ 8 分钟。肌松作用顺序为颈部→肩胛→腹部→四肢，肌力恢复顺序与肌松顺序相反。肌松作用强度以颈部、四肢肌肉最明显，面、舌、咽喉和咀嚼肌次之，对呼吸肌松弛作用不明显，对呼吸影响较小。

【临床应用】

1. 气管内插管、气管镜、食管镜、胃镜等短时检查　静脉注射本品可迅速、短暂麻痹喉肌，以利于插管。

2. 辅助麻醉　静脉滴注可维持较长时间的肌松作用，利于浅麻醉下进行外科手术，以减少麻醉药的用量，提高手术的安全性。

【不良反应】

1. 窒息　本品过量可致呼吸肌麻痹。

2. 肌束颤动　本品产生肌松作用前出现短暂肌束颤动而损伤肌梭，致部分患者术后肩胛、胸腹部肌肉疼痛，一般 3 ～ 5 天可自愈。

3. 血钾升高　肌肉长久去极化，导致钾离子大量释放，血钾升高。该作用对血钾水平正常的患者几无影响，但对血钾升高的患者，如大面积烧伤或软组织损伤、肾功能损伤、恶性肿瘤和脑血管意外患者则影响较大，应禁用本品。

4. 眼内压升高　本品短暂收缩眼外骨骼肌，导致眼内压升高，故禁用于青光眼、白内障晶状体摘除术。

5. 心血管反应　本品可兴奋迷走神经及副交感神经节，引起各种心律失常，如心动过缓、心脏骤停及室性节律障碍等。

6. 其他　如增加腺体分泌、促进组胺释放、恶性高热等。

（二）非去极化型肌松药

本类药物又称为竞争型肌松药，能与 ACh 竞争运动终板膜上的 N_M 受体，但不激动受体，竞争性阻断 ACh 致终板膜去极化的作用，从而引起骨骼肌松弛。其作用特点是：①起效慢，维持时间长；②肌松前无肌束颤动现象；③ AChE 抑制剂能拮抗其肌松作用，因此本类药物中毒时可用新斯的明解救；④连续用药不产生耐受性。

筒箭毒碱是临床应用最早的非去极化型肌松药，但由于不良反应多，目前临床已少用。非去极化型肌松药临床应用较多且较安全的药物主要有以下几种，均在各类手术、气管插管、破伤风和惊厥时做肌松药使用。

泮库溴铵

泮库溴铵（pancuronium，本可松）起效快（4 ～ 6 分钟），持续时间长（2 ～ 3 小时），肌松作用较筒箭毒碱强 5 ～ 10 倍，无神经节阻断及组胺释放作用。

维库溴铵

维库溴铵（vecuronium，万可松）静脉注射后 2 ～ 3 分钟起效，持续时间 20 ～ 30 分钟，肌松作用较筒箭毒碱强，无神经节阻断作用，较少引起组胺释放。

阿曲库铵

阿曲库铵（atracurium，卡肌宁）静脉注射后 2 分钟起效，持续时间 20 ～ 35 分钟，作用强度中等，可以静脉滴注以维持肌松效应。药物主要被血液中的假性胆碱酯酶水解失活，适用于肝肾功能不全者。

项目三　用药护理

一、阿托品

1. 滴眼时应压迫眼内眦，以免流入鼻腔吸收产生全身不良反应。

2. 治疗感染性休克时，不宜用于休克伴有高热或心率过快的患者。

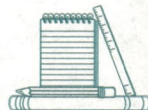

3.特殊人群用药：妊娠期妇女静脉注射阿托品可致胎儿心动过速，妊娠期妇女使用需权衡利弊；本品可从乳汁分泌，并可抑制泌乳，哺乳期妇女慎用。婴幼儿对本品的毒性反应极敏感，儿童脑部对本品敏感，尤其发热时，易引起中枢障碍，应慎用本品。老年人易发生抗 M 胆碱样副作用，宜慎用本品。

4.环境温度较高时，因抑制汗腺分泌，可致体温急骤升高，尤其是老年人，夏季应慎用本品。

5.中毒解救：成人阿托品用量超过 5mg 时即可产生中毒，中毒解救以对症治疗为主，同时使用毛果芸香碱、毒扁豆碱、新斯的明等拟胆碱药竞争性对抗阿托品的作用。急救口服阿托品中毒者，应立即洗胃、导泻，以促进未吸收的阿托品排出；中枢明显兴奋时可用地西泮对抗；呼吸抑制可进行人工呼吸、吸氧及使用呼吸兴奋药尼可刹米；体温升高则敷冰袋或乙醇擦浴降低患者体温。

二、阿托品合成代用品

后马托品、托吡卡胺、环喷托酯、尤卡托品滴眼时应压迫眼内眦，以免流入鼻腔吸收产生全身不良反应。散瞳时眼对光敏感，注意保护眼睛，勿驾驶或从事其他危险作业。

三、琥珀胆碱

1.琥珀胆碱个体差异较大，静脉滴注时需按反应调节滴速，以获得满意效果。

2.为控制使用过程中可能出现的呼吸麻痹，使用前备好人工呼吸设备及其他抢救器材。呼吸麻痹时不能用新斯的明对抗。

3.忌在患者清醒下给药。

4.为解除本药短暂的肌束颤动，可预先静脉注射小剂量非去极化型肌松药（维库溴铵 0.5mg）。预先给予阿托品可防止本药对心脏的作用。

5.用药过程中注意监测血钾，防止血钾升高。

6.本品在碱性溶液中分解，不宜与硫喷妥钠混合注射。

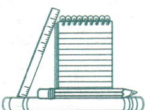

模块小结

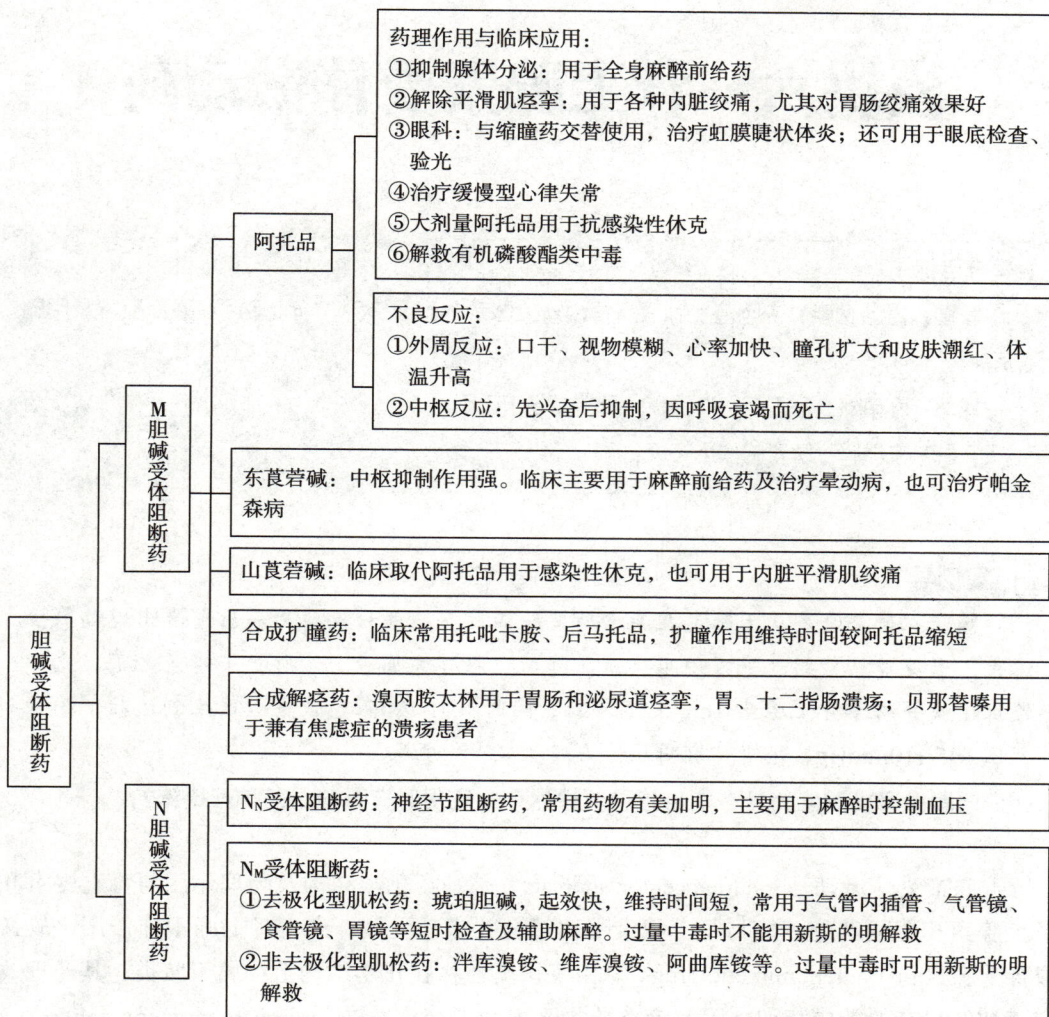

胆碱受体阻断药

M胆碱受体阻断药

阿托品

药理作用与临床应用：
①抑制腺体分泌：用于全身麻醉前给药
②解除平滑肌痉挛：用于各种内脏绞痛，尤其对胃肠绞痛效果好
③眼科：与缩瞳药交替使用，治疗虹膜睫状体炎；还可用于眼底检查、验光
④治疗缓慢型心律失常
⑤大剂量阿托品用于抗感染性休克
⑥解救有机磷酸酯类中毒

不良反应：
①外周反应：口干、视物模糊、心率加快、瞳孔扩大和皮肤潮红、体温升高
②中枢反应：先兴奋后抑制，因呼吸衰竭而死亡

东莨菪碱：中枢抑制作用强。临床主要用于麻醉前给药及治疗晕动病，也可治疗帕金森病

山莨菪碱：临床取代阿托品用于感染性休克，也可用于内脏平滑肌绞痛

合成扩瞳药：临床常用托吡卡胺、后马托品，扩瞳作用维持时间较阿托品缩短

合成解痉药：溴丙胺太林用于胃肠和泌尿道痉挛，胃、十二指肠溃疡；贝那替嗪用于兼有焦虑症的溃疡患者

N胆碱受体阻断药

N_N受体阻断药：神经节阻断药，常用药物有美加明，主要用于麻醉时控制血压

N_M受体阻断药：
①去极化型肌松药：琥珀胆碱，起效快，维持时间短，常用于气管内插管、气管镜、食管镜、胃镜等短时检查及辅助麻醉。过量中毒时不能用新斯的明解救
②非去极化型肌松药：泮库溴铵、维库溴铵、阿曲库铵等。过量中毒时可用新斯的明解救

复习思考

1. 简述阿托品的药理作用、临床应用及不良反应。
2. 简述东莨菪碱、山莨菪碱的作用特点及用途。
3. 简述琥珀胆碱的肌松作用特点及临床应用。

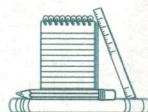

扫一扫，查阅
复习思考题答案

模块六　肾上腺素受体激动药

【学习目标】

掌握：肾上腺素、去甲肾上腺素、异丙肾上腺素的药理作用、临床应用、不良反应及用药护理。

熟悉：麻黄碱、多巴胺的作用特点及主要临床应用。

了解：去氧肾上腺素的作用特点。

案例导入

患者，女，42 岁。因肺炎在某诊所静脉滴注头孢曲松钠，用药后患者出现过敏性休克，出现口唇紫绀、呼吸困难、血压降低，双肺哮鸣音。诊所护士情急之下，立即停止输液并给予肾上腺素 1mg 皮下注射，同时拨打 120。急救中心医生到达后，测量血压 195/110mmHg，患者伴有明显的头痛、心悸和烦躁。

问题：肾上腺素为什么能治疗过敏性休克？使用时有哪些用药护理措施？

肾上腺素受体激动药（adrenoceptor agonists）是一类化学结构及药理作用与肾上腺素和去甲肾上腺素相似的药物，能与肾上腺素受体结合并激动受体，产生肾上腺素样作用，故又称为拟肾上腺素药（adrenomimetic drugs）。由于该类药物在化学结构上均属于胺类，其药理效应与交感神经兴奋的效应相似，因此该类药物又称为拟交感胺类（sympathomimetic amines），其中肾上腺素、去甲肾上腺素、异丙肾上腺素和多巴胺等具有儿茶酚结构，又称为儿茶酚胺类（catecholamines）。

肾上腺素受体激动药的基本化学结构是 β-苯乙胺，当苯环、α 位碳、β 位碳或末端氨基上的氢被不同基团取代时，可形成多种肾上腺素受体激动药。这些取代基团既可影响药物的体内过程，也可影响药物对 α、β 受体的亲和力及内在活性。根据药物对肾上腺素受体的选择性可将其分为三类，即 α 受体激动药、β 受体激动药，以及 α、β 受体激动药。

项目一　α 受体激动药

一、α₁、α₂ 受体激动药

去甲肾上腺素

去甲肾上腺素（noradrenaline，NA，norepinepherine，NE）是去甲肾上腺素能神经末梢释放的递质，也可由肾上腺髓质少量分泌。NA 化学性质不稳定，见光、遇热易分解，尤其是在碱性溶液中更易氧化变色而失效。药用的 NA 为人工合成品，常用其重酒石酸盐。

口服后可使胃黏膜血管剧烈收缩而极少吸收，在小肠易被碱性肠液破坏，故口服无效。皮下或肌内注射，可使局部血管强烈收缩而吸收缓慢，并可致局部组织缺血性坏死。静脉注射因消除迅速而作用短暂，故一般采用静脉滴注给药。NA 进入体内后，大部被去甲肾上腺素能神经末梢主动摄取并进入囊泡贮存，少量由非神经细胞摄取后经 COMT、MAO 代谢失活。

【药理作用】对 α_1 和 α_2 受体激动作用强，对心脏 β_1 受体作用较弱，对 β_2 受体几无作用。

1.收缩血管　激动血管 α_1 受体，使血管收缩，以皮肤黏膜血管收缩最明显，其次是肾脏血管。此外，脑、肝、肠系膜甚至骨骼肌血管也收缩。冠脉扩张，主要原因是心脏兴奋，心肌代谢产物如腺苷等增加所致，同时因血压升高，提高了冠脉的灌注压，冠脉流量增加。

2.兴奋心脏　激动心脏 β_1 受体，使心肌收缩力增强，传导加速，心率加快，心输出量增加。但在整体情况下，心率常表现为减慢，这主要是由于外周阻力增加，血压升高，反射性引起心率减慢。同时，心脏射血阻力增加，心输出量不变或下降。剂量过大可致心脏自律性增加，引起心律失常，但发生率低于肾上腺素。

3.升高血压　血压升高的程度与剂量有关。小剂量时可使心脏兴奋，收缩压升高，而此时血管收缩不明显或仅轻度收缩，故舒张压变化不大，脉压增大。较大剂量 NA 使血管强烈收缩，外周阻力明显增大，故舒张压也明显升高，脉压变小。

4.其他　对其他平滑肌作用较弱，但可增加妊娠子宫的收缩频率，对代谢影响较弱，只有大剂量时可引起血糖升高。

【临床应用】

1.休克和低血压　NA 在休克的治疗中已退居次要地位，但对于早期神经源性休克及肾上腺嗜铬细胞瘤切除后或药物中毒引起的低血压，可短期小剂量应用，以保证重要器官组织的血液灌注，一般以 2mg 加入 5% 葡萄糖注射液 500mL 中静脉滴注，平均维持剂量为 4 ～ 8μg/min，使收缩压维持在 90mmHg 为宜。

2.上消化道出血　以本品 1 ～ 3mg，适当稀释后口服，在食管或胃内收缩局部黏膜血管，产生止血作用。

【不良反应】

1.局部组织缺血性坏死　静滴时间过长、浓度过高或药液外漏，可引起局部组织缺血性坏死。在注意到外渗后应尽快给予酚妥拉明。

2.急性肾衰竭　静滴时间过长或剂量过大，可致肾血管剧烈收缩，出现少尿、无尿和肾实质损伤。

3.药物相互作用

（1）与三环类抗抑郁药合用，可加强本品的心血管作用，引起心律失常、心动过速、高血压或高热。

（2）与含卤素的全麻药氟烷等合用，易致心律失常，不宜同用。与 β 受体阻断剂同用，可发生高血压、心动过缓。与缩宫素、麦角制剂合用，可引起严重高血压、心动过缓。

（3）在碱性环境易氧化失活，不宜与碱性药物混合使用。

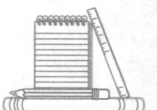

二、α₁受体激动药

去氧肾上腺素

去氧肾上腺素（phenylephrine，苯肾上腺素，新福林）为人工合成品，可直接和间接激动α₁受体，对β受体无明显作用。去氧肾上腺素不易被MAO代谢，作用维持时间较长，具有下列作用和用途：①升高血压，用于抗休克及防治脊椎麻醉、全身麻醉以及药物所致的低血压。②本品收缩血管、升高血压能反射地引起迷走神经兴奋，使心率减慢，可用于阵发性室上性心动过速，应用时应防止血压过度升高。③局部滴眼可激动瞳孔开大肌α₁受体，使瞳孔扩大，作用较阿托品弱，持续时间较短，可用于眼底检查，具有起效快、持续时间短、不升高眼内压和不引起调节麻痹等特点。

高血压、冠状动脉硬化、甲状腺功能亢进症、糖尿病、心肌梗死者禁用。

三、α₂受体激动药

可乐定

可乐定（clonidine）为中枢交感神经抑制药，可激动延髓孤束核次一级神经元突触后膜及外周交感神经突触前膜的α₂受体，可用于治疗中度高血压，也可作为吗啡类成瘾药物的戒毒替代品。

项目二　β 受体激动药

一、β₁、β₂受体激动药

异丙肾上腺素

异丙肾上腺素（isoprenaline，ISP，喘息定）为人工合成品，是去甲肾上腺素氨基上的氢被异丙基取代后的衍生物，为经典的β受体激动剂。

口服易在胃肠道破坏而失活，舌下给药及气雾吸入吸收迅速。吸收后主要在肝及其他组织被COMT代谢，较少被MAO代谢，也较少被去甲肾上腺素能神经末梢摄取，因此作用时间长于肾上腺素。不易通过血脑屏障，无明显中枢作用。

【药理作用】主要激动β受体，对β₁和β₂受体选择性低，对α受体几无作用。

1.兴奋心脏　激动心脏β₁受体，使心率加快，传导加快，心肌收缩力增强，其加快心率、加快传导作用强于肾上腺素，明显增加心肌耗氧量，较少引起心律失常。

2.影响血压　激动血管β₂受体，使骨骼肌血管明显舒张，肾、肠系膜血管及冠脉亦不同程度舒张。此时，由于心脏兴奋，心输出量增加，使收缩压升高，而舒张压下降，脉压增大。如较大剂量静脉注射，则可引起舒张压明显下降。

3.舒张支气管平滑肌　激动支气管平滑肌β₂受体，使支气管舒张，作用强于肾上腺素，并能抑制组胺等过敏介质释放，但对支气管黏膜血管无收缩作用，所以消除黏膜水肿、渗出作用不及肾上腺素。久用可产生耐受性。

4.促进代谢　促进肝糖原、肌糖原和脂肪分解，增加组织耗氧量，升高血糖作用弱于肾上腺素。

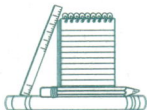

【临床应用】

1. 支气管哮喘　舌下含化或气雾吸入，因不良反应较多，且维持时间短仅用于缓解哮喘急性发作。

2. 房室传导阻滞　舌下含化或静脉滴注，用于二、三度房室传导阻滞。

3. 心脏骤停　用于抢救溺水、电击、麻醉意外或其他原因引起的心脏骤停，常与去甲肾上腺素或间羟胺合用作心室内注射。

【不良反应】

1. 常见心悸、头晕、头痛等，剂量过大易致心动过速。

2. 对已有明显缺氧的哮喘患者，用量过大，易致心肌耗氧量增加，引起心律失常，甚至可致室性心动过速及心室颤动，应慎用。

3. 过多、反复应用气雾剂可产生耐受性。

4. 高血压、心绞痛、心肌炎、甲状腺功能亢进症和快速型心律失常患者禁用。

5. 药物相互作用

（1）与其他拟肾上腺素药物合用可增强疗效，但不良反应也增多。普萘洛尔等 β 受体阻断剂可拮抗本品的作用。

（2）本品不宜与碱性药物混合使用。

二、β₁ 受体激动药

多巴酚丁胺

多巴酚丁胺（dobutamine）为人工合成的多巴胺类似物，其化学结构和体内过程与多巴胺相似，口服无效，仅供静脉注射用。

【药理作用】激动心脏 β₁ 受体，增强心肌收缩力，使心输出量增加。与异丙肾上腺素相比，其正性肌力作用较正性频率作用显著，较少引起心动过速，也较少增加心肌耗氧量，静滴速度过快或浓度过高时，则引起心率加快。

【临床应用】主要用于心肌梗死并发的心力衰竭，能增加心肌收缩力，增加心输出量，降低肺毛细血管楔压，并使左室充盈压降低，改善心功能。同时，由于心输出量增加，肾血流量及尿量增加，有利于消除水肿。

【不良反应】可引起血压升高、头痛、心悸等不良反应，偶致室性心律失常。梗阻型肥厚性心肌病患者、心房纤颤患者禁用。

三、β₂ 受体激动药

β₂ 受体激动药还包括选择性激动 β₂ 受体的药物，如沙丁胺醇（salbutamol）、特布他林（terbutaline）、克伦特罗（clenbuterol）等，主要用于支气管哮喘的治疗，具体参见作用于呼吸系统的药物。

项目三　α、β 受体激动药

肾上腺素

肾上腺素（adrenaline，epinephrine，AD）是肾上腺髓质分泌的主要激素，其生物合成主要

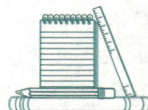

是在髓质嗜铬细胞中进行，首先合成去甲肾上腺素，然后经甲基化形成肾上腺素。药用肾上腺素可从家畜肾上腺中提取，也可人工合成。肾上腺素性质不稳定，见光、遇热或在碱性溶液中易于氧化变质。

口服后易被碱性肠液、肠黏膜和肝脏破坏，生物利用度低，难以达到有效血药浓度。皮下注射由于局部血管收缩，吸收缓慢，作用维持 1 小时左右。肌内注射吸收较皮下注射为快，作用持续 10 ～ 30 分钟。静脉注射因消除迅速，故作用短暂。肾上腺素在体内的摄取与代谢途径与去甲肾上腺素相似。

【药理作用】直接激动 α、β 受体，产生 α 和 β 样效应。

1. 兴奋心脏　激动心肌、窦房结和传导系统的 β_1 受体，使心肌收缩力增强，心率加快，传导加速，心输出量增加。同时能激动冠脉 β_2 受体，使冠脉扩张，改善心肌供血。但由于肾上腺素可提高心肌代谢，增加心肌耗氧量，加之心肌兴奋性提高，如剂量过大或静脉注射速度过快，可引起心律失常，出现早搏甚至心室颤动等。

2. 影响血管　激动血管平滑肌上 α_1 受体，血管收缩，激动 β_2 受体，血管舒张。皮肤、黏膜、肾脏和胃肠道等血管平滑肌 α_1 受体占优势，所以这些部位的血管表现为收缩，其中以皮肤、黏膜血管收缩最为明显。在骨骼肌和肝脏血管，β_2 受体占优势，所以小剂量肾上腺素可使这些部位血管舒张。冠状动脉也明显舒张，其机制除与冠脉平滑肌 β_2 受体占优势有关外，其他机制同去甲肾上腺素。肾上腺素对脑和肺血管影响较小，有时可因血压升高而被动扩张。静脉和大动脉平滑肌细胞肾上腺素受体密度较低，所以肾上腺素对其影响较小。

3. 升高血压　肾上腺素对血压的影响与剂量有关。治疗量肾上腺素可激动心脏 β_1 受体，使心肌收缩力增强，心输出量增加，所以收缩压明显升高。由于骨骼肌血管在全身血管中占很大比例，肾上腺素激动骨骼肌血管的 β_2 受体，其舒张作用抵消甚至超过了皮肤、黏膜血管收缩的影响，总外周阻力变化不大，故舒张压不变或稍下降，脉压变大，此时身体各部位血液重新分配，有利于紧急情况下能量供应的需要。较大剂量静脉注射时，心脏兴奋，收缩压升高，此时皮肤、黏膜、内脏血管强烈收缩，其对外周阻力的影响超过了骨骼肌血管的舒张作用，故舒张压也明显增高，脉压变小。较大剂量肾上腺素静脉注射时，血压可出现典型的双相反应，即给药后迅速出现明显的升压反应，继而出现微弱的降压反应，之后再恢复正常。如预先给予酚妥拉明等 α 受体阻断药，肾上腺素的升压作用可被翻转，表现为明显的降压作用，这一现象称为"肾上腺素升压作用的翻转"。

知识链接

肾上腺素作用的翻转

α 受体阻断药可选择性地与 α 肾上腺素受体结合，其本身不激活或较少激活肾上腺素受体，却能阻碍去甲肾上腺素的神经递质及肾上腺素受体激动药与 α 受体结合，从而产生抗肾上腺素作用。α 受体阻断药能将肾上腺素的升压作用翻转为降压，这个现象称为"肾上腺素作用的翻转"。因肾上腺素是 α、β 受体激动药，α 受体阻断药选择性地阻断了与血管收缩有关的 α 受体，留下与血管舒张有关的 β 受体，导致血压下降。因去甲肾上腺素是 α 受体激动药，α 受体阻断药只能取消或减弱其升压效应，而无"翻转作用"。故 α 受体阻断药过量引起的低血压，不能用肾上腺素，可用去甲肾上腺素治疗。

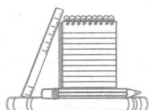

4. 舒张平滑肌　肾上腺素激动支气管平滑肌 β_2 受体，支气管舒张，对哮喘发作患者尤为明显。激动胃肠平滑肌 β_2 受体，其张力和收缩频率、收缩幅度降低。激动膀胱平滑肌 β_2 受体，膀胱逼尿肌舒张，激动括约肌 α_1 受体，括约肌收缩，引起排尿困难和尿潴留。

5. 促进代谢　肾上腺素激动 α_1 和 β_2 受体，加速肝糖原和肌糖原分解，并能抑制外周组织对葡萄糖的摄取，使血糖升高，其升高血糖作用强于去甲肾上腺素。此外，肾上腺素可激活甘油三酯酶，加速脂肪分解，升高血中游离脂肪酸浓度。

【临床应用】

1. 心脏骤停　用于溺水、麻醉和手术意外、药物中毒、传染病和心脏传导阻滞等所致的心脏骤停，可用肾上腺素 0.25～1mg 心室内注射，也可使用心脏复苏三联针（肾上腺素 1mg、阿托品 1mg、利多卡因 50～100mg）心室内注射，同时进行有效的人工呼吸和心脏按压并纠正酸中毒。对于电击引起的心脏骤停，配合使用利多卡因或除颤器去颤后，再用肾上腺素可使心脏恢复跳动。

2. 过敏性疾病

（1）过敏性休克　激动 α_1 受体，收缩小动脉和毛细血管前括约肌，升高血压，降低毛细血管通透性，减轻支气管黏膜充血、水肿；激动 β_1 受体，改善心脏功能，增加心输出量；激动 β_2 受体，舒张支气管，舒张冠脉，减少组胺等过敏介质释放，为治疗过敏性休克的首选药。一般采用皮下或肌内注射肾上腺素 0.5～1mg，危急时可稀释后静脉注射，但必须控制注射速度和用量，以免引起血压骤升及心律失常等不良反应。

（2）支气管哮喘　常用于缓解急性发作，皮下或肌内注射后数分钟内起效，但由于本品不良反应较多，仅用于急性发作。

（3）其他过敏性疾病　可迅速缓解血管神经性水肿、荨麻疹、血清病及花粉症等过敏性疾病的症状。

3. 与局麻药配伍及局部止血　局麻药中加入少量肾上腺素可使注射部位血管收缩，延缓局麻药吸收而延长作用时间，并能减少局部出血，减少局麻药吸收中毒的危险。用浸有 1∶2000 肾上腺素溶液的棉球或纱布填塞于出血处可用于牙龈或鼻腔出血的止血。

【不良反应】

1. 常见心悸、头痛、烦躁、血压升高、四肢发凉等，剂量过大可致血压骤升，有诱发脑出血的危险。增加心肌耗氧量，可诱发心肌缺血和心律失常，严重者可由于心室颤动而致死。

2. 高血压、动脉硬化、器质性脑病或心脏病、糖尿病和甲亢患者禁用。

3. 药物相互作用

（1）与 β 受体阻断药合用，两者的 β 受体效应相互抵消，可出现血压异常升高、心动过缓和诱发哮喘等。与全麻药合用，易产生心律失常甚至室颤，应避免同用。

（2）α 受体阻断药及各种血管扩张药可对抗本品的升压作用，避免合用。

（3）本品在碱性溶液中易于氧化破坏，不宜与碱性药物混合使用。

多巴胺

多巴胺（dopamine，DA）为去甲肾上腺素生物合成的前体，药用者为人工合成品。

口服后易在肠和肝中破坏而失活，静脉滴入后在体内广泛分布，迅速被 MAO 和 COMT 代谢失活，作用短暂。不易通过血脑屏障，外源性多巴胺对中枢神经系统无作用。主要以代谢产物形式经肾排泄。

【药理作用】多巴胺能激动 α、β 受体和外周的多巴胺受体。

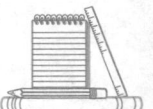

小剂量时，主要激动肾脏、肠系膜和冠脉的多巴胺受体，使这些部位的血管舒张，肾血流量及肾小球滤过率增加，冠脉流量增加。

中等剂量时，直接激动心脏 β_1 受体，并能促进去甲肾上腺素释放，使心肌收缩力增强，心输出量增加，此时收缩压升高，舒张压变化不大，脉压增大。

大剂量时，激动血管壁 α_1 受体，导致血管收缩，外周阻力增加，收缩压和舒张压均明显升高；肾血管收缩，肾血流量及尿量反而减少。

【临床应用】用于各种休克，如感染性休克、心源性休克、创伤性休克等，尤其有少尿及周围血管阻力正常或较低的休克。可增加心输出量，用于强心苷类和利尿剂无效的心功能不全。用于急性肾衰竭，与利尿药合用。

【不良反应】一般较轻，偶见恶心、呕吐。剂量过大或滴速过快，可出现心律失常、心动过速等，一旦发生应减慢滴速或停药。

麻黄碱

麻黄碱（ephedrine）为中药麻黄中提取的生物碱，现已人工合成。药用其左旋体或消旋体，常用其盐酸盐，易溶于水，性质稳定。

知识链接

进一步完善麻黄草管理制度，严防流入非法渠道

麻黄草为麻黄科多年生草本植物，所含生物碱具有发汗散寒、宣肺平喘、利水消肿等功能，在药品领域广泛使用。国家药品监督管理局在《关于加强我国麻黄草管理立法的提案》中明确规定了麻黄草管理涉及种植、采集、收购、经营、运输和使用等多个环节，需要相关职能部门共同努力和协作配合。将进一步完善麻黄草管理制度，持续强化药品生产经营企业对麻黄草经营和使用的监管，保障医疗需求，严防流入非法渠道。同时指出，加强麻黄草管理立法，对依法强化麻黄草管理，充分发挥其生态和社会价值，保障公众身心健康和生命安全，维护社会和谐稳定具有非常重要的意义。

口服易吸收，皮下或肌内注射吸收迅速，可通过血脑屏障。少量药物在体内经脱氨氧化，大部分以原形经肾排泄。

【药理作用】既可直接激动 α 和 β 受体，也可通过促进去甲肾上腺素能神经末梢释放 NA 而间接发挥作用。与肾上腺素相比，麻黄碱具有以下特点：①性质稳定，口服有效；②作用较弱、缓慢而持久；③容易通过血脑屏障，中枢兴奋作用明显，易引起失眠；④易产生快速耐受性。

1.心血管　激动心脏 β_1 受体，使心肌收缩力增强，心输出量增加，血压升高，升压作用缓慢而持久。在整体情况下，因血压升高可反射性引起心率减慢，抵消了其直接加速心率的作用，故心率变化不明显。

2.支气管平滑肌　激动平滑肌 β_2 受体，使支气管舒张，起效缓慢，作用较肾上腺素弱而持久。

3.中枢神经系统　中枢兴奋作用明显，较大剂量可引起兴奋、不安、失眠等。

【临床应用】

1.预防支气管哮喘发作或轻症的治疗，对于重症急性发作疗效较差。

2.消除鼻黏膜充血引起的鼻塞，常用 0.5%～1% 溶液滴鼻，可明显减轻黏膜充血、肿胀，

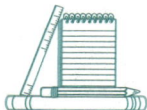

减轻鼻塞症状。

3. 防治某些低血压状态，如硬膜外或蛛网膜下腔麻醉引起的低血压。

4. 用于某些变态反应性疾病如荨麻疹、血管神经性水肿，可使血管收缩而缓解皮肤黏膜症状。

【不良反应】剂量过大可引起震颤、焦虑、失眠、心悸和血压升高等。

项目四　用药护理

一、去甲肾上腺素

1. 注射时如果发现外漏或注射部位苍白、疼痛，应停止给药或更换注射部位，同时热敷，并用普鲁卡因或 α 受体阻断药酚妥拉明作局部浸润注射。

2. 用药期间如发现尿量低于 25mL/ 小时，应立即减量或停药，必要时可用甘露醇等脱水药利尿。

3. 长期静脉滴注，不可突然停药，应逐渐减少剂量或减慢静脉滴注，以免血压骤降。

4. 禁用于高血压、动脉粥样硬化、器质性心脏病、少尿、无尿、严重微循环障碍患者及孕妇。

二、肾上腺素

1. 化学性质不稳定，见光易分解，应置于棕色瓶在冷暗处密闭保存。

2. 兴奋心脏，易引起心悸和心律失常，不能用于心源性哮喘。

3. 末梢循环部位如手指、足趾、耳廓等的手术麻醉禁用肾上腺素，以免血管过度收缩致组织缺血性坏死，延缓伤口愈合。

4. 静脉给药注意控制速度和用量，避免血压剧升和心律失常等危险，准备好糖皮质激素、抗组胺药等抢救药品。

5. 酚妥拉明、氯丙嗪等药物阻断 α 受体，可翻转肾上腺素的升压作用，故这些药物过量中毒引起血压下降时，不能用肾上腺素升压，应选择去甲肾上腺素。

6. 禁用于高血压、脑动脉硬化、器质性心脏病、糖尿病、甲状腺功能亢进症、α 受体阻断药引起的低血压的抢救。

模块小结

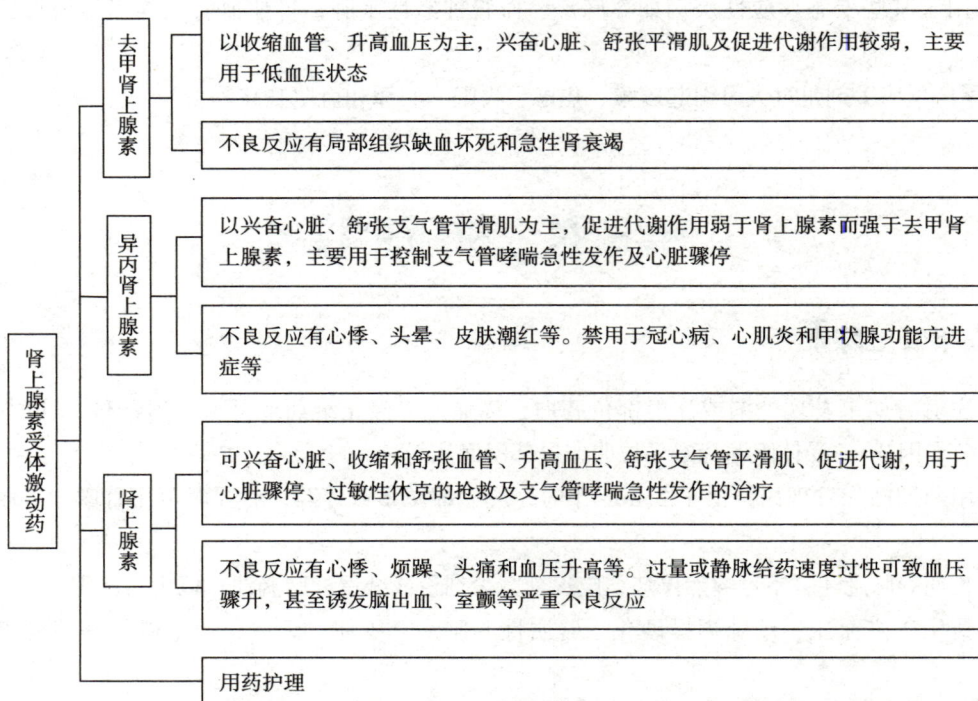

去甲肾上腺素
- 以收缩血管、升高血压为主，兴奋心脏、舒张平滑肌及促进代谢作用较弱，主要用于低血压状态
- 不良反应有局部组织缺血坏死和急性肾衰竭

异丙肾上腺素
- 以兴奋心脏、舒张支气管平滑肌为主，促进代谢作用弱于肾上腺素而强于去甲肾上腺素，主要用于控制支气管哮喘急性发作及心脏骤停
- 不良反应有心悸、头晕、皮肤潮红等。禁用于冠心病、心肌炎和甲状腺功能亢进症等

肾上腺素
- 可兴奋心脏、收缩和舒张血管、升高血压、舒张支气管平滑肌、促进代谢，用于心脏骤停、过敏性休克的抢救及支气管哮喘急性发作的治疗
- 不良反应有心悸、烦躁、头痛和血压升高等。过量或静脉给药速度过快可致血压骤升，甚至诱发脑出血、室颤等严重不良反应

用药护理

（肾上腺素受体激动药）

复习思考

1. 简述去甲肾上腺素的主要不良反应及用药护理。
2. 简述异丙肾上腺素的临床应用。
3. 为什么肾上腺素是抢救过敏性休克的首选药？
4. 试述肾上腺素的药理作用、临床应用、不良反应及用药监护。

扫一扫，查阅
复习思考题答案

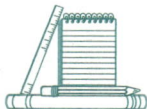

模块七　肾上腺素受体阻断药

扫一扫，查阅
本模块 PPT、
视频等数字资源

【学习目标】

掌握：酚妥拉明、普萘洛尔的药理作用、临床应用、不良反应及用药监护。

熟悉：肾上腺素受体阻断药的分类、作用机制。

了解：其他 β 受体阻断药的作用特点。

案例导入

患者，女，65 岁。主诉：自两年前开始，剧烈活动后感心前区疼痛，休息后胸痛可自然缓解。今天早晨上楼梯时，突感心前区剧烈疼痛伴胸闷、憋气，胸痛向左肩、背部及左上肢放射，舌下含服速效救心丸无明显缓解。入院后经检查诊断为高血压、冠状动脉粥样硬化性心脏病。长期医嘱为普萘洛尔片 10mg，口服，每日 3 次。

问题：普萘洛尔的药理作用有哪些？其用药护理措施要注意什么？

肾上腺素受体阻断药（adrenoceptor blocking drugs）又称抗肾上腺素药（antiadrenergic drugs），它们与肾上腺素受体结合后，本身不激动或较少激动肾上腺素受体，却阻断去甲肾上腺素能神经递质或肾上腺素受体激动药与受体结合，产生拮抗作用。根据对肾上腺素受体选择性不同，可分为 α 受体阻断药、β 受体阻断药、α 和 β 受体阻断药三类。

项目一　α 受体阻断药

α 受体阻断药能选择性与 α 受体结合，阻断递质和激动药与 α 受体结合，从而产生抗肾上腺素作用，对 β 受体基本无作用。根据药物对 α 受体的选择性不同可分为三类，即 α_1、α_2 受体阻断药，α_1 受体阻断药，α_2 受体阻断药。

一、α_1、α_2 受体阻断药

本类药对 α_1 和 α_2 受体的作用强度有差别，但选择性很低，又称为非选择性 α 受体阻断药。

酚妥拉明

酚妥拉明（phentolamine，regitine，立其丁）为咪唑啉类人工合成品。

口服生物利用度仅 20%，肌内注射 20 分钟血药浓度达峰值，持续 30 ～ 45 分钟；静脉注射 2 分钟血药浓度达峰值，作用持续 15 ～ 30 分钟。大多以无活性代谢物从尿中排泄。

【药理作用】

1. 血管和血压　通过阻断皮肤、黏膜、内脏血管平滑肌 α_1 受体，直接松弛血管平滑肌，并具有组胺样作用，使血管扩张，血压下降。

2. 兴奋心脏　使心肌收缩力加强，加快心率，心排血量增加。心脏兴奋作用主要是由于血管扩张、血压下降、反射性兴奋交感神经所致，其次与阻断肾上腺素能神经突触前膜 α_2 受体，促进去甲肾上腺素释放，激动 β_1 受体有关。

3. 其他　有拟胆碱作用，使胃肠平滑肌兴奋。还有组胺样作用，使胃酸分泌增加，皮肤潮红等。

【临床应用】

1. 外周血管痉挛性疾病　如肢端动脉痉挛性疾病（雷诺综合征）、血栓闭塞性脉管炎等。

2. 防治组织缺血性坏死　静滴去甲肾上腺素发生外漏时，可用本品 5～10mg，稀释于 10～20mL 生理盐水中，做皮下浸润注射，以对抗去甲肾上腺素收缩血管的作用，防止组织缺血性坏死。

3. 休克　因能扩张小动脉和小静脉，改善微循环，增加心肌收缩力，增加心排血量，临床用于外周血管阻力高、心输出量低的感染性或出血性休克患者。但用药前一定要补足血容量，否则会导致血压过低。亦可与去甲肾上腺素合用，对抗去甲肾上腺素激动 α_1 受体的收缩血管作用，保留其激动心脏 β_1 受体，增强心肌收缩力的作用。

4. 诊治嗜铬细胞瘤　用于因嗜铬细胞瘤分泌大量肾上腺素及去甲肾上腺素引起高血压及高血压危象的治疗。用于嗜铬细胞瘤诊断，静脉注射 5mg，每 30 秒钟测血压 1 次，连续测 10 分钟，如在 2～4 分钟内血压降低 35/25mmHg 以上为阳性。但做诊断试验时，有致死的报道，应慎重。

5. 顽固性充血性心力衰竭　酚妥拉明能扩张动脉血管，解除心力衰竭引起的小动脉反射性收缩，降低外周阻力，使心脏后负荷明显减轻。同时也扩张小静脉，减少回心血量，使左室舒张末期压降低，消除肺淤血水肿，使心衰得以纠正。

【不良反应】

1. 胃肠道反应　可引起腹痛、腹泻、胃酸增多，严重者可诱发溃疡病，与其拟胆碱作用有关。

2. 心血管反应　静脉给药可引起直立性低血压，诱发或加重心绞痛和心律失常。给药后应严密观察血压，一旦发生应平卧，取头低足高位，必要时可给予去甲肾上腺素，但禁用肾上腺素。因酚妥拉明能阻断肾上腺素激动 α 受体的缩血管作用，保留激动 β 受体的血管舒张作用，使升压作用翻转为降压作用，称为"肾上腺素作用的翻转"。对于主要激动 α 受体的去甲肾上腺素，酚妥拉明只能取消或减弱其升压效应，无翻转作用。故酚妥拉明过量或中毒所致低血压，首选去甲肾上腺素，禁用肾上腺素。

3. 禁用和慎用　严重低血压、消化道溃疡、动脉硬化、肾功能不全、心脏器质性损害患者禁用。冠状动脉供血不足、心绞痛、心肌梗死或有心肌梗死病史者、孕妇慎用。

酚苄明

酚苄明（phenoxybenzamine，苯苄胺）口服生物利用度低。局部刺激性强，不宜皮下或肌内给药，可采用静脉用药。脂溶性高，进入体内后储存于脂肪组织，缓慢释放，用药 1 次，可维持 3～4 日。

【药理作用】酚苄明能与 α 受体牢固结合，阻断血管平滑肌 α 受体收缩血管作用，使血管

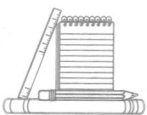

扩张，外周阻力降低，其降压强度取决于肾上腺素能神经对血管的控制程度，对于静卧的正常人，降压作用不明显。对伴有代偿性交感神经兴奋所致血管收缩，可引起明显血压下降。由于血压下降可反射性引起心率加快。

【临床应用】用于治疗外周血管痉挛性疾病、血栓闭塞性脉管炎、休克、前列腺增生引起的尿潴留及嗜铬细胞瘤的治疗和术前准备。

【不良反应】常见恶心、呕吐、鼻塞、嗜睡等，严重者发生直立性低血压、反射性心动过速和心律失常。

二、α_1 受体阻断药

哌唑嗪

哌唑嗪（prazosin）选择性阻断 α_1 受体，使血管扩张，小动脉和小静脉张力降低，血压下降，但不影响突触前膜 α_2 受体，因而降压时，突触前膜 α_2 受体仍能通过负反馈而抑制去甲肾上腺素的释放，故降压作用较酚妥拉明等非选择性 α 受体阻断药好，主要用于高血压的治疗。

项目二　β 受体阻断药

β 受体阻断药能选择性地与 β 受体结合，竞争性拮抗去甲肾上腺素能神经递质或肾上腺素受体激动药的作用，与激动药呈典型的竞争性拮抗。根据其对 β_1、β_2 受体选择性的不同，分为非选择性和选择性两类，前者有 β_1、β_2 受体阻断药和 α、β 受体阻断药，后者有 β_1 受体阻断药。本类药物还可分为有内在拟交感活性和无内在拟交感活性两类。

知识链接

内在拟交感活性

内在拟交感活性是指某些 β 受体阻断药与 β 受体结合后，除能阻断 β 受体外，尚对 β 受体具有微弱的激动作用，因而表现出拟似交感神经兴奋时的部分效应。一般激动作用较弱，往往被 β 受体阻断作用所掩盖，不易表现出来。具有内在拟交感活性的 β 受体阻断药的特点有：药物对心脏抑制作用和对支气管平滑肌收缩作用较弱，增大药物剂量或体内儿茶酚胺处于低水平状态时，可产生心率加快和心输出量增加等作用。

一、β_1、β_2 受体阻断药

普萘洛尔

普萘洛尔（propranolol，心得安）为等量左旋和右旋异构体的消旋品，仅左旋体有 β 受体阻断作用，是最早用于临床的 β 受体阻断药。

口服吸收快，有明显的首关消除，生物利用度较低。血浆蛋白结合率为 90%，易通过血脑屏障和胎盘屏障，可分泌于乳汁中，代谢产物主要经肾脏排泄。不同个体口服相同剂量普萘洛尔，血浆峰浓度相差可达 25 倍，可能与肝脏消除功能不同有关，因此临床用药剂量应个体化。

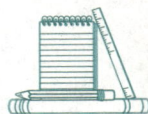

【药理作用】

1. β 受体阻断作用　竞争性阻断 β 受体，对 β_1 和 β_2 受体的选择性低。

（1）心脏　阻断心肌 β_1 受体，使心肌收缩力减弱，心率减慢，心输出量减少，心肌耗氧量降低，心房和房室结传导减慢。

（2）血管　阻断冠状动脉、骨骼肌血管平滑肌 β_2 受体，使 α 受体兴奋占优势，加上心肌收缩力减弱，反射性的兴奋交感神经，引起外周阻力增加，血管收缩，导致冠状动脉和骨骼肌血流量减少。

（3）支气管平滑肌　阻断支气管平滑肌 β_2 受体，使支气管平滑肌收缩，气道阻力增加。对正常人影响较小，对支气管哮喘可诱发或加重。

（4）代谢　长期应用，可阻断脂肪细胞 β_1 和 β_2 受体，升高血浆甘油三酯，增加 VLDL，降低 HDL，减少游离脂肪酸自脂肪组织的释放，增加冠状动脉粥样硬化性心脏病的危险性。

（5）肾素　阻断肾小球旁器细胞 β_1 受体，抑制肾素释放，减少血管紧张素 II 生成，产生一定的降压作用。

2. 膜稳定作用　能降低细胞膜对离子的通透性，稳定神经细胞膜和心肌细胞膜，产生局麻作用和奎尼丁样作用，称为膜稳定作用。其机制与 β 受体阻断作用无关，因膜稳定作用在高于临床有效血药浓度几十倍时才表现出来，故认为在常用量时，此作用与治疗作用无关。

3. 其他　普萘洛尔有抗血小板聚集作用，可能与抑制血小板膜 Ca^{2+} 转运有关。

【临床应用】

1. 高血压　是治疗高血压的一线药物，可单独使用，也可与其他药物联合应用。

2. 心绞痛和心肌梗死　对心绞痛有良好的疗效。心肌梗死患者早期、长期应用可降低复发和猝死率。

3. 心律失常　对多种原因引起的快速型心律失常有效，如窦性心动过速、室上性心动过速等。

4. 甲状腺功能亢进　通过阻断 β 受体而控制患者的激动不安、心率加快、心律失常等甲亢症状，并能降低基础代谢等。

知识链接

甲状腺功能亢进患者为何要用普萘洛尔？

甲状腺功能亢进患者通常高代谢症状比较明显，如易激动、烦躁、心动过速、乏力、怕热、多汗、体重下降、食欲亢进等。普萘洛尔是非选择性的 β 受体阻滞剂，具有阻断 β_1 及 β_2 受体的作用，因此相较选择性更高的美托洛尔或比索洛尔，除了控制心率外，还兼有控制震颤等心脏以外的作用。此外，普萘洛尔有其他 β 受体阻滞剂不一样的作用，就是在外周阻滞 T_4 向 T_3 转化，从而减少 T_3 来源，进一步降低甲状腺功能亢进高代谢症状。

【不良反应】

1. 一般不良反应　常见恶心、呕吐、轻度腹泻等，停药可消失。偶见过敏反应，如皮疹、血小板减少等。

2. 严重不良反应　常见心力衰竭、低血压、房室传导阻滞等。哮喘患者可诱发或加重哮喘发作，外周血管痉挛性疾病患者，可促发或加重间歇性跛行等。用药期间，应进行心电图监护。

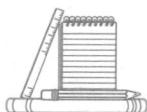

3.反跳现象　长期应用 β 受体阻断药患者突然停药，可出现颤抖、头痛、心悸、反跳性高血压等症状。其机制与受体向上调节有关。

4.药物相互作用　与降压药物合用，可导致体位性低血压、晕厥。与强心苷类合用，可发生房室传导阻滞而使心率减慢。与钙通道阻断药合用，可抑制心肌和传导系统。与甲状腺激素合用，可降低 T_3 浓度。与氯丙嗪合用可增加两者的血药浓度。与降糖药同用时，可影响血糖水平。

二、β₁受体阻断药

$β_1$ 受体阻断药可分为无内在拟交感活性和有内在拟交感活性两类，前者如阿替洛尔，后者如醋丁洛尔等。

阿替洛尔

阿替洛尔（atenolol，氨酰心安）为选择性 $β_1$ 受体阻断药，无内在拟交感活性和膜稳定作用。口服吸收快，但不完全，作用持续时间可达 24 小时。临床主要用于治疗高血压、心绞痛、心肌梗死，也可用于心律失常、甲状腺功能亢进、嗜铬细胞瘤。对快速型心律失常疗效较好，尤其对室上性心律失常更为显著。

项目三　α、β 受体阻断药

拉贝洛尔

拉贝洛尔（labetolol，柳胺苄心定）口服可吸收，生物利用度约 30%，个体差异较大，易受胃肠道内容物影响。$t_{1/2}$ 达 4～6 小时，在肝脏代谢，少量以原形从肾脏排出。

【药理作用】具有 α 和 β 受体双重阻断作用。对 $β_1$ 受体阻断作用为普萘洛尔的 1/4，对 $β_2$ 受体作用为普萘洛尔的 1/17～1/11。对 β 受体阻断作用为对 α 受体作用的 4～16 倍。

【临床应用】用于各种高血压的治疗，尤其是高血压危象。适用于伴有冠心病、心绞痛或心衰的高血压患者的降压治疗，以及外科手术前的控制性降压。

【不良反应】常见头晕及直立性低血压，多见于服药早期。大剂量应用时，可见心动过缓或诱发期前收缩。

项目四　用药护理

一、酚妥拉明

1.静脉给药速度要慢，防止出现体位性低血压等不良反应，用药后应嘱咐患者卧床休息 30 分钟，起床时宜缓慢更换体位。

2.用于抗休克时，给药前必须补足血容量。

3.严重动脉粥样硬化、胃和十二指肠溃疡患者禁用。

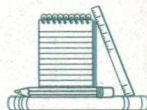

二、普萘洛尔

1. 个体差异较大，注意剂量个体化，用药需从小剂量开始，逐渐增加到适当剂量。

2. 长期用药停药时应逐渐减量，以免出现反跳现象。

3. 长期应用影响脂质代谢和糖代谢，故高脂血症、糖尿病患者慎用。

4. 对支气管哮喘患者，可诱发或加重哮喘的急性发作，应尽量避免应用。

5. 严重心功能不全、窦性心动过缓、重度房室传导阻滞、低血压、肝肾功能不良者慎用。

6. 应用普萘洛尔过程中，应严密观察患者的血常规、血压、心功能及肝肾功能等。

模块小结

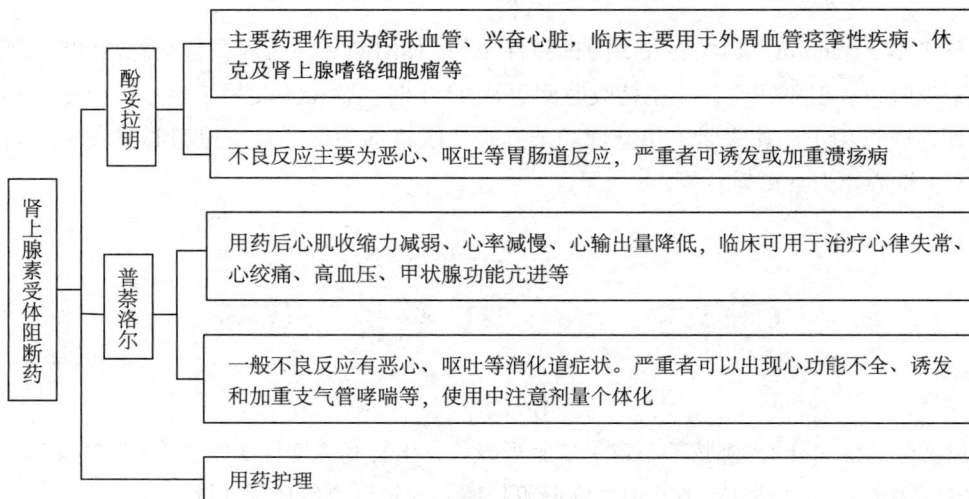

扫一扫，查阅
复习思考题答案

复习思考

1. 简述酚妥拉明的药理作用和临床应用。

2. β 受体阻断药主要可以治疗哪些疾病？简述其用药监护的要点。

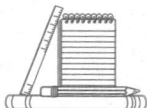

模块八 局部麻醉药

【学习目标】

掌握：常用局部麻醉药的药理作用、临床应用、不良反应。

熟悉：局部麻醉药的应用方法。

了解：局部麻醉药的用药监护。

案例导入

患者，女，48 岁，以卵巢囊肿蒂扭转收治入院，在硬膜外麻醉下行卵巢囊肿切除术。术前检查无异常，取腰椎（L2～L3）穿刺点，硬膜外穿刺，给予 0.75% 布比卡因 5mL，缓慢静脉推注，抽吸硬膜外导管无回血。8 分钟后患者突然面部和四肢肌肉抽搐，呼吸困难，心电监测显示室颤。立即开始抢救，拔管时发现硬膜外导管有大量回血。

问题：局部麻醉药在使用时有哪些用药护理要点？

局部麻醉药（local anaesthetics）简称局麻药，是一类局部应用于神经末梢或神经干，可逆性地阻断神经冲动的产生和传导，在意识清醒的状态下使局部痛觉等感觉暂时消失的药物。当局麻药被吸收或直接注入血管时，其作用便不再局限于局部，而产生全身作用，对中枢神经系统、心血管系统等造成影响，临床应用时宜尽量避免此类不良反应。

项目一　概　述

一、药理作用

1. 局麻作用　对各种神经纤维都有阻断作用，使神经细胞丧失兴奋性和传导性。在局麻药的作用下，感觉消失的顺序是痛觉→温度觉→触觉→压觉，恢复时顺序相反。局麻药能穿透神经细胞膜，至膜内侧与 Na^+ 通道内侧受体结合，阻滞 Na^+ 通道，阻止 Na^+ 内流，使细胞膜不能去极化，从而阻滞神经冲动的产生和传导，产生局麻作用。

2. 吸收作用　局麻药用药剂量过大或误将药物注入血管内可产生吸收作用。

二、临床应用

1. 表面麻醉　将药物直接涂抹于黏膜表面，药物穿透黏膜使黏膜下神经末梢麻醉，称为表面麻醉，常用于眼、鼻、口腔、气管、食道及泌尿生殖道黏膜。要求药物有较高的穿透能力，如丁卡因。

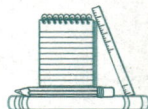

2. 浸润麻醉 将药物注入手术附近组织，使手术局部神经末梢麻醉。本法效果较佳，但用量较大，易产生全身毒性反应，麻醉区域较小。可根据需要在溶液中加入少量肾上腺素，以延长其作用时间，并减轻毒性。可选用利多卡因、普鲁卡因。

3. 传导麻醉 将药物注射于神经干周围，阻断神经干冲动传导，使该神经所分布的区域麻醉。本法麻醉区域较大，用药量少，但所需浓度较高。可选用的药物有利多卡因、普鲁卡因及布比卡因。

4. 蛛网膜下腔麻醉 又称脊髓麻醉或腰麻，是将药物注入腰椎蛛网膜下腔，麻醉该部位的脊神经根。药物在蛛网膜下腔内的扩散受患者体位、姿势、药量、注射力量及溶液比重的影响。本法常用于下腹部和下肢手术。

5. 硬膜外麻醉 将药物注入硬膜外腔，药物可沿神经鞘扩散，穿过椎间孔阻断神经根。由于硬膜外腔不与颅腔相通，药液不扩散至脑组织，无腰麻时的头痛等症状。

腰麻和硬膜外麻醉又称为椎管内麻醉，可抑制胸腰段交感神经使麻醉区域血管扩张，导致血压下降，常用麻黄碱防治。

三、不良反应

1. 毒性反应 是局麻药自给药部位吸收入血液或直接注入血液循环后引起的全身性作用。

（1）中枢神经系统 表现为先兴奋后抑制。轻度兴奋表现为精神紧张，多言好动，程度较重者表现为气促、窒息感，继而烦躁不安、肌张力增高、震颤，甚至发生精神错乱和惊厥。

（2）心血管系统 局麻药有膜稳定作用，可使心肌细胞兴奋性下降、传导减慢及有效不应期延长，误入血管可引起室性心律失常甚至致死性室颤（利多卡因例外）。

2. 变态反应 局麻药引起的变态反应极为少见，其中以酯类较多。轻者表现为皮肤斑疹或血管性水肿，重者气道水肿、支气管痉挛，呼吸困难等。

3. 高敏反应 少数患者在应用小剂量局麻药时，可突然发生晕厥、呼吸抑制甚至循环衰竭。其发生常与患者病理生理状态（如脱水、感染、酸碱平衡失调等）和周围环境（如室温过高等）有关。因此，熟悉患者的病情非常重要。

项目二   常用药物

知识链接

麻醉药与麻醉药品的区别

麻醉药与麻醉药品虽有一字之差，但二者的区别有以下四个方面：一是概念不同。麻醉药是指能使整个机体或机体的局部暂时、可逆性失去知觉及痛觉的药物；麻醉药品是指连续使用后易产生生理依赖性、能成瘾癖的药品。前者是药理学的概念，后者是管理学的概念。二是性质不同。麻醉药不具有产生生理依赖性的潜力；麻醉药品具有产生生理依赖性的潜力，这是区分二者的关键所在。三是功能不同。麻醉药具有使整个机体或机体局部暂时、可逆性失去知觉及痛觉的功能；而麻醉药品则没有这个功能。四是作用不同。麻醉药主要用于麻醉；麻醉药品主要用于镇痛。

常用局麻药均为人工合成品，根据化学结构不同分为酯类和酰胺类两大类。

一、酯类局麻药

普鲁卡因

普鲁卡因（procaine）又名奴佛卡因（novocaine），为短效局麻药。

【临床应用】用于浸润麻醉、阻滞麻醉、蛛网膜下腔麻醉、硬膜外麻醉、局部封闭和静脉复合麻醉。局麻维持时间为 30 ～ 45 分钟，加用肾上腺素可延长其作用时间。因脂溶性及穿透力较低，不适用于表面麻醉。

【不良反应】

1. 过敏反应　偶可发生，严重者发生过敏性休克。使用前应询问过敏史，对过敏体质者应以 0.25% 溶液做皮试，反应阳性者禁用。

2. 毒性反应　单位时间内用药过量或意外血管内注药，可产生中枢神经系统和心血管系统毒性反应。局部注射麻醉时，应缓慢注射，并注意有无回血，以免误注入血管。

3. 其他　硬膜外麻醉或腰麻时，可出现尿潴留、大小便失禁、头痛和背痛等。

4. 禁用和慎用　对本品有过敏史、恶性高热、败血症、脑脊髓病及心脏传导阻滞禁用。过敏体质、重症肌无力、呼吸抑制、心律失常以及老年人、衰弱者和妊娠期妇女慎用。

【用药护理】

1. 水溶液不稳定，宜避光保存，久贮药液变黄，药效降低。

2. 本药可出现过敏反应，故用药前必须询问过敏史，并做皮肤过敏试验。使用时要做好抢救准备，一旦出现过敏症状，立即停药，给予肾上腺素、吸氧和抗过敏药等。对普鲁卡因有过敏史者可用利多卡因代替。

3. 应用时可以加微量的肾上腺素，利用其缩血管作用减少局麻药的吸收，降低不良反应的发生，延长局麻药的作用时间。肢体末端如手指、足趾禁用，以防局部组织坏死。

4. 蛛网膜下腔与颅腔相通，麻醉时应注意患者体位和药液比重，控制麻醉平面，防止药物扩散到颅腔，危及生命中枢。

5. 用于蛛网膜下腔麻醉和硬膜外麻醉时，易引起外周血管扩张、血压下降及心脏抑制，可用麻黄碱防治。术后保持头低脚高卧位 12 小时以避免体位性低血压。

6. 一旦用量过大或误注入血管引起中枢神经系统及心血管系统毒性反应，立即采取维持呼吸和循环功能的抢救措施。

7. 不宜与葡萄糖液、碱性药液、磺胺类药、强心苷及胆碱酯酶抑制药合用。

丁卡因

丁卡因（tetracaine）又名地卡因（dicaine），为长效局麻药。其盐酸盐水溶液不稳定，多次高压灭菌或放置时间过久均易变质，不宜使用。

本品脂溶性高，对黏膜穿透力强，表面麻醉效果较佳。麻醉强度高，约为普鲁卡因的 10 倍。起效时间为 10 ～ 15 分钟，作用维持时间可达 2 ～ 3 小时。用于黏膜表面麻醉、传导麻醉、硬膜外麻醉和蛛网膜下腔麻醉，也用于眼科和耳鼻喉表面麻醉，优点是不损伤角膜上皮，不升高眼压。因毒性大，较少用于浸润麻醉。

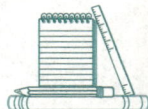

二、酰胺类局麻药

利多卡因

利多卡因（lidocaine）又名赛罗卡因（xylocaine），为中效酰胺类局麻药。其盐酸盐水溶液性质稳定，可耐高压灭菌和长时间贮存。

【临床应用】局部麻醉作用较普鲁卡因强，维持时间比其长 1 倍左右，毒性相应加大。其特点为麻醉强度大、起效快、弥散广、穿透力强及无明显扩张血管作用，用于传导麻醉、硬膜外麻醉、口咽部和气管内表面麻醉、臂丛或颈神经丛阻滞麻醉。因扩散强，毒性与血药浓度相关，一般不宜用作浸润麻醉。尚有抗室性心律失常作用，可用于室性心律失常的治疗。

【不良反应】

1. 毒性反应　注射部位血管丰富，药物吸收过快或误入血管内或静注，对中枢神经系统有明显的抑制与兴奋双相作用。

2. 过敏反应　罕见过敏性休克。患者如出现不适感、口内异常感、喘鸣、眩晕、耳鸣及出汗等休克前驱症状，应立即停药。

3. 用药途径　静脉给药仅用于抗心律失常，注意观察中枢神经反应，并根据具体反应轻重决定减量或停药。

4. 禁用和慎用　有癫痫大发作史、严重休克、感染、血象低、严重房室传导阻滞未经治疗时，以及儿童和哺乳期妇女均应禁用。肝脏或肾脏疾病、充血性心力衰竭以及老年人、妊娠期妇女慎用。

布比卡因

布比卡因（bupivacaine）又称麻卡因（marcaine），为酰胺类长效局麻药。

通过增加神经电刺激的阈值、减慢神经刺激的传播和减少动作电位的升高率来阻滞神经刺激的产生和传导。通常，麻醉的进行与神经纤维的直径、髓鞘形成和传导速度有关。局麻作用较利多卡因强 4 ～ 5 倍，起效较快，持续时间长，可达 5 ～ 10 小时。适用于局部浸润麻醉、传导麻醉及硬膜外麻醉。

模块小结

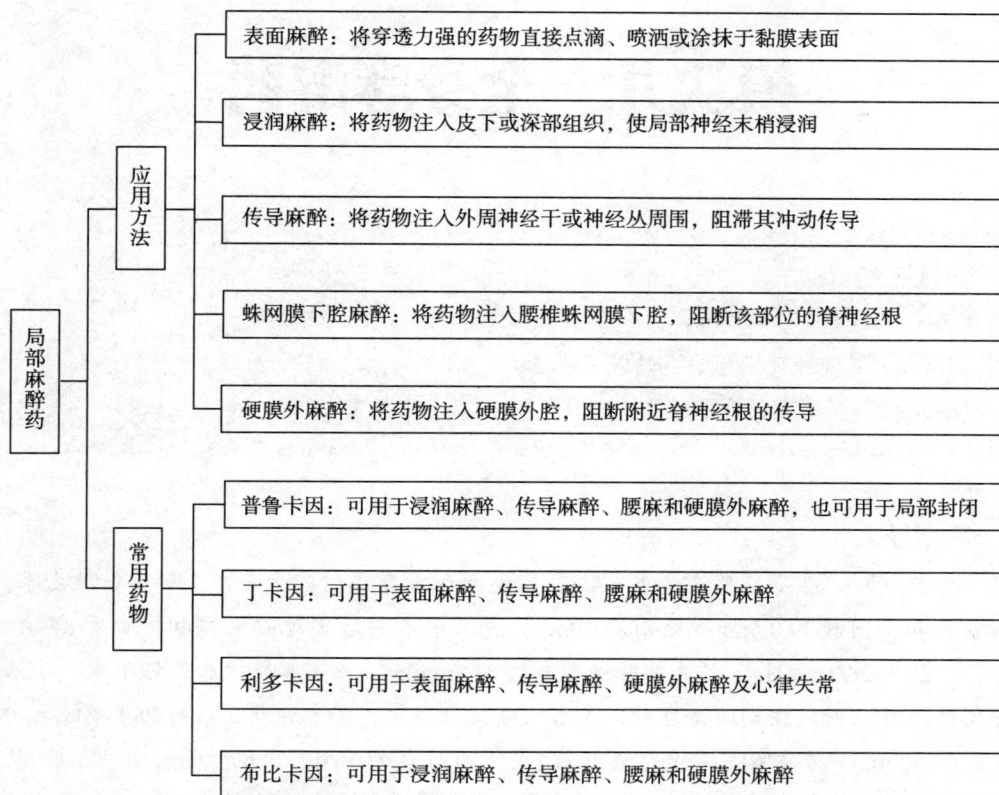

局部麻醉药

应用方法

- 表面麻醉：将穿透力强的药物直接点滴、喷洒或涂抹于黏膜表面
- 浸润麻醉：将药物注入皮下或深部组织，使局部神经末梢浸润
- 传导麻醉：将药物注入外周神经干或神经丛周围，阻滞其冲动传导
- 蛛网膜下腔麻醉：将药物注入腰椎蛛网膜下腔，阻断该部位的脊神经根
- 硬膜外麻醉：将药物注入硬膜外腔，阻断附近脊神经根的传导

常用药物

- 普鲁卡因：可用于浸润麻醉、传导麻醉、腰麻和硬膜外麻醉，也可用于局部封闭
- 丁卡因：可用于表面麻醉、传导麻醉、腰麻和硬膜外麻醉
- 利多卡因：可用于表面麻醉、传导麻醉、硬膜外麻醉及心律失常
- 布比卡因：可用于浸润麻醉、传导麻醉、腰麻和硬膜外麻醉

复习思考

1. 试述普鲁卡因的药理作用、临床应用、不良反应与用药监护。
2. 局麻药的应用方法有哪些?
3. 局部麻醉药中加入少量肾上腺素的目的是什么?

扫一扫，查阅
复习思考题答案

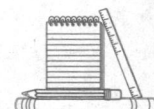

模块九　全身麻醉药

【学习目标】

掌握：全身麻醉药的分类。

熟悉：常用全身麻醉药的作用特点。

了解：麻醉前给药的临床意义。

案例导入

患者，男，32 岁。患者体重 67kg，因大面积重度烧伤，于全身麻醉下行植皮术。术前用药：阿托品 0.5mg、地西泮 10mg，进入手术室后实施心电监护，心率 87 次 / 分，血压 112/71mmHg。首先静脉注射氯胺酮 2mg/kg，用药 5 分钟后开始手术，手术中间断静脉注射氯胺酮维持麻醉，患者生命体征稳定，手术顺利，历时约 4 小时共用氯胺酮 500mg，手术结束安全送返病房。2 小时后患者苏醒，出现幻觉、躁动、噩梦，表现为神志恍惚、大声喊叫、躁动、两手乱抓、骂人等，肌内注射地西泮后上述症状有所减轻。

问题：使用全身麻醉药要做好哪些用药护理措施？

全身麻醉药（general anaesthetics）简称全麻药，能可逆性地抑制中枢神经系统，引起意识丧失、感觉和反射消失、记忆缺失、镇痛以及骨骼肌松弛作用，是辅助进行外科手术的药物。根据给药途径不同，可将全身麻醉药分为吸入性麻醉药和静脉麻醉药两大类。

项目一　吸入性麻醉药

吸入性麻醉药是指经气道吸入而产生全身麻醉作用的药物，主要为挥发性的液体或气体。本类药物麻醉深度可通过控制吸入性麻醉药物浓度（分压）来调节，并可以连续维持，使手术顺利进行。

一、作用机制

吸入性麻醉药的脂溶性较高，能溶入神经细胞膜的脂质层，引起胞膜物理化学性质改变，干扰整个神经细胞的功能，抑制神经细胞除极或影响其递质的释放，导致神经冲动传递的抑制，从而引起全身麻醉。

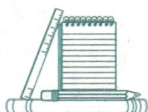

二、常用药物

氟　烷

氟烷（halothane）为无色、透明、有芳香味的挥发性液体，不燃不爆。吸入给药可迅速引起全麻，停药后恢复快；对呼吸道黏膜无刺激性，但氟烷的镇痛、肌松作用不强；对心肌有直接抑制作用，还可增加心肌对儿茶酚胺的敏感性。反复使用易致肝损伤。临床只用作浅麻醉。

同类药物有恩氟烷（enflurane）和异氟烷（isoflurane），两者为同分异构体，均不增加心肌对儿茶酚胺的敏感性，对肝肾功能影响小。

氧化亚氮

氧化亚氮（nitrous oxide，N_2O），俗名"笑气"。无色，无刺激，带有甜味，化学性质稳定。在体内不代谢，大部分通过呼吸道以原形排出。是毒性最小的吸入性麻醉药，对重要脏器均无明显毒性，轻度抑制心肌，可兴奋交感神经。但麻醉效能低，需与其他麻醉药配伍，方可达到满意效果。现主要用于诱导麻醉或与其他麻醉药配伍使用。

项目二　静脉麻醉药

凡是经静脉途径给药产生全身麻醉作用的药物，统称为静脉麻醉药。与吸入性麻醉药相比，其操作简单，作用迅速，但麻醉分期不明显，消除缓慢，麻醉深度不易控制。常用的静脉麻醉药有硫喷妥钠、氯胺酮和丙泊酚等。

硫喷妥钠

硫喷妥钠（thiopental sodium）属超短效巴比妥类药物，为淡黄色粉末，易溶于水。

【药理作用与应用】脂溶性高，静脉注射后快速通过血脑屏障进入脑组织发挥麻醉作用，麻醉作用迅速，无兴奋期。但此药在体内会很快重新分布，从脑组织转运到肌肉、脂肪等组织中，故麻醉作用持续时间短暂，分次静脉注射或静脉滴注可延长麻醉时间。本药对呼吸和循环的抑制作用明显，且镇痛效果差，甚至可降低患者痛阈，现在不单独以此药物施行麻醉。主要用于全麻诱导、基础麻醉、控制惊厥以及降低颅脑手术时升高的颅内压。

【不良反应】静脉注射过快或反复多次给药可引起呼吸抑制和血压下降，易诱发喉头及支气管痉挛。

氯胺酮

氯胺酮（ketamine）为苯环己哌啶的衍生物，临床所用的为消旋体。

【药理作用与应用】氯胺酮麻醉作用快，静脉注射约1分钟起效，维持10分钟左右，重复给药能延长麻醉时间。其镇痛效应与阻断脊髓网状结构束对痛觉的传入信号有关。

氯胺酮一方面阻断痛觉冲动向丘脑和新皮质传导，引起意识模糊、记忆丧失、痛觉消失，呈现睡眠状态；另一方面兴奋脑干网状结构和大脑边缘系统，导致患者睁眼、肌张力增加、心率加快、血压升高。这种抑制和兴奋共存的麻醉状态称为"分离麻醉"。氯胺酮具有显著的镇痛效果，尤其是体表镇痛效果好，且对呼吸抑制和循环系统影响较轻。因此主要适用于短小手术、清创、小儿麻醉以及血流动力学不稳定患者的麻醉诱导。

知识链接

氯胺酮，从麻醉剂到抗抑郁药

氯胺酮作为第一类精神药品，应严格按照我国的《麻醉药品和精神药品管理条例》进行监管。氯胺酮不仅能快速诱导患者进入麻醉状态，还能发挥镇静止痛作用，我国上市使用的氯胺酮注射液主要用于麻醉。近年在针对抑郁症患者的临床试验中，科研人员发现氯胺酮具有快速缓解抑郁症状的作用，且药效持久。常规的抗抑郁药需要1个月以上才能稳定起效，而氯胺酮在较低剂量下就可快速起效，适用于需要紧急治疗的抑郁症患者。2023年4月，国家药品监督管理局批准盐酸艾司氯胺酮鼻喷雾剂上市，鼻喷雾剂与口服抗抑郁药联合使用，用于缓解抑郁症状。

无论使用氯胺酮注射液或鼻喷雾剂，都需要在医务人员的直接监督和指导下用药，且仅限在医疗机构内使用，必须严格遵守相关规定，确保药物使用的安全和有效性。

【不良反应】

1. 精神运动反应　苏醒期较长，一般2～3小时，常伴有浮想、幻觉、梦幻、错视及嗜睡。反复多次给药，可发生快速耐受性和依赖性，需要量逐渐加大，梦或幻觉增多，青壮年人更多见。

2. 心血管反应　常见血压升高、心排血量增加及脉搏加快。

3. 其他　可使唾液增多以及咽喉反射减弱。如用于咽喉或支气管等处小手术或诊断试验时，应加肌松药。

丙泊酚

丙泊酚（propofol）又名异丙酚或二异丙酚。

【药理作用与应用】丙泊酚为快速、短效静脉麻醉药，苏醒迅速且完全，持续输注后不易积蓄，目前普遍用于麻醉诱导、镇静及维持。常与硬膜外麻醉或脊髓麻醉同时应用，也常与镇痛药、肌松药及吸入性麻醉药同用。此外还适用于门诊患者的胃肠镜诊断性检查、人流手术等短小手术的麻醉。

【不良反应】用于诱导麻醉时，最明显的不良反应是呼吸与循环抑制。静注局部可产生疼痛和局部静脉炎。

项目三　复合麻醉

目前各种全麻药单独应用均不够理想，因此，为了达到良好的全麻效果，常同时或先后应用两种以上的麻醉药物或其他麻醉辅助药物，称为复合麻醉。常用复合麻醉有以下几种：

1. 麻醉前给药　为了消除患者紧张情绪，常在手术前夜给患者服用地西泮等镇静催眠药，次晨再服地西泮以产生暂时性遗忘；另注射阿托品减少腺体分泌，防止吸入性肺炎；注射阿片类镇痛药，以增强麻醉效果。

2. 基础麻醉　进入手术室前给予硫喷妥钠、氯胺酮等药物，使患者达到深睡眠，减少麻醉药用量。常用于小儿手术。

3. 诱导麻醉　应用起效迅速的硫喷妥钠或氧化亚氮，使患者迅速进入外科麻醉期，以避免

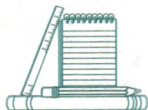

诱导期不良反应，以后改用其他药维持。

4.合用骨骼肌松弛药　为达到手术时的肌松要求，可在麻醉同时注射琥珀胆碱或筒箭毒碱类药物。

5.低温麻醉　合用氯丙嗪配合物理降温，使体温降至较低水平，减少心、脑等器官耗氧量，以便截止血流，进行心脏直视手术。

6.神经安定镇痛术　常用氟哌利多和芬太尼制成合剂静脉注射，使患者意识朦胧，自主动作停止，痛觉消失。适用于外科小手术。

7.控制性降压　加用短时血管扩张药使血压适度适时下降，并抬高手术部位，以减少出血。常用于止血较困难的颅脑手术。

项目四　用药护理

一、氟烷

氟烷能增加心肌对肾上腺素和去甲肾上腺素的敏感性，同时抑制子宫平滑肌，升高血压，具有一定的肝脏毒性，故本药禁与儿茶酚胺类药物合用，禁用于临产妇、颅内高压患者及肝病患者。

二、硫喷妥钠

1.给药前　嘱患者在术前 24 小时内不得饮酒和服用中枢神经抑制药。备好急救药物、氧气和气管插管，并预先开放静脉，以便随时静注药物。

2.给药期间　密切监测患者的呼吸深度和频率、血氧饱和度、血压、脉搏和心率，直至停药或苏醒。如发现患者有面部肌颤，或发展为全身颤抖，可能是室内温度过低，应采取保温措施，必要时可用氯丙嗪。如出现血压微降、呼吸减慢或微弱，<u>应立即停止用药</u>。

3.苏醒期　如患者长时间不醒，或出现头痛、恶心及呕吐时，应引起高度重视，并加强监护。有的患者在苏醒后出现欣快、兴奋症状，不可掉以轻心，<u>应坚持监护患者直至平稳</u>。

三、氯胺酮

1.氯胺酮为第一类精神药品，应严格遵照《精神药品管理办法》管理和使用。

2.在恢复期中，尽量让患者保持安静，勿与患者谈话，不要触动和刺激患者；如有轻微的梦幻，可任其自然消失，如出现噩梦和错觉症状，可用地西泮；惊呼、吵闹不能自制时，可立即静注巴比妥类全身麻醉药。

3.静注时，速度切忌过快。给药期间，应严密监护，注意患者的血压、脉搏、心率和呼吸情况，并备好急救设备。

四、丙泊酚

1.给药前，应先准备好机械通气设备和给氧设备，并开放静脉，适当输液。注意监测患者的呼吸和血压变化。对于年老、体弱、心功能不全的患者，应减量慢注。使用后应严密监护患者的生命体征，一旦发生呼吸抑制，应立即使用氧气及呼吸机。

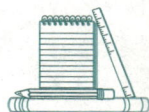

2. 苏醒过程中，偶可出现角弓反张症状，可用少量硫喷妥钠使之缓解。

3. 静注局部可产生疼痛和局部静脉炎，为避免注射部位疼痛，可先注射 1%利多卡因注射液 2mL，再注射本品。

模块小结

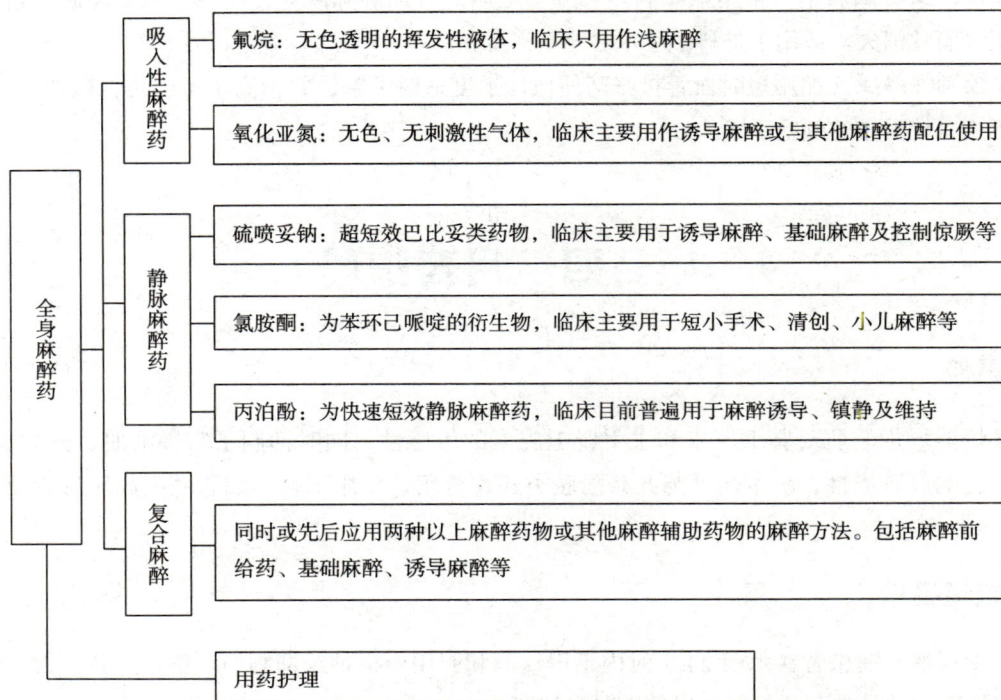

扫一扫，查阅
复习思考题答案

复习思考

1. 简述常用复合麻醉的方法。

2. 简述复合麻醉的用药目的。

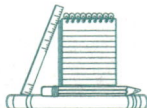

模块十　镇静催眠药

【学习目标】

掌握：苯二氮䓬类药物的药理作用、临床应用、不良反应及用药护理。

熟悉：巴比妥类的作用特点、临床应用及不良反应。

了解：其他镇静催眠药的作用特点和主要临床应用。

案例导入

患者，男，35 岁。因工作压力大，最近出现夜间入睡困难，中间易醒，白天总是心烦意乱、记忆力下降，同时身体抵抗力也日渐下降。前往医院就诊，诊断为失眠症。

问题：

1. 常用的镇静催眠药有哪些？

2. 如何做好镇静催眠药的用药护理？

镇静催眠药是一类对中枢神经系统有抑制作用的药物。小剂量时能使过度的兴奋恢复到正常，称为镇静作用；中剂量时能诱导、加深和延长睡眠，称为催眠作用；较大剂量时能解除骨骼肌强烈的抽搐，称为抗惊厥作用；大剂量时能使意识感觉消失，但易恢复，称为麻醉作用；中毒剂量时能使机能活动停止不易恢复，称为麻痹作用。本类药物包括苯二氮䓬类、巴比妥类及其他类药物。

项目一　苯二氮䓬类

本类药物有较好的抗焦虑和镇静催眠作用，安全范围大，临床应用广泛。

地西泮

地西泮（diazepam）口服吸收快，约 1 小时达峰浓度，肌内注射后吸收不规则且慢，静脉注射迅速进入中枢而生效，但快速再分布，故而持续时间短。$t_{1/2}$ 为 20～50 小时。经肝脏代谢为奥沙西泮，仍有生物活性，故连续应用可蓄积。可透过胎盘屏障进入胎儿体内。主要自肾脏排出，亦可从乳汁排泄。

【药理作用】地西泮通过刺激上行网状激活系统内的 GABA 受体，提高 GABA 在中枢神经系统的抑制作用，增强脑干网状结构受刺激后的皮层抑制和阻断边缘性觉醒反应。地西泮可增强突触前抑制，抑制皮质－背侧丘脑和边缘系统致痫灶引起的癫痫放电活动的扩散，但不能消除病灶的异常放电活动。地西泮在治疗剂量时，可以干扰记忆通路的建立，从而影响近事记忆。

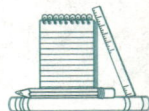

【临床应用】

1.抗焦虑　小剂量具有良好的抗焦虑作用，可显著改善患者的紧张烦躁、焦虑不安、恐惧失眠等症状。临床主要用于治疗多种原因引起的焦虑症。

2.镇静催眠　中等剂量可缩短睡眠诱导时间，延长睡眠持续时间。对快波睡眠时相（REM）影响较小，能产生近似生理性睡眠，醒后无明显后遗效应，且加大剂量不引起全身麻醉。可引起短暂性记忆缺失，安全范围大。临床主要用于各种失眠，尤其是对焦虑性失眠疗效更好，也可用于麻醉前给药等。

知识链接

睡眠时相

睡眠时相通常分为快速眼动睡眠（又称快波睡眠）（REMS）和非快速眼动睡眠（又称慢波睡眠）（NREMS）。NREMS 有助于身体得到充分休息和恢复，对于消除疲劳、恢复体力和免疫力具有重要作用。REMS 阶段眼球会快速运动，大脑活动类似于清醒状态，通常会做梦，是快速动眼睡眠的特征之一，可促进学习记忆等。正常的睡眠是 NREMS（80～120 分钟）和 REMS（20～30 分钟）交替出现，每晚多次循环，以保证睡眠质量和身体的正常生理功能。若使用药物消除或缩短 NREMS/REMS 的某一时相，停药后的睡眠中则反跳性延长该时相。

3.抗惊厥和抗癫痫　抗惊厥作用强，可用于防治破伤风、子痫、小儿高热惊厥和某些药物中毒引起的惊厥。静脉注射地西泮是治疗癫痫持续状态的首选药。

4.中枢性肌肉松弛　地西泮有较强的缓解骨骼肌痉挛的作用，但不影响正常活动。可用于脑血管意外或脊髓损伤引起的中枢性肌强直以及腰肌劳损所致肌肉痉挛。

5.其他　较大剂量可致暂时性记忆缺失，常用作心脏电复律及各种内镜检查前用药。还可用于紧张性头痛、恐怖性焦虑障碍、酒精依赖性戒酒综合征、老年人帕金森病及特发性震颤等。

【不良反应与注意事项】

1.治疗量连续用药有一定蓄积性，可致嗜睡、乏力、头昏、记忆力下降，大剂量偶见共济失调、震颤（多见于老年人）、视物模糊、言语不清等。过量中毒时可致昏迷和呼吸抑制，必要时可应用特效拮抗药氟马西尼解救。

2.静脉注射速度过快时可引起心血管和呼吸抑制，故静脉注射宜缓慢，每分钟不宜超过5mg。

3.长期应用可产生耐受性和依赖性。突然停药可出现戒断症状，表现为失眠、焦虑、兴奋、心动过速、震颤、梦魇甚至惊厥等。应严格掌握适应证，避免滥用。一般采用小剂量短期给药和间断用药，连续用药超过 2～3 周，停药时应逐渐减量。

4.罕见的不良反应有过敏反应、肝功能受损、肌无力、粒细胞减少等。个别患者发生兴奋、多语、睡眠障碍甚至幻觉，停用后上述症状很快消退。

5.老年人和小儿应慎用，重症肌无力、青光眼、孕妇、哺乳期妇女禁用。

表 10-1 常用苯二氮䓬类药物特点

类别	药物	作用与应用特点
短效	三唑仑	催眠、抗焦虑作用比地西泮分别强 45 倍和 10 倍，且强于氟西泮、硝西泮
	艾司唑仑	催眠作用温和，比硝西泮强 2～4 倍，用于失眠症，也可用于焦虑症和麻醉前给药
中效	氯硝西泮	抗惊厥作用比地西泮强 5 倍，比硝西泮强，可用于抗癫痫和抗惊厥
	氟硝西泮	镇静催眠作用强，比地西泮强 10 倍以上，用于各种失眠症和诱导麻醉
长效	氯氮䓬	与地西泮相似，可用于抗焦虑、催眠、乙醇戒断，疗效不如地西泮
	氟西泮	催眠作用强，对焦虑所致的催眠尤佳，可用于失眠症、顽固性神经衰弱

项目二 巴比妥类

本类药物为巴比妥酸的衍生物。主要药物有苯巴比妥（phenobarbital）、异戊巴比妥（amobarbital）、司可巴比妥（secobarbital）和硫喷妥钠（rhiopental sodium）等。

【药理作用】巴比妥类对中枢神经系统有普遍性抑制作用，随着剂量增加，相继出现镇静、催眠、抗惊厥、抗癫痫、麻醉等作用，过量则麻痹延髓呼吸中枢和血管运动中枢，甚至死亡。

【临床应用】

1. 镇静催眠　小剂量可起到镇静作用，缓解焦虑、烦躁不安等症状。中等剂量可起到催眠作用。因可改变正常睡眠模式，缩短快波睡眠时间，引起非生理性睡眠，且较易产生耐受性和依赖性，其安全性不及苯二氮䓬类，已不作为镇静催眠药常规使用。

2. 抗惊厥　大剂量的巴比妥类有较强的抗惊厥作用，常用于小儿高热、破伤风、子痫及脑炎、脑膜炎等引起的惊厥。其中苯巴比妥有抗癫痫作用，常用于治疗癫痫大发作及癫痫持续状态。

3. 麻醉及麻醉前给药　硫喷妥钠常用于静脉麻醉及诱导麻醉。苯巴比妥可用于麻醉前给药，消除患者手术前的紧张情绪。

【不良反应】

1. 后遗效应　服用催眠剂量的巴比妥类药物后，次晨可出现头晕、嗜睡、精神不振及定向障碍等症状，又称"宿醉"现象。

2. 耐受性和依赖性　巴比妥类药物能诱导肝药酶的活性，加速自身代谢，减弱药效，产生耐受性。长期连续用药可使患者产生精神依赖性和躯体依赖性，终至成瘾。一旦停药，可出现严重的戒断症状。

3. 急性中毒　大剂量服用或静脉注射过量、过快，均可引起急性中毒，表现为昏迷、发绀、呼吸抑制、血压下降、体温降低、休克及肾衰竭等。呼吸衰竭是致死的主要原因。

4. 其他　少数患者可出现荨麻疹、药物热、血管神经性水肿等过敏反应，偶可致剥脱性皮炎。

项目三　其他镇静催眠药

水合氯醛

水合氯醛（chloral hydrate）为催眠药、抗惊厥药。适用于入睡困难的患者，口服或直肠给药均能迅速吸收，1小时达高峰，维持4～8小时，催眠剂量30分钟内即可诱导入睡，催眠作用温和，不缩短REMS睡眠，无明显后遗作用。较大剂量有抗惊厥作用，可用于小儿高热、破伤风及子痫引起的惊厥。大剂量可引起昏迷和麻醉。抑制延髓呼吸及血管运动中枢，导致死亡。曾作为基础麻醉的辅助用药，现已极少应用。

本品对胃黏膜有刺激，易引起恶心、呕吐。大剂量能抑制心肌收缩力，缩短心肌不应期，并抑制延髓的呼吸及血管运动中枢。对肝、肾有损害作用。偶有发生过敏性皮疹，荨麻疹。长期服用，可产生依赖性及耐受性，突然停药可引起神经质、幻觉、烦躁、异常兴奋、谵妄、震颤等严重戒断症状。肝、肾、心脏功能严重障碍者禁用。间歇性血卟啉病患者禁用。

佐匹克隆

佐匹克隆（zopiclone）是新型催眠药，能选择性作用于苯二氮䓬类受体，主要特点是起效快，睡眠时间延长，能减少梦境，提高睡眠质量，且成瘾性小，毒性低，适用于各种原因引起的失眠症。

唑吡坦

唑吡坦（zolpidem）是新一代催眠药，也能选择性作用于苯二氮䓬类受体，催眠作用类似佐匹克隆，对认知、记忆的影响较苯二氮䓬类小，不良反应较轻，长期服用无耐受性、依赖性及戒断症状。

项目四　用药护理

1. 用药前应了解患者焦虑、失眠的原因、程度、性质、表现；是否用过镇静催眠药，应用的种类、剂量、时间、疗效等；有无药物依赖性或滥用现象。了解患者心、肺、肝、肾功能。

2. 建议患者改变不利于睡眠的生活方式，增加体力活动，调整心理状态，有规律作息，尽量用非药物方法缓解焦虑和失眠问题。

3. 本类药物大多属于二类精神药品，应向患者宣传精神药品的危害，告诉患者长期应用本类药物易产生依赖性；饮酒会增强药物毒性，烟、酒、茶、咖啡等饮品能影响睡眠；提醒患者用药后不要从事驾车、操作机器或登高作业；长期用药突然停药会引起戒断症状，应逐渐减量停药。中枢性肌肉松弛作用可致眼内压升高，故青光眼及重症肌无力患者禁用。因有致畸性，且可通过胎盘屏障及随乳汁分泌，故孕妇和哺乳期妇女禁用，老年人和小儿慎用。

4. 根据患者用药情况，指导患者正确服药，如焦虑患者与失眠的患者给药时间的区别。护士应视患者将药物服下后离开，以防患者将药物囤积而发生意外。

5. 静脉注射地西泮时应缓慢，每分钟不宜超过5mg，以免引起血压过低、呼吸抑制等不良反应。宜深部肌内注射，并注意勿误入血管。一旦发生中毒，除对症处理外，可用苯二氮䓬受体拮抗药氟马西尼进行鉴别诊断和抢救。对药物过量中毒患者，要注意检测呼吸、体温变化，保持皮肤干燥清洁，定时翻身，防止压疮形成。

6. 嘱咐患者用药后行走应缓慢，老弱者应搀扶，避免摔倒。

7. 地西泮用于抗焦虑、镇静时，一次 2.5～5mg，一日 3 次；催眠，一次 5～10mg，睡前服；癫痫持续状态，一次 5～20mg，缓慢静注，再发作时可反复应用，抗惊厥时重复使用宜间隔 15 分钟。

8. 苯巴比妥用药时间不宜过久，防止产生依赖性。长期、大剂量应用，不宜突然停药，以免发生停药反应或出现戒断症状，应逐渐减量至停药。急性中毒解救措施是首先排除毒物。在 3～5 小时服药者，可用 0.9% 氯化钠注射液或 1:2000 高锰酸钾溶液反复洗胃；同时用 10～15g 硫酸钠导泻（禁用硫酸镁，避免因其中枢抑制作用而加重中毒）；静脉滴注碳酸氢钠或乳酸钠碱化血液及尿液，促进药物排泄，也可用利尿药或甘露醇加速药物排泄；严重者可做血液透析。其次是支持和对症治疗。给氧或进行人工呼吸，保持呼吸道通畅，必要时行气管切开或气管插管。应用呼吸兴奋药或升压药，以维持呼吸和循环功能。服药期间不宜从事操作机器、驾车、高空作业等工作，以免发生意外。

模块小结

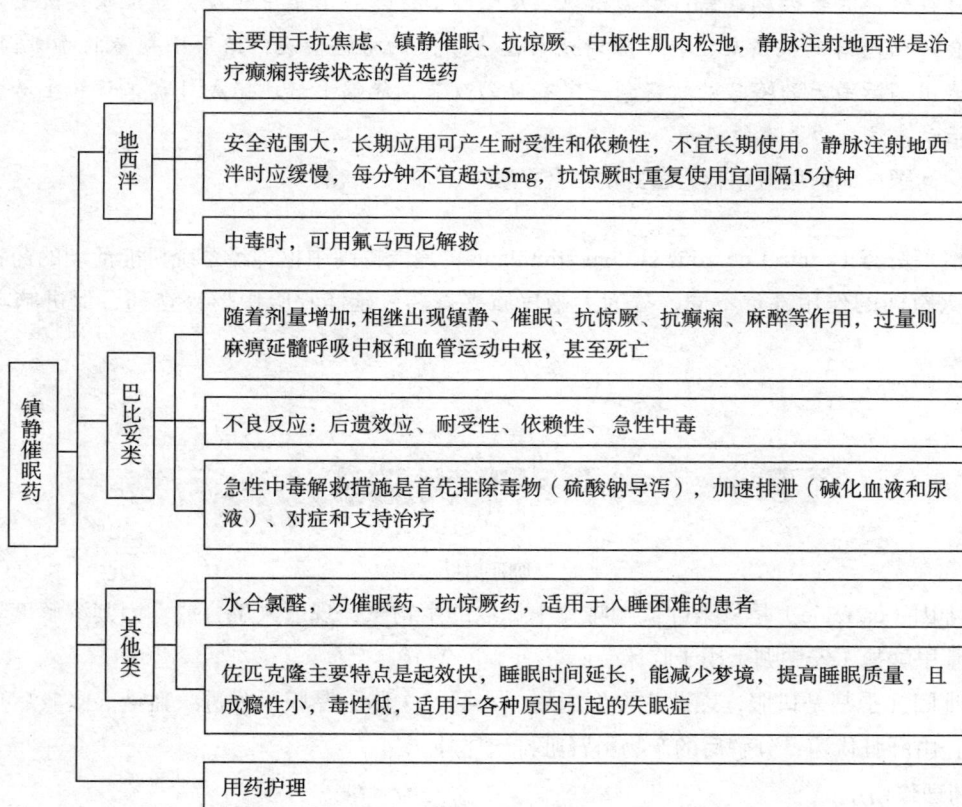

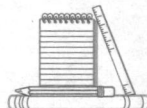
复习思考

1. 简述地西泮的临床应用和不良反应。

2. 巴比妥类药物对中枢神经系统的作用随剂量加大，依次引起什么作用？

3. 简述巴比妥类急性中毒的临床表现及处理方法。

模块十一　中枢兴奋药

> 【学习目标】
>
> 掌握：呼吸中枢兴奋药的药理作用、临床应用及用药护理。
>
> 熟悉：咖啡因的作用特点和临床应用。
>
> 了解：中枢兴奋药的分类；其他中枢兴奋药的作用特点和主要临床应用。

案例导入

患者，男，40 岁，诊断为严重阻塞性睡眠呼吸暂停低通气综合征，由于夜间频繁的呼吸暂停导致大脑缺氧，白天出现极度嗜睡、注意力不集中和疲劳等症状。医生在综合评估患者的病情后，为了暂时改善患者白天的嗜睡情况，给予小剂量的咖啡因。患者用药后白天的嗜睡症状得到一定程度的改善，能够更好地完成日常工作和生活中的活动，注意力也有所提高。

问题：如何做好中枢兴奋药的用药护理？

中枢兴奋药（central nervous system stimulants）是能提高中枢神经系统机能活动的药物。根据中枢兴奋药的作用部位不同，分为大脑皮质兴奋药、延髓呼吸中枢兴奋药、促进脑功能恢复药。

项目一　主要兴奋大脑皮质的药物

咖啡因

咖啡因（caffeine）是从茶叶或咖啡豆中提取的生物碱，现已人工合成。因其溶解度低，故常制成苯甲酸盐（安钠咖）用于临床。

咖啡因几乎都是口服，因此主要经由胃、小肠及大肠的黏膜吸收进入血液。吸收后均匀分布全身，由肝脏代谢，分解后的产物由肾脏排出体外。

【药理作用】

1. 中枢兴奋作用　咖啡因是竞争性腺苷受体拮抗药，通过拮抗抑制神经递质腺苷的作用而产生中枢兴奋作用。小剂量（50 ~ 200mg）即可选择性兴奋大脑皮质，使疲劳减轻，睡意消除，精神振奋，思维活跃，工作效率提高；较大剂量（250 ~ 500mg）可直接兴奋延髓呼吸中枢和血管运动中枢，使呼吸加深加快，血压升高，在呼吸中枢受抑制时作用尤为明显；中毒剂量（＞800mg）可致脊髓兴奋，使反射亢进而诱发阵挛性惊厥。

2.收缩脑血管　可直接收缩脑血管，增加其阻力，减少脑血流量以及血管搏动的幅度，缓解头痛症状。

3.其他作用　能舒张支气管及胆道平滑肌，刺激胃酸和胃蛋白酶分泌，并能利尿，但无治疗意义。

【临床应用】

1.主要用于治疗中枢抑制状态，如治疗严重传染病、镇静催眠药等中枢抑制药过量引起的昏睡、呼吸和循环衰竭。

2.与麦角胺配伍治疗偏头痛，与解热镇痛药配伍治疗一般性头痛。

【不良反应】治疗剂量不良反应较少。较大剂量可引起激动、不安、失眠、头痛及心悸，中毒量因脊髓过度兴奋而导致惊厥。久用可产生依赖性。口服时可出现恶心、胃部不适等刺激症状。婴幼儿高热时易发生惊厥，宜选用不含咖啡因的复方制剂。

哌甲酯

哌甲酯（methylphenidate，哌醋甲酯，利他林）为人工合成的苯丙胺类衍生物。其中枢兴奋作用温和，可改善精神活动，解除轻度中枢抑制和疲乏感，大剂量亦能导致惊厥。

哌甲酯是国内治疗儿童注意力缺陷多动障碍（ADHD）的主要药物，对 70% ～ 80% 患有 ADHD 的患者有效，使注意力集中，学习能力提高。因药物兴奋大脑皮质，使患儿易被尿意唤醒，故也治疗小儿遗尿症。还用于治疗轻度抑郁症、发作性睡病和中枢抑制药过量中毒。

治疗时不良反应较少，偶有失眠、心悸等。大剂量时可使血压升高而致头痛、眩晕等。长期服用可抑制儿童生长发育，疗程越长身高增长减慢越明显，并可产生耐受性和依赖性，故哌甲酯属一类精神药品而受到特殊管制。高血压、癫痫、青光眼、严重焦虑、过度兴奋者以及 6 岁以下儿童禁用。

甲氯芬酯

本品主要兴奋大脑皮层，能在缺氧条件下，增加神经细胞对糖的利用，改善脑细胞能量代谢；增加大脑皮质、下丘脑、基底节等的脑血流量，改善脑缺氧状态。可增加脑组织内 ACh 的含量，提高 M 受体与 ACh 的亲和力，而提高大脑的学习和记忆能力；清除自由基，减少脑细胞内的脂褐素沉积；促进膜卵磷脂合成，保护生物膜；激活脑干上行网状结构系统功能，产生促进苏醒作用。用于外伤性昏迷、药物中毒或脑动脉硬化以及脑梗死引起的意识障碍、酒精中毒、小儿遗尿症等。由于本品作用出现缓慢，故需反复用药。为避免失眠，应上午服用。

项目二　主要兴奋延髓呼吸中枢的药物

尼可刹米

【药理作用】尼可刹米（nikethamide，可拉明）主要直接兴奋延髓呼吸中枢，也可通过刺激颈动脉体和主动脉体化学感受器，反射性兴奋呼吸中枢，提高呼吸中枢对二氧化碳的敏感性，使呼吸频率加快，幅度加深，从而改善呼吸功能。对大脑皮层和血管运动中枢的兴奋作用较弱。该药作用温和，安全范围大，但时间短暂，一次静脉注射仅维持 5 ～ 10 分钟，故常采用间歇多次给药法以维持疗效。

【临床应用】主要用于各种原因引起的中枢性呼吸抑制，尤其对吗啡过量引起的呼吸抑制疗效较好，对吸入性麻醉药、巴比妥类药物中毒引起的呼吸抑制效果较差。

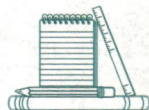

【**不良反应**】不良反应较少，大剂量可引起恶心、呕吐、出汗、血压升高、心动过速、肌震颤等，剂量过大或反复应用可致惊厥，应及时静脉注射地西泮解救。

二甲弗林

二甲弗林（dimefline，回苏灵）直接兴奋呼吸中枢作用，能显著改善呼吸功能，增加肺换气量，作用比尼可刹米强 100 倍，但作用时间较短。临床用于治疗麻醉药、催眠药过量等各种原因引起的中枢性呼吸抑制，尤其对肺性脑病有较好的苏醒作用。中毒量吗啡可兴奋脊髓诱发惊厥，故吗啡中毒者禁用。

安全范围小，过量可致抽搐和惊厥，小儿尤易发生。静脉给药需用 5% 葡萄糖注射液稀释后缓慢注射，并应严密观察患者的反应。有惊厥史、孕妇及肝肾功能不全者禁用。

洛贝林

洛贝林（lobeline，山梗菜碱）是从山梗菜中提取的生物碱，现已人工合成。

对呼吸中枢无直接兴奋作用，可通过刺激颈动脉体和主动脉体化学感受器，反射性兴奋延髓呼吸中枢，使呼吸加深加快。其作用时间短暂，仅维持数分钟。对脊髓影响小，不易引起惊厥。临床主要用于新生儿窒息、小儿感染性疾病引起的呼吸衰竭、一氧化碳中毒引起的窒息以及吸入性麻醉药或其他中枢抑制药引起的呼吸抑制。

安全范围较大，不良反应可见恶心、呕吐、呛咳、头痛、心悸等。大剂量可兴奋中枢迷走神经致心动过缓、传导阻滞等。中毒剂量可兴奋交感神经节和肾上腺髓质而致心动过速，严重者可致惊厥。本品遇光热易分解变色失效，故应避光、避热保存。

多沙普仑

本品为非特异性呼吸兴奋药，可兴奋呼吸中枢及血管运动中枢，还可通过颈动脉化学感受器兴奋呼吸中枢。静脉注射后立即生效，持续 5 ～ 12 分钟。作用强于尼可刹米，安全范围大，临床应用日益广泛。不良反应可见头痛、乏力、恶心、呕吐、腹泻、尿潴留、胸痛、胸闷、血压升高、心律失常。癫痫、惊厥、严重肺部疾病患者禁用。

项目三　促进脑功能恢复的药物

吡拉西坦

吡拉西坦（piracetam）为 γ-氨基丁酸的衍生物，能增加线粒体中三磷酸腺苷（ATP）的合成，促进大脑皮质细胞代谢，增加脑组织对葡萄糖的利用，保护脑细胞免受缺氧引起的损伤；改善各种物理、化学等因素导致的记忆障碍，促进儿童大脑发育以及智力发展。临床用于治疗脑动脉硬化、阿尔茨海默病、脑外伤后遗症、药物及一氧化碳中毒所致思维障碍和儿童智力低下等。无明显毒性反应，偶见兴奋、头晕、头痛和失眠等中枢神经系统反应及恶心、呕吐、腹胀、腹痛等消化道反应和口干等。

胞磷胆碱

胞磷胆碱（citicoline）为核苷酸衍生物，作为辅酶参与脑细胞内卵磷脂的生物合成，能增加脑血流量及氧的消耗，改善脑组织代谢，对大脑功能恢复及苏醒有一定促进作用。临床用于急性颅脑外伤和颅脑手术后的意识障碍等疾病的治疗，适用于脑梗死、药物急性中毒、重症酒精中毒、严重感染等所致的意识障碍。

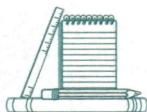

项目四　用药护理

1. 向患者及家属讲明本类药物的作用特点及不良反应的观察和预防，嘱咐患者不能饮茶。

2. 了解患者呼吸抑制的原因及程度，向患者家属讲明病情严重程度。

3. 中枢兴奋药的选择性作用与剂量有关，随着药物剂量的增加，药物作用增强，作用范围扩大，过量均可引起中枢神经系统各部位广泛兴奋而导致惊厥。由于维持时间短，在临床急救中常需反复用药，通常 2～4 小时注射一次。为防止过量中毒，一般应交替使用几种中枢兴奋药，严格掌握用药剂量及给药间隔时间。

4. 用药期间应密切观察患者用药后的反应，如有烦躁不安、反射亢进、局部肌肉震颤、抽搐现象，往往是惊厥发生的先兆，应立即报告医生，酌情减量或停药。

5. 对中枢性呼吸衰竭，应用呼吸兴奋药仅是综合治疗措施之一，是呼吸衰竭的辅助治疗手段。对呼吸衰竭者主要是给氧、人工呼吸，必要时要做气管插管和气管切开。

6. 咖啡因应在睡前 6 小时应用，防止失眠。应控制好剂量和给药间隔时间，避免因剂量过大或反复给药导致惊厥。婴幼儿高热时应用此药易致惊厥，故婴幼儿退热不应选择含咖啡因的复方解热制剂。本药能增加胃酸分泌，胃溃疡患者慎用。

7. 尼可刹米作用时间短，常需反复给药，与其他呼吸兴奋药联用或交替使用，能提高疗效，减轻不良反应。应用本药同时应积极治疗原发病，采取吸氧、控制感染等措施。静脉给药时缓慢注射，给药剂量每次不超过 500mg，注射过程中密切观察病情变化，一旦出现烦躁、面部肌肉跳动、反射亢进、抽搐等惊厥先兆，应立即减量或停药，若出现惊厥可使用地西泮治疗。

8. 吡拉西坦消化道反应症状的轻重与服药剂量直接相关，故应严格控制给药剂量。中枢神经系统不良反应症状轻微，且与服用剂量大小无关，停药后症状消失。肝肾功能障碍者慎用。本品易通过胎盘屏障，故孕妇禁用。

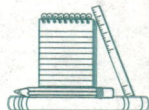

模块小结

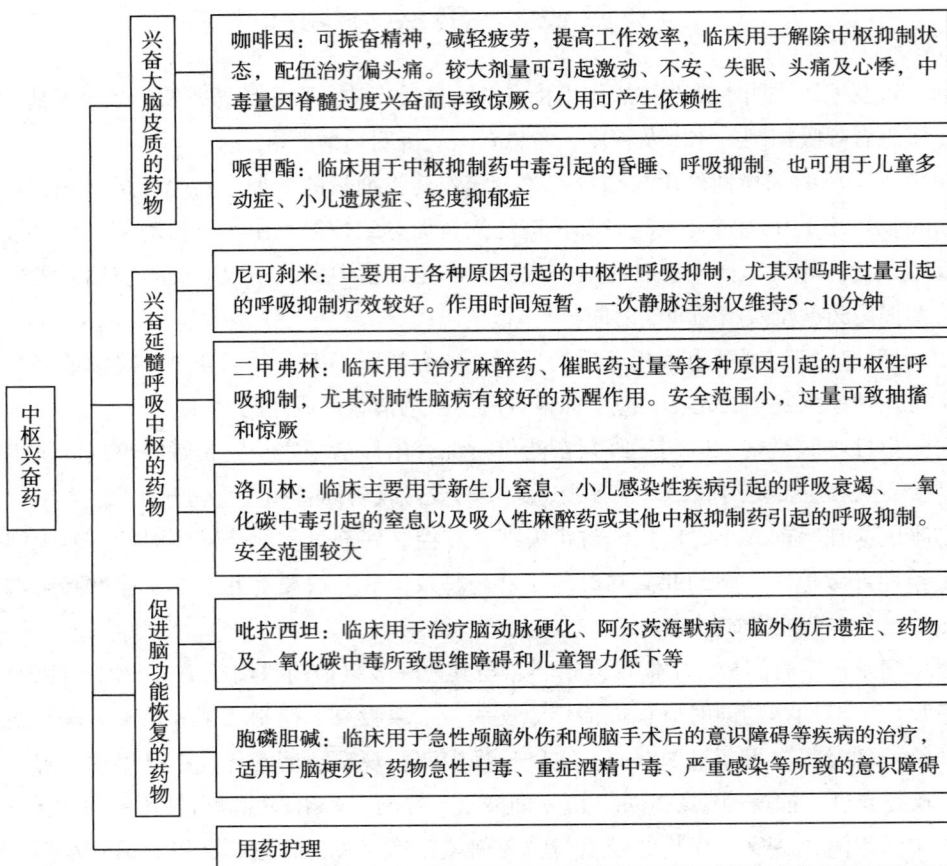

兴奋大脑皮质的药物

咖啡因：可振奋精神，减轻疲劳，提高工作效率，临床用于解除中枢抑制状态，配伍治疗偏头痛。较大剂量可引起激动、不安、失眠、头痛及心悸，中毒量因脊髓过度兴奋而导致惊厥。久用可产生依赖性

哌甲酯：临床用于中枢抑制药中毒引起的昏睡、呼吸抑制，也可用于儿童多动症、小儿遗尿症、轻度抑郁症

兴奋延髓呼吸中枢的药物

尼可刹米：主要用于各种原因引起的中枢性呼吸抑制，尤其对吗啡过量引起的呼吸抑制疗效较好。作用时间短暂，一次静脉注射仅维持5~10分钟

二甲弗林：临床用于治疗麻醉药、催眠药过量等各种原因引起的中枢性呼吸抑制，尤其对肺性脑病有较好的苏醒作用。安全范围小，过量可致抽搐和惊厥

洛贝林：临床主要用于新生儿窒息、小儿感染性疾病引起的呼吸衰竭、一氧化碳中毒引起的窒息以及吸入性麻醉药或其他中枢抑制药引起的呼吸抑制。安全范围较大

中枢兴奋药

促进脑功能恢复的药物

吡拉西坦：临床用于治疗脑动脉硬化、阿尔茨海默病、脑外伤后遗症、药物及一氧化碳中毒所致思维障碍和儿童智力低下等

胞磷胆碱：临床用于急性颅脑外伤和颅脑手术后的意识障碍等疾病的治疗，适用于脑梗死、药物急性中毒、重症酒精中毒、严重感染等所致的意识障碍

用药护理

扫一扫，查阅
复习思考题答案

复习思考

1. 简述不同剂量咖啡因的药理作用及临床应用。

2. 兴奋呼吸中枢的作用方式有哪几种？举例说明。

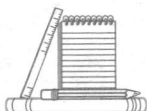

模块十二　抗癫痫药及抗惊厥药

扫一扫，查阅本模块 PPT、视频等数字资源

【学习目标】

掌握：苯妥英钠的作用特点、临床应用、不良反应及用药护理。

熟悉：其他抗癫痫药的作用特点及临床应用。

了解：其他抗癫痫药的用药护理。

案例导入

患者，男，25岁，突然出现无明显诱因的癫痫发作，表现为全身强直-阵挛发作、意识丧失、四肢抽搐、牙关紧闭。经过脑电图等相关检查，确诊为癫痫。医生为其选择了传统的抗癫痫药物苯妥英钠进行治疗，从小剂量开始逐渐增加剂量，以达到有效的血药浓度。在治疗过程中，密切监测血药浓度以及患者的肝肾功能等指标。

问题：使用苯妥英钠期间为什么要密切监测血药浓度？

项目一　抗癫痫药

癫痫是一组大脑局部神经元异常高频放电并向周围正常组织扩散所引起的反复发作的慢性脑疾病，具有突发性、短暂性和反复发作等特点，多伴有脑电图异常。根据临床症状和脑电图的不同可将癫痫分为以下几种类型（表 12-1）。

表 12-1　癫痫主要发作类型、临床发作特征及治疗药物

主要发作类型	临床发作特征	治疗药物
全身性发作		
强直-阵挛性发作（大发作）	最常见，表现为患者突然意识丧失，全身强直-阵挛性抽搐、面色青紫、口吐白沫，持续数分钟	苯妥英钠、卡马西平、苯巴比妥、丙戊酸钠、扑米酮
失神性发作（小发作）	主要表现为突然意识丧失、知觉丧失、动作和语言中断，无全身痉挛现象，一般持续 5～30 秒后迅速恢复，多见于儿童	乙琥胺、丙戊酸钠、氯硝西泮
肌阵挛性发作	可分为婴儿、儿童和青春肌阵挛，部分肌群短暂休克样抽动，持续约 1 秒，脑电波呈爆发性多型棘波	丙戊酸钠、氯硝西泮或联合应用糖皮质激素治疗
癫痫持续状态	大发作连续发生，患者持续昏迷，易危及生命	地西泮、劳拉西泮、苯妥英钠、苯巴比妥

续表

主要发作类型	临床发作特征	治疗药物
局限性发作		
单纯性局限性发作	一侧面部或肢体肌肉抽搐或感觉异常，无意识障碍	苯妥英钠、卡马西平、苯巴比妥
复合型局限性发作	以阵发性精神失常和无意识非自主活动为主，如摇头、唇抽动等，持续 0.5 ～ 2 分钟	卡马西平、苯妥英钠、丙戊酸钠、扑米酮

目前控制癫痫发作的主要手段是长期服用抗癫痫药物，通过抑制脑细胞异常放电的产生或扩散控制癫痫的发作。临床常用的抗癫痫药有苯妥英钠、卡马西平、苯巴比妥、乙琥胺、丙戊酸钠等。

一、常用抗癫痫药

苯妥英钠

苯妥英钠（phenytoin sodium，大仑丁）口服吸收缓慢且不规则，连续每日服药 0.3 ～ 0.6g，须经 6 ～ 10 日才能达到有效血药浓度（10 ～ 20μg/mL）。因本药呈强碱性（pH=10.4），刺激性大，故不宜作肌内注射。静脉给药易透过血 – 脑脊液屏障。本药血药浓度的个体差异较大，故临床应注意剂量个体化，可通过监测血药浓度调整给药剂量。

【药理作用及临床应用】

1. 抗癫痫　苯妥英钠对多种组织的可兴奋性细胞膜均有膜稳定作用，通过阻滞电压依赖性 Na^+、Ca^{2+} 通道，抑制 Na^+、Ca^{2+} 内流，导致动作电位不易产生，且有明显的应用依赖性，即 Na^+、Ca^{2+} 通道开放愈频繁，其阻滞通道的作用越强，故能阻止异常高频放电向病灶周围的正常脑组织扩散，达到治疗作用，而对正常的低频放电无明显影响。苯妥英钠是治疗癫痫大发作和局限性发作的首选药；对精神运动性发作也有效，缓慢静脉注射可有效缓解癫痫持续状态；对小发作和肌阵挛性发作无效，有时甚至使小发作加重。

2. 抗神经痛　对三叉神经痛疗效较好，对坐骨神经痛、舌咽神经痛也有效，可减轻疼痛，减少发作次数，这与苯妥英钠的细胞膜稳定作用有关。

3. 抗心律失常　主要用于强心苷中毒引起的室性心律失常，为首选药。

【不良反应】

1. 局部刺激　苯妥英钠口服对胃肠道有刺激性，易引起食欲减退、恶心、呕吐、腹痛等症状，宜饭后服用。静脉注射可发生静脉炎。

2. 齿龈增生　苯妥英钠经唾液分泌到口腔，刺激牙龈的胶原组织增生，多见于儿童及青少年，发生率约 20%，停药 3 ～ 6 个月可自行消退。

3. 神经系统反应　血药浓度超过 20μg/mL 时可出现眼球震颤，超过 30μg/mL 时可致共济失调等小脑前庭系统功能障碍，超过 40μg/mL 时可引起精神改变。

4. 造血系统反应　长期用药可致叶酸缺乏，发生巨幼红细胞性贫血，用亚叶酸钙治疗有效。少数患者可出现血小板减少、粒细胞缺乏、再生障碍性贫血。须定期检查血象。

5. 过敏反应　少数患者可出现皮肤瘙痒、皮疹、药物热等。同类药物有交叉过敏现象，一旦出现应立即停药，并给予相应治疗。

6. 其他　可引起低钙血症、佝偻病和软骨病等，服药期间可加服维生素 D 预防；可致性激素样反应，男性乳房发育，女性多毛症等；妊娠早期用药偶致畸胎；长期用药的患者不可突然

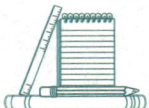

停药或换药，以免引起病情加重，甚至诱发癫痫持续状态。

【禁忌证】心、肝、肾功能不全者及妊娠初期和哺乳期妇女禁用。老年患者、青光眼患者及心血管严重疾病患者慎用。

【药物相互作用】

1. 苯妥英钠是肝药酶诱导剂，能加速多种药物如肾上腺皮质激素、避孕药代谢而降低这些药物的疗效，合用时应增加这些药物的剂量。

2. 保泰松、磺胺类和苯二氮䓬类等可与苯妥英钠竞争血浆蛋白结合部位，使苯妥英钠血药浓度升高，合用时苯妥英钠应减量，以防中毒；肝药酶抑制剂氯霉素、异烟肼等可通过抑制肝药酶活性而使苯妥英钠血药浓度升高，联合应用时应注意调整苯妥英钠剂量。

卡马西平

卡马西平（carbamazepine，酰胺咪嗪）口服吸收缓慢且不规则，服药 3～6 天达到稳态血药浓度。药物在体内代谢产物主要为环氧化物，仍有抗癫痫作用。用药初期 $t_{1/2}$ 约为 36 小时，因本药有肝药酶诱导作用，加速自身代谢，长期用药后 $t_{1/2}$ 缩短为 10～20 小时。

【药理作用及临床应用】

1. 抗癫痫　本品为广谱抗癫痫药，对各种类型的癫痫均有效，对精神运动性发作有良效，为首选药；对大发作和局限性发作也有效，尤其适用于伴有精神症状的癫痫，对小发作效果差。

2. 抗神经痛　治疗三叉神经痛和舌咽神经痛的疗效优于苯妥英钠。

3. 抗躁狂抑郁　可控制癫痫并发的精神症状，减轻甚至消除精神分裂症的妄想症状，对锂盐治疗无效的抑郁、躁狂症也有效，副作用比锂盐少且疗效好。

【不良反应及防治】

1. 用药初期可见视物模糊、眩晕、恶心、呕吐等症状，少数有共济失调、皮疹、心血管反应等，一般不需中断治疗，1 周左右可自行消退。饭后服用可减少胃肠反应，漏服时应尽快补服，不可一次服双倍量，可一日内分次补足。

2. 偶见的严重不良反应有骨髓造血功能异常（粒细胞缺乏、血小板减少、再生障碍性贫血）、肝损害等。用药期间应定期检查血象和肝功能。

3. 本药为药酶诱导剂，反复用药半衰期缩短，长期用药时应注意。

【禁忌证】肝肾功能不全者、严重心血管疾病、有骨髓抑制史者及孕妇和哺乳期妇女禁用。青光眼、糖尿病、肾病患者和老年人慎用。

苯巴比妥

苯巴比妥（phenobarbital，鲁米那）能降低癫痫病灶细胞的兴奋性，抑制病灶神经元的异常放电，又能升高病灶周围组织的兴奋阈值，阻止癫痫发作时异常放电的扩散。临床主要用于癫痫大发作和癫痫持续状态，对局部性发作及精神运动性发作也有效，对癫痫小发作效果差。服用催眠剂量的苯巴比妥后，次晨可出现嗜睡、精神不振等后遗效应，长期用药易导致耐受性和依赖性的产生，用量过大可导致呼吸衰竭而死亡。因本药大剂量对中枢抑制作用明显，故均不作首选药。

乙琥胺

乙琥胺（ethosuximide）为治疗癫痫小发作的首选药，对其他类型癫痫无效。对于小发作伴大发作的混合型癫痫患者，须与苯妥英钠或苯巴比妥合用。常见不良反应有恶心、呕吐、食欲减退等胃肠道反应；其次为头痛、眩晕、嗜睡、幻觉等中枢神经系统症状；偶见粒细胞缺乏、血小板减少，严重者可发生再生障碍性贫血，用药期间应注意检查血象。孕妇及哺乳期妇女

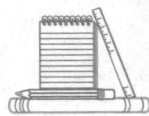

慎用。

丙戊酸钠

丙戊酸钠（sodium valproate）为广谱抗癫痫药，对各种类型的癫痫均有效。对大发作的疗效不如苯妥英钠和苯巴比妥；对小发作疗效强于乙琥胺，但因其肝脏毒性大，不作首选药，是大发作合并小发作时的首选药。常见不良反应为恶心、呕吐、食欲减退等胃肠道反应；偶见淋巴细胞增多、血小板减少、皮疹、脱发、共济失调等。肝功能不全者禁用。血液病患者、孕妇及哺乳期妇女慎用。

知识链接

苯二氮䓬类药物的抗癫痫作用

苯二氮䓬类药物中用于抗癫痫的有地西泮、硝西泮、劳拉西泮、咪达唑仑、氯巴占和氯硝西泮。直肠予以地西泮，鼻腔和口腔予以咪达唑仑，静脉予以地西泮和劳拉西泮是癫痫持续状态的首选药物。

二、抗癫痫药的应用原则

癫痫是一类慢性且反复发作性疾病，需长期用药，有些患者需终身用药控制。用药时需注意以下几点：

1. 合理选择药物　根据癫痫发作类型及患者具体情况合理选药。

2. 继发性癫痫应去除病因　如治疗脑囊虫病、切除脑瘤等，但残余病灶和术后瘢痕形成仍可引起癫痫发作，亦需药物治疗。

3. 治疗方案个体化　不同患者对药物的反应有较大的差异，治疗方案应个体化。单纯型癫痫最好选用一种有效的药物，从小剂量开始逐渐增加剂量，直至达到理想效果且不引起严重的不良反应，而后进行维持治疗。若一种药物疗效不佳或混合型癫痫，常需联合用药。需注意药物间的相互作用，毒副作用相似的药物不宜合用。

4. 治疗期间不可突然停药或换药　不要随意更换药物，如需更换药物或加用另一药物应采取逐渐过渡的方式，即在原用药物的基础上，逐渐加用新药至其发挥疗效后，再逐渐减量至停用原药，否则可出现反跳现象。

5. 长期用药　癫痫患者停药应在症状完全控制后应至少维持 2～3 年，然后在数月甚至 1～2 年逐渐减量停药，有些患者需终身用药。

6. 定期检查　长期用药期间需注意观察毒副作用，应定期检查血象及肝功能等，有条件者可定期检测血药浓度，调控剂量。

项目二　抗惊厥药

惊厥是中枢神经系统过度兴奋的一种症状，表现为全身骨骼肌不协调地强烈收缩，多见于破伤风、子痫、高热、癫痫强直 - 阵挛发作和中枢兴奋药过量等。常用抗惊厥药有硫酸镁、苯二氮䓬类、巴比妥类和水合氯醛等药物。

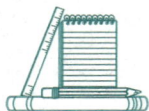

硫酸镁

【**药理作用及临床应用**】硫酸镁（magnesium sulfate）不同的给药途径，可产生不同的药理作用。口服给药产生导泻和利胆作用，外用热敷可用于消肿止痛，注射给药可产生如下作用：

1. 抗惊厥　注射给药后，血中 Mg^{2+} 浓度升高，可抑制中枢神经系统，并竞争性拮抗 Ca^{2+} 参与的神经－肌肉接头处乙酰胆碱的释放，从而松弛骨骼肌，产生抗惊厥作用。临床用于各种原因引起的惊厥，尤其对破伤风和子痫所致惊厥有良效。硫酸镁可明显抑制子宫平滑肌收缩，可用于防治早产。

2. 降血压　注射给药后，较高浓度 Mg^{2+} 可直接扩张外周血管，迅速降低血压。用于治疗高血压危象和高血压脑病等。

【**不良反应**】注射过量可引起中毒，出现中枢抑制、血压下降、腱反射消失、呼吸抑制等。

项目三　用药护理

一、抗癫痫药的用药护理

1. 应用抗癫痫药物应向患者和家属说明给药剂量、疗程要求及不规则用药对治疗效果影响的严重后果，指导患者遵医嘱用药，不随意停药或更换其他药物。尽量用同一厂家的产品，避免因生物利用度的差异影响疗效。

2. 苯妥英钠为强碱性，刺激性较大，应在饭后服用；不宜肌内注射，静脉注射宜稀释后选用较粗大的静脉缓慢给药，并在心电监护下进行，不可与其他药物混合注射。

3. 告诉患者服用苯妥英钠后尿液变红色或棕红色对身体无害，停药后可自行消失。指导患者用药期间注意口腔卫生，经常按摩牙龈。

4. 苯妥英钠的个体差异较大，注意用药剂量的个体化，通过监测血药浓度调整给药剂量。

建议患者用药期间保持良好的休息和睡眠，避免紧张、激烈运动，避免驾驶、高空作业等以免发生危险。饮食上注意多吃蔬菜水果，长期用药可酌情补充维生素 D、四氢叶酸，勿暴饮暴食，忌烟酒。

5. 抗癫痫药可引起畸胎及死胎，选用不良反应较小的单一药物，并加强血药浓度监测。对于癫痫发作难以控制或多药合用的孕妇，不宜继续妊娠。

二、抗惊厥药的用药护理

1. 硫酸镁应稀释后缓慢静脉滴注，并密切观察患者的意识、血压、呼吸及腱反射等情况。

2. 若腱反射迟钝或消失，呼吸少于 16 次／分，应立即停药，缓慢静脉注射 10% 葡萄糖酸钙或氯化钙注射液急救，必要时行人工呼吸。

模块小结

```
                    ┌─────────┬──── 苯妥英钠是癫痫大发作和局限性发作的首选药。对三叉神经痛疗效好，还可
                    │  苯妥    │      用于强心苷中毒引起的室性心律失常
                    │  英钠    │
                    │         └──── 不良反应有局部刺激、牙龈增生、神经系统反应、造血系统反应等，应提醒
                    │                患者保持口腔清洁，按摩牙龈。引起的巨幼红细胞性贫血用亚叶酸钙对抗
                    │
                    │  卡马          卡马西平是治疗癫痫精神运动性发作的首选药，治疗三叉神经痛效果优于苯
                    │  西平          妥英钠
          抗癫        │
          痫药        │  苯巴          苯巴比妥主要用于癫痫大发作和癫痫持续状态，对局部性发作及精神运动性
          及抗        │  比妥          发作也有效，对癫痫小发作效果差
          惊厥        │
          药         │  乙琥          乙琥胺是治疗癫痫小发作的首选药，对其他类型癫痫无效
                    │  胺
                    │
                    │  丙戊          丙戊酸钠为广谱抗癫痫药，对各种类型癫痫均有效，但都不作为首选药
                    │  酸钠
                    │
                    │         ┌──── 静脉注射给药用于缓解子痫、破伤风等引起的惊厥，也常用于高血压危象的
                    │  硫酸    │      救治；口服用于导泻和利胆；外用热敷可用于消炎消肿
                    │  镁     │
                    │         └──── 血镁过高可引起呼吸抑制、血压骤降、心跳骤停而致死。中毒时应立即进行
                    │                人工呼吸，并缓慢静脉注射氯化钙或葡萄糖酸钙紧急抢救
                    │
                    └──── 用药护理
```

复习思考

1. 简述苯妥英钠的临床应用及不良反应。

2. 治疗各型癫痫如何选药？

模块十三 镇痛药

扫一扫，查阅本模块 PPT、视频等数字资源

【学习目标】

掌握：吗啡、哌替啶的药理作用、临床应用、不良反应及用药护理。

熟悉：可待因、喷他佐辛、罗通定的作用特点及临床应用。

了解：其他镇痛药的作用特点和主要临床应用；滥用麻醉药品的危害性。

案例导入

患者，女，42岁，晚期乳腺癌，出现严重癌性疼痛，疼痛主要位于胸部及腋窝区域，呈持续性剧痛，严重影响生活质量和睡眠。医生首先给予口服布洛芬缓释胶囊，但疼痛缓解效果不明显。随后调整治疗方案，改用弱阿片类镇痛药曲马多缓释片，疼痛有所减轻，但仍未达到理想的镇痛效果。鉴于患者的疼痛程度较为剧烈，医生使用强阿片类镇痛药吗啡，患者疼痛得到缓解。同时为了预防吗啡可能引起的便秘等不良反应，给予了相应的对症治疗药物。

问题：如何做好镇痛药的用药护理？

镇痛药是一类抑制中枢神经系统，在不影响患者意识的情况下，能选择性地减轻或缓解疼痛，并能减轻由于疼痛引起的紧张、焦虑、不安等不良情绪的药物。

多数镇痛药连续使用易致成瘾性，故又称为成瘾性镇痛药或麻醉性镇痛药。因此，本类药物中绝大多数属于麻醉药品管理范围，应严格管理和控制。

疼痛是许多疾病的症状，是机体受到伤害性刺激的一种保护性反应。剧痛不仅使患者感到痛苦，而且还可引起生理功能紊乱甚至休克、死亡，所以应用镇痛药缓解剧痛并预防休克是必要的。然而，疼痛的性质与部位往往是诊断疾病的重要依据，故对诊断不明的疼痛不宜轻易使用镇痛药，以免掩盖病情，贻误诊治。

目前，临床上应用的镇痛药可分为三类，即阿片生物碱类镇痛药、人工合成镇痛药和其他类镇痛药。

项目一 阿片生物碱类药

阿片是植物罂粟未成熟蒴果浆汁的干燥物，含有二十多种生物碱，这些生物碱按其结构不同可分为两类：①菲类生物碱：以吗啡、可待因为代表，均可激动阿片受体，产生镇痛作用；②异喹啉类生物碱：以罂粟碱为代表，具有松弛平滑肌作用。

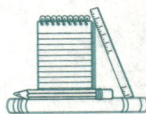

吗　啡

吗啡（morphine）是阿片中的主要生物碱，含量约 10%，是阿片镇痛的主要成分。

【体内过程】口服易吸收，但首关消除明显，生物利用度低，故采用注射给药。吸收后约 1/3 与血浆蛋白结合，游离型吗啡迅速分布于全身组织。本品脂溶性较低，仅少量通过血脑屏障，但足以发挥镇痛作用。也可通过胎盘进入胎儿体内。主要经肾排泄，少量经胆汁、乳汁排泄。

【药理作用】

1. 中枢神经系统

（1）镇痛　吗啡有强大的选择性镇痛作用，治疗量就可明显减轻或缓解疼痛，作用可持续 4～6 小时。吗啡对各种疼痛均有效，尤对慢性持续性钝痛的作用强于急性间断性锐痛。与全身麻醉药引起的镇痛不同，在镇痛的同时不影响意识和其他感觉。

（2）镇静　吗啡具有明显的镇静作用，在安静环境下，患者易于入睡也易被唤醒。还可改善或消除由疼痛引起的焦虑、紧张、烦躁、恐惧等不良情绪反应，部分患者用药后可出现欣快感，这是吗啡成瘾的基础。

（3）抑制呼吸　治疗量吗啡即可抑制呼吸中枢，降低呼吸中枢对二氧化碳的敏感性，使呼吸频率减慢，肺通气量和潮气量降低。呼吸抑制程度随药物剂量增加而加深，急性中毒时，呼吸极度抑制，呼吸频率可减慢至 3～4 次 / 分，甚至呼吸停止而死亡。呼吸抑制是吗啡急性中毒致死的主要原因。

（4）镇咳作用　吗啡可抑制延髓咳嗽中枢，具有强大的镇咳作用。但易成瘾，故临床上不用吗啡镇咳。

（5）其他　吗啡可使瞳孔缩小，中毒时可出现针尖样瞳孔，这是诊断吗啡中毒的重要依据之一。还可兴奋延髓催吐化学感受区（CTZ），引起恶心、呕吐。

2. 平滑肌

（1）胃肠平滑肌　吗啡可提高胃肠平滑肌和括约肌的张力，胃肠推进性蠕动减弱，胃肠内容物通过延缓，加之吗啡抑制消化液分泌使消化延缓及抑制中枢使便意迟钝，因而引起大便干燥和便秘，有止泻作用。

（2）胆道平滑肌　吗啡可引起胆道奥狄（Oddi）括约肌痉挛性收缩，使胆汁排空受阻，胆囊内压力升高，导致上腹部不适，严重者诱发或加剧胆绞痛。

（3）膀胱平滑肌　吗啡可提高膀胱括约肌张力，导致排尿困难、尿潴留。

（4）其他　大剂量吗啡可收缩支气管平滑肌，诱发或加重哮喘；还可干扰缩宫素对子宫平滑肌的兴奋作用，使产程延长。

3. 心血管系统　治疗量的吗啡可扩张血管，降低外周阻力，引起直立性低血压。由于抑制呼吸，导致体内二氧化碳蓄积，引起脑血管扩张，颅内压升高。

4. 免疫系统　吗啡对机体细胞免疫和体液免疫都有抑制作用，这可能是吗啡吸食者易感染 HIV 病毒的主要原因。

【作用机制】研究发现，在人体内存在"抗痛系统"，它是由阿片受体、脑啡肽和相应的脑啡肽神经元共同组成的。

以吗啡为代表的阿片类镇痛药的作用机制是激动脑内与痛觉调控有关的阿片受体，激活脑内的"抗痛系统"，从而减少感觉神经末梢突触前膜因疼痛导致的兴奋性递质 P 物质（SP）的释放，阻止痛觉信号传入脑内，产生中枢性镇痛作用。

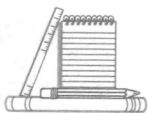

【临床应用】

1. 镇痛 吗啡对各种疼痛都有效，但由于成瘾性强，一般仅用于其他镇痛药无效的急性锐痛，如严重创伤、烧伤、癌症等引起的疼痛。对心绞痛和心肌梗死引起的剧痛，血压正常时可使用吗啡止痛；对胆绞痛、肾绞痛宜与解痉药（如阿托品）合用。因久用易产生依赖性，故慢性钝痛不宜使用。

知识链接

癌症疼痛的三阶梯镇痛疗法

癌症疼痛的三阶梯镇痛疗法是根据患者疼痛的轻、中、重不同程度，选择不同强度和疗效的镇痛药物。

第一阶梯：主要针对轻度疼痛，通常选用非阿片类镇痛药。主要为非甾体消炎药，代表药为阿司匹林，也可选用胃肠道反应较轻的对乙酰氨基酚和布洛芬等。

第二阶梯：适用于中度疼痛，选用弱阿片类药物，可联合应用非甾体消炎药，代表药为可待因，也可选用曲马多、布桂嗪等。

第三阶梯：用于重度疼痛，以强阿片类药物为主，也可联合非甾体消炎药及辅助镇痛药。代表药为吗啡，多采用口服缓释或控释制剂，也可选用哌替啶、美沙酮、芬太尼等。

---

2. 心源性哮喘 对于左心衰竭突发急性肺水肿所致的心源性哮喘，除吸氧、注射强心苷及氨茶碱外，配合静脉注射吗啡可迅速获得良好的效果。其机制是：①扩张外周血管，减少回心血量，降低外周阻力，可减轻心脏前、后负荷，有利于消除肺水肿；②抑制呼吸，降低呼吸中枢对二氧化碳敏感性，使急促而浅表的呼吸变为深慢，减轻喘息症状；③镇静作用可消除患者的紧张、恐惧情绪，减少耗氧量，间接减轻心脏负荷。

3. 止泻 可用于急、慢消耗性腹泻以减轻症状。可选含少量阿片类的阿片酊或复方樟脑酊。如伴有感染，应同时服用抗生素。

【不良反应】

1. 副作用 治疗量时可出现头晕、嗜睡、恶心、呕吐、便秘、排尿困难、呼吸抑制、胆绞痛、直立性低血压等。

2. 耐受性和依赖性 吗啡连续应用 2～3 周即可产生耐受性和依赖性。耐受性表现为吗啡的使用剂量逐渐增大及用药间隔时间缩短。依赖性包括精神依赖性和身体依赖性，一旦停药则出现兴奋、失眠、流泪、流涕、打呵欠、出汗、震颤、呕吐、腹泻甚至虚脱、意识丧失等戒断症状，同时有强迫觅药行为，对个人及社会危害极大，故应严格控制使用。

3. 急性中毒 用量过大可致急性中毒，表现为昏迷、呼吸深度抑制、针尖样瞳孔三大特征，常伴有血压下降、尿量减少、紫绀等，呼吸麻痹是中毒致死的主要原因。抢救时采取吸氧、人工呼吸、静脉注射阿片受体阻断药纳洛酮等。

可待因

可待因（codeine，甲基吗啡）口服易吸收，口服生物利用度约60%。可待因的镇痛作用约为吗啡的1/12，镇咳作用为吗啡的1/4，其抑制呼吸、镇静作用不明显，欣快作用和依赖性也较吗啡弱。临床上主要用于剧烈干咳和中等程度疼痛，与解热镇痛药合用有协同作用。无明显便秘、尿潴留及直立性低血压等副作用，但久用可产生依赖性。

项目二　人工合成镇痛药

人工合成镇痛药主要有哌替啶、芬太尼、美沙酮、喷他佐辛等，其中以哌替啶较为常用。

一、阿片受体激动药

哌替啶

哌替啶（pethidine，度冷丁）口服生物利用度低，故一般采用皮下或肌内注射给药。可通过血脑屏障和胎盘屏障。主要在肝内代谢，经肾排泄，少量可自乳汁排泄。

【药理作用】

1. 中枢神经系统　哌替啶激动 μ 型阿片受体，作用与吗啡相似。其特点是：①镇痛作用强度为吗啡的 1/10，维持时间短，一次给药作用持续 2～4 小时。②有抑制呼吸和引起恶心、呕吐作用。③无明显中枢性镇咳、缩瞳作用。④药物依赖性较吗啡轻，发生较慢，故临床上比吗啡更常用。

2. 平滑肌　哌替啶能增加胃肠平滑肌及括约肌张力，减慢肠蠕动，由于作用较吗啡弱且持续时间短，不易引起便秘，无止泻作用；能引起胆道括约肌痉挛，使胆内压增高，但比吗啡弱；大剂量还可引起支气管收缩；不对抗催产素对子宫的兴奋作用，对妊娠末期子宫的正常节律性收缩无明显影响，不延长产程。

3. 心血管系统　治疗量哌替啶能扩张血管，引起直立性低血压；由于抑制呼吸，能使体内二氧化碳蓄积，脑血管扩张，导致颅内压升高。

【临床应用】

1. 镇痛　因成瘾性较吗啡小，临床上主要替代吗啡用于各种急性锐痛，如严重创伤、大面积烧伤、晚期癌症、手术引起的剧痛等；内脏绞痛如胆绞痛、肾绞痛也需与阿托品合用。与吗啡不同，哌替啶可用于分娩止痛，但新生儿对哌替啶抑制呼吸作用极为敏感，故产妇于临产前 2～4 小时不宜使用。

2. 心源性哮喘　可替代吗啡用于心源性哮喘。

3. 麻醉前给药　其镇静作用可消除患者紧张、焦虑、恐惧等情绪反应，减少麻醉药用量并缩短诱导期。

4. 人工冬眠　与氯丙嗪、异丙嗪组成冬眠合剂，用于人工冬眠疗法。

【不良反应】

1. 副作用　治疗量时引起的不良反应与吗啡相似，如眩晕、恶心、呕吐、口干、出汗、心悸、体位性低血压等。

2. 耐受性和依赖性　久用可产生耐受性和依赖性，较吗啡轻，但仍需控制使用。

3. 急性中毒　剂量过大可致呼吸抑制、瞳孔散大、震颤、肌肉痉挛、反射亢进甚至惊厥等。中毒解救时除用阿片受体阻断药外，可配合应用抗惊厥药如地西泮等消除中枢兴奋症状。

芬太尼及其同系物

芬太尼（fentanyl）为强效镇痛药，作用与吗啡相似，镇痛效力为吗啡的 100 倍。起效快，作用强，但维持时间短，肌内注射后约 7 分钟起效，维持 1～2 小时。主要用于各种疼痛及外科、妇科等手术疼痛；与氟哌利多以 1∶50 的比例制成"神经安定镇痛合剂"，用于大面积烧伤

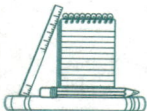

和小手术止痛；还可作为麻醉的辅助用药，可减少全麻药的用量。

不良反应比吗啡小，主要有眩晕、恶心、呕吐等，药物依赖性较弱，仍应警惕。大剂量可引起肌肉强直，纳洛酮可对抗之。

芬太尼的同系物有舒芬太尼（sufentanil）、阿芬太尼（alfentanil）、瑞芬太尼（aemifentanil）。舒芬太尼为全麻药的辅助镇痛药；阿芬太尼适用于心脏冠状动脉血管旁路术的麻醉；瑞芬太尼用于麻醉诱导和全身麻醉中维持镇痛，但本药不能单独用于全麻诱导。

美沙酮

美沙酮（methadone，美散痛）镇痛作用强度类似吗啡，起效慢，维持时间长。镇静、欣快、缩瞳及对平滑肌作用较吗啡弱；有耐受性及成瘾性，但发生慢，戒断症状轻且易于治疗。临床用于创伤、手术、晚期癌症等所致剧痛，也可用于吗啡、海洛因成瘾者的脱毒治疗。

不良反应常见眩晕、恶心、呕吐、嗜睡、便秘、直立性低血压等。因有呼吸抑制作用，孕妇及分娩期、呼吸中枢功能不全及幼儿禁用。肺水肿是美沙酮过量中毒的主要死因。

曲马多

曲马多（tramadol）口服注射均易吸收。镇痛强度约为吗啡的1/10，无明显呼吸抑制及平滑肌痉挛作用，不产生便秘，也不影响心血管功能。临床用于中、重度的急慢性疼痛，如心肌梗死、手术及晚期癌症等引起的疼痛。偶见多汗、头晕、恶心、呕吐、口干等。长期使用也可成瘾。

布桂嗪

布桂嗪（bucinnazine，强痛定）镇痛强度约为吗啡的1/3，强于解热镇痛药，属中等强度的镇痛药。尚有安定、镇咳作用，但呼吸抑制和胃肠道作用较轻。临床多用于偏头痛、三叉神经痛、炎性痛、关节痛、痛经及外伤性疼痛，对内脏绞痛效果差。

偶有恶心、头晕、困倦等不良反应，停药后症状即消失。有一定的药物依赖性。

二、阿片受体部分激动药

喷他佐辛

喷他佐辛（pentazocine，镇痛新）单独使用时可与阿片受体结合产生与吗啡相似的作用，与吗啡合用时能减弱吗啡的镇痛作用。

【药理作用和临床应用】镇痛作用强度为吗啡的1/3，呼吸抑制作用为吗啡的1/2。对平滑肌的兴奋作用比吗啡弱，而对血压的影响与吗啡相反，大剂量可引起血压升高、心率加快，与其能提高血浆中肾上腺素与去甲肾上腺素水平有关。成瘾性很小，不属于麻醉药品管理范围。临床适用于各种慢性钝痛。

【不良反应】常见不良反应有眩晕、恶心、呕吐、出汗等，大剂量可致血压升高、呼吸抑制、心动过速等。

丁丙诺啡

丁丙诺啡（buprenorphine，布诺啡）是阿片受体部分激动药。其镇痛作用是吗啡的30倍，起效慢，维持时间长，为6～8小时。药物依赖性近似吗啡，对呼吸有抑制作用。主要用于晚期癌症、各种术后疼痛、烧伤及心肌梗死所致的疼痛。也可用作戒海洛因成瘾的脱毒治疗，疗效与美沙酮相近。常见不良反应有头晕、嗜睡、恶心、呕吐等，亦能产生耐药性与成瘾性，戒断症状较轻。

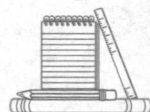

项目三　其他镇痛药

本类药物的作用机制与阿片受体无关，镇痛作用较弱，不抑制呼吸，无药物依赖性，故称为非麻醉性镇痛药。主要有四氢帕马丁（tetrahydropalmatine，延胡索乙素）和罗通定（rotundine，颅痛定）。

四氢帕马丁为植物延胡索中提取的生物碱。罗通定即四氢帕马丁的有效成分左旋四氢帕马丁，现已人工合成。

【药理作用和临床应用】有镇静、安定、镇痛和中枢性肌肉松弛作用。其镇痛作用弱于哌替啶，但强于解热镇痛抗炎药，对慢性持续性钝痛效果较好，无明显的成瘾性。适用于胃肠道及肝胆系统等疾病所致的钝痛、一般性头痛、脑震荡后头痛和疼痛性失眠，也可用于痛经及分娩止痛，对胎儿及产程无影响。

几乎无成瘾性，属非麻醉性镇痛药范围。

【不良反应】不良反应少，偶见眩晕、恶心、乏力等。剂量过大时仍可抑制呼吸。

项目四　阿片受体阻断药

纳洛酮

纳洛酮（naloxone）口服易吸收，但首关消除明显，常静脉给药。纳洛酮的化学结构与吗啡相似，与阿片受体的亲和力比吗啡大，无明显内在活性，可完全阻断吗啡与阿片受体的结合。临床主要用于：①阿片类药物急性中毒，解救其呼吸抑制及其他中枢抑制症状。②阿片类药物成瘾者的鉴别诊断。③解救急性酒精中毒。

项目五　用药护理

1. 询问病史和既往史，了解引起疼痛的原因，对患者做好心理护理，减轻心理压力。确认患者是否有镇痛药的禁忌证及慎用情况。本类药物一般禁用于分娩止痛、哺乳期妇女止痛，也禁用于颅内高压、严重肝功能减退及伴随外周呼吸系统疾病患者。

2. 须按照《麻醉药品管理条例》要求，严格管理，控制使用，防止成瘾。为防止产生耐受性和成瘾性，用药间隔时间不宜过短，至少间隔 4 小时。

3. 吗啡的给药方法多采用肌内注射和皮下注射，一般不用静注和静滴，以免引起呼吸抑制。肌内注射时要注意不可将药液注入血管。嘱患者用药后卧床，缓慢改变体位，防止摔伤。

4. 嘱患者用药期间戒烟酒，以免加深呼吸抑制；鼓励患者多饮水，多食粗粮，防止便秘，必要时应用润滑性泻药帮助排便。

5. 哌替啶用于分娩止痛时，应考虑产程进展，一般产前 2～4 小时不宜使用，因新生儿对哌替啶抑制呼吸作用敏感。

6. 应用吗啡、哌替啶期间，应密切监测患者的血压、呼吸、心率、意识及瞳孔大小。如出

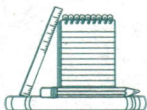

现呼吸频率减慢（呼吸低于 6 次 / 分）、瞳孔缩小、嗜睡等急性中毒症状，立即报告医生，积极采取人工呼吸、吸氧等对症支持治疗，给予阿片受体阻断药纳洛酮、中枢兴奋药尼可刹米等进行抢救。

模块小结

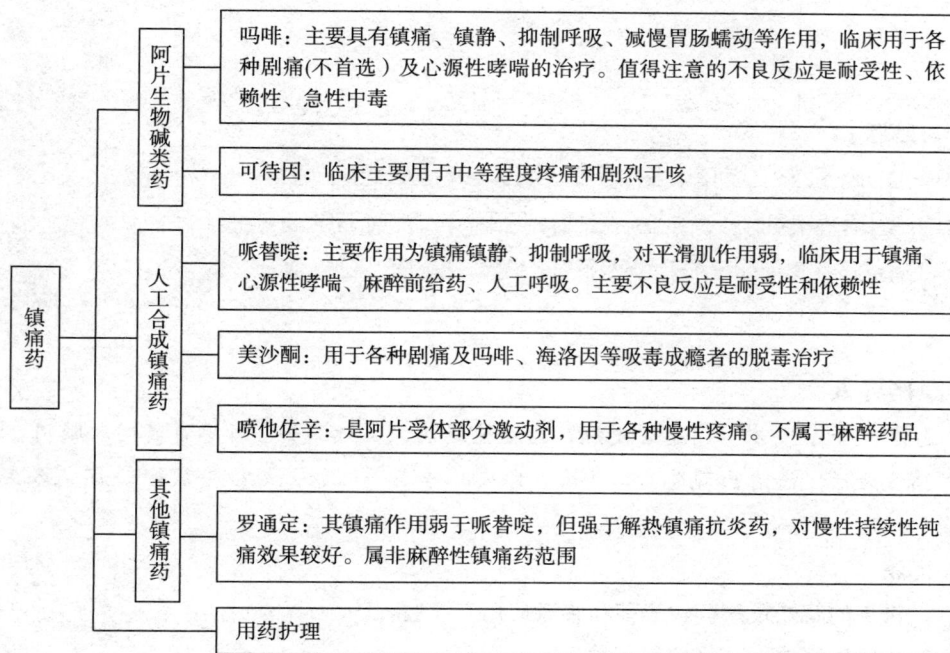

阿片生物碱类药
- 吗啡：主要具有镇痛、镇静、抑制呼吸、减慢胃肠蠕动等作用，临床用于各种剧痛(不首选)及心源性哮喘的治疗。值得注意的不良反应是耐受性、依赖性、急性中毒
- 可待因：临床主要用于中等程度疼痛和剧烈干咳

镇痛药

人工合成镇痛药
- 哌替啶：主要作用为镇痛镇静、抑制呼吸，对平滑肌作用弱，临床用于镇痛、心源性哮喘、麻醉前给药、人工呼吸。主要不良反应是耐受性和依赖性
- 美沙酮：用于各种剧痛及吗啡、海洛因等吸毒成瘾者的脱毒治疗
- 喷他佐辛：是阿片受体部分激动剂，用于各种慢性疼痛。不属于麻醉药品

其他镇痛药
- 罗通定：其镇痛作用弱于哌替啶，但强于解热镇痛抗炎药，对慢性持续性钝痛效果较好。属非麻醉性镇痛药范围

用药护理

复习思考

1. 吗啡为何可用于治疗心源性哮喘而禁用于支气管哮喘？
2. 吗啡对哪些疼痛有效？临床应用需注意什么？

扫一扫，查阅
复习思考题答案

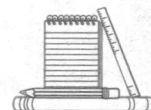

模块十四　解热镇痛抗炎药

【学习目标】

掌握：阿司匹林的药理作用、临床应用、不良反应及用药护理。

熟悉：解热镇痛抗炎药对乙酰氨基酚、吲哚美辛、美洛昔康的作用及应用特点。

了解：解热镇痛抗炎药的分类及解热、镇痛、抗炎作用的机制。

案例导入

患者，女，19 岁。因感冒发烧，为迅速退热，自行购买 2 种感冒药同时服用。联合用药 5 天后，患者出现恶心、厌食、眼黄、手黄等症状，经检查被诊断为"急性肝衰竭"。

问题：

1. 常用的解热镇痛药代表药和临床应用有哪些？

2. 如何做好这类药物的用药护理？

解热镇痛抗炎药是一类具有解热、镇痛作用，而且大多数还有抗炎、抗风湿作用的药物。它们在化学结构上虽属不同类别，但都可抑制体内前列腺素（prostaglandin，PG）的生物合成，由于其化学结构、抗炎作用机制与甾体抗炎药不同，故本类药物又称为非甾体抗炎药。

项目一　解热镇痛抗炎药基本作用

一、解热作用

解热镇痛抗炎药能降低发热者的体温，而对体温正常者几无影响。

下丘脑体温调节中枢通过对产热及散热两个过程的精细调节，使体温维持于相对恒定水平（正常人为 37℃左右）。感染之所以发热，是由于外热原刺激中性粒细胞，产生释放内热原，进入中枢神经系统，促使前列腺素（PG）合成，释放增加，作用于体温调节中枢，将调定点提高至 37℃以上，这时产热增加，散热减少，因此体温升高。解热镇痛抗炎药通过抑制下丘脑前列腺素合成酶（又称环加氧酶，COX），使 PG 合成减少，降低体温。

二、镇痛作用

解热镇痛药仅有中等程度镇痛作用，对各种严重创伤性剧痛及内脏平滑肌绞痛无效，对临

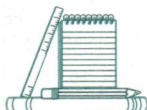

床常见的慢性钝痛如头痛、牙痛、神经痛、肌肉或关节痛、痛经等有良好镇痛效果。不产生欣快感与成瘾性，故临床广泛应用。本类药物镇痛作用部位主要在外周。在组织损伤或发炎时，局部产生与释放某些致痛化学物质（也是致炎物质）如缓激肽等，同时产生与释放 PG。缓激肽作用于痛觉感受器引起疼痛；PG 则可使痛觉感受器对缓激肽等致痛物质的敏感性提高。解热镇痛药可抑制炎症时 PG 的合成，因而有镇痛作用。

三、抗炎、抗风湿作用

除苯胺类外，大多数解热镇痛药都有抗炎作用，对控制风湿性关节炎及类风湿关节炎的症状有肯定疗效，但不能根治，也不能防止风湿、类风湿病的发展及并发症的发生。PG 还是参与炎症反应的活性物质，PG 与缓激肽等致炎物质有协同作用。解热镇痛药抑制炎症反应时 PG 的合成，从而缓解炎症。

项目二 常用解热镇痛抗炎药

常用的解热镇痛抗炎药按化学结构可分为水杨酸类、苯胺类、吡唑酮类及其他类四类。各类药物均具有镇痛作用，但在抗炎作用方面则各具特点，如乙酰水杨酸和吲哚美辛的抗炎作用较强，某些有机酸的抗炎作用中等，而苯胺类几乎无抗炎作用。

一、水杨酸类

案例导入

患者，男，60 岁。3 个月前因患关节炎服用阿司匹林，症状有所缓解，但是出现胃痛、皮肤瘀青等现象。

问题：为什么使用阿司匹林会出现上述症状，应如何进行处理？

水杨酸类（salicylates）药物包括乙酰水杨酸（acetylsalicylic acid）和水杨酸钠（sodium salicylate）。水杨酸本身因刺激性大，仅作外用，有抗真菌及溶解角质的作用。本类药物中最常用的是乙酰水杨酸。

阿司匹林

阿司匹林（aspirin，乙酰水杨酸）口服后，小部分在胃吸收，大部分在小肠吸收。$0.5 \sim 2$ 小时血药浓度达峰值。水杨酸与血浆蛋白结合率高，可达 $80\% \sim 90\%$。水杨酸经肝药酶代谢，大部分代谢物与甘氨酸结合，少部分与葡萄糖醛酸结合后，自肾排泄。

【药理作用及临床应用】

1. 解热、镇痛作用　在常用量（$0.3 \sim 0.5g$）有较强的解热、镇痛作用，常与其他解热镇痛药配成复方制剂，用于头痛、牙痛、肌肉痛、神经痛、痛经及感冒发热等。

2. 抗炎抗风湿作用　大剂量（$3 \sim 4g/d$）有较强的抗炎抗风湿作用，可使急性风湿热患者于 $24 \sim 48$ 小时退热，关节红、肿及剧痛缓解，血沉下降，患者主观感觉好转。由于控制急性风湿热的疗效迅速而确实，故也可用于鉴别诊断。对类风湿性关节炎也可迅速镇痛，消退关节炎症，减轻关节损伤，目前仍是首选药。

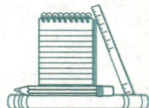

3. 影响血栓形成   小剂量（50～100mg/d）阿司匹林能使 PG 合成酶（环加氧酶）活性中心的丝氨酸乙酰化而失活，因而减少血小板中 TXA₂ 的生成而抗血小板聚集及抗血栓形成。小剂量阿司匹林可用于治疗缺血性心脏病，包括稳定型、不稳定型心绞痛及进展性心肌梗死患者，能降低病死率及再梗死率。

【不良反应】短期服用副作用少，长期大量抗风湿则有较多不良反应。

1. 胃肠道反应   最为常见，口服可直接刺激胃黏膜，引起上腹不适、恶心、呕吐。较大剂量口服（抗风湿治疗）可引起胃溃疡及不易察觉的胃出血（无痛性出血）；原有溃疡病者，症状加重。饭后服药、将药片嚼碎、同服抗酸药如碳酸钙或服用肠溶片可减轻或避免以上反应。胃溃疡患者禁用。

2. 凝血障碍   小剂量阿司匹林可抑制血小板聚集，延长出血时间。大剂量（5g/d 以上）或长期服用，还能抑制凝血酶原形成，延长凝血酶原时间，应用维生素 K 可以预防。严重肝损害、低凝血酶原血症、维生素 K 缺乏等均应避免服用阿司匹林。手术前 1 周应停用。

3. 过敏反应   少数患者可出现荨麻疹、血管神经性水肿、过敏性休克。某些哮喘患者服用阿司匹林或其他解热镇痛药后可诱发哮喘，称为"阿司匹林哮喘"。肾上腺素治疗"阿司匹林哮喘"无效。哮喘、鼻息肉及慢性荨麻疹患者禁用。

4. 水杨酸反应   剂量过大（＞5g/d）时，可出现头痛、眩晕、恶心、呕吐、耳鸣、视力及听力减退，总称为水杨酸反应，是水杨酸类中毒的表现。严重者可出现过度呼吸、酸碱平衡失调，甚至精神错乱。严重中毒者应立即停药，静脉滴入碳酸氢钠溶液以碱化尿液，加速水杨酸盐自尿排泄。

5. 瑞夷综合征   病毒性感染伴有发热的儿童或青年服用乙酰水杨酸后有发生瑞夷综合征的危险，表现为严重肝功能不良合并脑病，虽少见，但可致死，宜慎用。

二、苯胺类

此类药物非那西汀使用最早，但因毒性大，目前除少数复方制剂还应用外，均被其活性代谢产物对乙酰氨基酚取代。

对乙酰氨基酚

对乙酰氨基酚（acetaminophen，又名扑热息痛）口服吸收快而完全，主要在肝脏代谢，从肾脏排泄。解热作用与阿司匹林相似，镇痛作用弱，几无抗炎、抗风湿作用，临床用于感冒发热、头痛、神经痛、肌肉痛及对阿司匹不能耐受或过敏的患者。

对乙酰氨基酚短期应用不良反应少见，偶见皮肤黏膜过敏反应；但大剂量长期应用可致严重的肝、肾损害；长期使用极少数患者可致肾毒性，如肾乳头坏死和慢性间质性肾炎等；过量误服（105g 以上），可致急性中毒性肝坏死。

三、吡唑酮类

吡唑酮类药物是安替比林的衍生物，毒性较大，治疗剂量即可引起严重粒细胞减少。这类药物包括氨基比林、安乃近、保泰松、羟基保太松等。

保泰松

保泰松抗炎、抗风湿作用强，解热镇痛作用较弱，其抗炎作用也是通过抑制前列腺素（PG）生物合成而实现的。临床主要用于风湿性及类风湿性关节炎、强直性脊柱炎。本药对以上疾病的急性进展期疗效很好。较大剂量可减少肾小管对尿酸盐的再吸收，故可促进尿酸排泄，用于

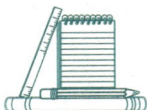

急性痛风。偶尔也用于某些高热，如恶性肿瘤及寄生虫病（急性丝虫病、急性血吸虫病）引起的发热。

不良反应多且严重，胃肠反应最常见，表现为恶心、上腹不适、呕吐、腹泻。饭后服药可减轻。大剂量可引起胃及十二指肠出血、溃疡，溃疡病者禁用。偶见粒细胞缺乏、血小板减少及再生障碍性贫血，可致死。现临床已很少使用。

四、其他类

其他类尚有人工合成的吲哚衍生物、选择性 COX-2 抑制药等。选择性 COX-2 抑制药临床主要用于风湿性关节炎、骨关节炎和强直性关节炎。

吲哚美辛

吲哚美辛（indomethacin，消炎痛）为人工合成的吲哚衍生物。口服吸收迅速而完全，3 小时血药浓度达峰值。吸收后 90% 与血浆蛋白结合。主要在肝脏代谢；代谢物从尿、胆汁、粪便排泄；10%～20% 以原形排泄于尿中。$t_{1/2}$ 为 2～3 小时。

吲哚美辛是目前最强的 PG 合成酶抑制药之一，有显著抗炎及解热作用，对炎性疼痛有明显镇痛效果。但不良反应多且重，目前仅用于其他药物不能耐受或疗效不显著的急性风湿性及类风湿关节炎、强直性脊柱炎、骨关节炎等；也可用于癌性发热及其他不易控制的发热。

【不良反应】30%～50% 患者用治疗量吲哚美辛后发生不良反应，约 20% 患者必须停药。大多数反应与剂量过大有关。

1. 胃肠道反应　食欲减退、恶心、腹痛；上消化道溃疡，偶可穿孔、出血；腹泻（有时因溃疡引起）；还可引起急性胰腺炎。

2. 中枢神经系统不良反应　25%～50% 患者有前额头痛、眩晕，偶有精神失常。

3. 造血系统不良作用　可引起粒细胞减少、血小板减少、再生障碍性贫血等。

4. 过敏反应　常见为皮疹，严重者可致哮喘。由于本药强烈抑制花生四烯酸环氧酶，可通过增加白三烯的生成产生类似阿司匹林哮喘的作用，因此"阿司匹林哮喘"者禁用。

5. 禁用和慎用　本药禁用于有精神病史者、癫痫病史者及骨髓造血功能不良、溃疡病、帕金森病、阿司匹林哮喘、肝肾功能不全者，也禁用于孕妇、哺乳期妇女及对本药过敏者。

布洛芬

布洛芬（ibuprofen，异丁苯丙酸）是苯丙酸的衍生物。口服吸收迅速，1～2 小时血浆浓度达峰值，$t_{1/2}$ 为 2 小时，99% 与血浆蛋白结合，可缓慢进入滑膜腔，并在此保持高浓度。口服剂量的 90% 以代谢物形式自尿排泄。本药是有效的 PG 合成酶抑制药，具有抗炎、解热及镇痛作用，主要用于治疗风湿性及类风湿性关节炎，也可用于一般解热镇痛，疗效并不优于乙酰水杨酸，但主要特点是胃肠反应较轻，易耐受。

不良反应有轻度消化不良、皮疹；胃肠出血不常见，但长期服用者仍应注意；偶见视物模糊及中毒性弱视，出现视力障碍者应立即停药。

吡罗昔康

吡罗昔康（piroxicam，炎痛喜康）属苯噻嗪类。口服吸收完全，2～4 小时血药浓度达峰值。在体外抑制 PG 合成酶的效力与吲哚美辛相等。对风湿性及类风湿性关节炎的疗效与吲哚美辛相同而不良反应少。其主要优点是 $t_{1/2}$ 长（36～45 小时），用药剂量小，每日服 1 次（20mg）即可有效。由于本药为强效抗炎镇痛药，对胃肠道有刺激作用，剂量过大或长期服用可致消化道出血、溃疡，故不宜长期服用。

美洛昔康

美洛昔康是一种长效的选择性 COX-2 抑制药，对各靶组织和器官的 COX-2 抑制作用比 COX-1 强 10 倍以上，因此，对胃肠道和肾脏的不良反应较少。

对风湿性关节炎、骨关节炎、类风湿、神经炎、软组织炎均有良好的抗炎镇痛作用，而对血小板聚集功能无明显影响，胃黏膜损伤及胃肠出血发生率也低。

塞来昔布

塞来昔布是选择性 COX-2 抑制药。口服吸收迅速而完全，生物利用度约为 99%，口服后约 3 小时血药浓度达峰值。药物吸收后广泛分布于全身各组织，血浆蛋白结合率约为 97%。常用于骨关节炎、类风湿关节炎、强直性脊柱炎、原发性痛经、急性疼痛的治疗。

尼美舒利

尼美舒利具有很强的解热、镇痛和抗炎作用，口服解热作用比对乙酰氨基酚强 200 倍，镇痛作用比阿司匹林强 24 倍。

临床用于风湿性关节炎、类风湿性关节炎、骨关节炎、术后疼痛、软组织损伤等。阿司匹林哮喘者可使用尼美舒利。消化道和肾功能不良反应发生率低。可致急性肝炎、重症肝炎和重症肝损害，尼美舒利口服制剂禁用于 12 岁以下儿童。

项目三　用药护理

1. 发热是机体的一种防御反应，同时热型也是诊断疾病的重要依据，故对一般发热患者可不急于使用解热药。但体温过高或持久发热，可消耗体力，引起头痛、惊厥甚至昏迷，严重者可危及生命，此时应用解热药可缓解高热引起的并发症。但是，解热仅为对症治疗，应注意配合病因治疗。

2. 注意观察用药后反应，一旦出现"阿司匹林哮喘"，应立即停药，并应用糖皮质激素和抗组胺药治疗，哮喘、慢性荨麻疹和鼻息肉患者应禁用；若过量中毒出现水杨酸反应，应立即停药，静脉滴注碳酸氢钠溶液以碱化尿液，加速水杨酸盐的排泄，并给予对症治疗。

3. 本类药物易出现胃肠道、中枢神经、血液系统等方面的不良反应，如患者出现胃痛、胃出血、牙龈出血、月经量增多、紫癜、眩晕、耳鸣等应及时通知医生，以采取应对措施。若出现困倦、头晕等，应避免驾驶或操作机器。

4. 嘱咐患者严格按医嘱用药，剂量不能太大，间隔时间不要太短，特别是小儿、老人和体弱者尤应注意。剂量过大可致大量出汗，易引起虚脱，要告诫患者多饮水。发热者应注意休息，解热时疗程不宜超过 1 周。婴幼儿则不宜选用含咖啡因的制剂，以免导致惊厥。

5. 治疗风湿痛时，应告诉患者该类药不会使风湿痛的症状立即消失，需 1～2 周的疗程，要坚持服药。

6. 嘱患者饭后服药，避免空腹服药，服用肠溶片、餐后服药或同服抗酸药、胃黏膜保护药可减轻或避免胃肠道反应，服肠溶片应餐前整片吞服。糖皮质激素常诱发消化性溃疡，二者合用可加重消化性溃疡，甚至胃肠出血，应避免合用。服药期间不要饮酒、饮用含乙醇的饮料，防止加重胃肠道反应。消化性溃疡者应禁用阿司匹林、吲哚美辛等对胃肠道有刺激的药物。

7. 阿司匹林长期应用者应定期检查血常规及大便潜血，以及早发现凝血障碍。用药过程若出现皮肤瘀斑、齿龈出血、月经量多、柏油样便等出血症状，应及时停药并给予维生素 K 防治凝血障碍。血友病患者、低凝血酶原血症患者、严重肝损害及维生素 K 缺乏者、产妇和孕妇等应禁用，术前 1 周停用。如果发生过敏反应，出现皮疹可用抗组胺药治疗；出现端夷综合征则立即停药，儿童病毒性感染及颅内压增高者应禁用；与香豆素类抗凝血药、磺酰脲类降血糖药等合用时，因与血浆蛋白的竞争置换作用，使上述药物的游离血药浓度增高，增强其作用与毒性，合用时上述两类药物应减量；与甲氨蝶呤、青霉素、呋塞米等弱碱性药物合用，可因竞争肾小管分泌使阿司匹林排泄减慢，易蓄积中毒，与这些药物合用时阿司匹林应适当减量。

8. 对乙酰氨基酚与巴比妥类药、卡马西平、苯妥英钠、利福平合用，可增加肝毒性，慎与这些药物合用。与双香豆素合用，可增强其抗凝作用，易致出血，合用时，双香豆素应减量。

模块小结

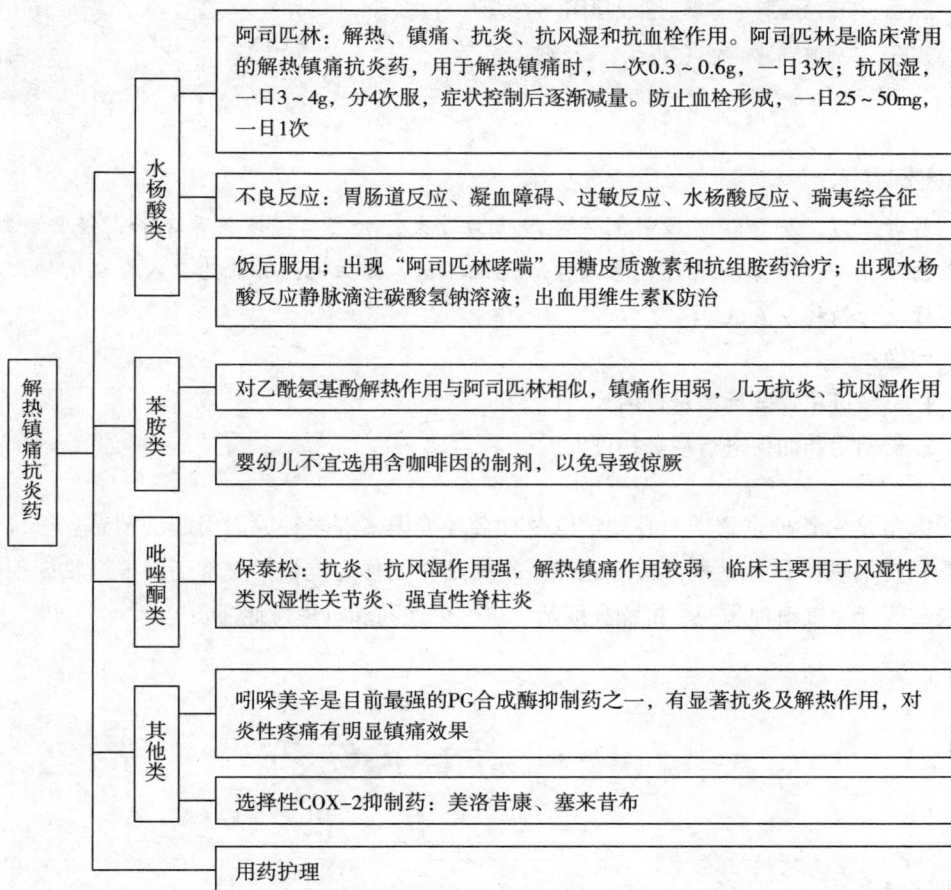

复习思考

1. 简述阿司匹林的药理作用及不良反应。
2. 比较阿司匹林与吗啡的镇痛作用的不同。

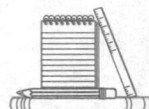

扫一扫，查阅
复习思考题答案

模块十五　抗精神失常药

【学习目标】

掌握：氯丙嗪的药理作用、临床应用、不良反应及用药护理。

熟悉：抗躁狂药、抗抑郁药的作用特点及临床应用。

了解：其他抗精神病药的作用特点及临床应用。

案例导入

患者，男，20 岁。近段时间因学习压力过大，加之与室友关系不和，经常失眠、注意力不集中。和家人诉说，有人背后说他坏话、孤立他，并认为别人合谋害他。入院后诊断为精神分裂症。

问题：

1. 患者可用哪些药物进行治疗？

2. 长期用药如何进行用药护理？

精神失常是由各种生物学、心理学以及社会环境因素等多种原因引起的情感、思维、认知和行为等精神活动障碍性疾病。治疗这类疾病的药物统称为抗精神失常药。根据临床用途可将抗精神失常药分为抗精神病药、抗躁狂症药、抗抑郁症药和抗焦虑症药。

项目一　抗精神病药

知识链接

精神分裂症

精神分裂症是危害人类健康的一大顽症，可发病于任何年龄，以青壮年为多，具有思维、情感、行为等多方面的障碍。

精神分裂症的症状因疾病类型、临床阶段不同而有很大差别。急性期表现常以幻觉、妄想、思维形式障碍、反复的行为紊乱和失控为主，称为阳性症状。慢性期主要症状为思维贫乏、情感淡漠、孤僻、内向等，称为阴性症状。

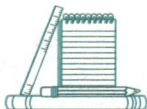

一、吩噻嗪类

吩噻嗪类药物均具有吩噻嗪的基本结构，它们侧链不同，属于二甲胺类。

氯丙嗪

氯丙嗪（chlorpromazine，冬眠灵）为吩噻嗪类药物的代表药。

本品口服吸收慢且不规则，不同个体口服相同剂量，血药浓度可相差10倍以上，临床用药应个体化。肌内注射吸收快，但刺激性强，宜深部注射。因其脂溶性较高，易透过血脑屏障，脑组织内浓度可达血浆浓度的10倍，并可通过胎盘屏障进入胎儿体内。药物主要经肝脏代谢，产物经肾排泄。

【药理作用】

1. 对中枢神经系统的作用

（1）抗精神病作用　正常人口服治疗剂量后，可出现安静、活动减少、注意力下降和感情淡漠、对周围事物不感兴趣等表现，在安静环境下易诱导入睡，但易唤醒，醒后神志清楚。与巴比妥类镇静催眠药不同，本药加大剂量也无麻醉作用。精神分裂症患者服用后能迅速控制兴奋躁动状态，大剂量连续服用能使幻觉、妄想、焦虑等症状消失，思维障碍减轻，睡眠改善，理智恢复，情绪安定，生活自理。对抑郁症无效，甚至可使之加重。

吩噻嗪类药物抗精神病的作用机制主要是阻断中脑－皮质通路和中脑－边缘系统通路的多巴胺受体，拮抗其过度亢进的精神活动。

多巴胺（dopamine，DA）是一种重要的中枢神经递质，它由多巴胺能神经元释放。中枢神经系统DA通路、功能及典型抗精神病药阻断相应通路后的效应见表15–1。

表 15–1　抗精神病药与多巴胺能神经通路

多巴胺能神经通路	功能	典型抗精神病药阻断相应通路后的效应
中脑－皮质通路	与认知、思想、感觉、联想等有关	抗精神病作用
中脑－边缘系统通路	与情绪和行为功能有关	抗精神病作用
黑质－纹状体通路	与锥体外系运动功能有关	出现锥体外系反应
结节－漏斗通路	与调节内分泌功能有关	可影响多种激素的分泌

（2）镇吐作用　氯丙嗪有较强的镇吐作用。小剂量即可阻断延脑催吐化学感受区的D_2受体而产生镇吐作用，大剂量时则直接抑制呕吐中枢。对顽固性呃逆有效，但不能对抗晕动症等前庭刺激所致的呕吐。

（3）对体温调节的作用　对体温调节中枢有很强的抑制作用，使体温调节功能减退，用药后可使体温随外界环境温度变化而升降。在物理降温的配合下，氯丙嗪可使发热患者甚至正常人的体温降至正常以下。但在高温环境下，氯丙嗪可使体温升高。

（4）加强中枢抑制药的作用　氯丙嗪对中枢神经系统有较强的抑制作用，可加强麻醉药、镇静催眠药、镇痛药等中枢抑制药的作用，联合应用时应注意。

2. 对自主神经系统的作用　①氯丙嗪可阻断α受体，能翻转肾上腺素的升压作用，使血管舒张，血压下降。但因血压下降会反射性引起心动过速，连续用药还可产生耐受性，且副作用较多，故不适用于高血压的治疗。②可阻断M受体，但作用较弱。

3. 对内分泌系统的作用　氯丙嗪阻断结节－漏斗通路的多巴胺受体，抑制下丘脑催乳素抑

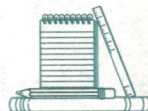

制因子的分泌，使催乳素分泌增加，出现乳房肿大及泌乳；抑制促性腺激素的释放而抑制性周期；抑制垂体生长激素分泌，可影响儿童生长发育，亦可用于治疗巨人症；还能抑制肾上腺皮质激素的分泌等。

【临床应用】

1. 精神分裂症　主要用于治疗Ⅰ型精神分裂症，尤其对以幻觉、妄想和精神运动性兴奋为主的急性患者效果显著。但不能根治，需长期用药，甚至终身治疗。对以情感淡漠、意志缺失、主动性缺乏等阴性症状为主要表现的Ⅱ型精神分裂症无效，甚至会加重症状。也可用于治疗躁狂症及其他伴有兴奋、紧张及妄想等症状的精神病患者。

2. 呕吐和顽固性呃逆　对多种病因如胃肠炎、尿毒症、恶性肿瘤、妊娠及药物引起的呕吐均有显著疗效，但对晕动症（晕车、晕船等）引起的呕吐无效。也可用于顽固性呃逆。

3. 低温麻醉和人工冬眠　配合物理降温可降低患者体温，用于低温麻醉。氯丙嗪与异丙嗪、哌替啶合用组成"冬眠合剂"，可使患者体温、基础代谢率、组织耗氧量及器官活动均降低，增加机体对缺氧的耐受力，减轻机体对伤害性刺激的反应。机体这种状态称为"人工冬眠"。人工冬眠有助于机体度过缺氧、缺能的危险期，为采取其他抢救措施争取时间。人工冬眠主要用于严重创伤、感染性休克、热性惊厥、甲状腺危象等病症的辅助治疗。

【不良反应】

1. 一般不良反应　①中枢抑制症状：表现为嗜睡、乏力、淡漠等。②大剂量出现M受体阻断症状：表现为口干、便秘、视物模糊等。③α受体阻断症状：如鼻塞、血压下降、直立性低血压等。④局部刺激症状：本药刺激性较强，静脉注射可发生血栓性静脉炎，应以0.9%氯化钠溶液或葡萄糖溶液稀释后缓慢注射，一般采用深部肌内注射。

2. 锥体外系反应　长期大量应用氯丙嗪或其他同类药物可出现：①帕金森综合征：表现为肌张力增高、肌肉震颤、面容呆板、动作迟缓、流涎等。②静坐不能：表现为坐立不安、反复徘徊、搓丸样动作等。③急性肌张力障碍：常在用药后1～5日出现，表现为强迫性张口、伸舌、斜颈、吞咽困难等症状。以上三种症状是因氯丙嗪阻断DA受体后，使胆碱能神经功能增强所致，可用中枢性抗胆碱药苯海索防治。④迟发型运动障碍：长期大量用药后，患者出现口-面部不自主地刻板运动，如吸吮、鼓腮、舔舌等动作，有时伴有舞蹈样手足徐动症。迟发型运动障碍与长期用药后DA受体数目上调有关，用抗胆碱药治疗无效，抗DA的药物（小剂量的氟哌啶醇）可使症状减轻。易发生于器质性脑疾病和老年患者。

3. 过敏反应　常见皮疹、接触性皮炎，偶见肝脏损害、粒细胞减少、溶血性贫血甚至再生障碍性贫血。

4. 精神异常　氯丙嗪可引起精神异常，如意识障碍、兴奋、妄想、幻觉、抑郁、淡漠、消极等。

5. 内分泌系统反应　长期用药可致内分泌紊乱，可出现男性乳房发育，女性乳房肿大、泌乳，月经停止，儿童生长发育迟缓等。

6. 急性中毒　一次超大剂量（1～2g）服用氯丙嗪可致急性中毒，患者出现昏睡、血压下降、心动过速、心电图异常等，应立即对症治疗。

除了二甲胺类外，吩噻嗪类还包括哌嗪类（如奋乃静、氟奋乃静、三氟拉嗪）及哌啶类（如硫利达嗪）。这些药物的药理作用、临床应用和不良反应与氯丙嗪相似。哌嗪类镇静作用弱，对精神病的幻觉、妄想等症状治疗效果较好，锥体外系反应明显；哌啶类抗精神病疗效不如氯丙嗪，但锥体外系反应较轻。氯丙嗪与其他吩噻嗪类药物的主要特点见表15-2。

表 15-2　吩噻嗪类抗精神病药作用特点比较

药物	抗精神病剂量（mg/d）	作用		
		镇静作用	锥体外系反应	降压作用
氯丙嗪	300～800	+++	++	++
氟奋乃静	1～20	+	+++	++
三氟拉嗪	6～20	+	+++	+
奋乃静	8～32	++	+++	+
硫利达嗪	200～600	+++	+	++

二、硫杂蒽类

氯普噻吨

氯普噻吨（chlorprothixene，泰尔登）镇静作用较强，有较弱的抗抑郁及抗焦虑作用。适用于伴有焦虑或抑郁症的精神分裂症、焦虑性神经官能症以及更年期抑郁症患者。不良反应较轻，锥体外系症状较少，偶有肝功能损伤。

三、丁酰苯类

氟哌啶醇

氟哌啶醇（haloperidol）有很强的抗精神病作用，不仅可显著控制各种精神运动兴奋症状，而且对慢性症状也有较好疗效。镇吐作用也较强，但镇静作用较弱。主要用于急慢性精神分裂症、躁狂症、焦虑性神经症、呕吐及顽固性呃逆。

氟哌利多

氟哌利多（droperidol）的作用与氟哌啶醇相似，但维持时间短。临床上主要与镇痛药芬太尼配合使用，使患者处于痛觉消失、精神恍惚、反应淡漠的特殊状态，称"神经安定镇痛术"，可用于小手术和某些特殊检查。

四、其他抗精神病药物

五氟利多

五氟利多（penfluridol）为口服长效抗精神病药。一次用药疗效可维持几天至 1 周。抗精神病作用较强，也有镇吐作用，但镇静作用弱。主要用于急慢性精神分裂症，尤其适用于慢性患者的维持和巩固治疗，锥体外系反应最常见。

舒必利

舒必利（sulpiride，止呕灵）对紧张型精神分裂症疗效好，起效快，有药物电休克之称。有良好的抗幻觉、妄想、淡漠、抑郁和焦虑紧张等症状的作用。对情绪低落、忧郁等症状也有治疗作用。对长期应用其他药物无效的难治性病例也有一定疗效。常见不良反应有头痛、头晕、便秘、注意力不集中等，锥体外系反应较轻，镇吐作用强，可用于止吐。

氯氮平

氯氮平（clozapine）系苯二氮䓬类新型抗精神病药。本药对精神分裂症的疗效与氯丙嗪相似，但作用更迅速，能较快地控制患者的兴奋躁动、幻觉妄想、痴呆木僵等症状，但对情感淡

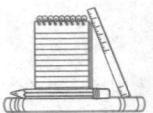

漠及逻辑思维障碍的改善较差。临床常用于其他药物无效或锥体外系反应明显的精神分裂症患者，也可用于长期给予氯丙嗪等抗精神病药物引起的迟发性运动障碍。用药后可明显改善症状，并使原有疾病得到控制。本药几乎无锥体外系反应，亦无内分泌方面的不良反应，但粒细胞减少或缺乏是本品易发生的严重不良反应，用药期间要严密观察白细胞的变化。

利培酮

利培酮（risperidone）为第二代非典型抗精神病药，对5-HT受体和D_2亚型受体均有阻断作用，对精神分裂症有良好的疗效。因利培酮用药剂量小、起效快、锥体外系反应较轻，患者易于耐受，目前已成为治疗精神分裂症的一线药物。

项目二　抗躁狂症药和抗抑郁症药

躁狂抑郁症又称情感性精神障碍，分躁狂和抑郁两种症状，可单独一种症状反复发作（单相型），也可两种症状交替出现（双向型）。关于发病机制，目前认为，躁狂症是脑内5-羟色胺（5-HT）缺乏而去甲肾上腺素（NA）增多所致，抑郁症患者脑内5-HT和NA均减少。抗躁狂抑郁药通过调节脑内5-HT、去甲肾上腺素及多巴胺能神经递质的含量与受体功能发挥治疗作用。

知识链接

躁狂症与抑郁症

躁狂症是一种以显著持久的情绪高涨为主要特征的情感性精神障碍疾病，临床表现为"三高"症状：心境高涨、思维奔逸、活动增多。

抑郁症是一种以显著持久的情绪低落为主要特征的情感性精神障碍疾病，临床表现为"三低"症状：情感低落、思维迟缓、意志活动减退。

躁狂和抑郁症状，如果单独一种症状反复发作称为单相型；两种症状交替出现称为双相型。

一、抗躁狂症药

躁狂症主要表现为情绪高涨、联想丰富、活动过度、思维和语言难以自制。抗精神病药氯丙嗪、氟哌啶醇及抗癫痫药卡马西平等具有抗躁狂症的作用，但碳酸锂是治疗躁狂症的主要药物。

碳酸锂

【药理作用与临床应用】碳酸锂（lithium carbonate）治疗量对正常人的精神活动无明显的影响，对躁狂症患者有显著疗效，尤其是对急性躁狂症和轻度躁狂症疗效显著，是治疗躁狂症的首选药，还可用于治疗躁狂抑郁症。长期重复使用可以减少躁狂复发，对预防抑郁复发也有效。

【不良反应】不良反应比较多，常见有恶心、呕吐、腹痛、腹泻、震颤等。锂盐安全范围小，血药浓度超过2mmol/L即可中毒。随着血药浓度增加，轻者出现头昏、恶心、呕吐、腹痛等，严重者可出现昏迷、休克、肾功能损害等。前列腺肥大及青光眼患者禁用，心血管疾病患者慎用。

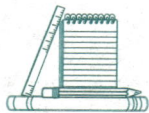

二、抗抑郁症药

抑郁症患者主要表现为情绪低落、言语减少、悲观失望、睡眠障碍、常自责自罪，有自杀倾向。其发病机制尚未彻底阐明，目前的单胺神经递质学说认为脑内去甲肾上腺素（NA）和 5- 羟色胺（5-HT）功能不足与抑郁症密切相关。抗抑郁症药就是通过抑制神经系统对 NA 和 5-HT 的再摄取，使这两种递质在突触间隙的浓度增加而发挥抗抑郁作用。

常用治疗药物有以下几类：

（一）三环类抗抑郁药

丙米嗪

【药理作用】正常人服用丙米嗪（imipramine，米帕明）后出现安静、嗜睡和血压稍降等中枢神经系统抑制作用及视物模糊、口干、便秘等抗胆碱反应。抑郁症患者连续用药后精神振奋，思维改善，食欲和睡眠好转。起效慢，连用 2 ～ 3 周后才有显著疗效。目前认为其作用机制可能是通过阻断 NA 和 5-HT 在神经末梢的再摄取，使突触间隙 NA 和 5-HT 浓度升高而发挥抗抑郁作用。

【临床应用】用于治疗各种原因引起的抑郁症，尤其对内源性抑郁症、更年期抑郁症疗效好，对反应性抑郁症疗效次之，对精神分裂症伴发的抑郁症疗效差。也可适用于儿童遗尿症的治疗。

【不良反应】常见的不良反应有口干、便秘、排尿困难、扩瞳、视力模糊、心动过速、眩晕、失眠、直立性低血压等；大剂量可引起癫痫样发作、共济失调等；少数患者可出现皮疹、粒细胞减少等过敏反应。

阿米替林

阿米替林（amitriptyline）抗抑郁作用与丙米嗪相似，可使抑郁症患者情绪提高，精神振奋。主要用于各型抑郁症或抑郁状态，对伴有焦虑和抑郁状态的患者，疗效优于丙米嗪；也可用于治疗小儿遗尿症。阿米替林是治疗带状疱疹后遗神经痛的一线药。不良反应与丙米嗪相似，但比丙米嗪更严重。

（二）NA 再摄取抑制药

马普替林

马普替林（maprotiline）为四环类选择性 NA 再摄取抑制剂，对 5-HT 的再摄取几乎无影响。口服吸收缓慢而完全，广泛分布于全身组织，半衰期为 27 ～ 58 小时，用药 2 ～ 3 周后才充分发挥疗效。本药的镇静作用和对血压的影响与丙米嗪类似。临床用于各型抑郁症，老年性抑郁症患者尤为适用。常见不良反应有口干、恶心、便秘、眩晕等，少数患者可出现心动过速、直立性低血压、震颤、躁狂、癫痫发作症状及过敏反应等。

（三）5-HT 再摄取抑制药

氟西汀

氟西汀（fluoxetine，百优解）是一种强效选择性 5-HT 再摄取抑制剂，抗抑郁症的疗效与三环类抗抑郁药相当。适用于伴有焦虑的各种抑郁症、强迫症和神经性贪食症，尤其适用于老年抑郁症。不良反应较轻，常见不良反应有恶心、头痛、失眠、精神紧张、震颤等；大剂量用药可出现精神症状；长期用药易引起厌食及性功能下降。肝肾功能不全患者及老年人长期用药需减量。氟西汀与单胺氧化酶抑制药合用须警惕"血清素综合征"，应引起临床重视。心血管疾病、糖尿病患者应慎用。

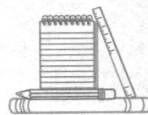

帕罗西汀

帕罗西汀（paroxetine）为强效选择性 5-HT 再摄取抑制剂，可使突触间隙 5-HT 递质浓度增高，发挥治疗抑郁症的作用，其效价是氟西汀的 23 倍。对其他递质作用较弱，对自主神经系统和心血管系统的影响较小。对抑郁症患者伴随的焦虑心境、躯体化症状、社交回避等症状有较明显的改善。主要不良反应为口干、便秘、视物模糊、恶心、头痛、震颤等。

（四）其他抗抑郁药

曲唑酮

曲唑酮（trazodone）为 5-HT 受体阻断剂和再摄取抑制剂，能抑制突触前膜对 5-HT 的再摄取，对 NA 和 DA 的再摄取无影响。具有镇静、嗜睡作用，对伴有焦虑和失眠性抑郁较好，对心脏功能无影响，也无抗胆碱作用，使用较安全。

项目三　用药护理

1. 用药前应对患者进行护理评估及用药护理宣教，告知患者及家属，抗精神病药的使用是长期的，应遵循早期、低剂量起始、逐渐加量、足量、足疗程的"全病程治疗"原则。

2. 应告知患者在服用氯丙嗪期间，不宜突然停药，以免病情反复或恶化。氯丙嗪在口服时要确认患者已将药物全部服下，防止患者丢药、藏药、吐药。对拒服者，可稀释后缓慢静脉注射，避免发生静脉炎。肌内注射应深部肌注。应嘱患者用药期间不宜从事机敏和危险作业如驾车、操纵机器等。由于该药影响体温调节中枢，夏季时告知患者注意防止中暑。老年患者易发生便秘和尿潴留，使用抗精神失常药物期间应多饮水，多吃蔬菜、水果，不饮酒及含酒精的饮料，适当运动，喂食或者鼻饲时防止发生噎食窒息。

3. 用氯丙嗪后，为防止直立性低血压发生，注射后应嘱患者卧床休息 1～2 小时，缓慢改变体位，避免热水浴及太阳暴晒。一旦发生直立性低血压，应立即让患者就地平卧或抬高下肢30°，严重者应用去甲肾上腺素抢救，禁用肾上腺素，防止反转肾上腺素的升压作用。

4. 服用过量氯丙嗪可引起急性中毒，表现为昏睡、血压急剧下降、心动过速等症状，应立即对症治疗，早期可用去甲肾上腺素升高血压。

5. 氯丙嗪可加强镇静催眠药、乙醇、抗组胺药、镇痛药等的中枢抑制作用，合用时宜减量。某些肝药酶诱导剂如苯妥英钠、卡马西平等可加速氯丙嗪的代谢。与吗啡、哌替啶合用时容易引起呼吸抑制和血压降低，应注意调整氯丙嗪的剂量。

6. 锂盐不良反应比较多，安全范围小，用药期间应观察患者是否出现锂中毒的前驱症状。若出现头昏、恶心、呕吐、腹痛等症状时，提示过量，应立即报告医生。备好 0.9% 氯化钠注射液，静脉注射以促进碳酸锂的排出。用药期间测定血药浓度至关重要，当血药浓度升至1.6mmol/L 时，应立即减量或停药。

7. 三环类抗抑郁药在长期大剂量用药时，应注意患者是否有乏力、感染等现象，需定期做白细胞计数和肝功能检查。因为三环类抑制 NA 再摄取，单胺氧化酶抑制剂减少 NA 的灭活，可使 NA 增高。应避免与单胺氧化酶抑制剂等合用，以免发生严重的高血压、高热及惊厥。严重心血管疾病、青光眼、前列腺肥大、癫痫、肝肾功能不全患者及孕妇禁用。

模块小结

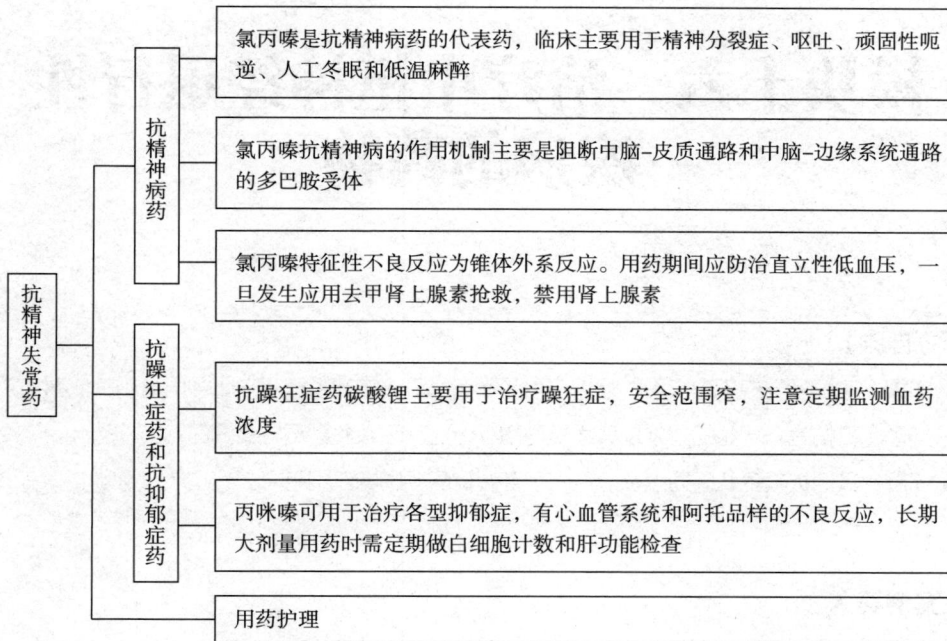

抗精神失常药

抗精神病药
- 氯丙嗪是抗精神病药的代表药，临床主要用于精神分裂症、呕吐、顽固性呃逆、人工冬眠和低温麻醉
- 氯丙嗪抗精神病的作用机制主要是阻断中脑-皮质通路和中脑-边缘系统通路的多巴胺受体
- 氯丙嗪特征性不良反应为锥体外系反应。用药期间应防治直立性低血压，一旦发生应用去甲肾上腺素抢救，禁用肾上腺素

抗躁狂症药和抗抑郁症药
- 抗躁狂症药碳酸锂主要用于治疗躁狂症，安全范围窄，注意定期监测血药浓度
- 丙咪嗪可用于治疗各型抑郁症，有心血管系统和阿托品样的不良反应，长期大剂量用药时需定期做白细胞计数和肝功能检查

用药护理

复习思考

1. 试述氯丙嗪的临床应用及用药监护。
2. 氯丙嗪引起的体位性低血压能否用肾上腺素升压？为什么？

扫一扫，查阅
复习思考题答案

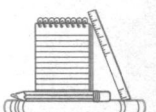

模块十六　治疗中枢神经退行性疾病的药物

【学习目标】
　　掌握：左旋多巴的药理作用、临床应用和不良反应；左旋多巴与卡比多巴合用的依据。
　　熟悉：抗帕金森病药的分类及其代表药物；治疗阿尔茨海默病的主要药物。
　　了解：其他抗帕金森病药以及治疗阿尔茨海默病药物的作用特点。

案例导入

　　患者，男，70 岁。3 年前出现右手轻度颤抖，1 年后开始波及右上肢、右下肢，手部颤抖加重，出现"搓药丸"样动作。诊断为帕金森病，给予左旋多巴治疗，病情缓解。

　　问题：

　　1. 左旋多巴为什么可以治疗帕金森病？

　　2. 如何进行用药护理？

项目一　抗帕金森病药

一、拟多巴胺类药

　　帕金森病（Parkinson's disease，PD），也称震颤麻痹，是一种以进行性锥体外系功能障碍为主要表现的中枢神经系统退行性疾病，中老年人多见。其典型症状为静止性震颤、肌肉强直、共济失调和运动迟缓等，严重者可伴有智力减退。

　　PD 的发病原因及机制尚不完全清楚，目前较公认的发病机制假说为"多巴胺学说"。该学说认为 PD 的病变部位主要在锥体外系黑质 – 纹状体多巴胺神经通路。正常时该通路多巴胺能神经功能和胆碱能神经功能处于动态平衡状态，当多巴胺（dopamine，DA）含量减少，造成黑质 – 纹状通路多巴胺能神经功能减弱，胆碱能神经功能就相对占据优势，因而引起锥体外系功能亢进，出现一系列肌张力增高的临床表现。据此，通过增强中枢多巴胺能神经功能或降低中枢胆碱能神经功能可控制或缓解 PD。

　　目前经典的抗帕金森病药主要分为拟多巴胺类药和中枢抗胆碱药两类。其中拟多巴胺类药又包括了多巴胺的前体药、左旋多巴的增效药、DA 受体激动药、促 DA 释放药四类。

（一）多巴胺的前体药

左旋多巴

左旋多巴（levodopa，L–DOPA）为酪氨酸合成儿茶酚胺的中间产物，即 DA 的前体物质。因 DA 不能透过血脑屏障，故选用其前体物质 L–DOPA 来补充黑质 – 纹状体中多巴胺的不足。

口服易吸收，0.5～2 小时血药浓度达峰值，$t_{1/2}$ 为 1～3 小时。口服后大部分 L–DOPA 被外周组织的 L– 芳香族氨基酸脱羧酶（L–amino acid decarboxylase，AADC）脱羧成为多巴胺，仅 1% 左右的 L–DOPA 能进入中枢神经系统发挥疗效。在外周形成的多巴胺易引起不良反应，若同时给予脱羧酶抑制剂，可减少 L–DOPA 在外周脱羧，使进入脑组织的量增多，同时也可降低不良反应。

【作用和用途】

1. 抗帕金森病　进入脑内的 L–DOPA 在脱羧酶的作用下，转变为 DA，补充脑内 DA 不足，增强多巴胺能神经的功能，可用于治疗各类型 PD 患者，但对吩噻嗪类等抗精神病药所引起的帕金森综合征无效。其作用特点为：①显效慢，用药 2～3 周才出现疗效，用药 1～6 个月疗效最强。②对轻症、年轻或治疗初期的患者效果好，重症、老年患者效果差。③对肌肉强直及运动困难的疗效好于肌肉震颤，对吞咽困难及认知减退无效。

2. 治疗肝性脑病　在脑内转化为去甲肾上腺素，取代因肝功能衰竭而在脑中产生的假性递质，使肝性脑病患者意识暂时清醒，但并不能改善肝功能，属于对症治疗。

【不良反应】

1. 早期反应

（1）胃肠道反应　约 80% 的患者在治疗初期可出现恶心、呕吐、食欲减退等胃肠道反应，偶见溃疡出血或穿孔。宜饭后服用，多潘立酮对上述症状有效。

（2）心血管反应　约 30% 的患者在治疗初期可出现直立性低血压，原因不明。可引起心动过速，心律失常等，偶见晕厥。

2. 长期反应

（1）运动过度症　用药两年后，90% 的患者可出现手足、躯体和舌等的不自主运动，表现为不自主张口、伸舌、头颈部扭动等。

（2）症状波动　用药 3～5 年后，40%～80% 的患者可出现"开关现象"，"开"时活动正常，"关"时则出现严重的 PD 症状。疗程越长，发病率越高。

（3）精神症状　出现失眠、焦虑、躁狂、妄想等，氯氮平可治疗。

（二）左旋多巴的增效药

1. **外周脱羧酶抑制剂**　卡比多巴（carbidopa）、苄丝肼（benserazide）均能抑制外周 AADC，使 L–DOPA 在外周的脱羧作用被抑制，增加进入中枢神经系统的 L–DOPA，可使 L–DOPA 用量减少 75%，且不良反应明显减少，症状波动减轻。其中，卡比多巴与 L–DOPA 组成复方制剂心宁美，比例为 1∶4 或 1∶10；苄丝肼与 L–DOPA 组成复方制剂美多巴，比例为 1∶4。

2. **单胺氧化酶 B 抑制药**　司来吉兰（selegiline）可迅速通过血脑屏障，选择性抑制中枢神经系统单胺氧化酶 B（MAO–B）。MAO–B 分布于黑质—纹状体内，其功能是降解脑内 DA。抑制 MAO–B，则可增加脑内 DA 浓度。该药对分布于肠道内的单胺氧化酶 A（MAO–A）无作用，因此与 L–DOPA 合用可降低 L–DOPA 用量，减少 L–DOPA 的外周不良反应。

3. **儿茶酚胺氧位甲基转移酶抑制药**　L–DOPA 代谢有两条途径，即由 AADC 脱羧或经儿茶酚胺氧位甲基转移酶（COMT）代谢。恩托卡朋（entacapone）为新型 COMT 抑制药，能减少外

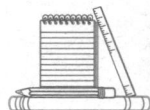

周 L-DOPA 降解，使更多的 L-DOPA 进入脑组织，安全而有效地延长症状波动患者"开"的时间。作用强，毒性低。不易通过血脑屏障，本药单独使用无效，可用于伴有症状波动的患者。

（三）DA 受体激动药

溴隐亭

溴隐亭（bromocriptine）又称溴麦角隐亭、溴麦亭，为多巴胺受体的强激动剂。大剂量与 L-DOPA 合用治疗 PD 取得较好疗效，能减少症状波动和"开关反应"。不良反应较多，常见食欲减退、恶心、呕吐等胃肠道反应，长期用药可诱发心律失常，一旦出现应立即停药。

（四）促 DA 释放药

金刚烷胺

金刚烷胺（amantadine）又称金刚胺。可能通过多种方式加强多巴胺的功能，如促进 L-DOPA 进入脑循环，增加多巴胺合成、释放和减少多巴胺重摄取等。用药后显效快，持续时间短，对肌肉强直、震颤效果好，优于抗胆碱药，但不及 L-DOPA。同时还有抗亚洲甲型流感病毒作用。

二、中枢抗胆碱药

苯海索

【作用和用途】苯海索（benzhexol，安坦）为人工合成的中枢性 M 胆碱受体阻断药，疗效不如 L-DOPA，对改善流涎、减轻震颤效果明显，但对动作迟缓无效。用于 L-DOPA 不耐受或无效的患者，同时对抗精神分裂症药引起锥体外系反应亦有效。

【不良反应】与阿托品类似，如口干、皮肤干燥、便秘、尿潴留、扩瞳等，青光眼和前列腺肥大患者禁用。因对 PD 疗效有限，副作用较多，现已少用。有研究发现本药可加重 PD 患者的痴呆症状，该症状明显者慎用。

三、用药护理

1. 目前对于 PD 尚不能根治，药物治疗仍为主要的治疗方式。药物治疗的目标是延缓疾病进展，控制症状，提高生存质量。

2. 根据病情变化，调整用药剂量和用药品种。药物均应从小剂量开始用药，逐渐增加给药量，直至疗效显著且无明显不良反应。合用药物及更换药物时，必须逐渐过渡，不可随意停药。

3. L-DOPA 不宜与维生素 B_6 合用，因维生素 B_6 是脱羧酶的辅基，加速 L-DOPA 在外周代谢，使得疗效降低，不良反应增多。

4. 观察药物疗效及不良反应，定期测量血压、肝肾功能。

项目二　治疗阿尔茨海默病药

阿尔茨海默病（Alzheimer's disease，AD）又称原发性老年痴呆，是一种与年龄高度相关的以进行性认知障碍和记忆力损害为主的中枢神经系统退行性疾病。表现为记忆力、判断力、抽象思维等一般智力的丧失，但视力、运动能力等则不受影响。随着人类寿命的延长及老龄化社会的到来，我国的 AD 患者数量和比例都将持续增高。AD 的发病机制尚未明确，至今没有十分有效的治疗方法。常用的药物有胆碱酯酶抑制药和 N-甲基天冬氨酸（NMDA）受体拮抗剂等。

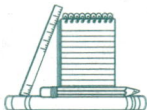

一、胆碱酯酶抑制药

多奈哌齐

多奈哌齐（donepezil）抑制中枢胆碱酯酶，增加中枢乙酰胆碱含量，改善记忆减退等症状，为第二代可逆性中枢胆碱酯酶抑制药。与第一代可逆性胆碱酯酶抑制药他克林相比选择性更高，外周不良反应很少，患者耐受性好。

用于轻、中度 AD 患者，可改善患者认知功能，延缓疾病发展。

常见肝毒性及外周抗胆碱副作用，较他克林轻。

加兰他敏

加兰他敏（galantamine）属于第二代胆碱酯酶抑制剂。用于治疗轻、中度 AD，疗效与他克林相当，但没有肝毒性。

治疗早期可出现恶心、呕吐等胃肠道反应。

卡巴拉汀

卡巴拉汀（rivastigmine，利凡斯的明）属于第二代胆碱酯酶抑制药，具有安全、耐受良好、不良反应轻等优点。适用于伴有心脏或肝肾疾病的 AD 患者。

主要不良反应有恶心、呕吐、腹痛、腹泻、头晕、乏力等，应用前景良好。

石杉碱甲

石杉碱甲（huperzine A，哈伯因）为我国科学家从中药千层塔中分离出的一种新生物碱，为强效、可逆性胆碱酯酶抑制药。用于老年性记忆功能减退及老年痴呆患者，可改善其记忆和认知能力。

二、N– 甲基天冬氨酸受体拮抗剂

美金刚

美金刚（memantine，美金刚胺）为一种中等强度的非竞争性 N– 甲基天冬氨酸受体（NMDA）拮抗剂，可以阻断谷氨酸浓度病理性升高导致的神经元损伤。可用于轻中度甚至重度 AD 患者，与胆碱酯酶抑制药合用效果更好。

服用后可有眩晕、口干、不安等症状。饮酒可加重不良反应。

三、用药护理

1. 目前对于 AD 尚不能根治，药物治疗仍为主要的治疗方式，药物治疗的目标是延缓疾病进展，控制症状，提高生存质量。

2. AD 的治疗是一个长期的过程，要做到坚持用药，注意药物产生的不良反应。

3. 多奈哌齐应从小剂量开始用药，密切观察治疗效果和不良反应，以患者能耐受为宜。

4. 加强与患者的沟通，提示患者远离可能的危险，避免人身伤害。配合医生、家属对患者进行心理状态调整，对患者始终怀有宽容和体贴的态度。

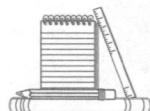

模块小结

治疗中枢神经退行性疾病的药物
- 抗帕金森病药
  - 多巴胺前体药
    - 左旋多巴
      - 用于各类型PD，但对抗精神病药引起的帕金森综合征无效；起效慢，重症老年患者效果差；可用于肝性脑病
      - 早期出现胃肠道反应和直立性低血压；长期使用可见运动过多症、"开关现象"，甚至出现精神症状
  - 左旋多巴增效药
    - 外周脱羧酶抑制剂：卡比多巴、苄丝肼
    - 单胺氧化酶B抑制药：司来吉兰
    - 儿茶酚胺氧位甲基转移酶抑制药：恩托卡朋
  - DA 受体激动药
    - 溴隐亭：与L-DOPA合用疗效较好，能减少症状波动和"开关现象"
  - 促 DA 释放药
    - 金刚烷胺：增加多巴胺合成、释放等。兼可抗亚洲甲型流感病毒
  - 中枢抗胆碱药
    - 苯海索
  - 治疗帕金森病的用药护理
- 治疗阿尔茨海默病药
  - 胆碱酯酶抑制药
    - 多奈哌齐：用于轻中度AD患者；常见肝毒性等
    - 加兰他敏：治疗轻中度AD；没有肝毒性
    - 卡巴拉汀：适用于伴有心脏或肝肾疾病的AD患者
    - 石杉碱甲：用于老年性记忆功能减退及老年痴呆患者
  - NMDA 受体拮抗剂
    - 美金刚：可用于轻中重度AD患者，与胆碱酯酶抑制药合用效果更好
  - 治疗阿尔茨海默病的用药护理

扫一扫，查阅
复习思考题答案

复习思考

长期服用左旋多巴的不良反应有哪些？如何进行合理用药指导？

模块十七　利尿药及脱水药

【学习目标】

掌握：呋塞米、氢氯噻嗪、螺内酯、甘露醇的药理作用、临床应用、不良反应与用药护理。

熟悉：利尿药的分类及作用部位。

了解：其他利尿药和脱水药的作用特点及临床应用。

案例导入

患者，男，38岁，自诉1周前感冒后出现双下肢凹陷性水肿，伴少尿、腰痛等症状，于医院就诊。查体：血压168/98mmHg，尿蛋白（+++），红细胞（++），血肌酐升高。诊断为急性肾小球肾炎。入院后嘱患者卧床休息，予以抗感染、降压、利尿治疗。

问题：

1.临床常用的利尿药有几类？每类的主要代表药有哪些？

2.如何做好利尿药的用药护理？

项目一　利尿药

利尿药作用于肾脏，增加水和电解质的排出，使尿量增多，临床主要用于多种原因引起的水肿。也可用于高血压、青光眼、尿崩症、肾结石、慢性心功能不全等非水肿性疾病的治疗。

一、利尿药作用的生理学基础

肾单位是肾脏结构与功能的基本单位，由肾小体和肾小管构成，肾小体又由肾小球和肾小囊构成。尿的生成包括肾小球的滤过、肾小管和集合管的重吸收、肾小管和集合管的分泌三个环节。利尿药通过影响肾脏尿生成过程的某些环节而产生利尿作用。

（一）肾小球的滤过

血液流经肾小球时，除蛋白质和血细胞外，其他成分均可经肾小球滤过而形成原尿。肾小球的滤过受肾血流量、有效滤过压等因素的影响，肾血流量在神经、体液的调节下，一般保持相对稳定。正常人肾小球滤过形成的原尿，成人每天约180L，但每天排出的终尿仅为 1～2L，可见99%以上的原尿被肾小管和集合管重吸收。肾脏具有球－管平衡调节作用，肾小球滤过增加，肾小管的重吸收也增加，终尿并不明显增加，所以利尿药对肾小球滤过的影响临床实际意义不大。

（二）肾小管和集合管的重吸收

肾小管各段对电解质重吸收的种类及量有着极大差别。

1. 近曲小管　近曲小管重吸收的能力最强，原尿中60%～65%的Na^+、85%的HCO_3^-及60%的水等在此段被重吸收。此段以H^+-Na^+交换方式重吸收Na^+，某些药物可抑制近曲小管Na^+的重吸收，但近曲小管本身及以下各段可出现代偿性重吸收现象，因此作用于近曲小管的药物不会产生明显的利尿作用，只能呈弱效利尿作用。

2. 髓袢

（1）髓袢降支细段　对Na^+和尿素几乎不通透，只吸收水。

（2）髓袢升支粗段髓质部和皮质部　此段重吸收原尿中20%～30%的Na^+，而不伴有水的重吸收，髓袢升支粗段对NaCl的重吸收，依赖于管腔内侧Na^+-K^+-$2Cl^-$的共同转运系统，该转运系统可将管腔内两个Cl^-、一个Na^+和一个K^+同向转运到细胞内。进入细胞内的Na^+由间液侧的Na^+-K^+-ATP酶主动转运至细胞间液，使细胞内Na^+浓度降低，促进Na^+从管腔内向细胞内转运。Cl^-依电位差进入组织液，K^+则沿管腔膜侧的钾通道返回管腔内，形成K^+的再循环；K^+进入管腔内使管腔内正电位升高，促进Ca^{2+}、Mg^{2+}的重吸收；随着电解质的重吸收，小管内液渗透压逐渐降低，这就是肾脏对尿液的稀释功能。NaCl被重吸收到髓质间液，与尿素共同逐渐升高髓袢所在的髓质间液的渗透压。这样，当尿液流经集合管时，因管内液与髓质间存在着渗透压差，在抗利尿激素（ADH）作用下，大量水被重吸收，这就是肾脏对尿液的浓缩功能。抑制髓袢升支粗段髓质和皮质部对NaCl的重吸收，肾的稀释与浓缩功能都降低，呈现强大的利尿作用，排出大量近似等渗的尿液。高效利尿药呋塞米等抑制升支粗段髓质部和皮质部，而中效利尿药噻嗪类等则抑制髓袢升支粗段皮质部和远曲小管开始部分对NaCl的重吸收，产生利尿作用。

3. 远曲小管近端　原尿中约10%的Na^+在此段重吸收，依赖于Na^+-Cl^-同向转运系统进行吸收。此段对水通透性极差。

4. 远曲小管和集合管　此段重吸收原尿中2%～5%的Na^+和20%的水，重吸收的方式有Na^+-H^+交换和Na^+-K^+交换，Na^+-K^+交换在醛固酮调节下进行。对抗醛固酮的调节功能或直接抑制Na^+-K^+交换，会造成排Na^+留K^+的弱利尿作用。螺内酯、氨苯蝶啶等药物作用于此部位，它们又被称为留钾利尿药。

（三）肾小管和集合管的分泌

近曲小管、远曲小管和集合管主要与小管内Na^+进行交换，分泌H^+和K^+，Na^+-K^+交换由醛固酮促进，H^+由H_2CO_3解离形成，乙酰唑胺抑制碳酸酐酶活性，减少H_2CO_3合成，使H^+浓度降低，抑制Na^+-H^+交换，而使Na^+重吸收减少，呈现弱利尿作用。此外，远曲小管还分泌NH_3，可与H^+及Cl^-结合成NH_4Cl排出。

二、利尿药的分类

按利尿药的作用效能分为如下三类：

1. 高效能利尿药　主要作用于髓袢升支粗段髓质部和皮质部，抑制Na^+-K^+-$2Cl^-$的共同转运系统，产生强大的利尿作用。本类药物主要有呋塞米、依他尼酸、布美他尼等。

2. 中效能利尿药　主要作用于远曲小管近端，抑制Na^+-Cl^-同向转运系统，产生利尿作用。根据化学结构分为：①噻嗪类：如氢噻嗪、氢氯噻嗪、氢氟噻嗪、苄氟噻嗪等。②非噻嗪类：如吲达帕胺、氯噻酮等。

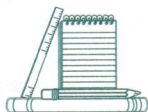

3. 低效能利尿药 主要作用于远曲小管和集合管。根据作用机制分为：①留钾性利尿药：如螺内酯、氨苯蝶啶等。②碳酸酐酶抑制药：如乙酰唑胺等。

三、常用的利尿药

（一）高效能利尿药

呋塞米

呋塞米（furosemide，速尿，呋喃苯胺酸）口服易吸收，生物利用度为 50%～70%，静脉注射 2～10 分钟起效，血浆蛋白结合率 95%～99%，约 10% 在体内转化，大部分以原形由肾小管分泌而排泄。

【药理作用】

1. 利尿作用 作用于髓袢升支粗段的髓质部与皮质部，特异性竞争结合 Na^+-K^+-$2Cl^-$ 共同转运系统的 Cl^- 结合部位，抑制 NaCl 重吸收，既降低肾的稀释功能，又降低肾的浓缩功能，发挥强大的利尿作用，排出大量接近于等渗的尿液。Na^+、K^+、Ca^{2+}、Mg^{2+}、Cl^-、水的排出均增加，Cl^- 的排出常超过 Na^+。大剂量也可抑制近曲小管碳酸酐酶活性，抑制 Na^+-H^+ 交换。

2. 保护肾脏 呋塞米可扩张肾血管，增加肾血流量，保护受损的肾组织。

3. 扩张小静脉 本药可扩张小静脉，减少回心血量，降低左室充盈压，改善肺淤血。

【临床应用】

1. 严重水肿 可用于心、肝、肾性水肿，一般不作首选药，仅用于其他利尿药无效的严重水肿；对急性肺水肿，呋塞米一方面利尿降低血容量，另一方面扩张血管，减少回心血量，减轻左心负荷，迅速解除症状。静脉注射呋塞米是治疗急性肺水肿的首选药；对脑水肿患者，呋塞米因强大的利尿作用，排出大量尿液，使血液浓缩，血浆渗透压升高，有助于消除脑水肿，降低颅内压。单用效果差，常合用脱水药。

2. 防治急性肾衰竭 急性少尿型肾衰竭早期，静脉注射呋塞米有较好的防治作用。由于呋塞米强大、迅速的利尿作用，可使阻塞的肾小管得到冲洗，减少肾小管萎缩坏死。同时扩张肾血管，降低肾血管阻力，增加肾血流量，可提高肾小球滤过率，使尿量增多。

3. 加速毒物排泄 配合静脉输液，对急性药物中毒的患者，可加速毒物随尿排泄。常用于巴比妥类、水杨酸类药物中毒抢救。

4. 其他 可用于高钙血症、高钾血症、高血压危象、心功能不全等。

【不良反应】

1. 水和电解质紊乱 因过度利尿引起，表现为低血钾、低血钠、低血容量、低氯碱血症等。其中低血钾最为多见，低血钾易诱发强心苷对心脏的毒性、肝昏迷，故用药期间应监测电解质，注意及时补充钾盐，或加服保钾利尿药，可避免或减少低血钾症的发生。长期应用还可引起低血镁，若低血钾和低血镁同时存在时，应注意纠正低血镁，否则补充 K^+ 也不易纠正低血钾。

2. 耳毒性 长期大剂量静脉给药，可引起耳鸣、听力下降或暂时性耳聋。停药后可恢复，可能与药物引起内耳淋巴液电解质成分改变，造成耳蜗管内基底膜上的毛细胞受损有关，肾功能不全时尤易出现。故用药期间，应避免和其他易损伤听神经的药物如氨基糖苷类抗生素合用。

3. 胃肠反应 常见有恶心、呕吐、上腹不适及胃肠出血等，宜饭后服用。

4. 高尿酸血症 与尿酸竞争肾小管的分泌而使尿酸排泄减少，可引起高尿酸血症而诱发痛风。故高尿酸血症、有痛风病史者慎用。

5. 其他 少数患者可发生粒细胞减少、血小板减少、溶血性贫血、过敏性间质性肾炎等。

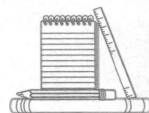

严重肝、肾功能不全、糖尿病、高脂血症及孕妇慎用。

知识链接

低钾血症与高钾血症

血清钾＜ 3.5mmol/L 时称为低钾血症，发生于钾摄入不足或丢失过多，主要对神经肌肉的兴奋性和心血管系统产生危害，表现为肌无力、腱反射减退或消失、心悸、心律失常等，还可出现食欲不振、恶心、腹胀、麻痹性肠梗阻等。

血清钾＞ 5.5mmol/L 时称为高钾血症，可引起心脏抑制，出现严重的心律失常，甚至停搏，对神经肌肉的影响为早期四肢及口周麻木，极度疲乏，肌肉酸痛。当血清钾浓度＞ 7.0mmol/L 时，可出现瘫软、呼吸麻痹。

依他尼酸

依他尼酸（etacrynic acid，利尿酸）利尿效能似呋塞米，但不良反应较多且严重，耳毒性最强，现已少用。

布美他尼

与呋塞米相比，布美他尼（bumetanide）利尿效能是呋塞米的 20 ～ 40 倍，不良反应较少，耳毒性较小，用于顽固性水肿和急性肺水肿。

（二）中效能利尿药

主要是噻嗪类。本类药物利尿作用由弱到强的顺序为氯噻嗪＜氢氯噻嗪＜苄氟噻嗪＜环戊噻嗪。

氢氯噻嗪

氢氯噻嗪（hydrochlorothiade，双氢克尿噻）为临床上最常用的噻嗪类利尿药。脂溶性较高，口服吸收迅速但不完全。口服后 1 ～ 2 小时起效，作用持续 6 ～ 12 小时。血浆半衰期为 12 ～ 27 小时。主要以原形通过近曲小管分泌、肾小球滤过而排泄。

【药理作用】

1. 利尿作用　作用于髓襻升支粗段皮质部和远曲小管近端，抑制 Na^+–Cl^- 同向转运系统，减少 NaCl 的重吸收。降低肾的稀释功能，但不影响肾的浓缩功能，排出较多的 Na^+、K^+、Cl^-、HCO_3^-，同时对碳酸酐酶有轻度抑制作用，使 H^+ 分泌减少，Na^+–H^+ 交换减少，发挥温和持久的利尿作用。

2. 抗利尿作用　可明显减少尿崩症患者的尿量和口渴症状。其机制可能由于增加 NaCl 的排泄，降低了血浆渗透压，减轻口渴感，饮水量减少，使尿量减少；同时抑制磷酸二酯酶，使细胞内 cAMP 含量增高，提高远曲小管和集合管对水的通透性，水的重吸收增加，使尿量减少。

3. 降压作用　详见抗高血压药。

【临床应用】

1. 水肿　常用于治疗各种原因引起的中度水肿。对心源性水肿疗效较好；对肾性水肿疗效与肾功能损害程度有关；对肝硬化腹水需要与醛固酮合用。

2. 高血压　常作为基础降压药与其他降压药合用。

3. 尿崩症　常用于肾性尿崩症和抗利尿激素无效的垂体性尿崩症。

4. 高尿钙伴肾结石　促进甲状旁腺激素调节 Ca^{2+} 的重吸收，减少尿钙，防止肾结石的形成。

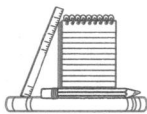

【不良反应】

1. 水和电解质紊乱　长期大剂量使用可致低血钾、低血钠、低血镁、低氯碱血症等。

2. 高尿酸血症　诱发痛风，有痛风病史者慎用。

3. 代谢变化　长期用药使胰岛素分泌减少、降低糖耐量而致血糖升高，故糖尿病患者慎用；使血中甘油三酯、胆固醇、低密度脂蛋白水平升高，诱发血脂升高；还可反射性引起肾素活性升高。

4. 其他　部分患者可引起皮疹、光敏性皮炎等过敏反应；与磺胺有交叉过敏反应；久用可致高血钙症。

氯噻酮

氯噻酮（chlortalidone）为非噻嗪类利尿药，其药理作用及作用机制与噻嗪类相似。

（三）低效能利尿药

螺内酯

螺内酯（spironolactone，安体舒通）口服易吸收，吸收率约90%。起效缓慢，口服1天左右开始利尿。血浆蛋白结合率高达95%以上，主要在肝脏代谢，从肾脏排泄，部分经胆汁形成肝肠循环。

【药理作用】螺内酯是人工合成的甾体类化合物，螺内酯及其代谢产物坎利酮的结构与醛固酮相似，在远曲小管和集合管与醛固酮竞争醛固酮受体，拮抗醛固酮的作用而发挥排 Na^+ 留 K^+ 利尿作用。作用弱，起效慢，作用持久，其利尿作用与体内醛固酮的浓度有关。动物实验表明，对切除肾上腺的动物，无利尿作用。

【临床应用】

1. 用于伴有醛固酮增高的顽固性水肿，如肝硬化腹水、肾病综合征、慢性心功能不全等，单用效果较差，常与高、中效利尿药合用，以增强疗效，维持 K^+ 平衡。

2. 用于治疗慢性心功能不全（见抗慢性心功能不全药）。

【不良反应】

1. 高钾血症　长期使用可致高钾血症。肾功能不全者长期使用，可引起致命性高钾血症。肾功能不全及血钾偏高者禁用。

2. 性激素样作用　久用可致女性多毛、月经紊乱、乳房胀痛，男性乳房增大、性功能障碍等，停药后消失。

3. 其他　可有胃肠反应、低钠血症、行走不协调、头痛等。

氨苯蝶啶

氨苯蝶啶（triamterene）直接抑制远曲小管和集合管的 Na^+–K^+ 交换，发挥排 Na^+ 留 K^+ 的利尿作用，其利尿作用与体内醛固酮的浓度无关，对切除肾上腺的动物，仍有利尿作用。利尿作用弱，常与高、中效利尿药合用，以增强疗效，维持 K^+ 平衡；能促进尿酸的排泄，尤其适用于痛风患者的利尿。

大剂量长期使用可致高钾血症，肾功能不全者尤应警惕高血钾倾向，肾功能不全及高血钾倾向者禁用；偶见头昏、头痛、嗜睡、胃肠道反应、皮疹等不良反应。有报道称氨苯蝶啶和吲哚美辛合成可引起急性肾衰竭。

乙酰唑胺

乙酰唑胺（acetazolamide）抑制肾小管上皮细胞中的碳酸酐酶，产生弱效利尿作用；还可抑制睫状体上皮细胞和中枢脉络丛细胞中的碳酸酐酶，减少房水和脑脊液的生成。由于利尿作用

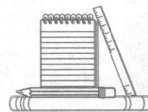

弱，且可致代谢性酸中毒，目前很少用于利尿。主要用于青光眼和防治急性高山病。在开始攀登前 24 小时口服，可起到预防作用。长期用药可致代谢性酸中毒和粒细胞缺乏症。作为磺胺的衍生物，对磺胺类过敏者禁用。

四、用药护理

1. 治疗前充分了解患者的血压、体重和水肿的情况，心脏、肝脏、肾脏的功能状态及药物过敏史。

2. 用药期间应监测电解质，防止和避免电解质紊乱。

3. 应用排钾利尿药时，应监测患者血清尿酸水平，注意患者有无关节痛等症状，预防痛风出现。有痛风史的患者，应提醒医生。

4. 高效利尿药注射时忌加入酸性液体中注射。低效利尿药餐后口服为宜。利尿药在治疗初期应从小剂量开始，通过每日的体重和尿量变化来调整剂量。

5. 脱水患者易引起血栓，老年人尤易发生。用药期间患者如发生头痛、胸痛、小腿或盆腔痛等，应报告医生。

6. 警惕耳毒性的发生。某些强效利尿药有耳毒性，表现为耳鸣、听力障碍，故用药期间应监测听力，避免与氨基糖苷类药合用。一旦发生应立即停药。

项目二　脱水药

脱水药又称渗透性利尿药，是指能迅速提高血浆渗透压使组织脱水的一类药物。脱水药的特点有：①静脉注射后不易透过毛细血管进入组织；②易经肾小球滤过，但不易被肾小管重吸收；③在体内不易被代谢。常用的有甘露醇、山梨醇和高渗葡萄糖。

甘露醇

甘露醇（mannitol）是一种可溶于水的白色结晶粉末，临床配成 20% 的高渗溶液静脉给药。

【药理作用】

1. 脱水作用　静脉给药后，不易透过毛细血管进入组织，迅速提高血浆渗透压，促使组织内、脑脊液或房水中过多的水向血液转移而呈现脱水作用，可迅速降低颅内压和眼内压。

2. 利尿作用　静脉给药后，10～20 分钟产生利尿作用。其机制可能有：①增加循环血容量，并促进 PGI_2 分泌，扩张肾血管，增加肾血流量，使肾小球滤过增加；②甘露醇从肾小球滤过后，几乎不被肾小管重吸收，增加管腔液内渗透压，阻止水的重吸收，产生渗透性利尿；③因排尿速率的增加，使尿液与肾小管上皮细胞接触的时间减少，电解质的重吸收减少。

3. 其他　口服甘露醇可提高肠腔内渗透压，产生导泻作用。

【临床应用】

1. 脑水肿　降低颅内压，是治疗脑水肿的首选药。

2. 青光眼　降低眼内压，用于青光眼急性发作的治疗及术前准备。

3. 预防急性肾衰竭　肾衰竭少尿期，应用甘露醇可减轻肾间质水肿；利尿作用，可维持足够的尿量，使肾小管充盈，管内有害物质得以稀释，保护肾小管。此外，还能增加肾血流量，对肾衰竭伴有低血压者效果较好。

【不良反应】

1. 水和电解质平衡紊乱是甘露醇最常见的不良反应。快速静脉注射，可因循环血容量突然增加，加重心脏负荷，而致心功能不全、稀释性低血钠，故应随时检查电解质、血压，心功能不全者禁用。

2. 注射过快可引起一过性头痛、头晕、视物模糊。

3. 可引起渗透性肾病。主要见于大剂量快速静脉滴注时，表现为肾小管上皮细胞肿胀、空泡形成，致尿量减少，甚至急性肾衰竭。应随时检查肾功能、尿量。

4. 因颅内压迅速下降而加重出血，故颅内有活动性出血者禁用。

5. 静脉滴注外漏可发生局部组织肿胀，严重时可致组织坏死。一旦外漏，应及时给予热敷，并用 0.5% 普鲁卡因局部封闭。

6. 气温较低时，易析出结晶，可用热水浴加温，振摇完全溶解后使用；不能与氯化钠、氯化钾等无机盐、强酸、强碱溶液配伍，以防引起结晶析出。

山梨醇

山梨醇（sorbitol）为甘露醇同分异构体，易溶于水，常用其 25% 水溶液。作用、作用机制、临床应用与甘露醇相似，但山梨醇进入体内后，部分转化为果糖而影响其脱水作用，故疗效不如甘露醇。

高渗葡萄糖

50% 的高渗葡萄糖（glucose）静脉注射可产生渗透性利尿和脱水作用。但葡萄糖可进入组织细胞参与代谢，且易合成糖原被贮存，故作用较弱，持续时间较短，单用停药后可有"反跳"现象，临床上与甘露醇或山梨醇交替使用，治疗脑水肿和急性肺水肿。

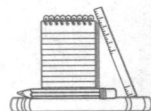

模块小结

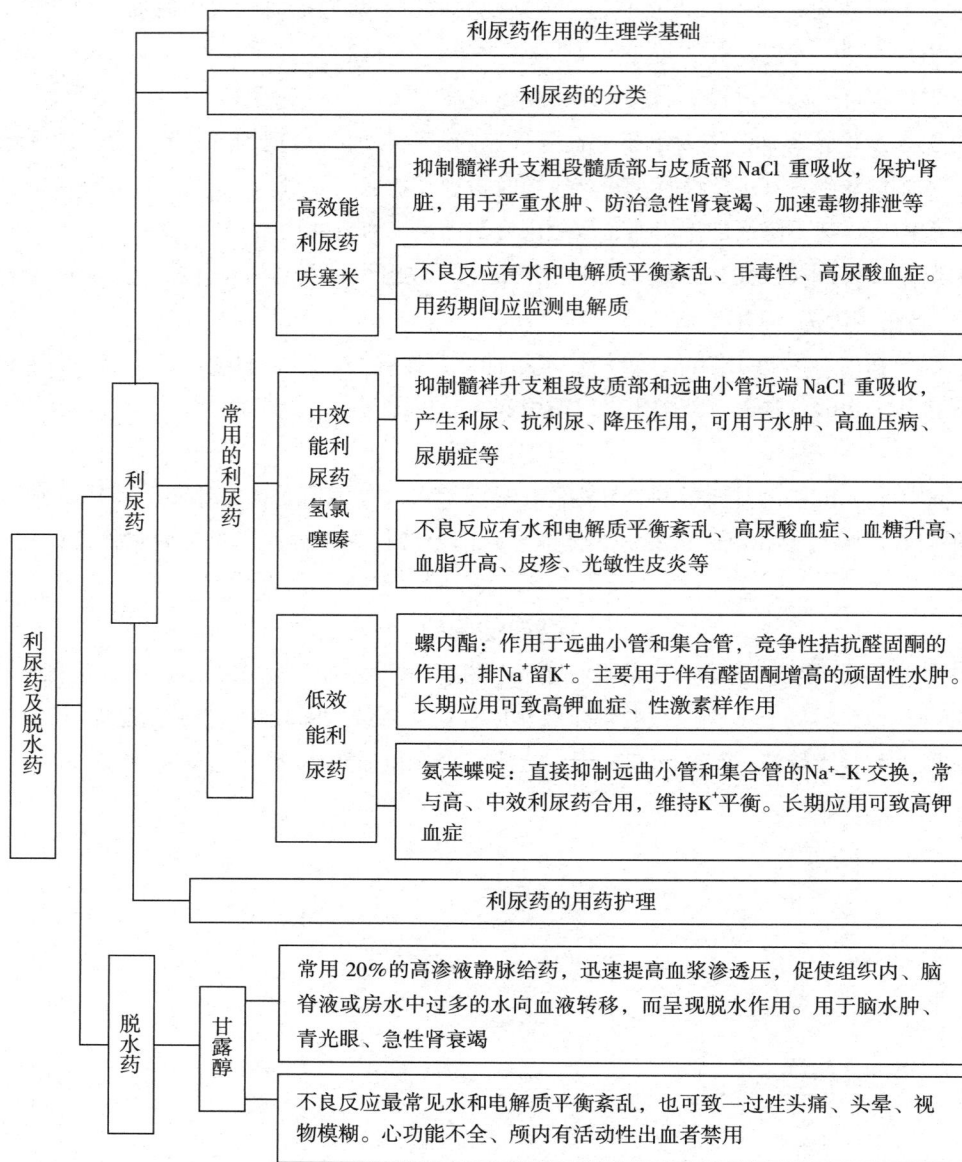

利尿药作用的生理学基础

利尿药的分类

高效能利尿药呋塞米：抑制髓袢升支粗段髓质部与皮质部 NaCl 重吸收，保护肾脏，用于严重水肿、防治急性肾衰竭、加速毒物排泄等

不良反应有水和电解质平衡紊乱、耳毒性、高尿酸血症。用药期间应监测电解质

中效能利尿药氢氯噻嗪：抑制髓袢升支粗段皮质部和远曲小管近端 NaCl 重吸收，产生利尿、抗利尿、降压作用，可用于水肿、高血压病、尿崩症等

不良反应有水和电解质平衡紊乱、高尿酸血症、血糖升高、血脂升高、皮疹、光敏性皮炎等

低效能利尿药

螺内酯：作用于远曲小管和集合管，竞争性拮抗醛固酮的作用，排Na^+留K^+。主要用于伴有醛固酮增高的顽固性水肿。长期应用可致高钾血症、性激素样作用

氨苯蝶啶：直接抑制远曲小管和集合管的Na^+-K^+交换，常与高、中效利尿药合用，维持K^+平衡。长期应用可致高钾血症

利尿药的用药护理

甘露醇：常用 20% 的高渗液静脉给药，迅速提高血浆渗透压，促使组织内、脑脊液或房水中过多的水向血液转移，而呈现脱水作用。用于脑水肿、青光眼、急性肾衰竭

不良反应最常见水和电解质平衡紊乱，也可致一过性头痛、头晕、视物模糊。心功能不全、颅内有活动性出血者禁用

扫一扫，查阅
复习思考题答案

复习思考

1. 试述呋塞米、氢氯噻嗪、螺内酯的临床应用及主要不良反应。

2. 简述常用脱水药的种类及其临床应用。

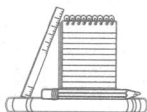

模块十八　抗高血压药

【学习目标】

掌握：利尿药、钙拮抗药、β受体阻断药、血管紧张素Ⅰ转化酶抑制药和血管紧张素Ⅱ受体阻断药的作用特点、不良反应与注意事项。

熟悉：抗高血压药的分类及主要代表药物。

了解：其他抗高血压药的作用特点、不良反应与注意事项。

病案导入

患者，男，55岁，因"反复头痛、头晕半年"入院。患者近半年来反复出现头痛、头晕症状，活动及情绪激动后症状加重，休息后改善，多次测量血压高于150/90mmHg。查体：血压162/93mmHg，心电图示窦性心律，HR75次/分，左心室肥大，血糖5.8mmol/L，尿素氮12.1mmol/L，肌酐值132mmol/L，其余无异常。入院诊断：高血压。

问题：

1. 试述高血压的诊断标准及其分类。

2. 临床常用抗高血压药的种类及其主要代表药是什么？

抗高血压药又称降压药，是一类能降低血压用于治疗高血压的药物。

高血压是严重危害人类健康的常见心血管疾病，是一种临床上常见的以体循环动脉压升高为主的综合征。根据世界卫生组织/国际高血压联盟（WHO/ISH）1999年血压分级标准，凡成人在静息时收缩压≥140mmHg（18.7kPa）或舒张压≥90mmHg（12.0kPa）即可诊断为高血压。临床上把继发于其他疾病或妊娠、药物诱发的高血压称为继发性高血压，其病因清楚，通过治疗原有疾病，可降低血压。把找不到发病原因的高血压称为原发性高血压。原发性高血压又可按血压增高的程度和重要脏器受损的程度分为轻、中、重三型。

高血压在我国是常见病、多发病，早期可没有明显症状，但在持续进展的过程中，可损坏心、脑、肾等重要脏器，造成心力衰竭、脑血管意外、肾功能衰竭等严重并发症，被称为"无声杀手"，具有知晓率低、治疗率低和控制率低等特点，故应引起高度重视。一旦患有高血压要坚持积极、长期、合理应用抗高血压药物，减少或防止并发症，降低患者的死亡率，延长寿命。

项目一 抗高血压药的分类

血压主要由血容量、血管壁张力和心脏收缩三要素形成和维持。抗高血压药可直接或间接影响这些要素而降低血压。常用抗高血压药物，按其作用机制，分为下列几类：

1. 利尿药 氢氯噻嗪、吲达帕胺等。

2. 钙通道阻滞药 硝苯地平、尼群地平、氨氯地平等。

3. 影响交感神经系统药

（1）中枢性降压药 如可乐定、甲基多巴等。

（2）神经节阻断药 如美加明等。

（3）肾上腺素神经末梢阻滞药 如利血平等。

（4）肾上腺素受体阻断药 ① α 受体阻断药：如哌唑嗪等。② β 受体阻断药：如普萘洛尔、美托洛尔等。③ α 受体和 β 受体阻断药：如拉贝洛尔等。

4. 肾素 – 血管紧张素 – 醛固酮系统抑制药

（1）血管紧张素转化酶（ACE）抑制药 如卡托普利、依那普利、雷米普利等。

（2）血管紧张素 II 受体阻断药 如氯沙坦、缬沙坦、坎地沙坦等。

5. 血管扩张药

（1）直接扩张血管药 如硝普钠、肼屈嗪等。

（2）钾通道开放药 如米诺地尔、二氮嗪等

世界卫生组织推荐利尿药、β 受体阻断药、钙通道阻滞药、血管紧张素转化酶抑制剂、血管紧张素 II 受体阻断剂为一线降压药。

项目二 常用抗高血压药

一、利尿药

利尿药包括高效、中效、低效三类，其中最常用的利尿降压药为噻嗪类和吲达帕胺等。

氢氯噻嗪

氢氯噻嗪（hydrochlorothiazide，双氢克尿噻）口服后 1 ～ 2 小时显效，3 ～ 4 小时达高峰，作用持续时间 6 ～ 12 小时，$t_{1/2}$ 为 12 小时。主要由肾脏快速排泄，少部分由胆道排泄。

【药理作用】此药是治疗高血压的基础药。主要降压机制为：

1. 用药初期，排钠利尿，使血容量减少，血压下降。

2. 连续用药 2 ～ 4 周后，血容量和心排出量已逐渐恢复，但血压仍可持续降低，其原因是①排钠使血管壁细胞内的 Na^+ 含量降低，从而导致 Na^+–Ca^{2+} 的交换减少，使细胞内 Ca^{2+} 含量减少，血管平滑肌对去甲肾上腺素等升压物质的敏感性降低，而使血管扩张；②诱导动脉壁产生扩血管物质如缓激肽、前列腺素等，使血管扩张，血压下降。

【临床应用】单独应用于轻度高血压，对中度、重度高血压，常作为基础降压药与其他降压药合用，尤其对老年人高血压或并发心力衰竭者降压效果较好。对合并氮质血症或尿毒症的

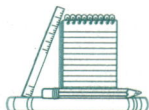

高血压患者以及高血压危象可选用高效能利尿药呋塞米等。单用本品降压时，剂量不宜超过 25mg/ 日。

【不良反应】小剂量无明显不良反应，长期大量使用可造成水和电解质紊乱如低钾血症、低钠血症和低氯碱血症等，可引起高血糖、高血脂、高尿酸血症及血浆肾素活性升高。用药时注意补钾或与留钾利尿药合用并定期监测血糖、血脂、电解质等，常与 β 受体阻断药、血管紧张素转化酶抑制药合用，可避免或减少不良反应。高血脂、糖尿病和痛风患者禁用。

吲达帕胺

吲达帕胺（indapamide）是一新型的长效、强效降压药。其降压作用与利尿、排钠机制有关外，还抑制血管平滑肌细胞 Ca^{2+} 内流，减少细胞内 Ca^{2+} 浓度，并诱导血管内皮细胞产生内皮细胞舒张因子（EDRF）而扩张血管。吲达帕胺的 $t_{1/2}$ 为 13 小时，一天用药一次，降压作用可维持 24 小时。不良反应少，长期用药对血糖和血脂无明显影响，且可减轻或逆转左心室肥厚。可用于伴有糖尿病或高血脂的高血压治疗，单独应用于轻、中度高血压，疗效显著。长期大剂量用药利尿作用增强，可致低血钾及体位性低血压。急性脑血管病患者及严重肝、肾功能不全者禁用。

二、β 受体阻断药

用于高血压治疗的 β 受体阻断药有普萘洛尔、美托洛尔、阿替洛尔、比索洛尔等，其中最常用的为普萘洛尔。

普萘洛尔

【药理作用】普萘洛尔（propranolol，心得安）属于非选择性 β 受体阻断药，对 $β_1$ 和 $β_2$ 受体都有阻断作用，其降压作用缓慢、持久、中等偏强，对立位、卧位降压作用相同，长期应用不产生耐受性。降压机制为：①阻断心脏 $β_1$ 受体，使心肌收缩力减弱，减慢心率，从而减少心排出量，降低血压。②阻断肾小球旁细胞的 $β_1$ 受体，使肾素分泌减少，对抗肾素 - 血管紧张素 - 醛固酮系统对血压的调节，降低血压。③阻断去甲肾上腺素能神经末梢突触前膜 $β_2$ 受体，抑制其正反馈调节作用，减少去肾上腺素的释放。④阻断兴奋性神经元突触后膜的 β 受体，使外周交感神经活性降低，血管舒张，血压降低。

【临床应用】适用于各型高血压，单用治疗轻、中度高血压，特别对伴有心排出量增多、肾素活性偏高、心动过速、心绞痛或脑血管疾病的患者疗效较好。用量个体差异较大，应剂量个体化，一般主张从小剂量开始，逐步增加剂量，直至疗效满意。

【不良反应】

1.消化道反应　恶心、腹泻、食欲不振等。停药后可自行消失。

2.β 受体阻断效应　阻断心脏 $β_1$ 受体，可致窦性心动过缓、房室传导阻滞、诱发或加重心功能不全；阻断支气管平滑肌的 $β_2$ 受体，使支气管平滑肌痉挛，诱发或加重支气管哮喘。

3.中枢症状　通过血脑屏障进入中枢，可出现倦怠、嗜睡、乏力等症状。

4.停药反跳　长期用药突然停药，可产生停药综合征，表现为心动过速、血压升高、烦躁不安等，故应在两周内逐渐减量停药。

【禁忌证】房室传导阻滞、窦性心动过缓、支气管哮喘、低血压、严重心功能不全及肺心病的患者禁用。

美托洛尔

美托洛尔（metoprolol，倍他乐克）为选择性 $β_1$ 受体阻断药。口服吸收完全，主要在肝脏

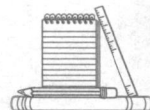

代谢，其控释制剂，一次给药作用可维持 24 小时。适用于各种程度的高血压。突然停药不易产生停药反应，对支气管哮喘患者较为安全。

阿替洛尔

阿替洛尔（atenolol）对 β_1 受体有较高选择性，对血管及支气管 β_2 受体影响较小，适用于各种程度的高血压。降压作用持续时间较长，每日口服 1 次即可。

三、钙通道阻滞药

钙通道阻滞药也称钙拮抗药，通过阻滞钙通道，抑制 Ca^{2+} 内流，松弛血管平滑肌，扩张血管，使血压下降。按临床应用时间先后分为三代。第一代有硝苯地平、维拉帕米、地尔硫䓬等。本类药物除降压外，还影响心肌电生理，广泛用于高血压、心律失常和心绞痛的治疗。第二代有尼群地平、尼莫地平、非洛地平和尼卡地平等，具有高度的血管选择性，性质稳定。第三代有普尼地平、氨氯地平等，除具有第二代高度血管选择性外，还具有半衰期长、作用持久的特点。

硝苯地平

硝苯地平（nifedipine）口服吸收迅速而完全，主要在肝脏代谢，少量以原形由肾脏排泄。普通片剂口服，约 30 分钟生效，一次给药，作用维持 4 ～ 6 小时；控释制剂作用发挥慢，一次给药作用可维持 24 小时，可每日给药一次。

【药理作用】选择性阻断心肌和血管平滑肌细胞膜的 Ca^{2+} 通道，阻滞 Ca^{2+} 内流，使心肌收缩力减弱，心排出量减少，血管平滑肌松弛，血管扩张，从而使血压下降。其降压作用迅速、强大而持久，扩张小动脉的作用强于小静脉，降压的同时不减少冠状动脉、肾、脑的血流量，不引起脂代谢紊乱，不引起葡萄糖耐受性的改变。

【临床应用】治疗轻、中、重度高血压，尤其适用于伴有肾功能不全或心绞痛患者，伴有心衰者或高血压危象者也可应用。

长期使用硝苯地平普通片可增加高血压患者的猝死率，使用硝苯地平控释制剂或使用长效钙通道阻滞药（如氨氯地平），可明显提高患者生存率。

与 β 受体阻断药、利尿药、血管紧张素转化酶抑制药合用疗效增强。

【不良反应】

1. 常见头痛、头昏、面部潮红、下肢热感、心悸、足踝部水肿、便秘等。

2. 大量使用可导致低血压，加重心肌缺血，诱发心律失常，诱发或加重心功能不全，诱发脑卒中等，尤其是老年人在夜间用药，危险性更大。

3. 少数患者有舌根麻木、口干、食欲不振等。

【禁忌证】低血压、肝肾功能不全者、严重主动脉狭窄及孕妇禁用。

尼群地平

尼群地平（nitrendipine）对血管平滑肌有较高的选择性，反射性心率加快作用较弱，降压作用较硝苯地平温和而持久，每日给药一次即可，口服吸收快，15 ～ 30 分钟见效。适用于各型高血压，尤其是用于老年性高血压患者。与 β 受体阻断药、利尿药、卡托普利合用增强降压效应。

氨氯地平

氨氯地平（amlodipine）作用与硝苯地平相似，口服吸收良好，对血管的选择性更强，降压作用平缓、持久，一次用药降压作用可持续 24 小时，每日给药一次即可。适用于各型高血压的

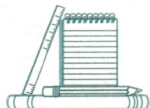

治疗。不良反应发生率较硝苯地平低。肝肾功能不全者禁用。

四、血管紧张素转化酶抑制药

本类药物抑制血管紧张素Ⅱ的生成，使血管舒张，血压下降，同时能防止和逆转心血管的重构，改善患者生存质量，降低病死率。根据其化学结构可分为三类：含巯基的卡托普利、阿拉普利；含羧基的依那普利、赖诺普利、喹那普利；含次磷酸基的福辛普利。

卡托普利

卡托普利（captopril，巯甲丙脯酸）是第一个临床应用的口服有效的血管紧张素转化酶抑制药（ACEI）。口服易吸收，约15分钟起效，生物利用度为75%，作用持续4～6小时。食物影响其吸收，宜饭前1小时服用。血浆蛋白结合率30%。$t_{1/2}$为2小时，在体内消除较快，约40%药物以原形经肾脏排泄，其余以代谢产物形式由肾脏排泄。

【药理作用】

1.降压作用　降压作用迅速、短暂、较强，对正常人也有降压作用。

（1）降压机制　①抑制血管紧张素转化酶（ACE）：一方面使血浆和组织中的血管紧张素Ⅱ生成减少，小动脉和小静脉扩张；另一方面使醛固酮分泌减少，减轻水钠潴留，使血压下降。②保存缓激肽的活性：卡托普利可抑制体内缓激肽的降解，使缓激肽在体内蓄积，从而使血管扩张，血压下降。

（2）降压特点　①降压时不伴有心率加快、血脂紊乱；②对心排出量无明显影响；③增加肾血流量，保护肾脏；④血浆肾素水平增高，但醛固酮水平降低；⑤提高机体对胰岛素的敏感性，不引起电解质紊乱。

2.防止动脉粥样硬化和保护血管内皮细胞作用　能逆转动脉硬化和血管内皮细胞损伤。

3.保护缺血心肌和改善心功能　通过扩张小动脉和小静脉血管，减轻心脏前、后负荷，改善心功能；扩张冠状动脉，改善心肌供血和供氧。此外，还可防止和逆转心肌肥厚和血管壁增生，降低心衰患者死亡率，改善预后。

【临床应用】

1.高血压　治疗各型高血压。特别是原发性、肾性高血压及其他药物治疗无效的重度高血压。可单独应用，与β受体阻断药、钙通道阻滞药或利尿药合用，疗效增强。长期使用对心、脑、肾等器官具有保护作用。

2.慢性心功能不全　是治疗慢性心功能不全有效且安全的药物。

3.其他　如糖尿病性肾病、心肌梗死。

【不良反应】

1.刺激性干咳发生率为5%～20%，女性较为多见，可能与前列腺素、缓激肽增多有关。

2.久用可致血锌降低，引起脱发、皮疹、味觉和嗅觉缺失或异常、嗜酸性粒细胞增多等。

3.血管神经性水肿发生率虽低，但可危及生命，一旦发生，立即停药。

4.首剂低血压较常见，发生率约20%，与开始剂量过大有关。

5.对胎儿的影响。在妊娠中期和末期用药，会引起胎儿颅盖及肺发育不全，生长迟缓，甚至引起胎儿死亡。孕妇禁用。

6.肾功能损伤。对肾动脉阻塞或肾动脉硬化造成的双侧肾动脉狭窄的患者，该药能加重肾功能损伤，升高血浆肌酐浓度，甚至产生氮质血症，停药后常可恢复。肾功能不良者禁用。

7.对血钾的影响。肾功能不全或与保钾利尿药、非甾体抗炎药、β受体阻断药合用，可致

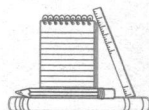

高血钾。肾功能正常者服药，较少引起高血钾。

依那普利

依那普利（enaiapril）与卡托普利相比，有如下特点：①为前药，口服起效缓慢；②长效，一次给药作用可维持24小时以上；③强效，对血管紧张素转化酶的抑制作用较卡托普利强约10倍；④不良反应较卡托普利轻，患者可出现干咳、头痛、头晕、皮疹、味觉缺失、蛋白尿、白细胞减少等。孕妇及肾动脉狭窄患者禁用。

五、血管紧张素Ⅱ受体阻断药

血管紧张素Ⅱ受体（AT）有两种亚型，即AT_1、AT_2。AT_1分布于血管平滑肌、心肌、脑、肝、肾等，血管紧张素Ⅱ受体的心血管作用，都是激动AT_1产生的，故阻断AT_1受体，可产生舒张血管、抑制醛固酮分泌和逆转心血管重构等作用。AT_2受体主要分布于胎儿组织。目前临床应用的药物主要是AT_1受体阻断药，有氯沙坦、缬沙坦、厄贝沙坦、坎地沙坦等。

氯沙坦

氯沙坦（losartan）口服易吸收，首过消除明显，生物利用度约为30%，$t_{1/2}$为1.3～2.5小时，主要在肝脏代谢，大部分随胆汁排泄。起效慢，降压作用平稳，服药一次，降压作用可维持24小时。

【药理作用】氯沙坦阻断AT_1受体，扩张血管，降低外周阻力，降低血压，逆转心血管重构。还能增加肾血流量和肾小球滤过率，保护肾脏。

【临床应用】

1. 高血压　治疗各型高血压，可单独应用或与其他降压药合用。

2. 充血性心力衰竭　可改善患者心功能，降低死亡率。

【不良反应】较少，少数患者有头痛、眩晕、高血钾、胃肠不适等；不易引起干咳和血管神经性水肿；剂量过大可致低血压和心动过速。应避免与补钾或保钾利尿药合用。

【禁忌证】孕妇、哺乳期妇女及肾动脉狭窄患者禁用。

缬沙坦

缬沙坦（valsartan）为强效AT_1受体阻断药，$t_{1/2}$约9小时，一次口服后降压作用可维持24小时，长期用药也能逆转心血管重构。单独应用或与其他降压药合用治疗高血压。不良反应较轻，有头痛、眩晕、乏力等。孕妇、哺乳期妇女禁用。

项目三　其他抗高血压药

一、中枢性降压药

中枢性降压药有可乐定、甲基多巴，莫索尼定、利美尼定等，通过作用于中枢α_2受体和咪唑啉受体而产生降压作用。

可乐定

可乐定（clonidine，氯压定）口服吸收快而完全，脂溶性高，易透过血脑屏障，$t_{1/2}$为25～13小时，30%～50%由肝脏代谢，其余以原形经肾脏排泄。

【药理作用】降压作用中等偏强。其降压机制为：①激动中枢延髓孤束核突触后膜的α_2受体和脑干红核区的咪唑啉受体（I_1受体），使外周交感神经活性降低，血压下降。②激动外周去

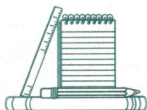

甲肾上腺素能神经末梢突触前膜 α_2 受体，引起负反馈调节，而减少 NA 的释放。另外可乐定有镇痛、镇静、抑制胃肠运动和分泌作用；大剂量也可兴奋外周血管平滑肌上的 α_2 受体，引起血管收缩，降压作用减弱。

【临床应用】

1.治疗中度高血压，常用于其他药无效时，尤其适用于伴有消化性溃疡的高血压患者。

2.口服用于预防偏头痛和吗啡类药物成瘾的脱瘾治疗。

3.治疗开角型青光眼，用 0.25% 滴眼液滴眼。

【不良反应】常见口干、便秘，继续服药几周后，可减轻或消失；少数人出现眩晕、头痛、嗜睡、腮腺肿胀、恶心、阳痿等，停药后可自行消失；长期用药还可引起水钠潴留，与利尿药合用可避免；久用突然停药，可出现交感神经功能亢进的停药综合征，表现为血压突然升高、心悸、出汗等，可用 α 受体阻断药酚妥拉明治疗或恢复应用可乐定。不宜用于高空作业或驾驶机动车辆的人员。

甲基多巴

甲基多巴（methydopa）降压作用和可乐定相似，但降压作用温和、持久，可明显降低肾血管阻力。甲基多巴在脑内转变为 α-甲基去甲肾上腺素和甲基肾上腺素发挥作用，主要用于中度高血压，特别适用于伴有肾功能不全的高血压。常见的不良反应有嗜睡、眩晕、口干、便秘等。少数人可出现狼疮样综合征，临床较少应用。

莫索尼定

莫索尼定（moxonidin）是第二代中枢性降压药，该药降压作用可维持 24 小时，口服不受食物影响，选择性较高，不良反应较少，无停药反跳现象及显著的镇静作用，长期用药有良好的降压效应，且能逆转高血压患者的心肌肥厚。

二、α_1 受体阻断药

本类药物选择性阻断血管平滑肌突触后膜的 α_1 受体，阻断儿茶酚胺类对血管平滑肌的收缩作用，扩张小动脉和小静脉，使血压下降；同时对 α_2 受体阻断作用较弱，降压时不易引起反射性心率加快与血浆肾素活性增高。现用于临床的本类药物有哌唑嗪、特拉唑嗪、多沙唑嗪等。

哌唑嗪

哌唑嗪（prazosin）口服易吸收，首关效应明显，$t_{1/2}$ 为 2.5～4 小时，口服后 0.5 小时起效，降压作用持续 6～10 小时。大部分经肝脏代谢，代谢物主要经胆汁排泄，约 10% 原形经肾脏排泄。

【药理作用】哌唑嗪选择性阻断血管平滑肌突触后膜的 α_1 受体，扩张小动脉和小静脉，降低外周阻力，减少回心血量，使血压降低。降压作用中等偏强，对卧位和立位血压均有降压作用。降压时不伴有心率加快，对肾血流量和肾小球滤过率无明显影响，不升高血浆肾素活性，不影响糖耐量。长期用药还可降低甘油三酯和低密度脂蛋白，升高高密度脂蛋白；对前列腺肥大患者，可改善排尿困难。

【临床应用】

1.高血压 单用治疗轻、中度高血压，尤其适用于伴有高脂血症、前列腺增生、肾功能不全的高血压患者。与利尿药或 β 受体阻断药合用可增强疗效，用于重度高血压的治疗。

2.充血性心力衰竭 哌唑嗪舒张小动脉和小静脉，减轻心脏负荷，改善心功能，可用于治疗顽固性充血性心力衰竭。

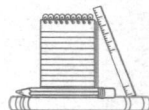

【不良反应】

1. 一般不良反应　常见头痛、眩晕、心悸、口干等，用药过程中可自行消失。

2. 首剂现象　是哌唑嗪的主要不良反应。即首次用药后出现严重的直立性低血压、昏厥和心悸等，多见于首次给药后 30 ～ 90 分钟。在直立体位、饥饿和低盐情况下容易发生。采取首剂不超过 0.5mg 临睡前服用，可减少或避免这种不良反应。

3. 长期用药可致水钠潴留。

特拉唑嗪

特拉唑嗪（terazosin）作用较哌唑嗪弱，其特点半衰期较长，口服吸收完全，首剂现象较少见。对伴有前列腺增生的高血压患者更适用。

多沙唑嗪

多沙唑嗪（doxazosin）降压作用与哌唑嗪相似，$t_{1/2}$ 为 10 ～ 12 小时，可用于治疗高血压。

三、肾上腺素能神经末梢阻滞药

本类药物主要通过影响儿茶酚胺的储存和释放而产生降压作用，主要药物有利血平、胍乙啶。

利血平

【药理作用】利血平（reserpine）是从印度萝芙木中提取的一种生物碱，我国萝芙木中分离的生物碱总称为降压灵，主要成分为利血平。利血平能耗竭去甲肾上腺素能神经末梢递质 NA，从而阻断交感神经冲动的传导，使血管扩张，血压下降。其降压特点缓慢、温和而持久。另有镇静、安定的中枢抑制作用，可能与耗竭脑内儿茶酚胺和 5-HT 有关。

【临床应用】可治疗轻、中度高血压。因本品不良反应多，故常与其他药物制成复方制剂，很少单用。

【不良反应】

1. 副交感神经亢进症状　表现为鼻塞、口干、胃酸分泌过多、心动过缓、震颤等。

2. 中枢抑制症状　表现为嗜睡、乏力、抑郁。

【禁忌证】胃溃疡、十二指肠溃疡、溃疡性结肠炎及有抑郁症病史者禁用。

知识链接

传奇过往，北京降压 0 号的诞生

高血压患者必须长期、规律服用降压药，但 20 世纪 70 年代初，患者依从性差，实现规律服用降压药的难度颇大。为解决这一难题，著名心血管病专家、北京朝阳医院洪昭光在著名数学家华罗庚的"运筹学优选法"的启发下，历经 1 年多，通过上百次的研发试验，终于研制出方便有效的降压药复方利血平氨苯蝶啶片，只需每日 1 次，每次 1 片，大大解决了患者用药依从性差的问题，它是结合西医的药理学和中医的哲学的药物。因其由当时的国有大型制药厂——北京制药厂生产，"0 号"又有新起点的寓意，故命名为"北京降压 0 号"。

胍乙啶

胍乙啶（guanethidine）降压作用强而持久，主要与其他药物合用治疗重度或顽固性高血压。不良反应较多，易引起肾、脑血流量减少及水钠潴留。

四、直接舒张血管药

本类药能直接作用于小动脉，松弛血管平滑肌，降低外周阻力，使血压降低，可用于治疗重度高血压；降压时可反射性引起交感神经兴奋，致心率加快，心输出量增加，肾素活性增加，水钠潴留，甚至可诱发心绞痛，但不引起直立性低血压；很少单用，常与利尿药、β受体阻断药合用。

硝普钠

硝普钠（sodium nitroprusside，亚硝基铁氰化钠）化学性质不稳定，遇光、热、长时间储存易分解，静脉滴注时应避光。口服不吸收，只能静脉给药，静脉滴注给药后 30 秒内起效，停药后 2～5 分钟血压可迅速回升，故常通过调整滴速来控制血压水平。在体内迅速被代谢，代谢产物经肾脏排泄。

【药理作用】具有速效、强效及短效的特点。通过扩张小动脉和小静脉，减轻心脏负荷，改善心功能。其作用机制与硝酸酯类相似，硝普钠与血管内皮细胞及红细胞接触时，释放一氧化氮，使血管平滑肌松弛，从而产生明显降压作用。

【临床应用】主要用于高血压脑病、高血压危象、恶性高血压以及高血压合并急性心肌梗死或冠状动脉供血不足的患者。也用于外科手术麻醉时的控制性降压及难治性心衰的治疗。

【不良反应】

1.常见有胃肠道反应、头痛、肌肉痉挛、出汗、发热等。

2.长期或过量给药、肾功能不全者可致硫氰酸盐蓄积中毒，引起定向障碍、急性精神病，出现甲状腺功能减退及血压过低。

3.该药遇光易分解失效，应临用时配制，并避光保存。

【禁忌与慎用】肝肾功能不全者及甲状腺功能减退者慎用，孕妇禁用。

米诺地尔

米诺地尔（minoxidil）口服易吸收，经肝脏代谢，从肾脏排泄。主要通过开放 ATP 敏感性 K^+ 通道，K^+ 外流增多，细胞膜超极化，兴奋性降低，Ca^{2+} 内流减少，使血管平滑肌舒张，血压下降。降压时不伴有心率加快和心输出量增多。主要用于难治性高血压，特别是肾功能不全的男性患者。主要不良反应有心血管反应、水钠潴留和多毛症等。

二氮嗪

二氮嗪（diazoxide，氯甲苯噻嗪）结构似氢氯噻嗪，为速效、强效降压药，主要用于高血压脑病、高血压危象、恶性高血压等。不良反应多，常见有心动过速、头痛、眩晕、面部发红等；长期用药可致水钠潴留、高血糖、高尿酸血症等。

五、α和β受体阻断药

拉贝洛尔（labetalol，柳胺苄心定）阻断 α、β 受体，对 β 受体阻断作用较强，对 $β_1$ 受体、$β_2$ 受体无选择性，选择性阻断 $α_1$ 受体，对 $α_2$ 受体几无作用。其降压作用温和，对心输出量和心率无明显影响。适用于各型高血压，静脉注射可治疗高血压危象。不良反应有眩晕、乏力、幻觉等。大剂量可引起直立性低血压。支气管哮喘者慎用，脑出血、心动过缓、传导阻滞者禁用。

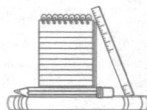

项目四　用药护理

高血压发病率逐年增高，早期可无任何不适，当高血压发展到一定阶段，可引起脑卒中、心力衰竭、肾功能衰竭、心肌梗死等严重并发症，严重威胁人类健康。高血压的药物治疗目的不仅是将血压控制在正常水平，更重要的是改善和保护靶器官的功能和形态，防止或延缓高血压引起的各种并发症，延长患者的生命。抗高血压药种类多，各有特点，高血压患者病理生理情况也有个体差异，所以应根据患者的具体情况，并结合抗高血压药特点，合理选药。目前对高血压的治疗主要有以下几方面：

一、早期干预

对于血压高于正常高限（收缩压 130mmHg～139mmHg，舒张压 85mmHg～89mmHg）时，就应采取干预措施，首先采取体育锻炼、控制体重、低盐低脂饮食、减轻体重、禁烟限酒等措施。经采取这些措施血压仍未控制时，可选用药物治疗。

二、根据高血压程度选药

1. 轻度高血压患者，可针对病情选用一线降压药的一种药单独治疗，若一种疗效不佳，可两种药合用。世界卫生组织推荐的一线降压药是利尿药、β 受体阻断药、钙通道阻滞药、血管紧张素转化酶抑制药及血管紧张素 II 受体阻断药。

2. 中度高血压患者，可选用氢氯噻嗪与普萘洛尔合用，或与其他一线降压药合用。

3. 重度高血压患者，在以上联合用药的基础上可加用米诺地尔等药，高血压脑病或高血压危象宜静脉滴注硝普钠，但降压不宜过快，以免造成重要器官的灌流不足。

三、根据并发症选药

1. 高血压合并心绞痛患者宜选用 β 受体阻断药、钙通道阻滞药，不宜用二氮嗪。

2. 高血压合并肾功能不全者，宜选用甲基多巴、α 受体阻断药。

3. 高血压合并心功能不全者，宜选用氢氯噻嗪、ACE 抑制药及 α 受体阻断药，禁用 β 受体阻断药。

4. 高血压合并支气管哮喘或肺部疾病者，宜选用钙拮抗药或 ACE 抑制药。

5. 高血压合并消化性溃疡者，宜选用可乐定，禁用利血平。

6. 高血压合并高血脂和糖尿病的患者，宜选用 ACE 抑制药、α 受体阻断药、钙拮抗药，不宜用 β 受体阻断药和氢氯噻嗪。

7. 高血压合并精神抑郁者，不宜选用利血平或甲基多巴。

8. 老年性高血压患者，避免使用引起直立性低血压的药物。

四、药物剂量个体化

普萘洛尔、可乐定等药疗效个体差异较大，应根据最好疗效、最少不良反应的原则，从小剂量开始，逐渐增加剂量，不同的个体采用最适宜的剂量，使患者得到最佳的治疗。

五、有效治疗

高血压的有效治疗是指将患者的血压控制在目标血压。一般患者降至 140/90mmHg，65 岁及以上老年人控制在 150/90mmHg 以下，糖尿病、慢性肾病及病情稳定的冠心病需将血压降至 130/80mmHg。

六、平稳降压，终身治疗

一般情况下，血压应在数日或 1～2 周逐渐下降为宜，应长期、平稳、系统降压，不宜中途随意停药。更换药时，亦应逐步替代，避免血压急剧下降，以免发生心、脑、肾缺血症状，尤其是老年患者。多数高血压可以预防和控制，但不能根治，所以患者需要终身用药控制血压。

七、监测血压

用药期间按规定每天正确测量血压，固定测量时间及条件，认真记录测量结果，密切观察病情变化和药物的不良反应，根据患者的病情、药物的疗效和出现的不良反应，全面评价药物的治疗效果。如出现血压急剧升高、剧烈头痛、气短、心绞痛、心动过速、失语偏瘫等，可能是高血压危象或高血压脑病，应及时通知医生。

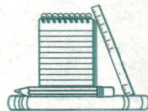

模块小结

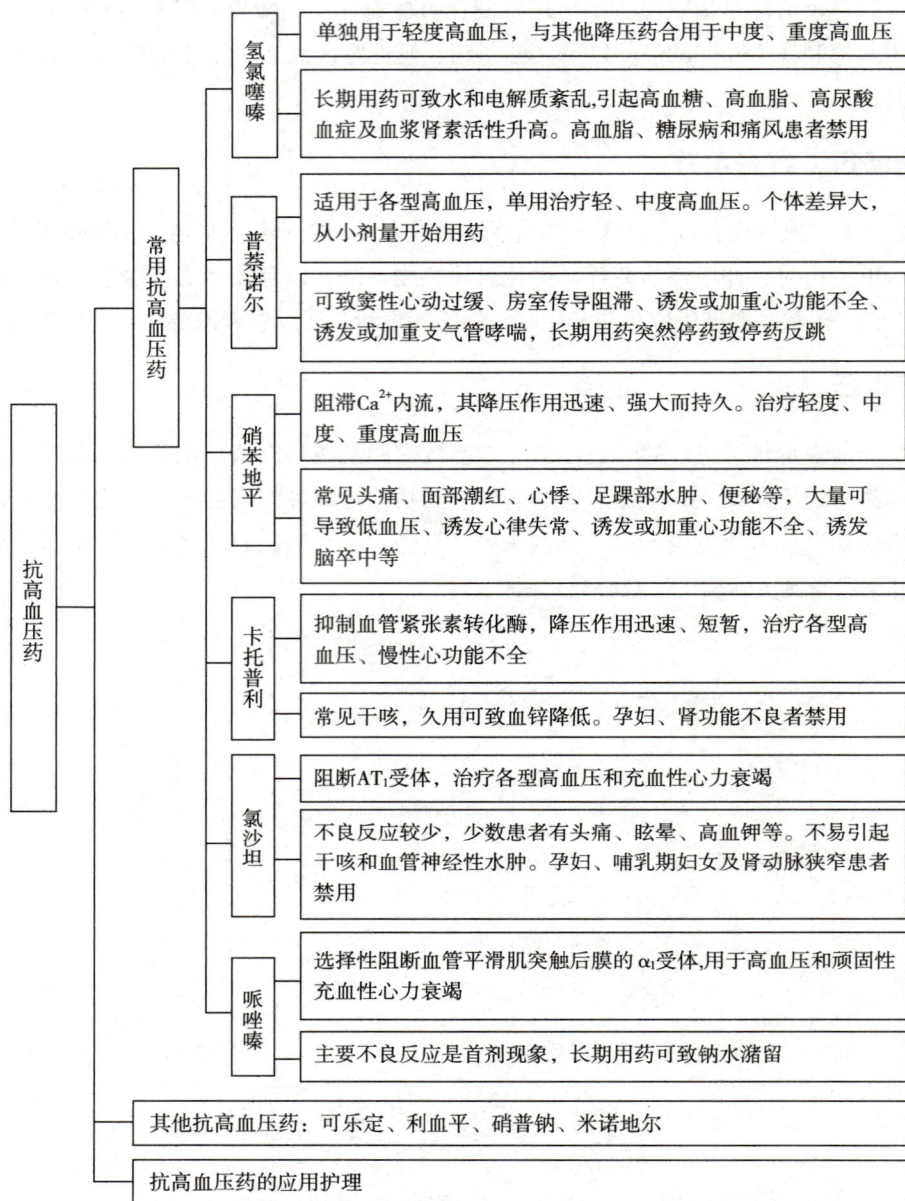

抗高血压药
- 常用抗高血压药
  - 氢氯噻嗪
    - 单独用于轻度高血压，与其他降压药合用于中度、重度高血压
    - 长期用药可致水和电解质紊乱，引起高血糖、高血脂、高尿酸血症及血浆肾素活性升高。高血脂、糖尿病和痛风患者禁用
  - 普萘诺尔
    - 适用于各型高血压，单用治疗轻、中度高血压。个体差异大，从小剂量开始用药
    - 可致窦性心动过缓、房室传导阻滞、诱发或加重心功能不全、诱发或加重支气管哮喘，长期用药突然停药致停药反跳
  - 硝苯地平
    - 阻滞Ca^{2+}内流，其降压作用迅速、强大而持久。治疗轻度、中度、重度高血压
    - 常见头痛、面部潮红、心悸、足踝部水肿、便秘等，大量可导致低血压、诱发心律失常、诱发或加重心功能不全、诱发脑卒中等
  - 卡托普利
    - 抑制血管紧张素转化酶，降压作用迅速、短暂，治疗各型高血压、慢性心功能不全
    - 常见干咳，久用可致血锌降低。孕妇、肾功能不良者禁用
  - 氯沙坦
    - 阻断AT_1受体，治疗各型高血压和充血性心力衰竭
    - 不良反应较少，少数患者有头痛、眩晕、高血钾等。不易引起干咳和血管神经性水肿。孕妇、哺乳期妇女及肾动脉狭窄患者禁用
  - 哌唑嗪
    - 选择性阻断血管平滑肌突触后膜的α_1受体，用于高血压和顽固性充血性心力衰竭
    - 主要不良反应是首剂现象，长期用药可致钠水潴留
- 其他抗高血压药：可乐定、利血平、硝普钠、米诺地尔
- 抗高血压药的应用护理

复习思考

1. 世界卫生组织推荐的一线降压药有哪几类？第一类的主要代表药是什么？
2. 抗高血压药的应用护理包括哪些内容？

扫一扫，查阅
复习思考题答案

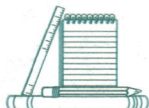

模块十九　抗慢性心功能不全药

【学习目标】

掌握：强心苷类药、血管紧张素转化酶抑制药、利尿药、扩血管药 β 受体阻断药的药理作用和临床用途。

熟悉：抗慢性心功能不全药的分类；强心苷类、血管紧张素转化酶抑制药、利尿药、扩血管药 β 受体阻断药抗慢性心功能不全的作用机制。

了解：其他抗慢性心功能不全药的作用特点及应用。

案例导入

患者女，22岁。心悸、气短、浮肿、尿少，入院诊断为风湿性心脏病伴慢性心功能不全。氢氯噻嗪 50mg，口服，2 次 / 日；地高辛 0.25mg，q8h。当总量达到 2.25mg 时，心悸气短好转，脉搏减慢至 70 次 / 分，尿量增多，浮肿开始减退，食欲增加。此后，地高辛 0.25mg，口服，2 次 / 日；氢氯噻嗪 25mg，口服，2 次 / 日。在改维持量后第 4 日开始食欲减退、恶心、头痛、失眠；第 6 日脉搏不规则，心律不齐，有期前收缩；心电图示室性早搏，形成二联律。诊断为地高辛中毒。

问题：

1. 地高辛中毒的表现、本例患者中毒的诱发原因？

2. 地高辛中毒应如何预防与治疗？

3. 治疗该类疾病的常用药物有哪些？

慢性心功能不全又称为充血性心力衰竭（congestive heart failure，CHF），是多种原因导致心脏结构和（或）功能的异常改变，使心室收缩和（或）舒张功能发生障碍，从而引起的一组复杂临床综合征，主要表现为呼吸困难、疲乏、液体潴留、肺淤血、体循环淤血及外周水肿等。引起 CHF 的病因有多种，冠心病、高血压是最主要原因，其次还有风湿性心脏病、肺源性心脏病、高原性心脏病、先天性心脏病、特发性扩张性心肌病等。

目前治疗 CHF 的主要手段是药物。根据药物的作用及作用机制，治疗 CHF 的药物主要分为以下几类：

1. 强心苷类　如地高辛等。

2. 肾素 – 血管紧张素系统抑制药

（1）血管紧张素转化酶抑制药（ACEI）　如卡托普利等。

（2）血管紧张素Ⅱ受体阻断药（ARB）　如氯沙坦等。

3. 利尿药　如氢氯噻嗪、呋塞米等。

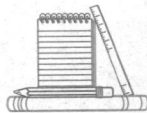

4.血管扩张药 如硝酸酯类、硝普钠、哌唑嗪等。

5.β 受体阻断药 如美托洛尔、比索洛尔等。

6.其他 如多巴酚丁胺、米力农、氨氯地平等。

项目一 强心苷类

一、常用药物

强心苷是从洋地黄类植物中提取的具有强心作用的苷类化合物，又称洋地黄类药物，用于治疗心衰已有两百余年。常用药物有洋地黄毒苷（digitoxin）、地高辛（digoxin）、去乙酰毛花苷（deslanoside，西地兰 D）、毒毛花苷 K（strophantin K）。

各种强心苷类药理作用相似，但由于药物的极性和脂溶性不同，使其在作用的快慢、长短上有所差异。一些常用强心苷类药物药动学特征见表 19-1。

表 19-1 常用强心苷的分类及药动学特点

分类	药物	吸收率（%）	血浆蛋白结合率（%）	肝肠循环（%）	生物转化（%）	肾排泄（%）	半衰期（小时）
长效	洋地黄毒苷	90～100	97	27	30～70	10	120～168
中效	地高辛	60～85	<30	6.8	5～10	60～90	33～36
短效	去乙酰毒毛花苷丙	不良	5	少	极少	90～100	23
	毒毛花苷 K	不良	5	少	0	90～100	12～19

【药理作用】

1.对心脏的作用

（1）正性肌力作用 强心苷对心脏具有高度的选择性，能显著加强衰竭心脏的收缩力，增加心输出量，从而解除心力衰竭的症状。强心苷的正性肌力作用有以下特点：①加快心肌收缩速度，使心肌收缩敏捷，相对延长舒张期。②增加衰竭心脏的输出量。③降低衰竭心脏耗氧量。

正性肌力作用的机制：强心苷加强心肌收缩力是通过增加心肌细胞内 Ca^{2+} 浓度而实现的。强心苷可与心肌细胞膜上的强心苷受体 Na^+-K^+-ATP 酶结合并抑制该酶的活性，使 Na^+-K^+ 交换受阻，细胞内的 Na^+ 浓度升高，促进 Na^+-Ca^{2+} 交换，使 Ca^{2+} 内流增加，最终使得心肌细胞内 Ca^{2+} 浓度升高，心肌收缩力增强。

（2）负性频率作用 强心苷类药物对正常心率影响较小，能减慢 CHF 患者心率。CHF 患者因心输出量减少，反射性增加交感神经活性而使心率加快。应用强心苷后心输出量增加，反射性兴奋迷走神经，使窦房结抑制引起心率减慢。心率减慢一方面可使心脏得到充分的休息，另一方面又可得到更多血液供应和营养物质，对 CHF 患者有益。

（3）负性传导作用 治疗量的强心苷通过提高迷走神经兴奋性而减慢房室传导，促 K^+ 外流而缩短心房有效不应期。

（4）对心电图的影响 治疗量时，最早可见 T 波低平，甚至倒置，S-T 段下移形成鱼钩状；P-R 间隔延长，房室传导减慢；P-P 间期延长，提示窦性频率减慢；也可见 Q-T 间隔缩短，提示浦氏纤维 ERP 及 APD 缩短。中毒量强心苷可引起各种心律失常，在心电图上会有相应改变。

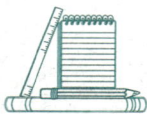

2.其他作用　强心苷通过正性肌力作用使肾血流量增加，也可直接抑制肾小管 Na^+–K^+–ATP 酶，减少肾小管对 Na^+ 重吸收而产生利尿作用。强心苷可抑制交感神经及肾素 – 血管紧张素系统，减少肾素和醛固酮分泌，对心脏具有保护作用。

【临床应用】

1.治疗 CHF　强心苷对不同病因所致的 CHF，疗效有一定的差异。对伴有心房颤动及心室率快的 CHF 疗效较好；对高血压、心脏瓣膜病、先天性心脏病、冠状动脉粥样硬化性心脏病所引起 CHF 疗效较好；但对甲亢、严重贫血、脚气病等因能量代谢障碍所致的 CHF 疗效较差，应加上病因性治疗；对肺心病所致心衰，疗效较差；对机械阻塞性心衰如缩窄性心包炎、重度二尖瓣狭窄几乎无效，应考虑手术治疗。

2.治疗某些心律失常

（1）心房纤颤　心房纤颤的主要危害在于心房过多的冲动传至心室，引起心室率过快，导致严重循环障碍。强心苷主要是通过抑制房室传导、减慢心室率、增加心输出量缓解循环障碍，但对多数患者并不能终止心房颤动。

（2）心房扑动　心房扑动的冲动较强而规则，更易传至心室，导致严重循环障碍。强心苷是治疗心房扑动最常用的药物，其可缩短心房有效不应期，使心房扑动转为心房颤动，而后者可被强心苷抑制房室传导作用所阻滞而减慢心室率。

（3）阵发性室上性心动过速　强心苷可通过增强迷走神经功能，降低心房的兴奋性而终止阵发性室上性心动过速的发作。

【不良反应】强心苷治疗安全范围小，一般治疗量已接近中毒剂量的 60%，而且个体差异较大，故易发生毒性反应。

1.心脏毒性反应　是最严重的中毒反应，临床上遇到的各种心律失常都可能发生。以室性早搏和房室传导阻滞最为常见，而室性心动过速最为严重，一旦发生应立即抢救，否则可发展为心室纤颤。

2.神经系统反应　主要有头痛、头晕、乏力、失眠、谵妄、视觉障碍（如黄视、绿视、视物模糊）等。视觉异常通常是强心苷中毒的先兆症状。

3.消化系统反应　是最常见的早期症状，表现为厌食，恶心、呕吐、腹泻等。

【给药方法】

1.每日维持量法　即每日给予一定剂量，经 4～5 个半衰期可达到稳态浓度而发挥治疗作用。此法安全有效，适用于轻度、中度 CHF 患者。

2.全效量后再用维持量　是强心苷经典的给药方法，即先在短期内给予足够剂量，即全效量（洋地黄化量），随后每日给一定剂量以维持疗效。分为缓给法和速给法。缓给法适用于慢性病例，于 2～4 日给足全效量，随后每日给予一定剂量维持疗效，常选用中效类的地高辛。速给法适用于急重病例及两周内未用过强心苷的患者，在 1 日内给足全效量，常选用速效类的毛花苷丙或毒毛花苷 K，此法显效快，但易中毒，临床已少用。

二、用药护理

1.强心苷类药物安全范围小，要严格掌握适应证，密切监测患者的心率、心律、尿量、体重、心电图变化等，有条件应监测患者血药浓度，警惕洋地黄中毒。若注射给药，应控制给药速度，以免发生心律失常等不良反应。

2.用药期间观察患者有无低钾的症状，如嗜睡、肌无力、直立性低血压等，尤其与利尿药

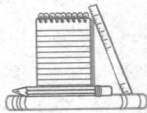

合用的患者。一旦出现心律失常，应立即停药，防止发展为致死性心室纤颤。有低血钾者应补充钾盐，应用苯妥英钠、利多卡因纠正快速型心律失常；对窦性心动过缓、房室传导阻滞等缓慢型心律失常，可用阿托品纠正。

3. 注意诱发强心苷中毒的各种因素，如年龄、肝肾功能、低血钾、低血镁、高血钙以及合用能提高强心苷血药浓度的药物（如胺碘酮、奎尼丁、排钾利尿药、儿茶酚胺类药）等。

项目二　血管紧张素系统抑制药

一、血管紧张素转化酶抑制药（ACEI）

血管紧张素转化酶抑制药（angiotensin converting enzyme inhibitors，ACEI）是治疗 CHF 最重要的进展之一。这类药物不仅能缓解心力衰竭的症状，提高患者生活质量，还能降低患者的死亡率，在临床中应用广泛。

ACEI 是被证实能降低心衰患者病死率的第一类药物，也是循证医学证据积累最多的药物，是公认的治疗心衰的基石和首选药物。临床常用药有卡托普利、依那普利等，它们的作用基本相似。

【药理作用】

1. 减轻心脏负荷　本类药抑制血管紧张素转化酶的活性，使血液及组织中的血管紧张素Ⅱ（Ang Ⅱ）和醛固酮水平降低，从而减弱 Ang Ⅱ 缩血管及促进心肌细胞增生的作用，减轻醛固酮引起的水钠潴留。此外可抑制缓激肽的降解，使血管扩张，减轻心脏负荷。

2. 抑制心血管重构　Ang Ⅱ 及醛固酮是导致心血管重构的主要因素。小剂量 ACEI 即可减少 Ang Ⅱ 及醛固酮的形成，防止和逆转心肌与血管重构，改善心功能，降低 CHF 的病死率。

3. 抑制交感神经活性　Ang Ⅱ 通过作用于交感神经突触前膜血管紧张素受体（AT_1 受体）促进 NA 释放，并可作用于中枢神经系统 AT_1，促进中枢交感神经冲动的传递。ACEI 减少 Ang Ⅱ 生成，使 NA 释放减少，降低交感神经系统活性，进一步改善心功能。

【临床应用】ACEI 对各阶段心力衰竭患者都有作用。轻者可单独使用，中度、重度患者可与利尿药、地高辛合用，作为治疗 CHF 的基础药物。

【不良反应】不良反应较轻，主要有两类，一是与抑制 Ang Ⅱ 有关的，如低血压、高血钾等；二是与缓激肽增多有关的，如咳嗽、血管神经性水肿等。

二、血管紧张素Ⅱ受体阻断药（ARB）

常用药物有氯沙坦、缬沙坦及厄贝沙坦等。治疗 CHF 疗效与 ACEI 相似，可改善心功能，降低 CHF 患者的病死率。另外，由于其对缓激肽途径无影响，故使用后不易引起咳嗽、血管神经性水肿等不良反应，常作为 ACEI 不耐受的替代品。

三、血管紧张素受体脑啡肽酶抑制剂（ARNI）

ARNI 有 ARB 和脑啡肽酶抑制剂的双重作用，后者可升高利尿钠肽、缓激肽和肾上腺髓质素及其他内源性血管活性肽的水平，其代表药物是沙库巴曲缬沙坦钠。

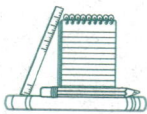

项目三　利尿药

利尿药是唯一能充分控制和有效消除心衰患者液体潴留的药物，是治疗 CHF 的一线药物。利尿药通过促进水钠排泄，减少血容量和回心血量，减轻心脏前负荷，消除或缓解静脉淤血及其所引发的肺水肿和外周水肿。利尿药的排钠作用，可减少血管内钙离子含量，使血管壁张力下降，外周阻力降低，可以降低心脏的后负荷。

应用利尿药时需注意：轻度 CHF 可口服噻嗪类利尿药；中度、重度 CHF 或单用噻嗪类疗效不佳的，可用高效利尿药或噻嗪类与保钾利尿药合用；对严重 CHF、CHF 急性发作、急性肺水肿或全身浮肿者，可选用强效利尿药呋塞米静脉注射。大剂量利尿药可减少有效循环血量，降低心输出量，加重心力衰竭。一般情况推荐小剂量给药，逐渐增加剂量至尿量增加，同时关注电解质指标，必要时纠正电解质平衡紊乱。

项目四　扩血管药

血管扩张药通过扩张外周血管，使静脉回心血量减少，降低心脏的前负荷；通过扩张小动脉，降低外周阻力，减轻心脏后负荷，进而消除 CHF 的临床症状。主要适用于强心苷和利尿药疗效较差的严重心力衰竭患者，可增加疗效，提高患者生命质量。

硝酸酯类

硝酸甘油（nitroglycerin）和硝酸异山梨酯（isosorbide dinitrate）以扩张静脉为主，降低前负荷，明显减轻肺淤血及呼吸困难等症状，还选择性扩张心外膜下的冠状血管，增加冠脉流量，提高心室收缩及舒张功能。尤其适用于冠心病、肺楔压增高的 CHF 患者。

肼屈嗪

肼屈嗪（hydralazine）以舒张小动脉为主，降低后负荷，增加心排出量，可较明显增加肾血流量。因能反射性激活交感神经及肾素 – 血管紧张素 – 醛固酮系统（RAAS），故长期单独应用难以维持疗效。主要用于肾功能不全或不耐受 ACE 抑制药的 CHF 患者。

硝普钠

硝普钠（sodium nitroprusside）能均衡扩张小静脉、小动脉，降低心脏前、后负荷。起效快，故可快速控制危急的 CHF。适用于需迅速降低血压和肺楔压的急性肺水肿、高血压危象等危急病例。

项目五　β 受体阻断药

β 受体阻断药因具有负性肌力作用，过去认为应禁用于充血性心力衰竭。但自 20 世纪 70 年代中期以来的临床试验证明，射血分数降低的心衰患者（HFrEF），无论是否合并冠心病、糖尿病，或在老年、女性和不同种族的 HFrEF 患者中，长期应用 β 受体阻断药（琥珀酸美托洛尔、比索洛尔及卡维地洛），可改善 CHF 患者的症状，提高射血分数，提高生活质量，降低死亡

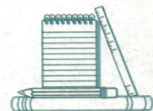

率，目前已被推荐作为治疗 CHF 的常规用药。

　　β 受体阻断药抗充血性心力衰竭的主要机制是：①阻断心脏 β 受体，拮抗过量的儿茶酚胺对心脏的毒性作用；②阻断肾脏 β 受体，抑制肾素分泌，阻断 RAS，防止高浓度的 Ang Ⅱ 对心脏的损害；③具有抗心肌缺血和抗心律失常作用，降低充血性心力衰竭患者猝死及心律失常的发生率。

　　临床上推荐使用的 β 受体阻断药有琥珀酸美托洛尔、比索洛尔及卡维地洛。因 β 受体阻断药的负性肌力作用可能诱发和加重心衰，治疗心衰的生物学效应需持续用药 2 ～ 3 个月才逐渐产生，故起始剂量须小，每隔 2 ～ 4 周可剂量加倍，逐渐达到指南推荐的目标剂量或最大可耐受剂量，并长期使用。需个体化用药，要密切观察患者的心率、血压、体重，观察呼吸困难、瘀血的症状及体征，有液体潴留者必须同时使用利尿剂。β 受体阻断药突然停药可能会导致病情恶化。

模块小结

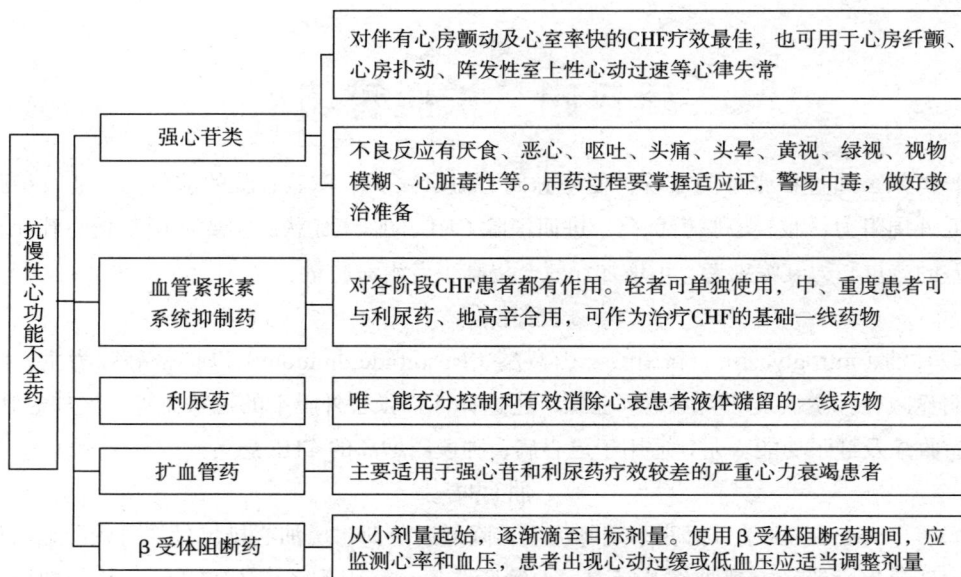

抗慢性心功能不全药

- 强心苷类
  - 对伴有心房颤动及心室率快的CHF疗效最佳，也可用于心房纤颤、心房扑动、阵发性室上性心动过速等心律失常
  - 不良反应有厌食、恶心、呕吐、头痛、头晕、黄视、绿视、视物模糊、心脏毒性等。用药过程要掌握适应证，警惕中毒，做好救治准备
- 血管紧张素系统抑制药
  - 对各阶段CHF患者都有作用。轻者可单独使用，中、重度患者可与利尿药、地高辛合用，可作为治疗CHF的基础一线药物
- 利尿药
  - 唯一能充分控制和有效消除心衰患者液体潴留的一线药物
- 扩血管药
  - 主要适用于强心苷和利尿药疗效较差的严重心力衰竭患者
- β 受体阻断药
  - 从小剂量起始，逐渐滴至目标剂量。使用 β 受体阻断药期间，应监测心率和血压，患者出现心动过缓或低血压应适当调整剂量

扫一扫，查阅
复习思考题答案

复习思考

1. 强心苷类药物的不良反应有哪些？如何防治？
2. 治疗 CHF 的药物分哪几类？主要代表药有哪些？

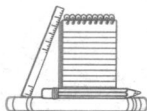

模块二十　抗心绞痛药

【学习目标】

掌握：硝酸酯类、β 受体阻断药、钙通道阻滞药抗心绞痛的药理作用及机制、临床用途和主要不良反应。

熟悉：硝酸酯类与 β 受体阻断药联合治疗心绞痛的意义。

了解：心绞痛的分型和临床护理注意事项。

案例导入

患者，男，62 岁。患高血压 15 年，2 年前开始剧烈运动或情绪激动时心前区疼痛。发病初期，停止活动或情绪稳定后胸痛可自然缓解，但发病 9 个月后必须用速效救心丸或硝酸甘油等药物治疗后胸痛才可缓解。患者晚饭后上楼时突发心前区胸骨后压榨性疼痛，伴胸闷、气促，胸痛向左上肢放射，舌下含服硝酸甘油无明显缓解，紧急入院。体温 36.9℃，脉搏 94 次 / 分，血压 170/120mmHg。患者神志清醒，痛苦面容，呼吸急促，皮肤潮湿。诊断：原发性高血压，心绞痛，冠状动脉粥样硬化。

问题：

1. 抗心绞痛药物有几类？代表药物是什么？

2. 护理人员如何指导患者合理使用硝酸甘油？

心绞痛是冠状动脉粥样硬化性心脏病（冠心病）的常见症状，是冠状动脉供血不足，心肌急剧的暂时的缺血和缺氧所引起的临床综合征。发作时胸骨后部及心前区出现阵发性绞痛或闷痛，并可放射至左上肢。疼痛的产生与缺血、缺氧所致代谢产物乳酸、丙酮酸或类似激肽的多肽类物质的生成有关。

目前常用药物有硝酸酯类、β 受体阻断药和钙通道阻滞药。药物通过增加心肌供氧，减少心肌耗氧，使血氧供需重新达到平衡而发挥治疗作用。

项目一　硝酸酯类药

知识链接

硝酸甘油与诺贝尔奖

阿尔弗雷德·诺贝尔（Alfred Bernhard Nobel）在 19 世纪中期开始研究炸药，他最

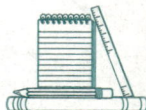

终成功地利用硝化甘油（硝酸甘油）制造出了安全炸药。这一发明不仅极大地提升了炸药的安全性，还推动了炸药在工业和军事领域的应用。诺贝尔将自己的大部分财产用于设立诺贝尔奖，以奖励在各领域做出杰出贡献的科学家以及为和平事业做出突出贡献的人。诺贝尔晚年患有严重的心脏病，医生曾建议他服用硝酸甘油以缓解心绞痛，但他由于早年的实验经历和对硝酸甘油副作用的了解而拒绝了这一建议。之后，科学家们发现硝酸甘油通过释放 NO 舒张血管平滑肌缓解心绞痛。

本类药物有硝酸甘油、硝酸异山梨酯、单硝酸异山梨酯等，其中硝酸甘油是最常用的药物。

一、常用药物

硝酸甘油

硝酸甘油（nitroglycerin）口服首关消除明显，生物利用度仅为 8%，故不宜口服给药。舌下含服可避免首关消除，1 ~ 2 分钟起效，作用维持 10 ~ 30 分钟，是最常用给药方法，也可经皮给药或静脉滴注。主要在肝脏代谢，经肾脏排出。

【药理作用】

1. 降低心肌耗氧量　小剂量硝酸甘油即可扩张静脉血管，减少回心血量，减轻心脏前负荷，使心室容积缩小，心室壁张力下降，从而降低心肌耗氧量；较大剂量硝酸甘油可扩张外周动脉血管，减轻心脏后负荷，左室内压和心室壁张力下降，从而降低心肌耗氧量。

2. 增加缺血区血流量　硝酸甘油能明显舒张较大的心外膜血管、狭窄的冠状血管以及侧支血管，此作用在冠状动脉痉挛时更为明显。当冠状动脉因粥样硬化或痉挛而发生狭窄时，缺血区的阻力血管已因缺氧而处于舒张状态。这样，非缺血区阻力就比缺血区大，用药后将迫使血液从输送血管经侧支血管流向缺血区，而改善缺血区的血流供应（图 20-1）。

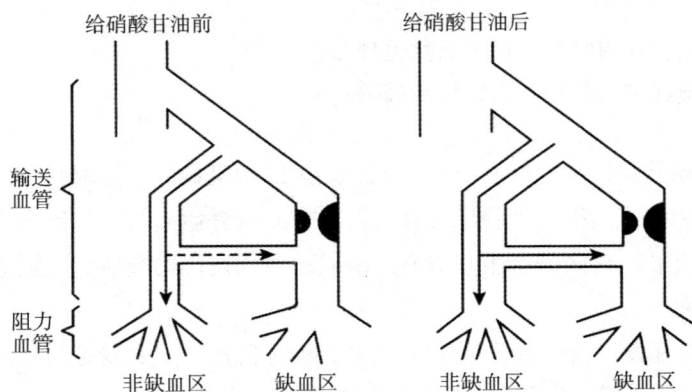

图 20-1　硝酸甘油对冠状动脉的作用示意图

3. 增加心内膜下供血　心内膜下血管是由心外膜血管垂直穿过心肌延伸而来的，因此心内膜下血流易受心室壁肌张力及室内压的影响，张力与压力增高时，内膜层血流量就减少。在心绞痛急性发作时，左心室舒张末期压力增高，心内膜下区域缺血最为严重。硝酸甘油舒张静脉血管，减少回心血量，降低左心室舒张末期压力；舒张心外膜血管及侧支血管，使血液易从心外膜区域向心内膜下缺血区流动，从而增加缺血区的血流量，增加心内膜下区的血液灌流量。

【临床应用】

1. 心绞痛　舌下含服硝酸甘油可迅速缓解各型心绞痛发作，常作为各型急性心绞痛患者的

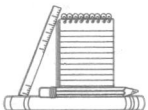

必备药和首选药。透皮贴膜可用于预防心绞痛发生。

2. 急性心肌梗死　常采用静脉滴注给药，用于心肌梗死的早期治疗。

3. 心力衰竭　硝酸甘油扩张血管，减轻心脏负荷，可辅助治疗急、慢性心功能不全。

【不良反应】

1. 扩张血管引起的不良反应　如皮肤潮红、搏动性头痛、眼内压升高等，严重者出现体位性低血压或晕厥。剂量过大时，使血压过度下降，反射性兴奋交感神经，导致心肌耗氧量增加，加重心绞痛。

2. 高铁血红蛋白血症　表现为呕吐、口唇和指甲发绀、呼吸困难、意识丧失等。

3. 耐受性　连续服用 2～3 周或连续静脉滴注数小时可产生。采用减少用药次数、小剂量以及间歇给药方法可预防耐受性的产生。

二、硝酸甘油的用药护理

1. 指导患者正确用药，使用时取坐位或半坐位，不宜站立，将药片置于舌下，不可吞服。坐起时动作应缓慢，以免直立性低血压的发生，一旦出现头晕、心慌等症状，要立即取平卧位，并密切观察病情变化。若使用软膏剂，应经常更换皮肤给药位置，以防刺激皮肤引发炎症。若使用硝酸甘油贴剂，宜夜间贴，且贴敷时间不超过 8 小时。

2. 硝酸甘油应避光存放，避免光照、受潮而失效。药物应随身携带，若连续使用 3 次，15分钟仍不缓解，应立即就医。

项目二　β 受体阻断药

β 受体阻断药如普萘洛尔、吲哚洛尔、噻吗洛尔及选择性 β₁ 受体阻断药如阿替洛尔、美托洛尔、醋丁洛尔等均可用于心绞痛。普萘洛尔为常用的抗心绞痛药。

一、常用药物

普萘洛尔

【药理作用】

1. 降低心肌耗氧量　普萘洛尔（propranolol）通过阻断心脏 β_1 受体，使心率减慢，心肌收缩力减弱，心肌耗氧量减少。但因抑制心肌收缩力可使心室容积扩大、室壁张力增加、心脏射血时间延长，导致心肌耗氧增加，但总效应仍是心肌耗氧量降低。

2. 改善缺血区心肌供血　阻断冠状动脉 β_2 受体，使非缺血区冠脉阻力增高，促使血液流向血管已代偿性扩张的缺血区。其次，心率减慢，心室舒张期相对延长，冠脉灌注时间延长，有利于血液从心外膜流向缺血的心内膜。

3. 改善心肌代谢　阻断 β 受体可减少缺血区心肌对葡萄糖的摄取和利用，改善糖代谢；还可抑制脂肪分解酶活性，降低脂肪酸氧化代谢的耗氧量；还能促进氧合血红蛋白的解离，增加包括心肌在内的全身组织的供氧。

【临床应用】适用于稳定型和不稳定型心绞痛的治疗，对伴有高血压及窦性心动过速患者尤为适宜。由于本药有收缩冠状动脉的作用，故不适用于变异型心绞痛。

β 受体阻断药与硝酸酯类合用治疗心绞痛可产生协同作用。两类药均可降低心肌耗氧量，

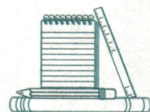

增加缺血区供血，合用后还可减少不良反应。β 受体阻断药能对抗硝酸酯类所引起的反射性心率加快；硝酸酯类可纠正 β 受体阻断药所致的心室容积扩大和冠脉血管收缩。合用时应从小剂量开始逐渐增加剂量，以防血压过低导致冠脉血管灌注压降低，不利于缓解心绞痛。

【不良反应】

1. 一般不良反应有恶心、呕吐、腹泻等消化道症状及眩晕、头晕等神经系统症状。

2. 可引起窦性心动过缓、房室传导阻滞及心肌收缩力减弱。

3. 诱发或加重支气管哮喘。

4. 反跳现象。

二、普萘洛尔的用药护理

1. 普萘洛尔个体差异较大，一般宜从小剂量开始，久用停药时，应逐渐减量，否则会加剧心绞痛的发作，引发心肌梗死。

2. 静脉滴注给药时，宜缓慢给药，控制速度，同时监测患者心率、血压和心电图变化情况。

项目三　钙通道阻滞药

一、常用药物

临床上用于抗心绞痛的钙通道阻滞药有硝苯地平、维拉帕米、地尔硫草等。

【药理作用】本类药通过阻断心肌细胞和血管平滑肌细胞膜上的钙通道，抑制 Ca^{2+} 内流，降低细胞内游离 Ca^{2+} 浓度，而产生抗心绞痛作用。

1. 降低心肌耗氧量　钙通道阻滞药抑制心肌收缩力，减慢心率；扩张外周血管，降低外周阻力，减轻心脏负荷，从而降低心肌耗氧量。

2. 增加缺血区血流量　扩张冠脉血管，对处于痉挛状态的血管有明显解痉作用，增加冠脉和侧支循环血流量，增加缺血区心肌的血流量。

3. 保护缺血心肌细胞　钙通道阻滞药抑制细胞外 Ca^{2+} 内流，减轻心肌缺血时由于 Ca^{2+} 超负荷导致的细胞损伤，保护缺血的心肌细胞。

4. 抑制血小板聚集　钙通道阻滞药降低血小板内 Ca^{2+} 浓度，可抑制血小板黏附和聚集。

【临床应用】钙通道阻滞药是治疗心绞痛的常用药物，对各型心绞痛均有效，有强大扩张冠脉作用，是治疗变异型心绞痛首选药。

【不良反应】钙通道阻滞药不良反应较轻，常见有颜面潮红、头痛、眩晕、恶心、便秘、外周水肿等，但无须停药。严重者可导致心脏停搏、心动过缓、房室传导阻滞等心脏抑制现象或充血性心力衰竭。

二、用药护理

在起始用药时和长期应用中应提醒患者监测血压，特别是已使用降压药物治疗的患者。

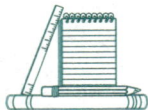

模块小结

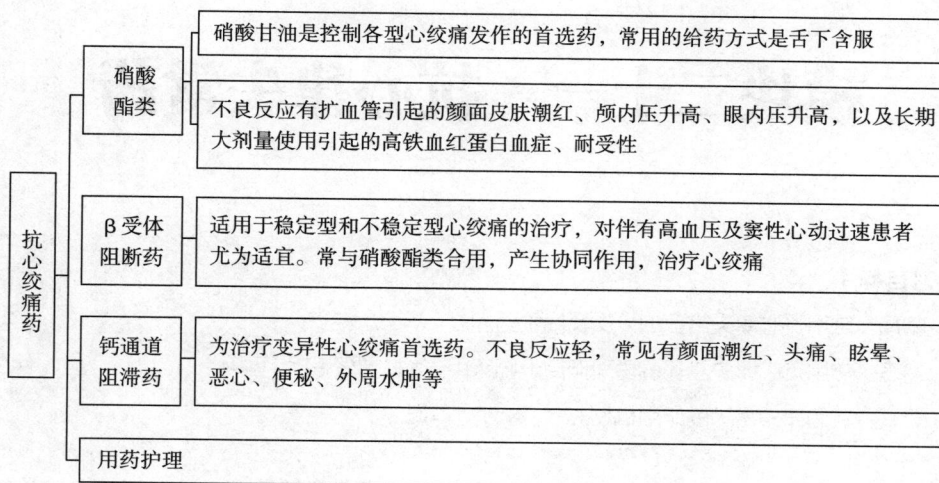

抗心绞痛药
- 硝酸酯类
  - 硝酸甘油是控制各型心绞痛发作的首选药，常用的给药方式是舌下含服
  - 不良反应有扩血管引起的颜面皮肤潮红、颅内压升高、眼内压升高，以及长期大剂量使用引起的高铁血红蛋白血症、耐受性
- β受体阻断药
  - 适用于稳定型和不稳定型心绞痛的治疗，对伴有高血压及窦性心动过速患者尤为适宜。常与硝酸酯类合用，产生协同作用，治疗心绞痛
- 钙通道阻滞药
  - 为治疗变异性心绞痛首选药。不良反应轻，常见有颜面潮红、头痛、眩晕、恶心、便秘、外周水肿等
- 用药护理

复习思考

1. 常用的抗心绞痛药物分哪几类？代表药各举一例。
2. 简述硝酸甘油与普萘洛尔合用治疗心绞痛的优点。

扫一扫，查阅
复习思考题答案

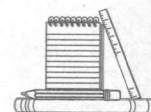

模块二十一　抗心律失常药

【学习目标】

掌握：常用抗心律失常药的分类及代表药。

熟悉：常用抗心律失常药的药理作用、临床用途和主要不良反应。

了解：抗心律失常药的作用机制。

心律失常（arrhythmia）是由于心肌细胞电生理活动异常引起的心脏搏动起源或冲动传导障碍导致的心脏搏动的频率或节律异常。某些类型的心律失常如心室颤动，可危及生命，必须及时纠正。

心律失常按照发生原因可分为缓慢型和快速型两种类型。前者包括窦性心动过缓、房室传导阻滞等。后者包括房性或室性期前收缩、房性或室性心动过速、心房扑动、心房颤动、心室扑动、心室颤动等。各型快速型心律失常的发病机制和药物治疗都比较复杂，本章主要讨论治疗快速型心律失常的药物。

根据药物作用的电生理学特点，可将抗心律失常药归纳为四大类（表21-1）。

表 21-1　抗心律失常药的分类

分类	代表药物
Ⅰ类：钠通道阻滞药	
Ⅰa类：适度阻滞钠通道	奎尼丁
Ⅰb类：轻度阻滞钠通道	利多卡因
Ⅰc类：重度阻滞钠通道	普罗帕酮
Ⅱ类：β受体阻断药	普萘洛尔
Ⅲ类：延长动作电位时程药	胺碘酮
Ⅳ类：钙通道阻滞药	维拉帕米

项目一　钠通道阻滞药

一、Ⅰa类药——适度阻滞钠通道

奎尼丁

奎尼丁（quinidine）是从金鸡纳树皮中分离得到的一种生物碱。该药口服吸收迅速而完全，生物利用度可达 70%～80%，服药后 1～2 小时血药浓度达高峰。心肌组织中分布广泛，药物

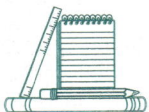

浓度比血药浓度高 10 ～ 20 倍。大部分经肝脏代谢，约 20% 以原形药经肾脏排泄，酸化尿液可加速药物排泄。

【药理作用】奎尼丁能适度阻滞 Na^+ 通道，也能影响细胞膜对 K^+ 和 Ca^{2+} 的通透性。在较低浓度时即可阻滞 Na^+ 通道和 K^+ 通道，较高浓度时可阻滞 Ca^{2+} 通道，对心肌电生理产生一系列影响。

1.降低自律性　治疗量的奎尼丁可阻滞 Na^+ 通道而提高心肌阈电位，使浦肯野纤维 4 相自动去极化时间延长，自律性降低，尤其是处于过度兴奋的异位节律。治疗量的奎尼丁对正常的窦性节律无明显影响。

2.减慢传导　阻滞 Na^+ 通道，降低心房肌、心室肌和浦肯野纤维的 0 相除极速率，减慢传导速度。

3.延长有效不应期　阻滞 K^+ 通道，抑制 K^+ 外流，延长心房肌、心室肌和浦肯野纤维的动作电位时程（APD）和有效不应期（ERP）。延长 ERP 有利于消除折返冲动引发的心律失常。

4.其他　奎尼丁可阻断外周血管 α 受体，静脉注射时会引起血管扩张、血压下降和反射性窦性心动过速。此外，本品还具有一定的抗胆碱作用，治疗房扑或房颤时，可加快房室传导，宜先用强心苷类药物减慢房室传导防止心室率加快。

【临床应用】为广谱抗心律失常药，适用于各种快速型心律失常，包括心房纤颤、心房扑动、频发室上性和室性期前收缩等，也可用于室上性和室性心动过速的复律和预防。心房纤颤和心房扑动目前虽多采用电转律法，但奎尼丁仍可用于转律后防止复发。

【不良反应】

1.胃肠道反应　是常见的不良反应，表现为恶心、呕吐、腹痛、腹泻等症状。

2.金鸡纳反应　血浆奎尼丁水平过高可引起"金鸡纳反应"，表现为头痛、眩晕、耳鸣、听力减退和视觉障碍等症状。

3.心脏毒性　奎尼丁心脏毒性较严重。中毒量可致窦房传导阻滞和房室传导阻滞，严重时可致"奎尼丁晕厥"甚至猝死。奎尼丁中毒的药物抢救可使用异丙肾上腺素，同时静脉滴注碳酸氢钠或乳酸钠。本品心脏毒性多发生于用药初期，可加强初期的心电图监测以预防。

4.过敏反应　偶致皮疹、血管神经性水肿和血小板减少。

普鲁卡因胺

普鲁卡因胺（procainamide）口服吸收迅速而完全，1 小时血药浓度达高峰。肌内注射 0.5 ～ 1 小时或静脉注射 4 分钟血药浓度即达峰值。

【药理作用】普鲁卡因胺可增加心房的有效不应期，降低心房、浦肯野纤维和心室肌的传导速度，通过升高阈值而降低心房、浦肯野纤维、乳头肌和心室的兴奋性，延长不应期及抑制舒张期除极，降低自律性，且有直接扩血管作用。

【临床应用】目前推荐用于预激综合征并房颤的药物转复；以往用于室性早搏（室早）和室速，现已少用。静脉注射或静脉滴注用于抢救室性心律失常危急病例，但对于急性心肌梗死所致的持续性室性心律失常，普鲁卡因胺不作为首选。

【不良反应】静脉给药可导致低血压、传导阻滞和心脏停搏，给药期间应使用心电监测，密切观察病情变化。过敏反应较常见，如皮疹、药热、白细胞减少、肌痛等，还可出现幻觉、精神失常等。长期应用，少数患者出现红斑狼疮综合征。

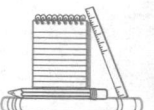

二、Ⅰb 类药——轻度阻滞钠通道

利多卡因

利多卡因（lidocaine）口服首关消除明显，需静脉注射给药。静脉注射起效迅速，但作用维持时间仅 15～30 分钟，以静脉滴注维持疗效。与血浆蛋白结合率约 70%，分布广泛。该药几乎全部经肝脏代谢，仅 10% 以原形经肾脏排出。

【药理作用】

1. 降低自律性　利多卡因抑制 Na^+ 内流而促进 K^+ 外流，使浦肯野纤维最大舒张电位增大，4 相自动去极化速率下降，降低自律性。

2. 改变传导速度　治疗量的利多卡因对心肌传导性的影响与病理情况有关：①在心肌缺血等情况下，细胞外 K^+ 浓度升高，主要抑制 Na^+ 内流而减慢传导，可使单向传导阻滞变为双向传导阻滞而消除折返，可用于治疗急性心肌梗死所致心室颤动；②当血液 K^+ 浓度降低时，可促进 K^+ 外流，膜电位增大，0 相除极速度加快、幅度增大，传导速度亦随之加快，消除单向传导阻滞而终止折返。

3. 相对延长 ERP　促进 K^+ 外流，同时缩短 APD 和 ERP，但 APD 缩短程度大于 ERP，故 ERP 相对延长，有利于消除折返。

【临床应用】利多卡因是治疗室性心律失常的首选药。适用于心脏手术、心肌梗死、强心苷中毒所引起的室性心动过速及心室纤颤。对室上性心律失常效果较差。

【不良反应】较少见，静脉注射可出现头晕、嗜睡、感觉异常等中枢神经系统症状。剂量过大或静脉注射过快可引起心率减慢、房室传导阻滞、低血压和心脏停搏等不良反应。禁用于中度、重度心力衰竭。

三、Ⅰc 类药——重度阻滞钠通道

普罗帕酮

【药理作用】普罗帕酮（propafenone）抑制 Na^+ 内流的作用强于Ⅰa类和Ⅰb类，还有弱的 β 受体阻断作用。本品可减慢心房、心室及浦肯野纤维的传导速度和自律性，适度延长 APD 和 ERP。

【临床应用】为广谱抗心律失常药，用于终止或预防无器质性心脏病的房扑、房颤（包括预激综合征）、阵发性室速及症状性房性期前收缩（房早）和室早，转复阵发性室上性心动过速。对房颤抑制作用强，起效快，是无器质性心脏病房颤转复和维持窦律的Ⅰ类推荐药物。

【不良反应】可诱发心动过缓、房室及室内传导阻滞，或加重原有心衰，导致心排出量降低，室速恶化甚至死亡；禁用于支气管哮喘、心室肥厚 ≥ 14mm、中重度器质性心脏病、缺血性心脏病和心功能不全者。

四、用药护理

1. 奎尼丁　餐后服药可减轻其引起的胃肠反应；强心苷中毒所致的心律失常、重度房室传导阻滞、高血钾患者禁用；若发生奎尼丁晕厥，应立即人工呼吸、胸外心脏按压和电复律抢救。

2. 利多卡因　首关消除明显，常静脉注射给药；用药过程中若出现中枢神经系统反应如头晕、嗜睡、定向障碍等，应减量或停药；眼球震颤应停药，是早期中毒信号。用药期间应严格控制血药浓度和用药总量，同时注意监测血压、心电图及电解质。

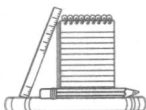

案例导入

患者，男，67 岁，反复发作心悸 2 年，加重 1 个月。自诉近 1 个月心悸发作较前频繁，伴胸闷，持续时间延长至 4 ～ 6 小时方能自行缓解，查体：T 36.2℃，P 98 次 / 分，R 18 次 / 分，BP 146/86mmHg，心率 112 次 / 分，律不齐，各瓣膜听诊区未闻及杂音。24 小时动态心电图检查显示阵发性房颤。诊断为心律失常、阵发性心房颤动。医生嘱咐患者卧床休息，低盐饮食。治疗措施：①首选药物复律，必要时电复律；②用抗心律失常药物，如普罗帕酮或美托洛尔等预防发作；③长期口服抗血小板聚集药或抗凝血药，预防血栓栓塞；④必要时行射频消融治疗。

问题：普罗帕酮和美托洛尔的用药护理措施有哪些？

项目二　β 受体阻断药

用于抗心律失常的 β 肾上腺素受体阻断药主要有普萘洛尔、美托洛尔、阿替洛尔、纳多洛尔、艾司洛尔、比索洛尔等。β 肾上腺素受体阻断药可通过减慢心率、抑制细胞内钙超载、减少后除极等作用治疗心律失常。

普萘洛尔

【药理作用】普萘洛尔（propranolol）主要阻断 β 受体，降低窦房结、心房、浦肯野纤维的自律性和房室传导速度，延长 ERP。也能抑制 Na^+ 内流，具有膜稳定作用。

【临床应用】主要用于治疗室上性心律失常，尤其对情绪激动、甲状腺功能亢进等交感神经兴奋性过高引起的心动过速治疗效果好。也可用于长 Q-T 间期综合征和儿茶酚胺敏感型室性心动过速。

【不良反应】

1. 一般不良反应有恶心、呕吐、腹泻等消化道症状及眩晕、头晕等神经系统症状。

2. β 受体阻断可引起窦性心动过缓、房室传导阻滞及心肌收缩力减弱。

3. 诱发或加重支气管哮喘。

4. 反跳现象。

知识链接

普萘洛尔的"前世今生"

第一个用于临床的洛尔类药物是普萘洛尔，主要用于治疗心血管疾病。直到 1962 年，布莱克和他的同事们成功合成第一个 β 受体阻滞剂——丙萘洛尔，但是很遗憾，丙萘洛尔能使小鼠产生胸腺瘤，不能用于临床。但布莱克毫不气馁，又合成出另外一个新药——普萘洛尔，又称心得安。心得安不仅比丙萘洛尔更为有效，而且避免了小鼠的致癌现象，也无"内在拟交感活性"。越来越多的研究证实，普萘洛尔在治疗心绞痛和心动过速方面有重要疗效。此后，大力推进了 β 受体阻滞剂相关心血管药物的研究和开发。

由于在 β 受体阻滞剂领域的杰出贡献，布莱克于 1988 年获得了诺贝尔生理学或医学奖。美国心脏病协会主席克莱德·杨西对其评价说："因为普萘洛尔的发现，数百万

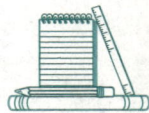

患者轻松地就得到了 β 受体阻滞疗法带来的帮助，他们的生活质量因此得到显著提高"。β 受体阻滞剂的发现是少有的几个能拥有"里程碑"称誉的成就之一。

项目三　延长动作电位时程药

胺碘酮

胺碘酮（amiodarone）口服及静脉注射均可。生物利用度 35% ～ 65%，$t_{1/2}$ 约 40 天，停药后作用可维持 1 ～ 3 个月。主要在肝内代谢，经胆汁由肠道排泄。

【药理作用】明显阻滞心肌 K^+ 通道，对 Na^+ 通道和 Ca^{2+} 通道有轻度抑制作用；此外对 α 和 β 受体也有一定的拮抗作用，可扩张冠状动脉，增加冠脉血流量，减少心肌耗氧量。

【临床应用】为广谱抗心律失常药，适用于治疗各种室上性和室性心律失常。

【不良反应】

1. 胃肠道反应　常见食欲减退、恶心、呕吐。

2. 心血管系统　常见窦性心动过缓、房室传导阻滞、Q-T 间期延长，偶可出现尖端扭转型心动过速。

3. 甲状腺功能紊乱　本药含碘，可引起甲状腺功能亢进或低下。

4. 光敏性皮炎。

5. 角膜色素沉着　一般不影响视力，停药后可自行恢复。

决奈达隆

决奈达隆（dronedarone）是新型抗心律失常药物，主要用于阵发性或持续性房颤转复后维持窦律，减少因房颤住院的风险，减少房颤合并心血管高危因素（如 75 岁以上、高血压、左心房增大等）的心血管住院率和死亡率；有 β 受体阻断作用，可用于稳定性冠心病合并房颤。该药起效较快，是无器质性心脏病、瓣膜型心脏病或射血分数保留型心衰合并房颤时维持窦律的 Ⅰ 类推荐。结构与胺碘酮类似，但不含碘，对甲状腺等器官的毒性明显降低。胺碘酮引起甲状腺毒性时可换用决奈达隆。主要不良反应有 Q-T 间期延长、传导阻滞和肝损伤；禁用于 Q-T 间期延长或使用延长 Q-T 间期药物的患者。禁用于射血分数降低性心衰或永久性房颤，可能增加病死率。

项目四　钙通道阻滞药

维拉帕米

维拉帕米（verapamil）口服吸收迅速而完全，首关消除明显，生物利用度仅 10% ～ 30%，经肝脏代谢，大部分经肾脏排泄。

【药理作用】阻断 Ca^{2+} 通道，抑制 Ca^{2+} 内流。降低窦房结起搏细胞的自律性，减慢窦房结和房室结的传导速度，延长其 ERP。

【临床应用】本品是治疗阵发性室上性心动过速的首选药。也可用于治疗心绞痛、原发性高血压。

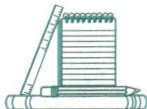

【不良反应】口服较安全，可出现腹胀、腹泻、便秘、头痛、瘙痒、心动过缓和传导阻滞等不良反应。静脉注射可引起血压降低、暂时性窦性停搏等。不建议与 β 受体阻断药合用。

模块小结

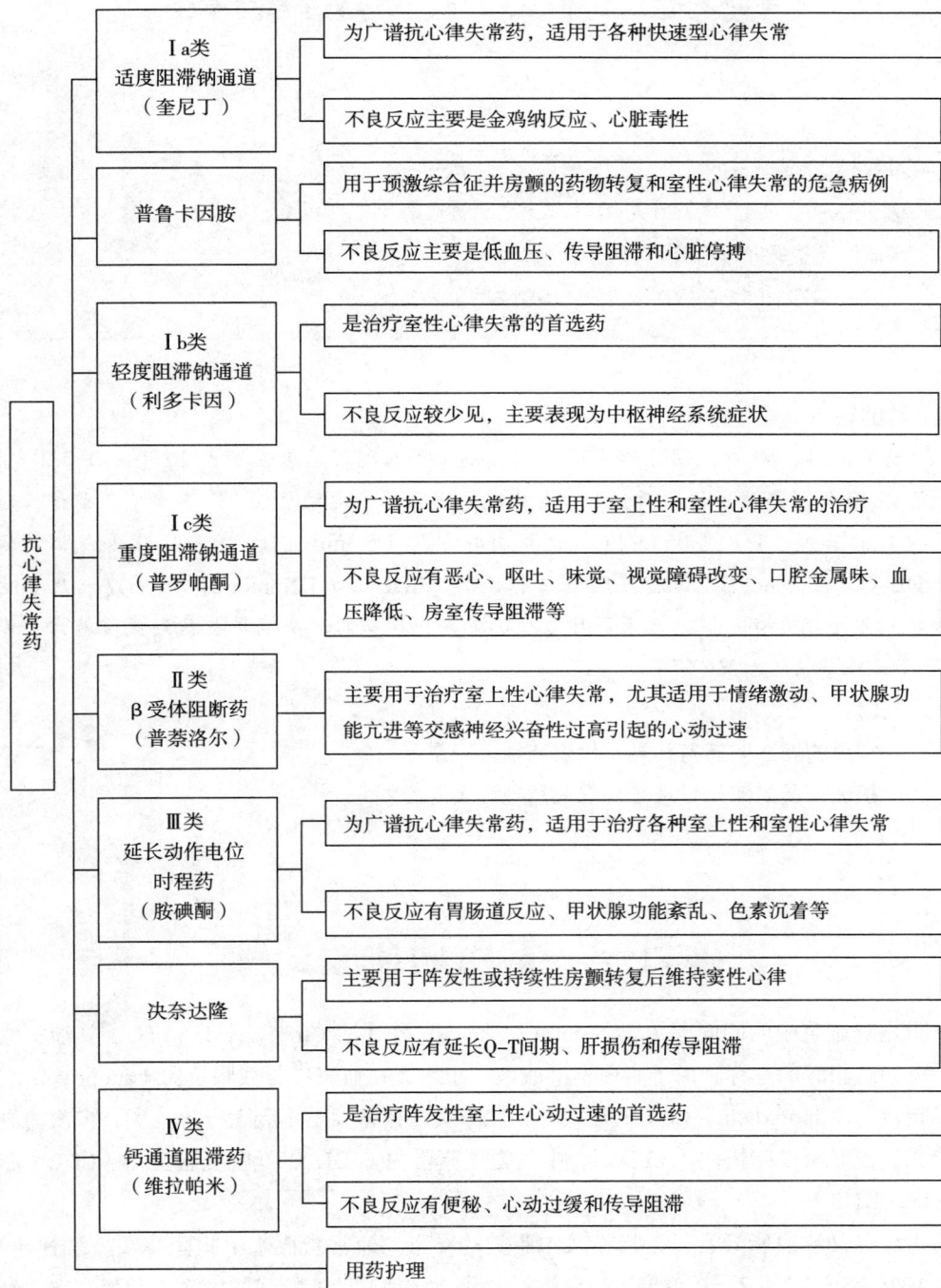

复习思考

1. 抗心律失常药分哪几类？说出其代表药。

2. 简述奎尼丁的主要不良反应及用药护理。

模块二十二　调血脂药

【学习目标】

掌握：常用调血脂药的分类及其代表药的药理作用及临床应用。

熟悉：各类调血脂药的不良反应。

了解：常用调血脂药的作用机制和用药指导。

案例导入

患者，男，50岁，因体检发现血脂升高1年入院。患者吸烟史20年，每日1包，饮酒史20年，每天半斤白酒，平时喜欢吃油腻食物，运动量较少。患者1年前体检时发现甘油三酯（TG）3.0mmol/L，总胆固醇（TC）6.3mmol/L，高密度脂蛋白胆固醇（HDL–C）1.1mmol/L，低密度脂蛋白胆固醇（LDL–C）4.2mmol/L。医生建议改善生活方式并定期复查，但患者未引起重视。近期出现头晕、头痛等症状到医院就诊，以"高脂血症"收治入院。

问题：

1. 常见的调血脂药有几类？代表药物分别是什么？

2. 护理人员如何指导患者合理应用他汀类药物？

项目一　常用调血脂药物

血脂是对血浆中的胆固醇（cholesterol，Ch）、三酰甘油（triglyceride，TG，甘油三酯）和其他脂类如磷脂等的总称。由于脂质不溶或微溶于水，在血浆中与载脂蛋白（apoprotein，Apo）结合以脂蛋白（lipoprotein，LP）的形式存在。脂蛋白按密度由小到大分为五类，依次为乳糜微粒（CM）、极低密度脂蛋白（VLDL）、中间密度脂蛋白（IDL）、低密度脂蛋白（LDL）和高密度脂蛋白（HDL）。

高脂血症又称血脂异常，是指血浆中脂类的异常，通常指血浆中胆固醇或三酰甘油升高，也包括HDL降低。血脂异常可导致动脉粥样硬化，增加心脑血管病的发病率和死亡率。高脂血症临床上可简单分为高胆固醇血症、高三酰甘油血症、混合型高脂血症和低HDL胆固醇血症四类。

对于高脂血症的患者，首先可通过调节生活方式来干预血脂水平，如饮食调节、戒烟酒、加强体育锻炼等。如果血脂仍不正常，则可根据血脂异常的类型，选择合适的调血脂药。调血脂药通过降低血浆胆固醇和三酰甘油或升高 HDL，可以明显降低冠状动脉粥样硬化性心脏病的发生率和死亡率。比较常用的调血脂药有他汀类、贝特类、烟酸类、胆酸螯合剂等。

一、他汀类

常用有洛伐他汀（lovastatin）、辛伐他汀（simvastatin）、普伐他汀（pravastatin）、阿伐他汀（atorvastatin）及氟伐他汀（fluvastatin）等。他汀类药物是目前临床上最重要、应用最广的调血脂药物。

【药理作用】

1. 调血脂作用　抑制羟甲基戊二酸甲酰辅酶 A（3-hydroxy-3-methylglutaryl CoA，HMG-CoA）还原酶。HMG-CoA 还原酶是肝细胞合成胆固醇过程中的限速酶。通过抑制该酶，可减少内源性胆固醇合成，同时三酰甘油和 LDL 也略有下降，HDL 则轻度增加。

2. 非调血脂作用　如改善血管内皮功能、抗氧化、肾脏保护作用等。

【临床应用】

1. 调节血脂　首选用于高胆固醇血症，也可用于胆固醇升高为主的混合型高脂血症以及由 2 型糖尿病和肾病综合征引起的高胆固醇血症。

2. 其他　可用于肾病综合征、血管成形术后再狭窄、预防心脑血管急性事件、缓解器官移植后的排斥反应和治疗骨质疏松症等。

【不良反应】

1. 消化道反应　大剂量时可见恶心、腹痛、便秘等胃肠道反应，较常见却并不严重。

2. 肝脏毒性　偶见转氨酶升高，不引起持续性肝损伤，用药期间须定期检查肝功能。

3. 肌病　肌肉疼痛，血清肌酸磷酸激酶（CPK）升高，停药后即恢复正常；极少数严重者发生横纹肌溶解症而导致肾衰竭，以辛伐他汀和西立伐他汀（拜斯亭）引起肌病的发病率高。

二、贝特类

最早上市的贝特类药物是氯贝丁酯（clofibrate，安妥明），因不良反应多且严重而停用。目前主要应用的是第二代贝特类药物有吉非贝齐（gemfibrozil）、苯扎贝特（benzafibrate）、非诺贝特（fenofibrate）等。

【药理作用】

1. 调血脂作用　可促进三酰甘油分解以及胆固醇的逆向转运，主要用于降低三酰甘油和 LDL，升高 HDL。

2. 非调血脂作用　如抗凝血、抗血栓和抗炎作用等。

【临床应用】首选用于高三酰甘油血症，也可用于以三酰甘油升高为主的混合型高脂血症。

【不良反应】主要不良反应为胃肠道反应，如食欲不振、恶心、腹胀等；其次为乏力、头痛、失眠、皮疹、阳痿等。少数出现一过性肝转氨酶和肌酸磷酸激酶升高，停药后可恢复。

三、烟酸类

属于维生素 B 族，用量较大时有调血脂作用。主要有烟酸、烟酸肌醇酯（inositol nicotinate）、阿昔莫司（acipimox）。

【药理作用】抑制脂肪组织分解，减少肝脏合成和分泌胆固醇；降低三酰甘油、胆固醇和 LDL，轻度升高 HDL。

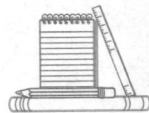

【临床应用】适用于高三酰甘油血症及以三酰甘油升高为主的混合型高脂血症。

【不良反应】治疗初期可见皮肤潮红、瘙痒、恶心、呕吐等胃肠道症状。偶有肝功异常、血尿酸增多、糖耐量降低及诱发溃疡病等，停药后可恢复。

四、胆酸螯合剂

胆酸螯合剂又称为胆汁酸结合树脂，属于碱性阴离子交换树脂，不溶于水，不易被消化酶破坏，小肠亦不吸收。包括考来烯胺（cholestyramine，消胆胺）和考来替泊（colestipol，降胆宁）等。

【药理作用】在肠道内与胆汁酸不可逆结合，阻碍胆汁酸的肝肠循环和反复利用，促使胆汁酸随粪便排出，从而大量消耗体内的胆固醇，使血浆中胆固醇及 LDL 水平下降。

【临床应用】适用于高胆固醇血症和以胆固醇升高为主的混合型高脂血症。

【不良反应】考来烯胺有特殊的臭味和一定的刺激性，少数人服后可能有恶心、呕吐、便秘、腹胀、食欲减退等，一般在两周后可消失。

项目二　用药护理

1. 他汀类药物多数需要晚间或睡前服用，因为人体在夜间合成胆固醇最为活跃。使用过程中，应定期检查肝功能，如出现肌肉疼痛应警惕横纹肌溶解症。儿童、孕妇、哺乳期妇女不宜服用。

2. 贝特类可增强口服抗凝药的抗凝活性。与他汀类药联合应用，可能增加肌病的发生，最好在清晨服用。禁用于肝肾功能不良以及儿童、孕妇、哺乳期妇女。

3. 烟酸类用量大，可诱发或加重溃疡，一般选择餐时或餐后服用。出现皮肤潮红瘙痒症状，可服用阿司匹林。禁用于慢性肝病、严重痛风及消化性溃疡患者，慎用于高尿酸血症、糖尿病患者。

4. 药物治疗过程中，应监测血脂水平和不良反应，定期检查肌酸激酶、肝功能、肾功能和血常规等。

5. 降脂药物剂量的选择需要个体化，起始剂量不宜大。

模块小结

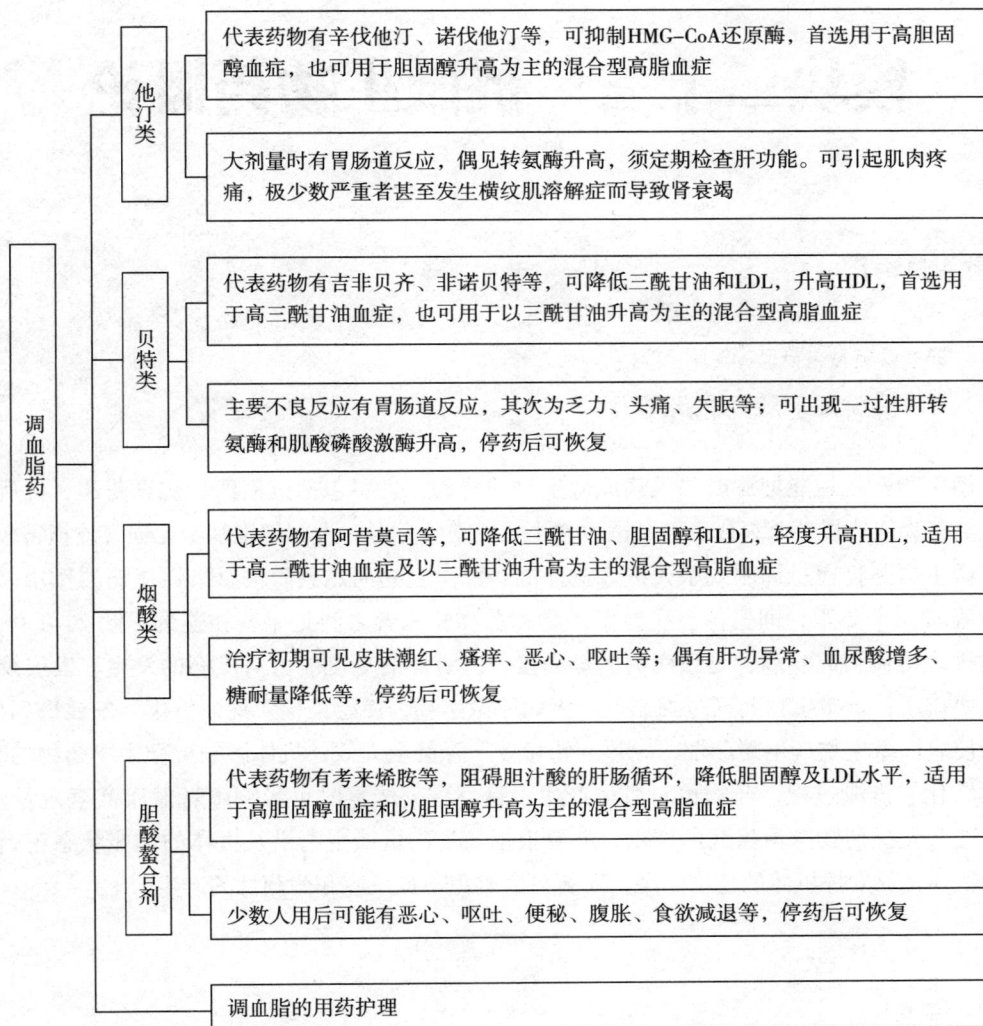

他汀类

代表药物有辛伐他汀、诺伐他汀等，可抑制HMG–CoA还原酶，首选用于高胆固醇血症，也可用于胆固醇升高为主的混合型高脂血症

大剂量时有胃肠道反应，偶见转氨酶升高，须定期检查肝功能。可引起肌肉疼痛，极少数严重者甚至发生横纹肌溶解症而导致肾衰竭

贝特类

代表药物有吉非贝齐、非诺贝特等，可降低三酰甘油和LDL，升高HDL，首选用于高三酰甘油血症，也可用于以三酰甘油升高为主的混合型高脂血症

主要不良反应有胃肠道反应，其次为乏力、头痛、失眠等；可出现一过性肝转氨酶和肌酸磷酸激酶升高，停药后可恢复

烟酸类

代表药物有阿昔莫司等，可降低三酰甘油、胆固醇和LDL，轻度升高HDL，适用于高三酰甘油血症及以三酰甘油升高为主的混合型高脂血症

治疗初期可见皮肤潮红、瘙痒、恶心、呕吐等；偶有肝功异常、血尿酸增多、糖耐量降低等，停药后可恢复

胆酸螯合剂

代表药物有考来烯胺等，阻碍胆汁酸的肝肠循环，降低胆固醇及LDL水平，适用于高胆固醇血症和以胆固醇升高为主的混合型高脂血症

少数人用后可能有恶心、呕吐、便秘、腹胀、食欲减退等，停药后可恢复

调血脂的用药护理

复习思考

1. 用于调血脂的药物有哪几类？其代表药物有哪些？

2. 简述他汀类药物降脂的作用机制和主要不良反应。

3. 高胆固醇血症及高三酰甘油血症分别可以选用哪些调血脂药？

扫一扫，查阅
复习思考题答案

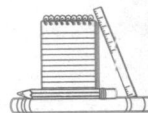

模块二十三　抗微生物药概论

【学习目标】

掌握：抗微生物药的基本概念和应用原则。

熟悉：抗微生物药的作用机制。

了解：抗微生物药产生耐药的机制。

抗微生物药是指能抑制或杀灭病原微生物的药物，主要包括抗菌药、抗真菌药、抗病毒药等。此类药物能选择性杀灭或者抑制微生物生长或繁殖，但对人体细胞基本无损害或损害较小。

抗微生物药物通过抑制或杀灭进入机体的病原微生物而达到防治感染性疾病的作用，这一作用过程有三个要素，即机体、病原微生物和药物，三者之间是紧密相连的（图23-1）。病原微生物进入机体引起疾病，是致病的关键因素，但机体的免疫能力对疾病的发生、发展及转归也有重要作用；抗微生物药物通过抑制或杀灭病原微生物，使感染性疾病的发生、发展得到控制，但也会使病原微生物产生耐药性，导致药物疗效下降甚至失效；机体影响抗微生物药物的吸收、分布、转化、排泄过程，药物也对机体产生不良反应，严重时可影响患者健康甚至危及生命。因此，充分发挥药物防治疾病的作用，既要根据药物的抗微生物谱及机体的功能状态正确合理选用药物，又要发挥机体的免疫作用，还要尽量避免不良反应和耐药性的产生。

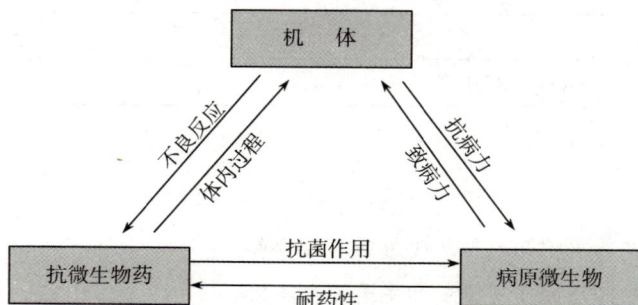

图 23-1　机体、病原微生物和药物作用示意图

项目一　基本概念

1. 化学治疗　指对病原微生物、寄生虫或肿瘤细胞所致疾病的药物治疗，简称化疗。化疗药物包括抗微生物药、抗寄生虫药和抗肿瘤药。

2. 抗生素　由某些微生物产生的、能抑制或杀灭其他微生物的物质。包括天然抗生素和人工半合成抗生素，前者由微生物产生，后者是对天然抗生素进行结构改造获得的半合成品。

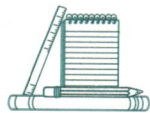

3. 抗菌药　对细菌具有抑制或杀灭作用的药物，包括抗生素和人工合成抗菌药。

4. 抗菌谱　指抗菌药物的抗菌范围，可分为广谱和窄谱。抗菌谱是临床选用抗菌药物的重要依据。对多种病原微生物有效的药物称广谱抗菌药，如四环素、阿莫西林等；仅对某种或某些病原微生物有作用的药物称为窄谱抗菌药，如异烟肼，仅对结核分枝杆菌有效，而对其他细菌无效。抗菌药物的抗菌谱是临床选药的基础。

5. 最低抑菌浓度（MIC）　指能够抑制培养基内细菌生长的最低药物浓度。

6. 最低杀菌浓度（MBC）　指能够杀灭培养基内细菌或使细菌数减少99.9%的最低药物浓度。

7. 抗菌活性　指抗菌药物抑制或杀灭病原微生物的能力。通常用最低抑菌浓度和最低杀菌浓度来表示。

8. 抑菌药　指仅能抑制细菌生长繁殖而无杀灭作用的药物，如大环内酯类、磺胺类等。

9. 杀菌药　指具有杀灭细菌作用的药物，如青霉素类、头孢菌素类、氨基糖苷类等。

10. 首次接触效应　指抗生素在首次接触细菌时有明显的杀菌作用，再度接触或连续与细菌接触，抗菌效应不再明显增强，需要间隔相当时间（数小时）以后，才会再起作用。如氨基糖苷类抗生素。

11. 抗生素后效应　指停药后血药浓度已降至阈浓度以下时残存的药理效应。即药物浓度低于MIC或消失，细菌生长仍然受到持续性抑制的效应。

12. 抗菌效价　效价即效价强度，指药物达到一定效应时所需的剂量。

项目二　作用机制

细菌维持生长繁殖须保持结构完整和代谢正常，而抗菌药物作用的发挥，就在于破坏细菌结构和干扰细菌的生化代谢过程，使其失去正常生长繁殖的能力而达到抑制或杀灭病原体的作用（图23-2）。

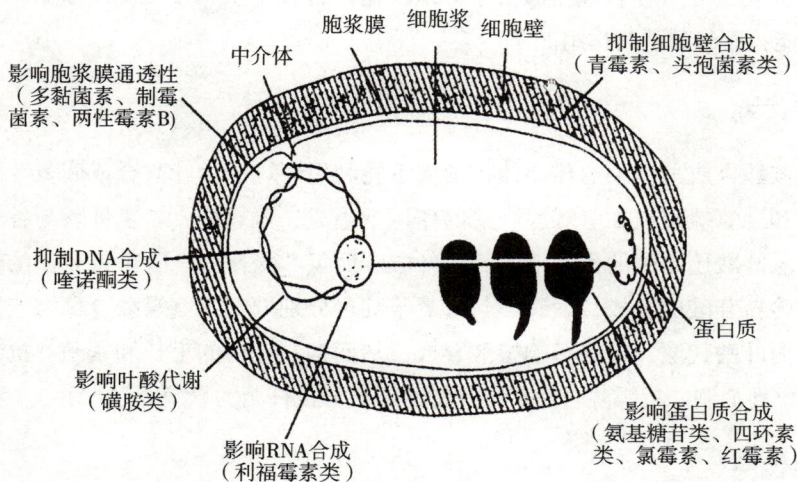

图23-2　细菌结构与抗菌药作用部位示意图

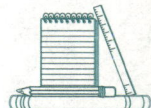

一、抑制细胞壁合成

细菌细胞膜外是一层坚韧的细胞壁，能抵御菌体内强大的渗透压，保护和维持细菌正常形态。细菌细胞壁构成的物质基础是胞壁黏肽，由与五肽相连的 N- 乙酰胞壁酸和 N- 乙酰葡萄糖胺重复交替联结而成。胞壁黏肽的生物合成可分为胞浆内、胞浆膜与胞浆外三个阶段。抗菌药就是通过影响这三个阶段发挥作用：第一阶段，胞浆内黏肽前体的形成阶段。一是阻碍 N- 乙酰胞壁酸前体转化为 N- 乙酰胞壁酸；二是阻碍 N- 乙酰胞壁酸五肽的形成。磷霉素、环丝氨酸分别通过抑制此阶段相关酶系起作用。第二阶段，胞浆膜阶段的黏肽合成。一是抑制 N- 乙酰胞壁酸五肽与脂载体结合并形成直链十肽二糖聚合物；二是影响聚合物转运至膜外受体及脱磷酸反应。万古霉素和杆菌肽能分别阻止这两个过程。第三阶段，胞浆膜外聚合物的交叉连接过程。青霉素类及有相似化学结构的头孢菌素类药物能作用于胞浆膜上的青霉素结合蛋白，抑制转肽酶的转肽作用，从而阻碍肽聚糖的交叉连接，导致细菌细胞壁缺损。由于菌体内的高渗透压，水分不断渗入，致使细菌膨胀、变形，在自溶酶影响下，细菌体破裂溶解。因此，抑制细菌细胞壁合成的药物均为杀菌药。因人体细胞无细胞壁，这也是抑制细胞壁合成的抗菌药物对人体细胞几乎没有毒性的原因。

二、抑制蛋白质合成

细菌蛋白质的合成要在核糖体参与下，经历起始、肽链延伸及合成终止三个阶段才能完成。细菌核糖体的沉降系数为 70S，可解离为 50S 和 30S 两个亚基。人的核糖体的沉降系数为 80S，可解离为 60S 和 40S 两个亚基。这些差异，使有的抗菌药物可以选择性作用于细菌的核糖体，影响细菌蛋白质合成的三个阶段，从而抑制细菌的蛋白质合成，起到抑菌或杀菌作用。一是起始阶段，与细菌核糖体 30S 亚基特异性结合，阻止 30S 亚基和 50S 亚基合成始动复合物而抑菌，如氨基糖苷类抗生素。二是肽链延伸阶段，与核糖体 30S 亚基 A 位结合，阻止氨基酰 tRNA 与A 位的结合，来抑制肽链的形成而抑菌，如四环素类；与核糖体 50S 亚基结合，抑制酰基转移酶和移位酶活性阻止肽链的形成和延伸，如大环内酯类、氯霉素和林可霉素。三是终止阶段，阻止终止因子与 A 位结合，使合成的肽链不能从核糖体释放出来，致使核糖体循环受阻，肽链不能发挥正常功能，而起到杀菌作用。

三、抑制叶酸代谢

四氢叶酸为核酸合成过程中的传递体，细菌不能利用环境中的叶酸合成四氢叶酸，必须利用对氨基苯甲酸和二氢蝶啶在二氢蝶酸合酶的作用下生成二氢蝶酸，二氢蝶酸与谷氨酸生成二氢叶酸，再经二氢叶酸还原酶的作用形成四氢叶酸。四氢叶酸作为一碳单位载体的辅酶参与了嘧啶核苷酸和嘌呤核苷酸的合成。磺胺类与甲氧苄啶可分别抑制二氢蝶酸合酶与二氢叶酸还原酶，妨碍细菌体内叶酸代谢，最终影响核酸合成，从而抑制细菌的生长和繁殖。抗结核药对氨基水杨酸通过竞争性抑制二氢蝶酸合酶活性，抑制结核分枝杆菌的繁殖。

四、抑制核酸代谢

磺胺类药物与甲氧苄啶能分别抑制二氢蝶酸合酶与二氢叶酸还原酶，最终影响细菌核蛋白合成，从而抑制细菌的生长繁殖；喹诺酮类药物能抑制细菌 DNA 回旋酶，从而抑制细菌 DNA的复制和 mRNA 的转录，导致 DNA 解体；利福平能抑制以 DNA 为模板的 RNA 多聚酶，阻碍

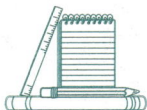

mRNA 的合成；阿糖腺苷、更昔洛韦等抗病毒药物均为核酸类似物，可抑制病毒 DNA 合成酶，使病毒复制受阻。

五、提高胞浆膜的通透性

细菌胞浆膜主要是由类脂质和蛋白质分子构成的一种半透膜，具有防止嘌呤、嘧啶、磷酸化物、无机盐、核苷酸和氨基酸等物质的外渗和运输物质的功能。多黏菌素类抗生素具有表面活性作用，可以与细菌胞浆膜中的磷脂结合；制霉菌素、两性霉素等则可与真菌胞浆膜中类固醇类物质结合；咪康唑和氟康唑能抑制真菌细胞膜的生物合成。它们都能使膜的通透性增加，失去屏障作用，导致菌体内容物外漏，从而起到杀灭菌体的作用。

项目三　耐药性

耐药性又称抗药性，有固有耐药和获得性耐药两种情况。铜绿假单胞菌对很多广谱抗生素都不敏感，属于固有耐药；细菌与药物多次接触后，对药物的敏感性下降甚至消失，致使抗菌药物疗效降低或无效的现象，属于获得性耐药。大部分细菌耐药属于后者。有些细菌对某种药物产生耐药性后，对同类或作用机制相似的其他抗菌药物也耐药，称为交叉耐药性。细菌对多种抗菌药物耐药为多药耐药，也称多重耐药，是临床后果严重的耐药。产生多重耐药的细菌主要有对甲氧西林耐药的金黄色葡萄球菌、对青霉素耐药的肺炎球菌、对万古霉素耐药的肠球菌、对碳青霉烯类耐药的铜绿假单胞菌、对喹诺酮类耐药的大肠埃希菌、对第三代头孢菌素类耐药的革兰阴性菌等。细菌的多重耐药问题已成为全球关注的热点，也是近年来研究和监测的重点。

一、耐药性产生的机制

1. 产生灭活酶　抗菌药物被细菌产生的酶灭活，是抗菌药物作用减弱或无效的主要机制。有以下几种：

（1）水解酶　如 β–内酰胺酶可使 β–内酰胺类抗生素的 β–内酰胺环裂解而失去抗菌活性。

（2）钝化酶　又称合成酶，如氨基糖苷类抗生素钝化酶，可催化某些基团结合到氨基糖苷类抗生素的 –OH 或 –NH$_2$ 上使之钝化，钝化后氨基糖苷类抗生素无法进入到细菌胞膜内与核糖体结合而丧失抗菌作用。常见的氨基糖苷类抗生素钝化酶有核苷化酶、腺苷化酶、乙酰化酶、磷酸化酶等。

（3）其他酶类　如酯酶使大环内酯类抗生素失去活性；乙酰转移酶使氯霉素失去活性；金黄色葡萄球菌产生核苷转移酶使林可霉素失去活性。

2. 主动外排　有些细菌能将进入菌体内的药物主动泵出。一种病原菌可以存在多种主要由膜蛋白构成的外排泵。如大肠埃希菌、金黄色葡萄球菌、铜绿假单胞菌、空肠弯曲杆菌对四环素类、氟喹诺酮类、大环内酯类、β–内酰胺类等抗生素产生的多重耐药。

3. 改变体内靶位结构

（1）细菌改变了细胞内膜上与抗生素结合部位的靶蛋白结构，降低与抗生素的亲和力，使抗生素不能与其结合，导致抗菌作用降低。如某些肺炎球菌、淋球菌对青霉素 G 耐药。

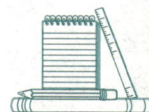

（2）细菌与抗生素对抗中产生新的靶蛋白，使药物不能结合。如耐甲氧西林金黄色葡萄球菌产生的特殊青霉素结合蛋白。

（3）细菌增加靶蛋白数量，即使药物存在时仍有足够量的靶蛋白可以维持细菌的正常功能和形态，导致细菌继续生长、繁殖，从而对抗菌药物产生耐药。如多数细菌对磺胺类抗生素耐药、肠球菌对 β - 内酰胺类抗生素耐药。

4. 降低胞浆膜通透性　细菌多次接触抗生素后，可以通过改变通道蛋白的结构和数量来降低膜的通透性，而产生获得性耐药。如铜绿假单胞菌可通过丢失特异性亚胺培南蛋白通道产生耐药，革兰阳性菌也存在此机制。

5. 其他　细菌也可能通过改变对代谢物的需要等途径产生耐药。如耐磺胺类药物的细菌，可产生与磺胺竞争二氢蝶酸合酶的底物对氨基苯甲酸，或直接利用二氢蝶酸合成二氢叶酸。

细菌的耐药往往非一种耐药机制产生，可能同时存在多种耐药机制，导致细菌耐药的复杂性。

知识链接

对抗超级细菌，守护人类健康

从 1985 年到 2016 年，科学家研发出的新抗生素种类数量呈下降趋势，而超级耐药细菌的出现则呈逐年快速上升的趋势。世界卫生组织相关数据显示，2019 年，全球约有 127 万人因为感染耐药性细菌而死亡，近 500 万人的死亡与此相关。预计到 2050 年，由耐药细菌导致人类死亡的总数将会达到约 1000 万人，超级耐药细菌的出现，已经成为人类健康的重大威胁。

预防抗微生物药物耐药事关你我，需要全社会共同努力，树立合理用药意识，提高认知，科学合理用药，重视管控各行各业的抗生素滥用，加强细菌耐药性监控，遏制细菌耐药性产生。

二、防止耐药性产生的措施

1. 重视抗菌药物的合理使用　包括避免无指征地预防用药和随意使用高档次抗生素，避免频繁地更换或中断用药，严格掌握抗生素的局部应用指征等。

2. 加强管理　加强抗微生物药物使用的管理，加强各级人员抗菌药物临床应用和管理培训；临床应用抗菌药必须凭处方给药；科学设定控制指标，建立处方专项点评制度，对抗菌药物使用合理性进行评估；对农牧业饲料添加剂中使用抗菌药以及日常生活用品中抗菌药剂的使用，药政管理应加强管理并制定严格的管控措施；各级医疗机构应严格执行消毒隔离制度，防止耐药菌的交叉感染，对耐药菌感染患者应予隔离；根据细菌耐药性的变迁，有计划地将抗生素分期、分批交替使用；加强对抗微生物药物使用的监督检查。

3. 加强细菌耐药性监测　充分利用全国各级细菌耐药性监测网，加强对各种耐药菌进行有效监测，特别是对现时重要耐药菌的监测，通过监测 - 反馈 - 干预 - 追踪模式，及时掌握细菌耐药性发展动态和重要致病菌对抗菌药物的敏感性的准确信息，促进抗菌药物临床应用的持续改进，及时向临床选用抗菌药物提供参考。

4. 加快新药研发　根据细菌耐药性产生机制与抗菌药物结构的关系，寻找具有抗菌活性，尤其对耐药菌有抗菌活性的新药。如将抗菌药物与抑制细菌产生灭活酶的药物联合使用。目前

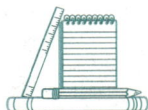

用于临床的有 β-内酰胺酶抑制剂，如克拉维酸和舒巴坦；对 β-内酰胺酶耐受性强的新型广谱抗生素，如第四代头孢菌素、青霉烯和碳青霉烯类抗生素；同时作用于细菌不同靶点的抗菌药物，如第四代喹诺酮类药物；利用基因工程技术，剪切掉细菌的耐药片断，重新恢复抗生素对耐药菌的杀灭作用。

项目四 合理应用

案例导入

患者，男，36 岁，因肺炎收治入院，经多种类型的抗生素治疗无效后死亡。细菌培养发现，患者体内感染的病菌对各种抗生素均耐药。调查发现该患者认为单位食堂不干净，持续 2 年多每天吃完饭都要吃两粒抗生素。经分析这是长期不合理使用抗生素造成的后果。

问题：患者为什么会出现对各种抗菌药均耐药？作为护士，如何做好合理使用抗菌药物的健康科普宣传？

抗微生物药物在治愈并挽救患者生命的同时，也出现了由于不合理应用导致的不良后果，如不良反应增多、耐药性增强以及治疗的失败等，给患者生命健康造成重大影响。抗微生物药物的不合理应用主要表现在以下几个方面：无指征的预防用药，无指征的治疗用药，抗微生物药物品种、剂量的选择错误，给药途径、给药次数及疗程不合理等。

合理使用抗菌药物需要综合考虑各种因素，遵循以下原则：

一、尽早确定病原菌

在选择使用抗菌药物的时候，原则上应根据病原菌种类及病原菌对抗菌药物敏感性即细菌药物敏感试验的结果而定。所以，应在患者抗菌治疗前留取相应标本，立即送细菌培养，以尽早明确病原菌和药敏试验结果。对于危重患者在未获知病原菌及药敏试验结果前，可根据患者的发病情况、发病场所、原发病灶、基础疾病等推断最可能的病原菌，并结合当地细菌耐药状况先给予抗菌药物经验性治疗，待获知细菌培养及药敏试验结果后，对疗效不佳的患者调整给药方案。

二、严格按适应证选药

抗菌药各有不同的适应证、抗菌谱、作用机制、给药方法、禁忌证，即使同类药物也存在着药效学和药动学的差异，因此，应根据各种抗菌药的不同特性选药，必须保证抗菌药在感染部位达到有效抗菌浓度以达到治疗目的。一般药物在血液丰富的组织器官浓度高（肝、肺、肾），在血液供应较少的部位及脑脊液浓度低。对于药物分布较少的器官组织感染，应尽量选用在这些部位达到有效浓度的药物。同时，根据药物的体内过程、不良反应等诸多因素，制定合理的用药方案。如大叶性肺炎常由肺炎链球菌感染所致，应首选青霉素；尿路感染常由大肠埃希菌或变形杆菌所致，可选氟喹诺酮类等。

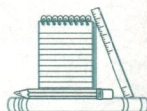

三、重视患者体质因素

应用抗菌药物时，首先应考虑到患者的生理特点。如老年患者组织器官本身就有生理性退行性变，尤其是肾功能减弱，免疫功能下降；新生儿一些重要器官尚未完全发育成熟；妊娠期药物会对母体和胎儿同时产生影响；哺乳期患者接受抗菌药物治疗后，某些药物可自乳汁分泌，影响受乳婴儿。以上人群应谨慎用药。其次还应考虑到患者的病理特点。如过敏性体质者，应清楚过敏史，谨慎选择用药；肝功能减退，应避免使用经肝脏代谢、肝胆系统排泄或对肝脏有毒性的抗菌药物，如红霉素、红霉素酯化物、林可霉素类、头孢菌素类等；肾功能减退，应避免使用主要经肾排泄或有较大肾毒性的抗菌药物，如大部分头孢菌素、氨基糖苷类、多黏菌素类、万古霉素等。

四、抗菌药物的预防应用

1. 预防用药目的是预防特定病原菌所致的或特定人群可能发生的感染。

2. 预防用药基本原则：①用于尚无细菌感染征象但暴露于致病菌感染的高危人群。②预防用药适应证和抗菌药物选择应基于循证医学证据。③应针对一种或两种最可能细菌的感染进行预防用药，不宜盲目地选用广谱抗菌药或多药联合预防多种细菌多部位感染。④应限于针对某一段特定时间内可能发生的感染，而非任何时间可能发生的感染。⑤应积极纠正导致感染风险增加的原发疾病或基础状况。可以治愈或纠正者，预防用药价值较大；原发疾病不能治愈或纠正者，药物预防效果有限，应权衡利弊决定是否预防用药。⑥以下情况原则上不应预防使用抗菌药物：普通感冒、麻疹、水痘等病毒性疾病；昏迷、休克、中毒、心力衰竭、肿瘤、应用肾上腺皮质激素等患者；留置导尿管、留置深静脉导管以及建立人工气道（包括气管插管或气管切口）患者。

五、抗菌药物的联合应用

一般情况下治疗各类感染都应尽量选用一种药物，多种药物联用，不仅增加费用，还往往会影响药物疗效，产生更多不良反应，增加耐药风险。但有些感染适当的联合用药也可增强疗效，减少不良反应或延缓耐药性的发生。

1. 联合用药应遵循的原则   ①不明病原体的严重感染，如化脓性脑膜炎、败血症等；②单一抗菌药物不能有效控制的感染，如腹腔穿孔引起的腹膜感染、胸腹严重创伤后并发的感染等；③为减少个别毒性较大但必须使用的抗菌药物用量，如两性霉素 B 与氟尿嘧啶联合治疗深部真菌感染；④须长期用药的传染性疾病如结核病、慢性脊髓炎，单独使用时易产生耐药性，联合用药可以减少并延缓耐药性的发生；⑤感染部位血液供应过少的感染，需合并使用容易渗入该组织的药物。

2. 联合用药可能产生的效果   抗菌药联合应用可能产生以下效果：①比单用时更强，称为协同；②为两药效果之和，称为相加；③超不过其中较强者，称为无关；④比其中较强者单独应用的效果还差，称为拮抗。

抗菌药按其作用性质可分为四类：①繁殖期杀菌药，如青霉素类、头孢菌素类；②静止期杀菌药，如氨基糖苷类、多黏菌素类、喹诺酮类；③快速抑菌药，如大环类酯类、四环素类和氯霉素；④慢速抑菌药，如磺胺类。其中①＋②可引起协同作用，如青霉素与链霉素或庆大霉素联合治疗肠球菌心内膜炎，青霉素可破坏细菌细胞壁使链霉素或庆大霉素易于进入细菌内发

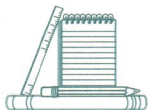

挥作用；①＋③则产生拮抗作用；①＋④作用无关或累加；③＋④作用相加。需要联合用药时，两药联合即可，不宜三药、四药联用。

3.联合用药注意事项　抗菌药物中作用机制或作用方式相同的药物联用不但不增效，反而增加毒性反应，如两种氨基糖苷类药物联用；同一作用靶位药物联用可能出现拮抗现象，因此一般不宜联用，如氯霉素与大环内酯类或林可霉素类；两类药物有相同毒性时，也不宜联用，如利福平与酮康唑均有肝毒性，氨基糖苷类与多黏菌素均有肾毒性等。

六、防止抗菌药物的不合理应用

病因未明的发热患者，除非伴有细菌感染或继发感染，一般不用抗菌药物；尽量避免皮肤黏膜局部应用，以免引起细菌耐药性和变态反应的发生；剂量、疗程应把握适当；预防用药时过度延长用药时间并不能进一步提高预防效果，且预防用药时间超过 48 小时，耐药菌感染机会可增加。

七、加强综合治疗措施

合理用药是系统而复杂的工作，以下几个方面也必须注意：①处理好原发病和感染病灶关系；②及时纠正水、电解质、酸碱平衡失调；③增加血容量，改善微循环；④适时加强营养，提高患者免疫力。

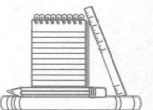

模块小结

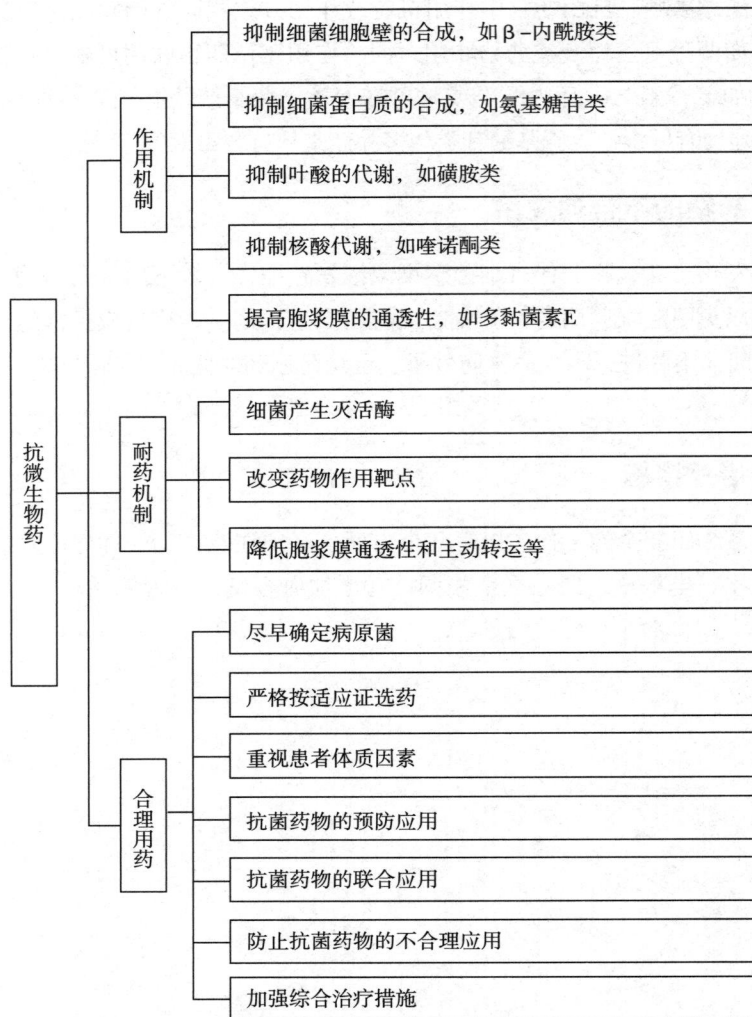

```
                    ┌─────┬──────── 抑制细菌细胞壁的合成，如β-内酰胺类
                    │作用 ├──────── 抑制细菌蛋白质的合成，如氨基糖苷类
                    │机制 ├──────── 抑制叶酸的代谢，如磺胺类
                    │     ├──────── 抑制核酸代谢，如喹诺酮类
                    │     └──────── 提高胞浆膜的通透性，如多黏菌素E
                    │
                    │耐药 ┌──────── 细菌产生灭活酶
        抗微生物药 ──┤机制 ├──────── 改变药物作用靶点
                    │     └──────── 降低胞浆膜通透性和主动转运等
                    │
                    │     ┌──────── 尽早确定病原菌
                    │     ├──────── 严格按适应证选药
                    │合理 ├──────── 重视患者体质因素
                    │用药 ├──────── 抗菌药物的预防应用
                    │     ├──────── 抗菌药物的联合应用
                    │     ├──────── 防止抗菌药物的不合理应用
                    └─────┴──────── 加强综合治疗措施
```

复习思考

1. 合理用药的原则是什么？

2. 抗菌药物联合用药可能产生的效果有哪些？

扫一扫，查阅
复习思考题答案

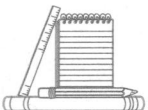

模块二十四　　抗生素

扫一扫，查阅
本模块 PPT、
视频等数字资源

【学习目标】

掌握：青霉素 G、头孢菌素类药物的抗菌作用、抗菌机制、临床应用、不良反应及用药护理。

熟悉：半合成青霉素、大环内酯类、氨基糖苷类及四环素类药物的抗菌作用、临床应用、不良反应及用药护理。

了解：其他 β–内酰胺类抗生素的抗菌作用、特点及不良反应。

抗生素（antibiotics）是指某些微生物（细菌、真菌、放线菌等）在新陈代谢过程中所产生的具有抑制或杀灭其他微生物的一类物质。是目前临床用于治疗各种细菌感染或抑制致病微生物感染的重要药物。包括从微生物培养液中提取获得的天然抗生素和通过对天然抗生素化学结构进行改造得到的半合成抗生素。

项目一　　β–内酰胺类抗生素

案例导入

患者，女，24 岁。3 天前淋雨后出现高热、咳嗽伴黏液痰，痰液呈铁锈色，血常规及胸部 X 线检查诊断为右大叶性肺炎。给予青霉素 G 治疗，2 日后体温下降，1 周后症状完全消失。

问题：

1. 为什么用青霉素 G 治疗大叶性肺炎？

2. 护理工作者应注意青霉素 G 的哪些用药护理？

通过抑制细菌细胞壁的合成，进而使菌体失去渗透屏障而膨胀、裂解而死亡。β–内酰胺类抗生素（β–lactam antibiotics）化学结构中均含有 β–内酰胺环，其与抗菌活性密切相关，当 β–内酰胺环遭到破坏时，则该类抗生素的抗菌活性随之消失。β–内酰胺类抗生素是临床上广泛使用的一类抗生素，包括青霉素类、头孢菌素类、碳青霉烯类、单环 β–内酰胺类、头孢霉素类、氧头孢烯类以及 β–内酰胺酶抑制药等。此外，本类抗生素对人和动物的细胞无损伤，具有毒性低，抗菌活性强，构效关系明确，抗菌范围广泛，临床疗效好的优点。

一、青霉素类

青霉素类药物是最早应用于临床的抗生素，也是目前临床上治疗各种敏感菌所致感染的首选药物。此类药物按其来源可分为天然青霉素和半合成青霉素。

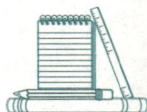

青霉素类药物的基本结构包括母核 6- 氨基青霉烷酸（6-amino-penicillanic acid，6-APA）和侧链 R-CO- 两个部分，其中母核由一个噻唑环和一个 β - 内酰胺环连接而成，而具有抗菌活性的必需部分为 β - 内酰胺环，侧链上的 R 基团可经结构改造形成不同的基团，这决定了该类药物的抗菌谱与药理特性（图 24-1、图 24-2）。

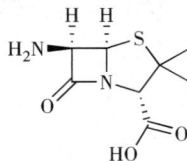

图 24-1   6- 氨基青霉烷酸结构

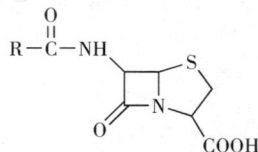

图 24-2   青霉素类结构

（一）天然青霉素

天然青霉素是从青霉菌培养液中提取得到的，主要有 G、X、K、F 和双氢 F 五种类型，而青霉素 G 的性质最稳定，活性较强，产量较高，毒性小，所以在临床上广泛使用。

青霉素 G

青霉素 G（penicillin G，苄青霉素）的钾盐或钠盐晶粉在室温中性状稳定，易溶于水，但其水溶液在室温中很不稳定，易被酸、碱、醇、氧化剂及金属离子等分解破坏，在常温下放置 24 小时后其抗菌活性迅速下降，大部分降解而失效，同时生成的部分降解产物具有抗原性，易产生过敏反应，故青霉素制剂应该在临用前配制，且立即用完。用国际单位 U 表示该类药物的剂量，1mg 青霉素钠大约等于 1670U。

【体内过程】青霉素易被胃酸及消化酶分解破坏，口服吸收少且不规则，故不宜口服。肌内注射 100 万 U 后吸收迅速而完全，30 分钟血药浓度达高峰，约为 20U/mL，$t_{1/2}$ 约为 0.5 小时，有效血药浓度可维持 4 ～ 6 小时。静脉滴注 500 万 U 青霉素钠，2 小时后能获得 20 ～ 30U/mL 的血药浓度。由于脂溶性低，青霉素主要分布于细胞外液，并能广泛分布于各种关节腔、浆膜腔、间质液、淋巴液、胎盘、肝、肾、肺、横纹肌、中耳液等，但在各部位、组织中的浓度差别较大。房水与脑脊液中含量较低，但脑膜炎症时透入的量可略提高，一般可达相当于血浆 5% 的浓度，故对于敏感菌株有明显的效果。青霉素几乎全部以原形快速经肾排泄，约 10% 经肾小球滤过排出，90% 经肾小管分泌排出。青霉素的钠盐或钾盐属于短效制剂，为了延长其作用时间，可使用复合混悬剂如普鲁卡因青霉素（procaine penicillin G）和油剂如苄星青霉素（benzathine penicillin G），它们注射后在注射部位缓慢吸收，前者一次肌内注射 80 万 U，有效浓度可维持 24 小时，后者一次肌内注射 120 万 U，有效血药浓度可维持 15 天，但是它们的血药浓度均过低，故不用于急性或重症感染，只用于轻症患者或者风湿病患者预防感染。

【抗菌作用】

1. 抗菌谱   青霉素 G 属于繁殖期杀菌药，对敏感菌抗菌作用强。其主要作用于革兰阳性细菌、革兰阴性球菌、螺旋体及放线菌等。青霉素 G 对革兰阳性球菌中的溶血性链球菌、草绿色链球菌、非耐药肺炎链球菌、不产酶金黄色葡萄球菌和表皮葡萄球菌等作用较强，但对肠球菌的敏感性差。产生青霉素酶的金黄色葡萄球菌对青霉素 G 高度耐药。青霉素 G 对革兰阳性杆菌中的白喉棒状杆菌、炭疽芽孢杆菌以及革兰阳性厌氧杆菌中的破伤风梭菌、产气荚膜梭菌、丙酸杆菌等敏感性较好。青霉素 G 对革兰阴性球菌中的脑膜炎奈瑟菌有效。但是，越来越多的淋病奈瑟球菌对青霉素产生耐药。青霉素 G 对螺旋体中的梅毒螺旋体、钩端螺旋体高度敏感；青霉素 G 对放线杆菌也敏感。此外，青霉素 G 对多数革兰阴性杆菌不敏感，对阿米巴、立克次体、

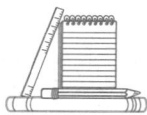

真菌和病毒无效。

2. 抗菌机制　抑制细菌青霉素结合蛋白（penicillin binding proteins，PBPs）的转肽酶活性，阻遏细菌细胞壁黏肽的合成，进而使细菌细胞壁缺失，菌体失去渗透保护屏障，菌体内渗透压过高，细胞肿胀、变形，同时活化自溶酶，最终导致细菌破裂溶解而死亡。

3. 耐药机制　①通过改变 PBPs 的结构而产生耐药，如不同菌株间的青霉素结合蛋白基因间对等重组会产生高分子量的 PBPs 而降低抗生素的亲和力，进而产生耐药。②通过改变细胞壁的通透性而产生耐药，因为耐药性也可因药物不能穿透到作用部位而引起。③通过产生 β - 内酰胺酶破坏青霉素的结构而产生耐药。

【临床应用】

1. 革兰阳性球菌感染　青霉素是治疗 A 群和 B 群溶血性链球菌感染引起的扁桃体炎、蜂窝织炎、咽炎、猩红热、化脓性关节炎、中耳炎、丹毒等的首选药；其与氨基糖苷类药物联合使用可作为治疗草绿色链球菌感染引起的心内膜炎的首选药；同时是治疗肺炎链球菌感染引起的脓胸、支气管肺炎、大叶性肺炎、急性支气管炎及敏感葡萄球菌感染引起的脓肿、骨髓炎、败血症、疖、痈、呼吸道感染等的首选药。

2. 革兰阳性杆菌感染　青霉素是治疗革兰阳性杆菌感染引起的白喉、破伤风、炭疽及气性坏疽等的首选药。但是，在治疗白喉和破伤风时，因其只能杀灭细菌，对细菌产生的外毒素无效，所以应与相应的抗毒素联合应用。

3. 革兰阴性球菌感染　青霉素是治疗脑膜炎奈瑟菌感染引起的流行性脑脊髓膜炎的首选药，常与磺胺嘧啶（SD）或磺胺甲噁唑（SMZ）联合使用；也可治疗淋病奈瑟球菌所致生殖道淋病，但越来越多的淋球菌对青霉素产生耐药，故应根据药敏试验确定是否应用。

4. 放线菌感染　青霉素在治疗放线菌感染引起的局部脓肿、肉芽肿样炎症、多发性瘘管、脑脓肿及肺部感染时，应该使用大剂量、长疗程的给药方式。

5. 螺旋体感染　是治疗钩端螺旋体病、梅毒螺旋体、回归热等的首选药，但应早期、大剂量使用。

【不良反应】

1. 过敏反应　是青霉素类药物最主要的不良反应，其发生率为 0.7% ～ 10%，包括药疹、荨麻疹、药热、血清病型反应、脉管炎、支气管哮喘、剥脱性皮炎、粒细胞减少、溶血性贫血及过敏性休克等。其中最严重的是过敏性休克，其发生率为 0.4/10000 ～ 4/10000，死亡率约为 0.1/10000，主要表现为立即出现支气管痉挛性哮喘、低血压、恶心、呕吐、腹痛及紫癜样皮疹，若抢救不及时可导致死亡。所以，在使用青霉素时，应该详细询问病史，并进行皮肤过敏试验，同时做好急救准备，一旦发生过敏性休克，应立即皮下或肌内注射肾上腺素 0.5 ～ 1.0mg，严重者需将肾上腺素稀释后缓慢静脉滴注，必要时还需加入抗组胺药和糖皮质激素。

2. 赫氏反应　在青霉素治疗梅毒、钩端螺旋体病、炭疽等感染性疾病时，由于螺旋体被杀灭后在短时间内释放大量内毒素等致热原，会发生症状加剧的现象，此为赫氏反应。该反应发生在使用青霉素后 6 ～ 8 小时，主要有全身不适、寒战、高热、肌痛、咽痛及心跳加快等症状，于 12 ～ 24 小时消失，一般不会引起严重后果。但也有病情加重的现象，可危及生命。

3. 青霉素脑病　青霉素对中枢神经系统有激惹作用，鞘内注射或全身大剂量快速静脉给药可对大脑皮层产生直接刺激作用，从而引起头痛、肌肉痉挛、抽搐、昏迷、惊厥等癫痫样的症状，称为青霉素脑病。

4. 其他反应　青霉素肌内注射时可引起局部刺激性疼痛、红肿，而其钾盐或钠盐大剂量静脉注射可引起高钾血症、高钠血症。

（二）半合成青霉素

青霉素虽然具有杀菌力强、毒性低、价格低廉等优点，但其也有一定缺点，包括不耐酸而不能口服，也不耐青霉素酶，抗菌谱窄及容易引发过敏反应等，使得其临床应用受到很大的限制。因此，人们根据细菌耐药性的变化及临床细菌流行病学的变化，在天然青霉素的基础上，通过改变青霉素母核 6-APA 的侧链而得到一系列的半合成青霉素，它们具有耐酸、耐酶、广谱、抗铜绿假单胞菌、抗革兰阴性菌等特点，但与天然青霉素间仍有交叉过敏性，且其抗菌活性均不及天然青霉素。

1. 耐酸青霉素类

本类药物的抗菌谱与青霉素 G 类似，它们耐酸，可口服，但不耐酶，抗菌作用弱于青霉素，仅用于敏感菌所致的轻、中度感染。主要包括青霉素 V、非奈西林（phenethicillin）。

青霉素 V

青霉素 V（penicillinV）在临床上使用较为广泛，主要用于革兰阳性球菌引起的轻度感染，如链球菌引起的丹毒、呼吸道感染、猩红热，敏感葡萄球菌引起的皮肤软组织感染及螺旋体感染，肺炎球菌引起的呼吸道感染等，还可用于感染性心内膜炎、风湿热等疾病复发的预防。其容易被青霉素酶水解，所以对多数金黄色葡萄球菌无效，不宜用于严重感染。常见不良反应有恶心、呕吐、上腹部不适、腹泻等胃肠道反应，长期或大剂量服用可导致二重感染及黑毛舌。少见溶血性贫血等血常规变化及神经毒性、肾毒性等。

2. 耐酶青霉素类

本类药物不易被青霉素酶水解而耐酶，但抗菌活性低于青霉素，对产生青霉素酶的耐药金黄色葡萄球菌具有强大的杀灭作用，但对革兰阳性菌作用不及青霉素 G，对革兰阴性菌无效。主要作用于耐药金黄色葡萄球菌感染引起的心内膜炎、肺炎及败血症等。同时，对术后引起的葡萄球菌感染有预防作用，还可作为治疗某些敏感菌引起的慢性感染。本类药物主要包括甲氧西林、双氯西林（dicloxacillin）、氟氯西林（flucloxacillin）、苯唑西林（oxacillin）及氯唑西林（cloxacillin）等。

甲氧西林

甲氧西林（methicillin）对奈瑟菌属和革兰阳性菌均有抗菌活性，且对耐青霉素的金黄色葡萄球菌的抗菌活性较强，但对青霉素敏感的葡萄球菌和链球菌的抗菌作用较弱。主要用于耐青霉素葡萄球菌引起的脓毒症、脑膜炎、软组织感染及呼吸道感染等，同时还可治疗肺炎链球菌或化脓性链球菌与耐青霉素葡萄球菌引起的混合感染。甲氧西林可作为严重金黄色葡萄球菌耐药的标志性药物，其原因是耐甲氧西林金黄色葡萄球菌（methicillin resistant staphylococcus aureus，MRSA）对多种不同种类抗菌药物均有耐药性，如耐青霉素酶类、头孢菌素类、氨基糖苷类、四环素类及红霉素类。MRSA 的耐药机制为其获得并表达敏感的金黄色葡萄球菌所没有的青霉素结合蛋白 2a（PBP2a），PBP2a 与抗菌药物的亲和力较低，当 β-内酰胺类抗生素使正常 PBPs 的转肽酶失活后，PBP2a 可替代或者补充 PBPs 完成细菌细胞壁的合成而维持细菌的生长繁殖。甲氧西林常见的不良反应主要有肝功能损害、静脉大量注射可致神经毒性反应、中性粒细胞减少或粒细胞缺乏症。

3. 广谱青霉素类

本类药物耐酸，可以口服，不耐酶，对耐药金黄色葡萄球菌感染无效，对革兰阳性和革兰阴性菌均有杀灭作用，对革兰阴性菌的作用优于青霉素 G，但对铜绿假单胞菌无效。本类药物

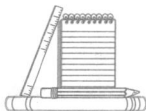

主要包括阿莫西林（amoxicillin）、氨苄西林（ampicillin）、匹氨西林（pivampicillin）等。

阿莫西林

阿莫西林（amoxicillin，羟氨苄青霉素）为广谱半合成青霉素，其抗菌机制与青霉素相似。其在酸性环境较稳定，口服吸收率为90%，1小时血药浓度达峰值。对大多数致病的革兰阳性菌和革兰阴性菌的球菌和杆菌均有强大的抑制和杀灭作用。主要用于溶血性链球菌、肺炎链球菌及葡萄球菌引起的急性支气管炎、肺炎、咽炎、中耳炎、鼻窦炎、扁桃体炎及皮肤软组织感染性疾病；也用于大肠埃希菌、奇异变形杆菌或粪肠球菌引起的泌尿道和生殖道感染；大剂量对沙门菌属引起的伤寒、副伤寒有效；亦可与克拉霉素、兰索拉唑联合用于根除幽门螺杆菌，可降低消化道溃疡复发率。阿莫西林常见不良反应主要为恶心、呕吐、腹泻等消化道症状和斑丘疹、多形性红斑等过敏反应；大量静脉注射可见兴奋、焦虑、惊厥、行为异常、失眠及头晕等神经系统反应；偶见贫血、血小板减少及二重感染。

氨苄西林

氨苄西林（ampicillin，氨苄青霉素）耐酸，口服吸收好，也可肌内或静脉注射给药。其主要分布于关节腔积液、胸腹水、乳汁、胆汁及眼房水，细菌性脑膜炎患者脑脊液中浓度较高。口服24小时后，在尿中排出的量为给药量的20%～60%，肌内注射为50%，静脉注射为70%。氨苄西林受丙磺舒的影响而肾清除率降低。口服 $t_{1/2}$ 为1.5小时，新生儿或早产儿 $t_{1/2}$ 为1.7～4小时。由于其结构系青霉素苄基上的氢被氨基取代，使药物易透过革兰阴性杆菌外壁的脂多糖和磷脂层而进入细胞内，进而阻止肽聚糖的合成，故对革兰阴性杆菌有较强的抗菌作用，但肺炎杆菌和铜绿假单胞菌对其不敏感。其对溶血性链球菌、不产青霉素酶葡萄球菌、肺炎链球菌、草绿色链球菌、肠球菌属及李斯特菌属也具有较强的抗菌作用。临床主要用于流感嗜血杆菌、布鲁菌、变形杆菌、百日咳杆菌、伤寒杆菌及大肠埃希菌等引起的消化道、泌尿道、胆道、呼吸道感染及伤寒、副伤寒等。

4. 抗铜绿假单胞菌青霉素

该类药物不耐酸，因而需注射给药。对革兰阳性菌和大多数革兰阴性杆菌有效，特别是对铜绿假单胞菌具有显著的抗菌活性，临床主要用于铜绿假单胞菌、大肠埃希杆菌及变形杆菌所致的肺部感染、尿路感染、腹腔感染、妇科感染及败血症的治疗。本类药物主要包括羧苄西林（carbenicillin）、哌拉西林（piperacillin）、阿洛西林（azlocillin）、美洛西林（mezlocillin）及替卡西林（ticarcillin）等。

羧苄西林

羧苄西林（carbenicillin，羧苄青霉素）是第一个具有抗铜绿假单胞菌和抗部分对氨苄西林耐药的变形杆菌活性的半合成抗生素。其具有广谱的抗菌作用，但耐药性较严重。口服不吸收，所以一般为肌内或静脉注射给药，约90%以原形从肾脏排出。对革兰阴性菌的抗菌作用强，对革兰阳性菌的作用较弱。临床主要用于敏感的铜绿假单胞菌、变形杆菌、大肠埃希菌、沙雷菌属及肠杆菌属所致的中耳炎、肺炎、心内膜炎、膀胱炎、肾盂肾炎、手术后的脑膜炎、脓毒症、胆道感染及软组织感染等的治疗。

5. 抗革兰阴性杆菌青霉素

本类药物为窄谱抗生素，对革兰阴性菌产生的 β-内酰胺酶较稳定，特点是对革兰阴性菌抗菌作用强。但只用于部分肠道革兰阴性杆菌，如大肠埃希菌、枸橼酸杆菌、克雷伯菌、沙门菌属、志贺菌属引起的泌尿道和软组织感染等。若用于败血症、脑膜炎等严重感染时，必须加用其他抗生素。对革兰阳性菌作用差，且对铜绿假单胞菌无效。本类药物主要包括替莫西林

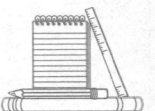

（temocillin）、美西林（mecillinam）及匹美西林（pivmecillinam）等。

二、头孢菌素类

头孢菌素类（cephalosporins）是由冠头孢菌培养液中分离的头孢菌素 C 经改造侧链而得到的一系列半合成抗生素。头孢菌素 C 裂解后获得 7- 氨基头孢烷酸（7-amino-cephalosporanic-acid，7-ACA）而作为头孢菌素类药物的母核，该母核与侧链 R–CO– 相连接，侧链上的 R 基团可经结构改造形成一系列半合成抗生素。本类药物与青霉素类相似，母核上均具有 β– 内酰胺环，因此抗菌机制相似，均属于繁殖期杀菌药。与青霉素相比具有抗菌谱广、耐青霉素酶、抗菌作用强、毒性低及过敏反应少等优点，但与青霉素存在部分交叉过敏性，对青霉素过敏者有 10% ～ 30% 对头孢菌素过敏，而对头孢菌素过敏者大多数对青霉素过敏。根据抗菌谱、抗菌强度、对 β– 内酰胺酶的稳定性、临床应用及对肾脏的毒性，头孢菌素可分为一、二、三、四、五代。

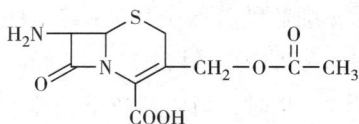

图 24-3　7- 氨基头孢烷酸结构　　　　**图 24-4　头孢菌素类结构**

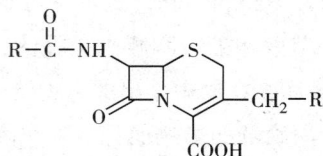

【体内过程】头孢氨苄、头孢拉定、头孢克洛、头孢羟氨苄、头孢克肟、头孢呋辛酯、头孢丙烯及头孢泊肟酯等耐酸而口服吸收好。吸收后分布广泛，易透过胎盘，在滑囊液和心包积液中浓度较高。头孢噻吩因肌内注射会引起剧烈局部疼痛，故只宜静注，而其他各类头孢菌素均可肌注或静注。大多数头孢菌素的 $t_{1/2}$ 较短。

【抗菌作用】

1. 抗菌谱

（1）第一代头孢菌素类　本代药物对革兰阳性球菌抗菌作用较二、三代强，如对肺炎球菌、链球菌（某些青霉素耐药菌株除外）、金黄色葡萄球菌（包括耐青霉素的金黄色葡萄球菌，MRSA 除外）等有效。对金黄色葡萄球菌产生的 β– 内酰胺酶较稳定，优于第二、第三、第四代，但易被头孢菌素酶分解。对革兰阴性杆菌产生的 β– 内酰胺酶不稳定，故对革兰阴性杆菌的抗菌作用较差，弱于第二、第三、第四代头孢菌素，但对肺炎克雷伯菌、大肠埃希菌及奇异变形杆菌的抗菌活性较强，但不及第二、第三代。对铜绿假单胞菌、厌氧菌和耐药肠杆菌无效。某些药物对肾脏有一定的毒性，肾毒性较第二、第三、第四代大，主要以原形经尿液排泄，故尿中浓度较高。与青霉素有交叉过敏性。代表性药物主要有头孢噻吩（cefalotin，先锋霉素 Ⅰ）、头孢氨苄（cefalexin，先锋霉素 Ⅳ）、头孢羟氨苄（cefadroxil）、头孢唑林（cefazolin，先锋霉素 Ⅴ）及头孢拉定（cefradine，先锋霉素 Ⅵ）等。其中，头孢噻吩是抗金黄色葡萄球菌作用最强的药物。

（2）第二代头孢菌素类　本代药物对革兰阳性菌的抗菌作用类似于第一代或略弱，但强于第三、第四代。对革兰阴性杆菌的抗菌活性强于第一代，对肺炎克雷伯菌、大肠埃希菌、卡他莫拉菌、流感嗜血杆菌及变形杆菌有效。对革兰阴性杆菌产生的 β– 内酰胺酶的稳定性较第一代高。另外，抗菌谱有所扩大，对奈瑟菌、部分厌氧菌有一定抗菌作用，但对铜绿假单胞菌作用仍较差。肾毒性比第一代头孢菌素低。代表性药物主要有头孢呋辛（cefuroxime，西力欣）、

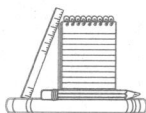

头孢孟多（cefamandole）、头孢克洛（cefaclor）等。其中，最早的药物是头孢孟多。

（3）第三代头孢菌素类 本代药物对革兰阴性菌产生的 β‑内酰胺酶高度稳定，但可被超广谱 β‑内酰胺酶分解。对革兰阴性菌的作用较强，明显超过第一、第二代头孢菌素，但对革兰阳性菌的抗菌作用弱于第一、第二代。抗菌谱有所增宽，对铜绿假单胞菌和厌氧菌作用较强。具有很强的组织穿透力，且在体内分布广泛。对肾脏基本无毒性，可在各组织、体腔、体液中达到有效抗菌浓度。代表性药物主要有头孢噻肟（cefotaxime）、头孢唑肟（ceftizoxime）、头孢哌酮（cefoperazone）、头孢克肟（cefixime）、头孢曲松（ceftriaxone）、头孢他啶（ceftazidime）及头孢地嗪（cefodizime）等。

（4）第四代头孢菌素类 本代药物抗菌谱广。对 β‑内酰胺酶的亲和性和诱导性极低，且对 β‑内酰胺酶高度稳定，不仅对染色体介导的 β‑内酰胺酶稳定，对许多可使第三代头孢菌素类失活的广谱 β‑内酰胺酶也很稳定。对革兰阴性杆菌、革兰阳性球菌及部分厌氧菌的抗菌作用强于第三代。对大肠埃希菌、金黄色葡萄球菌、铜绿假单胞菌均有较强的抗菌作用，但对耐甲氧西林金黄色葡萄球菌（MRSA）、耐甲氧西林表皮葡萄球菌（MRSE）等无效。一般无肾毒性。对多种青霉素结合蛋白具有高度的亲和力。代表性药物主要有头孢匹罗（cefpirome）、头孢吡肟（cefepime）、头孢噻利（cefoselis）及头孢唑兰（cefozopran）。

（5）第五代头孢菌素类 本代药物的抗菌谱主要是针对多重耐药的肺炎链球菌及 MRSA。对大部分 β‑内酰胺酶稳定，但也能被产金属 β‑内酰胺酶和超广谱 β‑内酰胺酶分解。主要的作用靶点为 PBP2a。对革兰阳性菌的抗菌作用较弱。一般无肾毒性。代表性药物主要有头孢洛林（ceftaroline）和头孢吡普（ceftobiprole）。

2.抗菌机制 头孢菌素类抗菌机制类似于青霉素，均是抑制细菌细胞壁的合成。

3.耐药性 细菌对头孢菌素类与青霉素类之间有部分交叉耐药现象。

【临床应用】

1.第一代头孢菌素类 本代药物主要用于耐青霉素金黄色葡萄球菌感染，口服主要用于轻、中度感染和尿路感染。如其代表药物头孢拉定在临床上主要用于由敏感菌引起的呼吸道、泌尿道、皮肤和软组织等的感染，也可用于预防外科手术后感染。与青霉素类有交叉过敏现象，发生率约为 20%。大剂量使用，或与氨基糖苷类抗生素联合应用，易造成肾功能损害，表现为血尿、蛋白尿、血尿素氮升高等。其他不良反应较少，偶见恶心、呕吐、腹泻、上腹部不适等胃肠道反应及嗜酸性粒细胞增多、血清氨基转移酶一过性升高等。

2.第二代头孢菌素类 本代药物主要用于敏感菌所致的肺炎、胆道感染、菌血症及尿路感染。如其代表药物头孢呋辛可作为一般革兰阴性杆菌感染的首选药，用于敏感菌感染引起呼吸道、泌尿道、皮肤及软组织、骨和关节、妇科等感染及败血症、脑膜炎和耐青霉素淋病的治疗。亦可预防性用于胃、胆囊手术及胸外科、妇科手术后，以降低感染发病率。不良反应轻而短暂，以皮疹和肌内注射引起的疼痛多见。长期使用可导致非敏感菌的过度生长而引起伪膜性结肠炎等，亦可发生血红蛋白降低、嗜酸性粒细胞增多、血清氨基转移酶升高等。若与强效利尿药同时使用，可增加对肾脏的毒性。

3.第三代头孢菌素类 本代药物主要用于治疗严重的全身感染。其代表药物头孢哌酮临床主要用于治疗重症耐药革兰阴性杆菌感染及革兰阴性杆菌为主要致病菌兼有厌氧菌和革兰阳性菌的混合感染。因其组织穿透力强，分布广泛，在身体各个部位均可达到有效浓度，可用于治疗呼吸系统感染、腹膜炎、胆囊炎、尿道感染、脑膜炎、败血症、骨和关节感染、盆腔炎、子宫内膜炎、淋病、皮肤及软组织感染等，亦可用于治疗伤寒。常见过敏反应，主要为皮肤斑丘

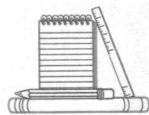

疹、荨麻疹、哮喘、药热、血清样反应等；长期大剂量应用可致低凝血酶原症，Vitk 与抗凝药、水杨酸制剂合用可致出血倾向；在胆汁中的含量较高，易使肠道菌群失调致二重感染；偶有血清氨基转移酶和碱性磷酸酶短暂升高，胃肠道反应如稀便、腹泻等，一般较轻。

4. 第四代头孢菌素类　本代药物主要用于治疗敏感球菌引起的严重感染。该类药物按照"特殊使用"类别管理使用。如其代表药物头孢匹罗主要用于敏感菌所致的各种感染，尤其是对第三代头孢菌素类耐药的革兰阴性杆菌引起的重症感染和难治性感染，如严重的下呼吸道感染、复杂性尿道感染、妇科感染，严重的皮肤、软组织、骨、关节感染，及其他重症感染如败血症、脑膜炎等。不良反应较少且短暂，一般停药后就消失，如皮疹等过敏反应、腹泻等胃肠功能紊乱、血清氨基转移酶和碱性磷酸酶升高等。

5. 第五代头孢菌素类　本代药物主要用于 MRSA 或对万古霉素耐药金黄色葡萄球菌（vancomycin resistant staphylococcus aureus，VRSA）所致的感染，如社区获得性肺炎及包括糖尿病脚感染在内的复杂性皮肤和皮肤软组织感染。

【不良反应】

1. 过敏反应　与青霉素类的过敏反应相似，主要表现为支气管痉挛、皮疹、荨麻疹、血清病型反应及药热等，偶可发生过敏性休克，但发生率比青霉素低。与青霉素类有部分交叉过敏反应。

2. 肾毒性　第一代头孢菌素大剂量使用，可导致肾毒性，主要表现为蛋白尿、血尿、血中尿素氮升高等。与氨基糖苷类药物合用可加重肾毒性，特别是 60 岁以上的患者，应注意监测肾功能。

3. 双硫仑样反应　头孢哌酮、头孢孟多及拉氧头孢等可引起不耐乙醇的现象，主要表现为恶心、呕吐、面部潮红、发热、头痛及口中有大蒜样气味等。还可能引发凝血酶原减少、血小板减少或血小板功能不良的现象，可致严重出血而死亡。

4. 二重感染　使用第二、第三代头孢菌素类时，偶可引起肠道菌群失调，导致二重感染，特别是耐药菌株如肠球菌及白念珠菌的感染。

5. 胃肠道反应　口服可引起恶心、呕吐、腹泻、食欲不振等胃肠道反应。

三、其他 β-内酰胺类

本类抗生素是一类既非青霉素类，也非头孢菌素类的药物，属于非典型 β-内酰胺类抗生素（图 24-5、图 24-6）。

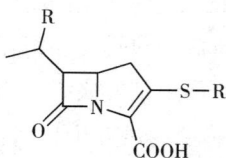

图 24-5　碳青霉烯类结构　　　　图 24-6　单环 β-内酰胺类结构

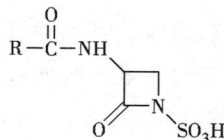

（一）碳青霉烯类

碳青霉烯类（carbapenems）抗生素的结构与青霉素类的母核 6-APA 相似，不同之处在于噻唑环上的硫原子被碳原子所取代，同时在 2 位碳原子和 3 位碳原子之间有一个不饱和双键，且 6 位的羟乙基侧链属于反式构象，由于这个特殊构型的存在，使其具有抗菌谱广、抗菌作用强、对 β-内酰胺酶高度稳定及毒性低等优点。本类药物主要有亚胺培南（imipenem）、美罗培南（meropenem，美平）及帕尼培南（panipenem）等，其抗菌作用机制主要为与PBPs具有高亲和力。

本类药物不耐酸而不能口服，且在体内易被脱氢肽酶水解而失效，故常与脱氢肽酶抑制剂合用以减少其降解，增加疗效并减轻药物因降解过多而产生的毒性。临床常使用亚胺培南与脱氢肽酶抑制剂西司他丁（cilastatin）的复方制剂（泰能），两者按1∶1的比例组成，只供注射用。亚胺培南是抗菌谱最广、抗菌作用最强、对β-内酰胺酶最稳定的抗菌药物，而西司他丁是亚胺培南的代谢酶肾脱氢肽酶的抑制药。美罗培南对肾脱氢肽酶稳定，可单用。帕尼培南与倍他米隆（betamipron）组成的复方制剂（克倍宁）可抑制帕尼培南单用时在肾的蓄积而减轻其肾毒性。

本类药物对革兰阳性菌、革兰阴性菌及厌氧菌均有较强的抗菌活性，对头孢菌素耐药菌的抗菌作用也较好。临床主要用于多重耐药菌引起的严重感染、免疫缺陷引起的感染、需氧菌和厌氧菌的混合感染、第三代和第四代头孢菌素疗效不理想的细菌引起的院内脓毒症、腹膜炎、中性粒细胞减少的发热及获得性肺炎等，但对军团菌、支原体及衣原体感染无效。常见的不良反应主要为超剂量使用引发的癫痫发作、肌肉痉挛、神经错乱等神经系统毒性。此外，还会导致恶心、呕吐、腹泻等胃肠道反应以及瘙痒、发热、休克等过敏反应等。

（二）单环β-内酰胺类

单环β-内酰胺类（monobactam）药物的结构中只有β-内酰胺环，代表性药物主要有氨曲南（aztreonam）和卡芦莫南（carumonam）。其中，氨曲南是第一个成功用于临床的单环β-内酰胺类抗生素，其给药方式主要有肌内注射、静脉滴注及吸入给药，60%～70%以原形从肾脏中排出，12%从肠道中排出。能通过革兰阴性需氧菌的外膜壁，且与PBPs具有高亲和性，从而阻碍细菌细胞壁的合成，导致细胞溶解死亡。

本类药物的抗菌谱窄，主要对需氧的革兰阴性菌如铜绿假单胞菌、大肠埃希菌、流感嗜血杆菌、肺炎克雷伯菌及淋病奈瑟球菌等有强大的抗菌作用，但对革兰阳性菌无效。对多数β-内酰胺酶高度稳定且不会诱导细菌产生β-内酰胺酶。具有耐酶、体内分布广、低毒性、与青霉素类和头孢菌素类无交叉过敏反应等特点，故可用于对青霉素、头孢菌素过敏的患者或作为氨基糖苷类的替代品。临床主要用于革兰阴性杆菌引起的呼吸道、肺部、胆道、泌尿道、腹腔、盆腔、皮肤软组织感染及脑膜炎、败血症、妇科感染、淋病等。不良反应少而轻，偶见皮疹、血清氨基转移酶升高、胃肠道反应等。过敏体质者慎用。

（三）头霉素类

头霉素类（cephamycins）药物结构中含有7-ACA的母核，主要的药物有头孢西丁（cefoxitin）、头孢美唑（cefmetazole）、头孢拉宗（cefbuperazone）及头孢替坦（cefotetan）等，其中头孢西丁和头孢美唑为代表性药物，其在组织中分布较为广泛，容易通过血脑屏障，以原形由肾脏排出。抗菌活性与第二代头孢菌素相似，但抗菌谱广，对革兰阴性菌如流感嗜血杆菌、大肠埃希菌、沙门菌属、志贺菌属、奇异变形杆菌、产气杆菌及奈瑟菌属、卡他莫拉菌等抗菌作用强。因其对β-内酰胺酶稳定，故对耐青霉素的金黄色葡萄球菌以及头孢菌素的耐药菌仍有较强活性。临床主要用于敏感菌所致的腹膜炎、心内膜炎、败血症，以及呼吸道、尿道、骨和关节、皮肤和软组织感染等，其突出的作用是抗需氧菌和厌氧菌引起的盆腔、腹腔及妇科的混合感染。不良反应有皮疹、静脉炎、嗜酸性粒细胞增多及蛋白尿等。

（四）氧头孢烯类

氧头孢烯类（oxacephems）药物的结构抗菌谱和抗菌活性与第三代头孢菌素相似，不同之处

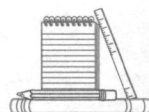

为母核中的硫原子被氧原子所取代，且在 7 位碳原子上有反式甲氧基的结构。主要的药物有拉氧头孢（cefbuperazone）和氟氧头孢（flomoxef）。在体内分布广泛，容易通过血脑屏障，在脑脊液中的浓度可达有效水平。但本类药物对厌氧菌作用较强。对 β-内酰胺酶稳定。临床主要用于治疗泌尿道、呼吸道、胆道、妇科感染及脑膜炎、败血症。不良反应主要为皮疹，偶见因凝血酶原减少或血小板功能障碍而导致的凝血功能障碍。与呋塞米等强效利尿药合用可加剧肾毒性。

四、β-内酰胺酶抑制药及其复方制剂

β-内酰胺酶抑制药（β-lactamase inhibitor）的结构与 β-内酰胺类抗生素类似，能够抑制 β-内酰胺酶，使 β-内酰胺环免遭水解而失去抗菌活性。本类药物主要包括克拉维酸（clavulanic acid，棒酸）、舒巴坦（sulbactam，青霉烷砜）及他唑巴坦（tazobactam，三唑巴坦）等。其抗菌作用很弱，但能够与 β-内酰胺酶牢固结合而抑制 β-内酰胺酶的活性，常与 β-内酰胺类抗生素联合应用而发挥抗菌增效作用。如克拉维酸与阿莫西林组成的口服制剂奥格门汀（augmentin）、与替卡西林组成的注射剂替门汀（timentin），主要用于产 β-内酰胺酶的金黄色葡萄球菌、表皮葡萄球菌、肠球菌、流感嗜血杆菌等所致的呼吸道、腹腔、盆腔、尿路感染的治疗；舒巴坦与氨苄西林组成的注射剂优立新（unasyn）、与头孢哌酮组成的注射剂舒普深（sulperazone）、与头孢噻肟合用的注射剂新治菌（newcefotoxin），主要用于产 β-内酰胺酶的肠杆菌、厌氧菌及铜绿假单胞菌等所致的呼吸道、腹腔、盆腔、泌尿系统感染；他唑巴坦与哌拉西林合用的注射剂他唑星（tazocin），主要用于腹腔、下呼吸道、尿路、皮肤软组织等感染及菌血症治疗。不良反应少而轻，使用前需做皮肤过敏试验。

五、用药护理

（一）青霉素类

青霉素类药物是治疗各种敏感菌所致感染的首选药物，其用药护理主要有：

1. 严格掌握其适应证，避免局部用药。用药前应详细询问患者的病史，包括用药史、药物过敏史、家属过敏史等，若有青霉素过敏史者禁用，有其他药物过敏史者慎用；初次使用、用药间隔 3 日以上或换批号者必须做皮肤过敏试验，阳性者禁用。

2. 由于其水溶液很不稳定，且容易生成具有抗原性的降解物，故注射液需临用现配。虽然与庆大霉素合用产生协同作用，但二者不可在同一容器内混合，因为青霉素可灭活庆大霉素，使庆大霉素疗效降低，甚至引起毒性反应，正确的使用方法是将两种药物分别配制，先后输入患者体内。

3. 两次注射时间不要相隔太近，以 4 ~ 6 小时为宜。静脉滴注时，开始速度不宜太快，以不超过 40 滴 / 分为宜，观察 10 ~ 20 分钟无不良反应才可调整输液速度，防止静脉给药过快导致青霉素脑病。

4. 患者每次用药后需观察 30 分钟，无不适方可离开。

5. 在使用青霉素或进行皮肤过敏试验时不能空腹进行，还应做好急救准备，如肾上腺素、氢化可的松等药物和抢救设备，以便发生过敏性休克时能够及时抢救。用药过程中若出现头晕、心慌、出汗、呼吸困难等休克症状，应立即停药并皮下或肌内注射肾上腺素 0.5 ~ 1.0mg，严重者可稀释后缓慢静推或静脉滴注，必要时加入糖皮质激素和抗组胺药。严重感染时需要静脉滴注给药，但大剂量静脉注射应防止发生高钠血症、高钾血症等。

6. 肌内注射时若局部出现红肿或硬结，可热敷或换氯化钠注射液配制药物，但肾功能不全

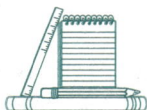

者慎用钠盐。

7. 红霉素、四环素、氯霉素等可迅速抑制细菌细胞蛋白质合成，使细菌处于静止状态，拮抗青霉素繁殖期杀菌作用，故不宜与这些药物合用；丙磺舒、阿司匹林、保泰松等能减少青霉素在肾小管的排泄，从而使作用持续时间延长，毒性也相应增加，故亦不宜与这些药物合用；青霉素 G 与重金属，尤其是铜、锌、汞呈配伍禁忌。

8. 青霉素最合适的 pH 值是 5 ～ 7.5，静脉滴注时，最好选用 0.9% 氯化钠注射液稀释。

知识链接

青霉素的发现

　　1928 年 7 月，英国微生物学家弗莱明观察到金黄色葡萄球菌培养皿的边缘因污染了青霉菌而出现溶菌现象，推断青霉菌的代谢产物可杀灭金黄色葡萄球菌。1929 年，弗莱明发表论文报告了他的发现，但未能解决青霉素的提纯问题，使青霉素在大量生产上遇到了困难。1935 年，英国病理学家弗洛里和侨居英国的德国生物化学家钱恩合作，重新研究青霉素的性质、分离和化学结构，终于解决了青霉素的提纯问题。第二次世界大战期间，青霉素 G 的应用挽救了成千上万人的生命，与原子弹、雷达成为第二次世界大战的"三大发明"。为此弗莱明、钱恩和弗洛里共同获得了 1945 年的诺贝尔生理学或医学奖。青霉素 G 的发现是抗菌药发展史上的重要里程碑，其发现全面诠释了科学研究的规律和真谛，也激励世人在科学探索的道路上，锲而不舍、团结协作、潜心研究，才有希望到达光辉的顶点。

（二）头孢菌素类

头孢菌素类药物的用药护理主要有：

1. 用药前要询问过敏史，并做皮肤过敏试验，反应阳性者禁用。与青霉素类和青霉胺之间有交叉过敏，有青霉素过敏性休克者不宜再选用头孢菌素类。

2. 以口服为首选给药方式，若必须静脉给药应采用静脉滴注，尽量少选用静脉推注，便于发生过敏反应时能够及时中断给药。

3. 不宜与其他任何药物在同一容器内混合后静脉给药，防止相互作用，削弱各自的抗菌作用，甚至产生新化合物，危害人体。

4. 头孢菌素因价廉、作用强而受到青睐，特别是第三代头孢菌素类，要严格掌握适应证，不可滥用，防止产生耐药性。

5. 第一代头孢菌素不宜与氨基糖苷类抗生素及强效利尿药呋塞米合用，因容易加重肾毒性。

6. 切勿在服药期间或停药一周内饮酒。乙醇进入体内后，先在肝脏内经乙醇脱氢酶作用转化为乙醛，乙醛再经乙醛脱氢酶作用转化为乙酸，进一步代谢为二氧化碳和水排出体外。头孢菌素类可抑制乙醛脱氢酶活性，使乙醛无法降解，导致乙醛中毒，称为双硫仑样反应，表现为面红耳赤、心率加快、血压降低等，重者可致呼吸抑制、心肌梗死、急性心衰、惊厥甚至死亡。

7. 头孢曲松钠严禁与钙剂同时使用，特别是儿童在使用过程中，应仔细询问同时是否在使用钙制剂，因其与钙制剂或含钙产品合用有致患者死亡的可能。头孢哌酮和头孢孟多大剂量应用可致凝血功能障碍，可用维生素 K 预防。

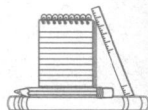

知识链接

"双硫仑样"反应

　　双硫仑是戒酒药，其抑制肝脏的乙醛脱氢酶，导致乙醇的中间代谢产物乙醛代谢受阻，乙醛在体内蓄积引起一系列中毒反应，如面部潮红、眼睛充血、视觉模糊、头痛、头晕，恶心、呕吐、出汗、口干、胸痛等症状，严重者可导致心肌梗死、急性心衰、急性肝损伤，惊厥甚至死亡，称为"双硫仑样"反应。化学结构中含有"甲硫四氮唑基团"的药物同样会导致"双硫仑样"反应，包括抗菌药，如头孢菌素类（头孢哌酮最多见）、甲硝唑、替硝唑、呋喃唑酮、氯霉素；抗真菌药，如酮康唑、灰黄霉素；降糖药，如格列本脲、格列吡嗪、格列齐特、格列喹酮、格列本脲、苯乙双胍等。因此上述药物在服药期间或停药 1 周内，禁止饮酒或食用含有酒精的食物和饮料。

项目二　大环内酯类、林可霉素类及多肽类抗生素

案例导入

　　患者，男，28 岁，1 周前感觉体乏无力，胃食欲缺乏伴肌肉酸痛，头痛伴咳嗽，体温 38.5℃，停用布洛芬后体温又回升。剧烈咳嗽不止，伴少量黏痰。痰培养确诊为支原体感染。

　　问题：该患者应选择何种抗生素治疗？用药时应该注意哪些用药护理？

一、大环内酯类抗生素

　　大环内酯类抗生素（macrolides antibiotics）是一类由链霉菌所产生的具有 14 ～ 16 元内酯环并附着一个或多个脱氧糖结构的抗生素的总称。大环内酯类抗生素目前已有三代，多为弱碱性、亲脂性化合物。第一代大环内酯类抗生素在体内分布广泛，可以口服，对革兰阳性菌、革兰阴性菌及厌氧菌均有作用，对 β - 内酰胺类抗生素过敏或者耐药的患者，可以用其进行治疗，但抗菌谱窄、不良反应大、易耐药等问题，使其临床应用受限。其代表性药物为红霉素。第二代大环内酯类抗生素的抗菌谱广于第一代，其具有生物利用度高、不良反应少、对酸稳定、$t_{1/2}$ 长及抗生素后效应显著等优点，代表性药物主要包括罗红霉素、克拉霉素（clarithromycin）及阿奇霉素。第三代大环内酯类抗生素（酮内酯类抗生素）的抗菌活性较强，极少产生耐药性，临床应用前景好，代表性药物为泰利霉素（telithromycin）。

　　按其化学结构特点可分为：① 14 元大环内酯类，主要药物包括红霉素、克拉霉素（clarithromycin）、地红霉素（dirithromycin）及罗红霉素；② 15 元大环内酯类，主要药物为阿奇霉素；③ 16 元大环内酯类，主要药物包括螺旋霉素（spiramycin）、乙酰螺旋霉素（acetylspiramycin）、麦迪霉素（medecamycin）、罗他霉素（rokitamycin）及交沙霉素（josamycin）。

　　本类药物能不可逆地结合到细菌核糖体 50S 亚基上，抑制新合成的氨酰基 –tRNA 分子从核糖体受位（A 位）转移至肽酰基结合部位（P 位），从而阻碍肽链延长而抑制细菌蛋白质的合成，

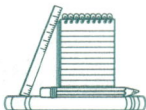

属于速效抑菌剂，高浓度时可发挥杀菌作用。

红霉素

红霉素（erythromycin）是从链霉菌（streptomyces erythreus）培养液中提取得到的一种最早应用到临床的抗生素。

【体内过程】红霉素口服吸收较少，特别是在小肠上段，但是已经达到了抑菌浓度，不耐酸，所以口服为肠衣片或酯化物，从而促进药物在十二指肠溶出吸收。静脉注射可以达到较高的血药浓度，且血浆蛋白结合率约为73%，在体内分布较为广泛。不易通过血脑屏障，只有发生脑膜炎时，才可进入脑脊液中。肠溶片口服后，2小时达到血药浓度高峰，有效浓度可维持6～12小时。药物主要在肝脏代谢，随胆汁分泌而排泄，胆汁中浓度高。$t_{1/2}$为2小时。

【抗菌作用】

1. 抗菌谱　抗菌谱类似于青霉素且略广，但对青霉素产生耐药的菌株，对红霉素较敏感。对需氧的革兰阳性球菌和杆菌有强大的抗菌活性，如对表皮葡萄球菌、金黄色葡萄球菌（包括耐药菌株）、草绿色链球菌、肺炎链球菌、白喉棒状杆菌、痤疮丙酸杆菌及梭状芽孢杆菌等有强大的抑制作用。对部分革兰阴性菌，如脑膜炎奈瑟菌、淋病奈瑟球菌、流感嗜血杆菌、幽门螺杆菌、百日咳杆菌、弯曲菌、军团菌及布鲁菌等也有一定的抑制作用。对某些螺旋体、支原体、衣原体、立克次体、放线菌以及厌氧菌等也较为敏感。对真菌、病毒及酵母菌无效。

2. 耐药机制　①RNA甲基化酶对细菌核糖体50S亚基23S rRNA进行特定核苷酸残基的甲基化，改变了核糖体的靶位而产生耐药。②肠杆菌产生的酯酶使药物结构发生改变而耐药。③细菌对细胞壁和细胞膜的渗透减少而产生耐药。

【临床应用】临床主要用于治疗耐青霉素的轻、中度金黄色葡萄球菌感染及对青霉素过敏的链球菌感染。同时也是治疗白喉带菌者、百日咳、军团菌肺炎、支原体肺炎、弯曲菌所致的肠炎或败血症、沙眼衣原体所致的新生儿结膜炎或婴儿肺炎的首选药物。还可用于治疗敏感菌引起的各种感染及肺炎衣原体等非典型病原体引起的呼吸道、泌尿生殖道感染等。

【不良反应】

1. 局部刺激　口服或静脉给药均可引起恶心、呕吐、腹痛、腹胀等胃肠道反应，有些患者不能耐受而被迫停药。静脉给药还可引起血栓性静脉炎，因此静滴药物浓度≤1mg/mL。

2. 肝毒性　长期或大剂量使用会引发肝损害，如胆汁淤积性黄疸、血清氨基转移酶升高、肝大等。肝疾病患者及孕妇更容易发生。一般停药后数日可以自行恢复。

3. 耳毒性　注射给药的剂量大于4g/d，容易引发耳鸣、听觉减退，严重者可导致耳聋及前庭功能受损。

4. 二重感染　长期大剂量使用可致二重感染，出现舌炎、口角炎、假膜性肠炎等症状。

5. 其他　偶见过敏性药疹、药热、皮疹及荨麻疹。

罗红霉素

罗红霉素（roxithromycin）对胃酸稳定，空腹服用吸收较好，在组织和体液中的分布明显高于红霉素。生物利用度高达70%～80%，$t_{1/2}$长达8～15小时。抗菌谱与红霉素相近，但体内抗菌活性比红霉素强1～4倍。对肺炎支原体、衣原体作用较红霉素强，而对革兰阳性菌和厌氧菌作用与红霉素类似，对流感嗜血杆菌作用比较弱。临床主要应用于治疗革兰阳性菌、厌氧菌、衣原体及支原体等所致的呼吸道、泌尿道、皮肤和软组织感染及沙眼、支原体肺炎、军团菌病等。罗红霉素的不良反应轻且发生率低，常见恶心、呕吐、腹痛、腹泻等胃肠道反应，偶见头痛、头晕、皮疹和瘙痒等。本品与红霉素间存在交叉耐药性，肝肾功能不全的患者慎用。

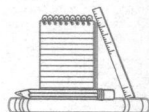

阿奇霉素

阿奇霉素（azithromycin）是大环内酯类药物中唯一半合成的 15 元大环内酯类抗生素。其降解速度较红霉素显著减慢，对酸高度稳定，可以口服且吸收迅速，生物利用度比红霉素高。组织中药物浓度为血药浓度的 10 ～ 100 倍，$t_{1/2}$ 长达 2 ～ 3 天。在肝脏代谢，大部分以原形从粪便排泄，少部分随尿液排出。每日用药一次即可，在高浓度时也有杀菌的作用，且具有一定的免疫调节作用和抗生素后效应。抗菌谱广，对革兰阳性球菌、衣原体、支原体及嗜肺军团菌有抑制作用。对革兰阴性杆菌中的流感嗜血杆菌的抗菌作用比红霉素及罗红霉素高 4 ～ 8 倍。对卡他莫拉菌及淋病奈瑟球菌的抗菌作用也明显强于红霉素。临床主要应用于敏感菌所致的急性扁桃体炎、咽炎、急性鼻窦炎、急性支气管炎、慢性支气管炎及皮肤、软组织感染的治疗。亦可用于沙眼衣原体、非多重耐药淋病奈瑟球菌所致的单纯性生殖器感染及杜克嗜血杆菌所致的软下疳。不良反应有轻度或中度胃肠反应，皮疹、肝功能异常等过敏反应，还可导致心脏活动异常或致命性心律失常。

克拉霉素

克拉霉素（clarithromycin，甲红霉素）对胃酸稳定，口服吸收迅速，可发生首过消除，生物利用度为 55%，$t_{1/2}$ 为 4.4 小时。在体内分布广泛，组织中药物浓度高于血药浓度，主要从粪便和尿液中排泄。抗菌谱与红霉素类似，对金黄色葡萄球菌、流感嗜血杆菌及链球菌的抗菌作用强于红霉素。对卡他布兰汉菌、肺炎支原体、伯氏疏螺旋体、肺炎衣原体及嗜肺军团菌等具有良好的抗菌活性。临床主要用于敏感菌所致的呼吸道感染、尿路感染、皮肤及软组织感染等。此外，克拉霉素与质子泵抑制剂（奥美拉唑）、阿莫西林、甲硝唑联合使用可治疗幽门螺杆菌感染。不良反应发生率低于红霉素，常见胃肠道反应、暂时性氨基酸转移酶升高、过敏反应。

乙酰螺旋霉素

乙酰螺旋霉素（acetylspiramycin）是螺旋霉素的乙酰化产物，对酸稳定，口服吸收快，进入体内后脱乙酰基转化为螺旋霉素而发挥抗菌作用。在胆汁、前列腺及肺组织中药物浓度较高，$t_{1/2}$ 为 3.8 小时。抗菌谱与红霉素相似，但抗菌活性弱于红霉素，对红霉素耐药的细菌仍有效与红霉素有交叉耐药性。临床主要用于革兰阳性菌引起的呼吸道、软组织、泌尿道等感染，尤其是不能耐受红霉素的患者。

二、林可霉素类抗生素

林可霉素类抗生素主要包括林可霉素（lincomycin，洁霉素）和克林霉素（clindamycin，氯洁霉素）。林可霉素来源于链丝菌，而克林霉素是其半合成衍生物，即林可霉素 7 位碳原子上的羟基被氯原子取代而得到克林霉素。两者的抗菌谱和抗菌机制相同，但克林霉素的口服吸收率、疗效及抗菌活性均强于林可霉素，且毒性也较低，是临床常用的林可霉素类药物。

【体内过程】林可霉素口服吸收较差，而克林霉素口服吸收较好且生物利用度高，也不受食物的干扰。两药在体内的分布广泛，特别是在骨组织和骨髓中药物浓度高。在乳汁和胆汁中浓度也相对较高，可通过胎盘屏障，但不能通过正常血脑屏障。$t_{1/2}$ 为 2.5 小时，主要在肝脏代谢，随胆汁和尿液排出。

【抗菌作用】

1. 抗菌谱　该类药物对需氧的革兰阳性菌、各类厌氧菌有强大的抗菌作用。对部分需氧的革兰阴性球菌、沙眼衣原体及人型支原体等也有效。对革兰阴性杆菌、肺炎支原体及肠球菌不敏感。克林霉素的抗菌活性比林可霉素强 4 ～ 8 倍。

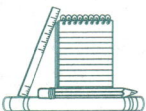

2. 抗菌机制　其机制与大环内酯类抗生素类似。因此，林可霉素类抗生素和大环内酯类抗生素结合位点接近，可产生拮抗作用，不能联合使用。

【临床应用】该类抗生素可以口服，也可以肌内注射或静脉注射。临床主要用于厌氧菌（放线菌、脆弱类杆菌、产气荚膜梭菌）引起的口腔、腹腔、盆腔和妇科感染的治疗。亦可用于敏感的革兰阳性菌引起的呼吸道、关节软组织、骨组织、胆道等感染及败血症、心内膜炎等的治疗。是治疗金黄色葡萄球菌所致骨髓炎的首选药物。

【不良反应】

1. 肌内注射可引发疼痛、硬结、无菌性的脓肿等。而长期静脉注射可出现静脉炎。

2. 口服可导致恶心、呕吐、胃部不适或腹泻等胃肠道反应。长期用药，可引起菌群失调而发生假膜性肠炎，严重时可致死，多见于林可霉素。偶尔出现严重的水样或血样大便，此时应立即停药，除对症治疗外，需同时口服万古霉素或甲硝唑。

3. 偶见荨麻疹、皮疹、剥脱性皮炎、血小板减少及一过性中性粒细胞减少等过敏反应。

4. 可致血清氨基转移酶升高及黄疸等，故肝功能不全者慎用。

三、多肽类抗生素

多肽类抗生素（polypeptide antibiotics）是一类具有多肽结构的药物，主要包括糖肽类抗生素及多黏菌素类抗生素。

（一）糖肽类抗生素

糖肽类抗生素（glycopeptide antibiotics）的结构特点为具有七肽结构。临床上常用的糖肽类抗生素主要有万古霉素、去甲万古霉素及替考拉宁等，它们均属于第一代糖肽类抗生素，也都来源于微生物的代谢产物。其抗菌谱窄。

万古霉素、去甲万古霉素

万古霉素（vancomycin）来源于链霉菌，而去甲万古霉素（norvancomycin）由诺卡菌属的培养液中分离提取得到。两药化学结构、抗菌谱、作用机制及排泄途径相似，但去甲万古霉素抗菌活性略强于万古霉素。

【体内过程】口服不易吸收，只用于肠道感染。肌内注射可导致剧烈疼痛，严重者会引起组织坏死，所以宜稀释后静脉滴注给药，且速度不能过快，每次滴注时间应控制在 1 小时以上，$t_{1/2}$ 为 6 小时。在体内分布广泛，不易通过血脑屏障，但发生脑膜炎时，可透入血脑屏障且能达到有效水平。此外，还可透过胎盘屏障而进入胎儿体内。约 90% 经肾脏排泄。

【抗菌作用】

1. 抗菌谱　两药物均为窄谱繁殖期杀菌剂，对耐药的革兰阳性菌如表皮葡萄球菌、金黄色葡萄球菌、肺炎球菌、草绿色链球菌、白喉杆菌及炭疽杆菌等可产生强大的杀菌作用，特别是对 MRSA 和 MRSE 作用显著。但对厌氧菌和革兰阴性菌无效。由于结构特殊，一般不易产生耐药性，与其他抗生素无交叉耐药性。

2. 抗菌机制　该类药物可直接与细菌细胞壁（UDP- 胞壁酸五肽）的前体 D-Ala-D-Ala 结合，从而抑制转糖酶、转肽酶和 D，D- 羧肽酶的活性，进一步阻断细胞壁的合成，最终导致细菌死亡。

3. 耐药机制　万古霉素可诱导耐药菌株产生一种能修饰细胞壁前体肽聚糖的酶，使其不能与前体肽聚糖结合而产生耐药性。

【临床应用】因毒性大，临床应用较少，仅用于耐药革兰阳性球菌所致的败血症、骨髓炎、

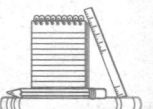

肺炎、脑膜炎、心内膜炎及结膜炎等的治疗。特别是治疗耐青霉素肠球菌及 MRSA、MRSE 感染的首选药物。此外，口服给药用于治疗难辨梭状芽孢杆菌所致的假膜性肠炎。

【不良反应】

1. 耳毒性　大剂量长期给药可引起耳鸣、听力减退甚至耳聋等症状，易发于老年人，若立即停药可恢复正常，而少数患者停药后仍有致聋危险，故禁止与有耳毒性的药物合用。

2. 肾毒性　大剂量长期给药亦可损伤肾小管，主要表现为管型尿、蛋白尿、血尿、少尿甚至肾衰竭等。所以肾功能不全者禁用，同时避免与氨基糖苷类抗生素合用。

3. 红人综合征　静脉滴注速度过快会导致皮肤潮红、红斑、荨麻疹、心动过速和血压下降等症状，称"红人综合征"。

替考拉宁

替考拉宁（teicoplanin，壁霉素）是由游动放线菌（actinoplanes teichomyceticus）经发酵提取得到的一种糖肽类抗生素。其化学结构、抗菌谱、作用机制、排泄途径及耐药性均类似于万古霉素。

【体内过程】口服吸收差，肌内注射或静脉注射吸收良好。替考拉宁结构中的脂肪酸侧链显著增加了其亲脂性，为万古霉素的 30 ～ 100 倍。血浆蛋白结合率为 90%，组织穿透力也较强，能在细胞内浓集，使得其 $t_{1/2}$ 长达 47 小时。主要以原形从肾脏排出。

【抗菌作用】替考拉宁主要对革兰阳性菌中的 MRSA、MRSE 及肠球菌具有强大的抗菌活性，但对革兰阴性菌不敏感。

【临床应用】临床主要用于治疗耐青霉素和头孢菌素的革兰阳性菌导致的感染。对 β－内酰胺类药物过敏的菌血症、皮肤和软组织感染、下呼吸道感染、败血症及心内膜炎也有治疗作用。

【不良反应】替考拉宁的肾毒性比万古霉素小，耳毒性也很少见。主要为皮疹、皮肤瘙痒等过敏反应。此外，还可导致发热、肝肾功能异常等症状。

（二）多黏菌素类

多黏菌素类（polymyxins）是从多黏杆菌培养液中提取得到的碱性多肽类抗生素，包括 A、B、C、D、E 五种类型。其中，临床常用的主要是多黏菌素 B（polymyxins B）。

【体内过程】口服不易吸收，肌内注射后，血药浓度在 2 小时达到峰值，有效血药浓度可维持 8 ～ 12 小时，$t_{1/2}$ 为 6 小时，肾功能不全者 $t_{1/2}$ 可延长 2 ～ 3 天。药物在全身组织中广泛分布，特别是在肝脏和肾脏中的浓度最高，且可以保持很长时间，在胆汁中浓度较低。不易透过腹腔、关节腔、胸腔及脑脊液。主要经肾脏缓慢排泄。

【抗菌作用】

1. 抗菌谱　本药抗菌谱较窄，仅对多数革兰阴性杆菌如铜绿假单胞菌、大肠埃希菌、流感嗜血杆菌、沙门菌属等有杀灭作用，且不易产生耐药性。对静止期和繁殖期的细菌均有作用。

2. 抗菌机制　该类药物含有的游离氨基（带阳性电荷）与革兰阴性杆菌细胞膜的磷脂中的磷酸根（带阴性电荷）结合，使得亲脂键插入膜内脂肪链之间而解聚细胞膜结构，进一步增加了细菌细胞膜的通透性，最终使细胞内的磷酸盐、核苷酸等外漏而导致细菌死亡。

【临床应用】因其毒性大，临床上将其作为二线的抗感染药物。主要用于治疗对革兰阴性杆菌如铜绿假单胞菌导致的严重感染。局部外用于敏感菌引起的眼、耳、皮肤、黏膜感染等。口服用于肠道术前的准备及大肠埃希菌导致的肠炎。

【不良反应】该类药物毒性较大，常用量即可出现明显不良反应，主要表现为肾和神经系统两个方面。

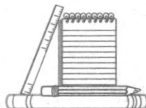

1. 肾损害 主要表现为蛋白尿、血尿、肾衰竭及急性肾小管坏死，肾功能不全者应减量或禁用，且不宜与其他有肾毒性的药物合用。

2. 神经系统毒性 主要表现为眩晕、手感觉异常、足及面部麻木、呕吐、肌无力、周围神经炎及共济失调等，立即停药后可消失。

此外，大剂量快速静脉滴注可导致神经肌肉接头阻滞，出现呼吸抑制，用新斯的明抢救无效，钙剂辅以人工呼吸部分有效。故静脉滴注速度不宜太快，剂量不宜过大。

四、用药护理

（一）大环内酯类

大环内酯类抗生素（以红霉素为代表）的用药护理主要有：

1. 注射用的乳糖酸红霉素不能用 0.9% 氯化钠注射液或其他无机盐注射液溶解稀释，以防产生沉淀。可先用少量灭菌注射用水溶解，再用等渗的葡萄糖注射液稀释后静脉滴注。由于红霉素注射剂刺激性大，可引起局部刺激性疼痛或静脉炎，故红霉素不宜肌内注射及静脉注射，且静滴浓度应小于 1mg/mL，速度必须缓慢。

2. 红霉素属于碱性抗生素，服用时不宜进食酸性食物和饮料，必要时可同时使用抗酸剂或碳酸氢钠而使药效更稳定。同时食物可影响红霉素吸收，故应在饭前或饭后 1 小时口服。

3. 在使用过程中，应告知患者多喝水，以便加速药物的排泄，同时注意观察是否有眩晕、耳鸣等耳毒性症状。禁止与氨基糖苷类等具有耳毒性的药物联合使用，尤其肾功能减退患者可能增加耳毒性。

4. 红霉素与氯霉素、林可霉素等竞争核糖体 50S 亚基，若联合使用会产生拮抗作用。同时红霉素为抑菌剂，可干扰 β‐内酰胺类抗生素的杀菌效力，故应尽量避免与上述抗生素联合使用。

5. 红霉素具有肝毒性，长期应用应定期做肝功能检查，出现异常反应时应立即停药。

6. 口服药物容易受胃酸的分解破坏而影响药效，故片剂应该整片吞服或服用其肠溶片。儿童可服用对胃酸稳定的酯化红霉素（琥乙红霉素、依托红霉素）。

7. 口服剂型主要的不良反应为胃肠道反应，严重的患者还可能导致胃溃疡和胃出血，饭后服用可减轻此症状，一般情况下应在饭后 1～2 小时服用为宜，因为此时的胃已经大部分排空，但仍有少量的食物，红霉素可被部分稀释，既缓和了对胃黏膜的刺激，又避免饱餐后立即吃药而不能快速通过胃进入小肠而影响药物的吸收。

8. 红霉素可透过胎盘屏障，通过乳汁排泄，故妊娠及哺乳期妇女应禁用。

（二）林可霉素类

林可霉素类抗生素（以林可霉素为代表）的用药护理主要有：

1. 不同细菌对本品的敏感性有很大差别，故药敏试验有重要意义。

2. 因可引起假膜性肠炎，用药期间应密切注意大便次数，如出现排便次数增多，要考虑假膜性肠炎的可能性，同时立即停药。症状较轻的患者停药后即可恢复，症状较重的患者需补充水、电解质和蛋白质，无效者可口服甲硝唑，如再度复发或口服甲硝唑无效，可改用万古霉素治疗。胃肠道疾病特别是溃疡性结肠炎、局限性肠炎或抗生素相关肠炎者应慎用。

3. 氯霉素或红霉素在靶位上均可置换本品，或阻止本品与细菌核糖体 50S 亚基结合，故不宜与氯霉素或红霉素合用。

4. 肝肾功能严重减退、有哮喘史或其他过敏史者慎用。出生 4 周以内的婴儿禁止使用本品，

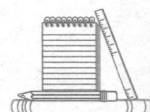

小儿服用时应注意观察重要器官的功能。因可透过胎盘在胎儿肝中浓缩，并可分泌至母乳中，故孕妇及哺乳期妇女禁用。

（三）多肽类抗生素

1. 糖肽类抗生素　糖肽类抗生素的用药护理主要有：

（1）大剂量长期给药可引起耳鸣、听力减退甚至耳聋等症状，易发生于老年患者，若立即停药可恢复正常，而少数患者停药后仍有致聋危险，故禁止与有耳毒性的药物（如氨基糖苷类抗生素）联合使用。

（2）大剂量长期给药亦可损伤肾小管，所以肾功能不全者禁用，避免与氨基糖苷类抗生素合用。

（3）该类药物应按照"特殊使用"类别管理使用。

（4）对合并使用其他肾毒性药物的患者、烧伤患者、中枢神经系统感染或脑膜炎患者、静脉药物滥用者、脓毒症患者及老年患者需要进行血药浓度的监测，但疗程不足 72 小时的患者不推荐测定其血药浓度。

（5）当出现红人综合征的情况时，应采用抗组胺药和肾上腺皮质激素药进行治疗。

（6）当出现药液过浓或滴注速度过快引起的血栓性静脉炎时，应适当控制药液的浓度和滴注的速度。

2. 多黏菌素类　多黏菌素类抗生素的用药护理主要有：

（1）因其可导致蛋白尿、血尿、肾衰竭及急性肾小管坏死等肾毒性症状，故不宜与其他有肾毒性的药物联合使用，且肾功能不全的患者应减量或禁用。

（2）当患者出现眩晕、手感觉异常、足及面部麻木、呕吐、肌无力、周围神经炎及共济失调等神经系统毒性时，应立即停药，停药后该症状会消失。

（3）静脉滴注时，速度不宜太快，且剂量不宜过大，因为大剂量快速静脉滴注可导致神经肌肉接头阻滞，出现呼吸抑制等症状，一旦出现，用新斯的明抢救无效，钙剂辅以人工呼吸部分有效。

项目三　氨基糖苷类抗生素

案例导入

患者，男，49 岁。患呼吸道感染较严重，药敏试验对庆大霉素敏感。医生给予庆大霉素治疗。

问题：庆大霉素属于哪类抗生素？应用时应注意哪些用药护理？

一、氨基糖苷类抗生素

氨基糖苷类（aminoglycosides）药物是一类由两个或三个氨基糖分子与氨基醇环通过配糖键结合而成的抗生素。包括天然来源品与人工半合成品两大类。天然来源品主要由链霉菌和小单孢菌产生，有链霉素、卡那霉素（kanamycin）、新霉素（neomycin）、妥布霉素、庆大霉素、西索米星（sisomicin）及小诺米星（micronomicin）等，人工半合成品主要有阿米卡星、奈替米星、

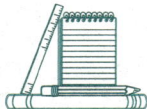

依替米星、地贝卡星及异帕米星（isepamicin）等。

【体内过程】氨基糖苷类抗生素口服难吸收，故口服仅用于肠道消毒和肠道感染。肌内注射吸收迅速且完全，给药后 30～90 分钟达到血药浓度高峰。静脉注射给药可导致血药浓度过高，加重不良反应，故应采取静脉滴注。该类药物中，除链霉素外，其他抗生素的血浆蛋白结合率较低。本类药物的极性强而不容易进入到细胞内，主要分布于细胞外液、心包液、腹水、胸腔积液等，且在肾皮质和内耳内、外淋巴液高浓度聚积，且在内耳淋巴液中浓度下降很慢，在肾皮质药物浓度可超过血药浓度的 10～50 倍，而在组织中药物浓度仅是血药浓度的 25%～50%。其不易透过血脑屏障，但可以透过胎盘屏障进入胎儿体内。绝大多数药物在体内不被代谢，约 90% 以原形经肾脏排泄，$t_{1/2}$ 为 2～3 小时，当发生肾衰竭时，其 $t_{1/2}$ 会延长，应减小剂量或延长给药间隔时间。

【抗菌作用】

1. 抗菌谱 该类抗生素对各种需氧的革兰阴性杆菌如大肠埃希菌、克雷伯菌属、肠杆菌属等有强大的杀菌作用，对志贺菌属、沙门菌、嗜血杆菌及沙雷菌属等也有一定的抗菌作用。对革兰阳性球菌的抗菌作用较弱。对厌氧菌无效。除此之外，阿米卡星和庆大霉素对金黄色葡萄球菌（包括产酶和不产酶的金黄色葡萄球菌）及 MRSA 较为敏感。链霉素对溶血性链球菌、肠球菌及草绿色链球菌的敏感性也较好。妥布霉素、阿米卡星及庆大霉素对铜绿假单胞菌有较强的抗菌活性。链霉素、阿米卡星及卡那霉素对结核分枝杆菌敏感。该类药物在碱性环境中抗菌活性增强，且具有显著的抗菌后效应。

2. 抗菌机制 该类药物在起始阶段与细菌核糖体 30S 亚基结合，阻碍 30S、70S 始动复合物的形成；在肽链延伸阶段与 30S 亚基上的靶蛋白结合，引起 A 位歪曲，错译 mRNA 上的密码，导致异常、无功能的蛋白质合成；在终止阶段阻碍终止因子进入 A 位，阻碍已合成的肽链的释放，同时阻止 70S 亚基解离，使核糖体循环受阻。该类药物通过对上述三个阶段的影响最终抑制了细菌蛋白质的合成，导致细菌死亡。

3. 耐药机制 氨基糖苷类抗生素之间可产生交叉耐药性，其机制如下：①产生的钝化酶（乙酰化酶、磷酸化酶、腺苷化酶），可使药物结构发生改变而失去抗菌活性，从而产生耐药性。②改变了膜的通透性而减少了药物经细菌细胞膜的摄取，从而产生耐药性。③改变了药物靶位的碱基而不能与靶蛋白结合，从而产生耐药性。

【临床应用】临床主要用于敏感的需氧革兰阴性杆菌所致的脑膜炎及皮肤软组织、呼吸道、胃肠道、泌尿道、烧伤、创伤感染的治疗。还可用于结核病的治疗。口服给药主要用于消化道感染和肠道术前的准备。此外，在治疗尿路感染时，可同服碳酸氢钠，碱化尿液。

【不良反应】该类抗生素的主要不良反应为耳毒性和肾毒性，它们与剂量和疗程有关，均是不可逆性的毒性反应，儿童和老人的发生率更高。

1. 耳毒性 包括前庭功能损伤和耳蜗功能障碍。前庭神经功能损伤表现为眩晕、恶心、呕吐、眼球震颤和共济失调等，其发生率依次为新霉素＞卡那霉素＞链霉素＞西索米星＞阿米卡星＞庆大霉素＞妥布霉素＞奈替米星；耳蜗功能障碍表现为耳鸣、听力减退和永久性耳聋，其发生率依次为新霉素＞卡那霉素＞阿米卡星＞西索米星＞庆大霉素＞妥布霉素＞奈替米星＞链霉素。

2. 肾毒性 该类药物在肾皮质高浓度蓄积，可损伤近曲小管的上皮细胞，从而引发肾小管肿胀、坏死，出现蛋白尿、管型尿、血尿，严重时可导致无尿、氮质血症和肾衰竭等。其发生率依次为新霉素＞卡那霉素＞庆大霉素＞妥布霉素＞阿米卡星＞奈替米星＞链霉素。氨基糖苷

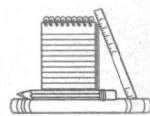

类是诱发药源性肾衰竭的最常见因素。

3. 神经肌肉阻滞作用　与给药剂量和途径有关，常在大剂量胸膜内或腹膜内给药或静脉滴注速度过快时发生，偶见于肌内注射，主要是因为该类药物可与体液中的钙离子结合，降低了组织中钙离子的浓度，从而抑制了神经末梢乙酰胆碱（acetylcholine，ACh）的释放，突触后膜对 ACh 的敏感性降低，最终引发神经肌肉接头处传递阻断，出现肌肉麻痹、血压下降、肢体瘫痪、心肌抑制和呼吸衰竭等。严重程度依次为新霉素＞链霉素＞卡那霉素＞奈替米星＞阿米卡星＞庆大霉素＞妥布霉素。一旦发生，可用新斯的明和钙剂抢救。

4. 过敏反应　出现皮疹、发热、嗜酸性粒细胞增加、血管神经性水肿、口周发麻等常见，严重者可发生过敏性休克。接触性皮炎是局部应用新霉素最常见的反应。链霉素引起过敏性休克的发生率仅次于青霉素。一旦出现以上症状，应静脉注射钙剂和肾上腺素进行抢救。

二、常见氨基糖苷类药物

链霉素

链霉素（streptomycin）是从链霉菌中分离获得的最早应用于临床的氨基糖苷类抗生素，也是第一个用于治疗结核病的药物。口服不吸收，而肌内注射吸收快，且在 30～45 分钟达血药浓度高峰，$t_{1/2}$ 为 2～3 小时，主要分布于细胞外液，大多数经肾脏排泄。对结核分枝杆菌、链球菌、肠球菌、布鲁菌及鼠疫耶尔森菌等作用强大，但对铜绿假单胞菌无效。因其单用易产生耐药性，目前临床主要将其与其他抗生素联合使用，主要有：①与四环素、氯霉素合用治疗布鲁菌病、土拉热杆菌所致的兔热病和鼠疫耶尔森菌所致的鼠疫，特别对于治疗鼠疫和兔热病，为首选药物；②作为一线抗结核药，常与其他抗结核药联合应用治疗结核病；③与青霉素合用治疗溶血性链球菌、草绿色链球菌及肠球菌引起的细菌性心内膜炎。链霉素不良反应多且重，以耳毒性最为常见，可出现眩晕、耳鸣、呕吐、眼球震颤及平衡失调，甚至永久性耳聋等；还可出现神经肌肉阻滞作用；亦能引发皮疹、血管神经性水肿及发热等过敏反应。

知识链接

鼠疫

鼠疫是由鼠疫杆菌引起的自然疫源性烈性传染病，也称黑死病，由于传播性极强，死亡率高，被列为甲类传染病之首。其主要以鼠蚤为媒介，以"鼠→蚤→人"的传播方式传播。经皮肤传入引起腺鼠疫，经呼吸道传入引起肺鼠疫，进入血液引起败血症。临床主要表现为高热、淋巴结肿痛、出血倾向、肺部特殊炎症等。1793 年云南师道南所著《死鼠行》中描述"东死鼠，西死鼠，人见死鼠如见虎。鼠死不几日，人死如圻堵"，显示鼠疫在我国当时流行十分猖獗。1910 年 10 月中国东北发生鼠疫。在伍连德等专家的建议下，清政府及各地方政府对疫情采取科学而有效的防治措施，不到 4 个月就成功扑灭了这场死亡人数达 6 万、震惊世界的烈性传染病。伍连德因此被冠以"鼠疫斗士"称号。

庆大霉素

庆大霉素（gentamicin）是从小单孢菌的培养液中分离提取得到的抗生素，也是目前临床最常用的氨基糖苷类抗生素，常用其硫酸盐。肌内注射吸收快而完全。主要以原形经肾脏排泄。其抗菌谱广，对多数革兰阴性杆菌如大肠埃希菌、奇异变形杆菌、肺炎克雷伯菌、流感嗜血杆

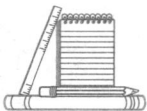

菌、布鲁菌属、沙雷菌属及铜绿假单胞菌具有强大的抗菌作用，尤其对铜绿假单胞菌的抗菌活性最强，是治疗革兰阴性杆菌感染的首选药物。对少数革兰阳性球菌如金黄色葡萄球菌（包括耐青霉素的金黄色葡萄球菌）及肺炎支原体也有较强的杀菌作用。对链球菌、结核分枝杆菌无效。临床主要用于治疗革兰阴性杆菌引起的败血症、骨髓炎、肺炎、腹腔感染、骨髓炎、脑膜炎、胆道感染及烧伤感染等。其可与羧苄西林联合使用治疗铜绿假单胞菌引发的严重感染。还可与 β – 内酰胺类抗生素联合使用治疗肠球菌、肺炎球菌、草绿色链球菌引发的感染。亦可与甲硝唑或氯霉素联合用药治疗盆腔、腹腔厌氧菌和需氧菌混合感染。口服用于细菌性痢疾、伤寒及肠炎等肠道疾病或用于术前的肠道消毒。局部用于治疗皮肤黏膜表面感染和眼、耳、鼻、喉等感染。不良反应主要有前庭神经功能损害，偶有听力损害，甚至出现不可逆性耳聋；也容易引起可逆性肾损害，少数人甚至发生肾衰竭。偶见过敏反应及神经肌肉接头阻滞作用，故不宜静脉推注或大剂量快速静脉滴注。

妥布霉素

妥布霉素（tobramycin）抗菌作用类似于庆大霉素，对铜绿假单胞菌的作用比庆大霉素强2 ～ 5 倍，对庆大霉素耐药的铜绿假单胞菌仍有效。临床主要用于治疗敏感菌所致的菌血症及皮肤、软组织、下呼吸道、腹腔、尿路感染等。一般不作为革兰阴性杆菌感染的首选药物。主要不良反应为肾毒性及耳毒性，但轻于庆大霉素。

卡那霉素

卡那霉素（kanamycin）主要有 A、B、C 三种组分，其中卡那霉素 A 是其最主要的组分。其对敏感的金黄色葡萄球菌、革兰阴性杆菌及结核分枝杆菌有一定的抗菌作用。临床主要用于耐药金黄色葡萄球菌及敏感的革兰阴性杆菌所致感染的治疗。是抗结核病的二线药物。口服可用做术前的肠道消毒。还可作为肝性脑病（肝昏迷）的辅助治疗药物。该药的主要不良反应为耳毒性和肾毒性，且毒性较大，肾功能不全者禁用。

阿米卡星

阿米卡星（amikacin，丁胺卡那霉素）是卡那霉素的半合成衍生物，也是抗菌谱最广的氨基糖苷类抗生素。该药最突出的特点是对钝化酶稳定，不易产生耐药性。其对金黄色葡萄球菌、铜绿假单胞菌有强大的抗菌活性，对非典型的结核分枝杆菌较为敏感。临床主要用于对氨基糖苷类耐药的革兰阴性杆菌及铜绿假单细胞菌、金黄色葡萄球菌所致感染的治疗。不良反应有耳毒性，强于庆大霉素，以耳蜗损害为主，少数可引起前庭功能障碍；有肾毒性，低于庆大霉素；偶见过敏反应。

三、用药护理

氨基糖苷类抗生素的用药护理主要有：

1. 用药前，需详细询问患者的药物过敏史，且首次注射要做皮肤过敏试验，同时应做好急救准备。用药后如果发生过敏性休克，应立即停药，皮下或肌内注射肾上腺素 0.5 ～ 1.0mg，并静注钙剂。

2. 不宜与其他氨基糖苷类药物合用，以免增加其耳毒性。

3. 应避免与强效利尿药（呋塞米）、甘露醇、万古霉素、红霉素、抗癌药（卡铂、顺铂）等合用，否则会使其耳毒性增强。

4. 应避免与第一代头孢菌素类、磺胺类药物、多黏菌素、万古霉素、两性霉素 B 等合用，否则会使其肾毒性增强。

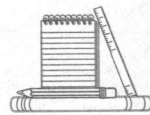

5. 氨基糖苷类抗生素中的庆大霉素与青霉素合用时，不可在同一容器内混合，因为青霉素可将庆大霉素灭活，使庆大霉素效价降低，甚至引起毒性反应。正确的使用方法是将两种药物分别配制，先后输入。

6. 应避免与肌松药、全麻药、镇静药合用，否则会加剧其神经肌肉阻滞作用。如果发生神经肌肉阻滞作用，应立即注射新斯的明和钙制剂（葡萄糖酸钙或氯化钙）进行抢救。重症肌无力、血钙过低者禁用或慎用该类药物。

7. 应用本类药物时，应注意其剂量与疗程，一般情况下，疗程不宜超过 7 ～ 10 日。若连续用药超过 10 日，很容易发生肾毒性，故应加强患者肾功能的监测，特别是老年人使用时还应监测血药浓度，因为老年人肾细胞发生萎缩，肾小球滤过率下降，药物的排泄会减慢。

8. 妊娠期、哺乳期、新生儿、婴幼儿、老年人应尽量避免使用本药。

9. 该类药物会引起黄斑坏死，故不可用于眼内或结膜下给药。

项目四　四环素类及氯霉素类抗生素

一、四环素类抗生素

四环素类（tetracyclines）药物是一类由放线菌产生、具有氢化骈四苯母核结构的广谱抗生素。该类药物具有酸碱两性，但其在酸性环境中性质较为稳定，而在碱性环境中易被破坏降解，所以临床常用其盐酸盐。四环素类抗生素包括天然品和半合成品两大类。其中，天然品主要有四环素（tetracycline）、土霉素（terramycin，氧四环素）、金霉素（chlorotetracycline）及地美环素等；而半合成品主要包括多西环素（doxycycline，强力霉素）、米诺环素（minocycline，二甲胺四环素）、美他环素（methacycline）等。目前，越来越多的菌株对四环素类抗生素产生耐药性，故临床应用明显减少，最常用的主要有四环素、土霉素、米诺环素及多西环素。

四环素、土霉素

【体内过程】口服吸收不完全，且吸收量有一定的限度，如一次用药量超过 0.5g，血药浓度不会再增加。因四环素类药物为金属螯合剂，食物中的 Fe^{2+}、Al^{3+}、Ca^{2+} 等能与四环素形成稳定络合物而相互影响吸收。吸收后广泛分布于各组织，且血浆蛋白结合率低，容易渗透至肝、肾、脾、皮肤、牙齿、骨骼、胆汁等处，并能沉积于骨、牙本质和未长出的牙釉质中。其不易透过血脑屏障，故在脑脊液中药物浓度低，但能透过胎盘屏障。其可经肝脏浓缩排入胆汁而形成肝肠循环，且胆汁中的药物浓度是血药浓度的 10 ～ 20 倍。多数以原形经肾小球滤过排泄，故尿中药物浓度高。$t_{1/2}$ 为 6 ～ 9 小时。

【抗菌作用】

1. 抗菌谱　属于速效抑菌剂，高浓度时也有杀菌作用。其抗菌谱广，对大多数革兰阳性菌如肺炎链球菌、部分葡萄球菌、炭疽杆菌、破伤风芽孢梭菌、产气荚膜芽孢梭菌等有效；对大多数革兰阴性菌（包括需氧菌和厌氧菌）如脑膜奈瑟球菌、大肠埃希菌、痢疾杆菌、流感嗜血杆菌、布鲁氏菌等有效；对支原体、衣原体、立克次体及螺旋菌也有抑制作用；也能间接地对阿米巴原虫产生抑制作用；但对铜绿假单胞菌、伤寒沙门菌、结核分枝杆菌、病毒、真菌无效。该类药物间存在交叉耐药。

2. 抗菌机制　该类药物能特异性地与细菌核糖体 30S 亚基的 A 位结合，阻碍氨基酰 –tRNA

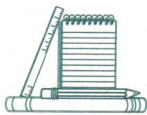

在该位置上的连接，抑制肽链的延长，干扰细菌蛋白质的合成。此外，还能导致细胞膜通透性的改变，进而使胞内的核苷酸等重要组分外漏，从而干扰 DNA 的复制。

3. 耐药机制　①主动外排系统增强，引起四环素类药物外排增加，细胞内药物浓度降低，从而产生耐药性。②核糖体保护蛋白与核糖体结合后引起核糖体空间构型发生变化，使得药物的靶点被保护起来而不能与核糖体结合，从而产生耐药性。③产生灭活四环素的钝化酶，该酶能够对四环素的化学结构进行修饰，导致灭活而产生耐药性。

【临床应用】临床主要用于治疗立克次体感染引起的斑疹伤寒、恙虫病；用于治疗支原体引起的肺炎及泌尿生殖系统感染等；用于治疗螺旋体感染引起的回归热；用于治疗肺炎衣原体感染引起的衣原体肺炎、鹦鹉衣原体引起的鹦鹉热、沙眼衣原体引起的性病淋巴肉芽肿及感染等；用于治疗布鲁菌病（需与氨基糖苷类联合应用）、兔热病、霍乱、炭疽、鼠疫、破伤风、鼠咬热、放线菌病及气性坏疽等。由于其他高效抗菌药的不断出现，又加之四环素耐药菌株的日益增加，四环素不再作为首选药物。

【不良反应】

1. 消化道反应　口服后导致恶心、呕吐、上腹不适、腹泻、腹胀及食欲减退等胃肠道反应，减少剂量或与食物同时服用可减轻以上症状。

2. 二重感染　正常情况下，人的口腔、鼻咽及肠道等均有多种微生物寄生，菌群间为维持相对平衡的共生状态而相互拮抗。长时间使用广谱抗菌药，会导致敏感细菌受到抑制，而不敏感的细菌借机在体内大量繁殖并快速生长，从而引发二重感染（菌群交替症）。无论是口服还是注射给药均会导致二重感染的发生，尤其是婴儿、老人及抵抗力低或联合使用肾上腺皮质激素、抗肿瘤药物及抗代谢药物的人群更容易发生二重感染。常见二重感染主要包括两种：一种为真菌感染，如白念珠菌（白假丝酵母菌）所致的鹅口疮及呼吸道炎、肠炎、阴道炎、尿路感染等。一旦发现应立即停止用药，可使用抗真菌药进行治疗。另一种为难辨梭状芽孢杆菌引起的假膜性肠炎，表现为严重腹泻、发热、脱水、肠壁坏死、休克甚至可致死。一旦发现以上症状，应立即停止用药，并口服甲硝唑或万古霉素进行治疗。

3. 对牙齿和骨发育的影响　四环素类可与新形成的骨和牙中所沉积的钙结合，造成牙齿黄染，可造成婴幼儿乳牙釉质发育不全且出现黄色沉积而引发四环素牙。孕妇或哺乳期妇女、8 岁以下儿童禁用。

4. 过敏反应　四环素类抗生素可引发药热、皮疹、红斑、湿疹及光敏性皮炎等过敏反应。偶见过敏性休克、紫癜及哮喘。

5. 肾毒性　肾功能不全的患者用药后可加剧氮质血症。

6. 肝毒性　长期口服或大剂量静脉注射四环素可发生肝细胞变性致肝毒性。

7. 其他　长时间使用会引发粒细胞减少而出现异常淋巴细胞、血小板减少性紫癜及粒细胞毒性颗粒等周围血象的改变。

米诺环素

米诺环素（minocycline，二甲胺四环素）是长效且高效的四环素类抗生素，其抗菌作用在同类药物中最强。其脂溶性高，口服吸收好，2～3 小时达血药浓度高峰，且不易受牛奶和食物影响，血浆蛋白结合率约为 75%，$t_{1/2}$ 为 16～18 小时。组织渗透性好，分布广泛，脑脊液中的浓度高于其他四环素类。该药在体内长时间存留于脂肪组织，故肝功能不全的患者 $t_{1/2}$ 并不会延长。其对四环素或青霉素耐药的 A 和 B 群链球菌、金黄色葡萄球菌及大肠埃希菌等敏感性也较好。临床主要用于治疗耐药菌引起的泌尿生殖系统、呼吸道、胆道、耳鼻喉感染等，亦

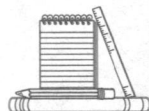

可用于酒渣鼻、痤疮及沙眼衣原体所致的性传播疾病的治疗。因极易穿透皮肤，特别适用于痤疮的治疗。其不良反应与其他四环素药物相似，但米诺环素会产生独特的前庭反应（vestibular disturbances），主要表现为恶心、呕吐、眩晕、共济失调等症状，首剂服药可迅速出现，停药后24～48小时其症状会消失，用药期间不宜从事高空作业、驾驶、机器操作等。一般不作为首选药物使用。

多西环素

多西环素（doxycycline，强力霉素）是土霉素的脱氧物，属于长效的半合成四环素类抗生素，一般可作为该类药物的首选药物。脂溶性高，口服吸收迅速而完全，不受食物影响，血浆蛋白结合率为80%～95%，$t_{1/2}$为14～22小时。吸收后广泛分布于组织内，脑脊液中浓度高，大部分药物主要随胆汁进入肠腔排泄，以无活性的结合物或螯合物随大便排出，对肠道菌群影响不大，很少引起二重感染。少量经肾脏排泄，肾功能减退时，粪便中药物的排泄也相应增多，所以肾衰竭时也可以使用，每日用药1次即可。抗菌谱及抗菌机制与四环素相似，但抗菌作用比四环素强2～10倍，具有强效、速效、长效的特点。临床主要用于治疗呼吸道感染、慢性支气管炎、皮肤软组织感染、急性尿道综合征、前列腺炎、泌尿生殖道感染、痤疮及酒渣鼻等。此外，尤其适合治疗肾外感染并伴有肾衰竭的患者以及胆道系统感染。常见不良反应有恶心、呕吐、腹泻、口腔炎、舌炎及肛门炎等胃肠道反应，宜餐后服用；静脉注射可出现口腔异味和舌麻木等症状；也容易导致光敏性皮炎。其他不良反应比四环素少。

二、氯霉素类抗生素

氯霉素类抗生素主要包括氯霉素和甲砜霉素（thiamphenicol，甲砜氯霉素或硫霉素），其中甲砜霉素的不良反应较多且比较严重，现在已经不再使用。

氯霉素

氯霉素（chloramphenicol）是由委内瑞拉链丝菌分离得到的一种抗生素，在中性或者酸性环境中性质较为稳定，其左旋体具有生物活性，故药用其左旋体。

【体内过程】氯霉素自胃肠道吸收，且吸收迅速而完全，2～3小时达到血药浓度高峰，有效血药浓度能够维持6～8小时，0.5小时可达到有效的治疗浓度，$t_{1/2}$为2.5小时，其血浆蛋白结合率为50%～60%。广泛分布于各组织和体液中，容易透过血脑屏障，在脑脊液中的药物浓度比其他抗生素高，且无论脑脊液中有无炎症，均可达到治疗浓度。主要在肝脏与葡萄糖醛酸结合而代谢灭活，代谢产物及少量原形药物经尿液排出，在泌尿系统可达到有效抗菌浓度。新生儿服药时，因葡萄糖醛酸转移酶活性降低，从而导致药物在体内的代谢显著减慢，所以应该避免使用氯霉素。肌内注射的吸收慢于口服给药，且血药浓度仅为口服给药的50%～70%，不过维持的时间较长。注射用的氯霉素为琥珀酸钠盐，其在水溶液中的溶解度较大，在体内水解后产生氯霉素。

【抗菌机制】

1. 抗菌谱　氯霉素属于快速抑菌性广谱抗生素，高浓度时有杀菌作用。对革兰阴性菌作用较革兰阳性菌强，如对伤寒沙门菌、流感嗜血杆菌和百日咳鲍特菌等革兰阴性菌的抗菌作用比其他抗生素强。对立克次体、衣原体、支原体、钩端螺旋体具有较强的作用。对葡萄球菌、肺炎链球菌等革兰阳性球菌有一定的抗菌作用。对破伤风梭菌、产气荚膜梭菌、梭状杆菌、乳酸杆菌及放线菌等厌氧菌也有一定的作用。对变形杆菌、布鲁菌、痢疾杆菌、脑膜炎奈瑟菌、淋病奈瑟球菌、流感嗜血杆菌等在低浓度时就能产生较好的效果。但对结核分枝杆菌、铜绿假单

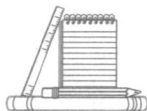

胞菌、病毒、真菌、原虫等无效。

2. 抗菌机制　氯霉素能可逆性地与核糖体 50S 亚基结合，阻断转肽酶的作用，干扰带有氨基酸的氨基酰 –tRNA 终端与 50S 亚基结合而阻止新肽链的形成，抑制蛋白质的合成。

3. 耐药机制　金黄色葡萄球菌、D 群链球菌及某些革兰阴性杆菌等会产生一种由质粒或染色体基因编码的乙酰基转移酶，该酶可使氯霉素转化为无抗菌活性的代谢产物而产生耐药性。此外，铜绿假单胞菌及变形杆菌等细菌由于失去激活氯霉素进入通道的外膜蛋白，使氯霉素不能进入菌体内而产生耐药性。

【临床应用】

1. 细菌性脑膜炎和脑脓肿　氯霉素可用于治疗耐氨苄西林的 B 型流感嗜血杆菌脑膜炎及对青霉素过敏的肺炎链球菌、敏感的革兰阴性杆菌、脑膜炎奈瑟菌所致的脑膜炎。可以选用，但不作为首选药。此外，还可用于治疗需氧菌和厌氧菌混合感染导致的脑脓肿，一般与青霉素或甲硝唑联合用药。

2. 伤寒及副伤寒　可作为敏感菌引起的伤寒和副伤寒的选用药物，而成人伤寒和副伤寒沙门菌感染的治疗，以氟喹诺酮类为首选，氯霉素作为备选的药物。

3. 厌氧菌感染　可用于治疗脆弱类杆菌所致的感染，尤其适用于病变累及中枢神经系统者，亦可与氨基糖苷类药物联合用于治疗需氧菌与厌氧菌所致的腹腔和盆腔感染。

4. 立克次体感染　用于治疗 Q 热、恙虫病及斑疹伤寒等立克次体引发的重度感染。

5. 局部用药　可用于治疗敏感菌所致的眼部感染，如角膜炎、结膜炎及沙眼等。

【不良反应】

1. 抑制骨髓造血功能　是氯霉素最严重的毒性反应，包括可逆和不可逆两种表现形式。可逆性的骨髓造血功能抑制与剂量或疗程相关，主要表现为白细胞和血小板减少，而中性粒细胞首先下降，并可伴贫血，如及时发现并立即停药，可以恢复；不可逆性的骨髓造血功能抑制主要表现为与剂量和疗程无关的再生障碍性贫血，比较少见，但一旦发生，常难逆转，病死率高，可能与氯霉素抑制骨髓造血细胞内线粒体中的与细菌相同的 70S 核蛋白体有关。

2. 灰婴综合征　早产儿、新生儿肝脏的葡萄糖醛酸转移酶缺乏且活性不足，肾排泄能力差，会导致肝脏对药物的消除能力降低，若大剂量应用氯霉素，24 小时内出现呕吐、呼吸急促或不规则、拒哺、腹部膨胀等，24 小时后出现肤色发灰、体温下降、软弱无力、循环衰竭等症状，甚至导致死亡，称为灰婴综合征（gray baby syndrome）。肝功能不全的儿童和老年人也会发生此症状。

3. 二重感染　长期大剂量服用氯霉素可引发肠道菌群紊乱，从而导致二重感染，但比四环素少见。

4. 过敏反应　少数患者可出现皮疹、血管性水肿、结膜水肿等过敏症状。还可导致视神经炎、周围神经炎、失眠、幻视、中毒性精神病。

三、用药护理

（一）四环素类抗生素

四环素类抗生素的用药护理主要有：

1. 因为食物中的 Mg^{2+}、Ca^{2+}、Fe^{2+}、Al^{3+} 等可与本类药物形成难于吸收的络合物而阻碍其吸收，故本类药物不宜饭后服用。服药时，尤其在临睡前服药，应饮用足量（约 240mL）的水，避免食管溃烂和减少胃肠道的刺激症状。不宜与抗酸药（如碳酸氢钠）、牛奶、豆制品等同服，会降低四环素的溶解度，使吸收减少。

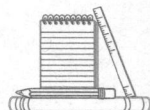

2. 长期用药期间，要定期检查肝、肾功能及血常规，且有肝病、肾病的患者不宜使用。

3. 应密切观察用药后的反应，如患者是否有口腔黏膜改变和伪膜性肠炎迹象，一旦出现伪膜性肠炎，应及时立即停药并用甲硝唑及万古霉素进行治疗。老年人、免疫力低下及使用糖皮质激素类药物的患者需慎用。

4. 四环素类可与新形成的骨和牙齿中所沉积的钙结合，可造成婴幼儿乳牙釉质发育不全且出现黄色沉积而引发四环素牙。所以，孕妇或哺乳期妇女、8 岁以下儿童禁用。

（二）氯霉素类抗生素

氯霉素类抗生素的用药护理主要有：

1. 该类抗生素的注射剂遇强碱性及强酸性溶液易被破坏失效。

2. 氯霉素是抑制细菌蛋白质合成的抑菌剂，会阻碍青霉素类杀菌剂的杀菌作用，应避免两类药物同时使用。

3. 氯霉素与某些抑制骨髓的药物（秋水仙碱、保泰松、青霉胺）同时使用，可使其毒性增加，故应避免合用。

4. 氯霉素可拮抗维生素 B_6 的作用，使机体对维生素 B_6 的需求量增加，亦能拮抗维生素 B_{12} 的造血作用，故氯霉素也不宜与该维生素联合应用。

5. 氯霉素为肝药酶抑制药，可使需经肝药酶灭活代谢的药物血药浓度增加而毒性增强，故与这些药物合用时，要注意其剂量的调整，以防药效及毒性增强。

6. 大环内酯类和林可霉素类抗生素能代替或阻止该类药物与细菌核糖体 50S 亚基结合，联合使用时可发生拮抗作用，故不宜联合应用。

7. 用药前，应了解患者的药物过敏史以及其家族中有无与药物有关的血液系统毒性既往史。还应进行血常规检查，且用药 48 小时后应复查一次，以警惕骨髓造血功能受到抑制，一旦出现异常反应，应立即停药。

8. 疗程不宜超过 2 个月，每日剂量不宜超过 2g，避免二重感染的发生。

9. 妊娠期、哺乳期妇女使用氯霉素后，其易致胎儿、婴幼儿发生再生障碍性贫血，故妊娠期、哺乳期妇女禁用。

10. 为防止灰婴综合征的出现，早产儿、新生儿应避免使用氯霉素，如必须使用本药时需进行血药浓度的监测。老年患者组织器官功能下降，自身免疫力降低，氯霉素可致严重不良反应，所以用药时需仔细观察。

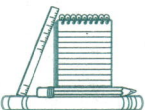

模块小结

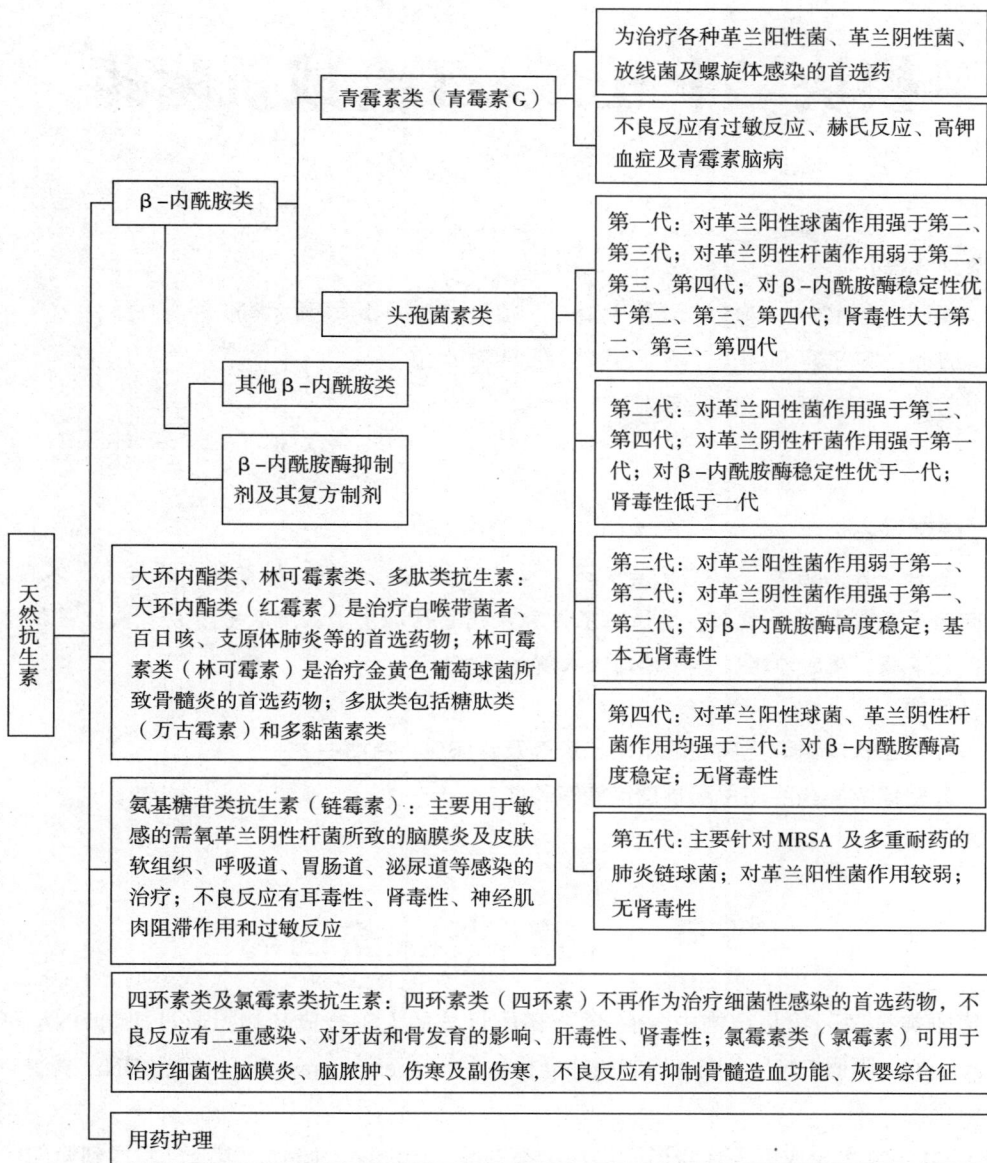

天然抗生素

- β-内酰胺类
  - 青霉素类（青霉素G）
    - 为治疗各种革兰阳性菌、革兰阴性菌、放线菌及螺旋体感染的首选药
    - 不良反应有过敏反应、赫氏反应、高钾血症及青霉素脑病
  - 头孢菌素类
    - 第一代：对革兰阳性球菌作用强于第二、第三代；对革兰阴性杆菌作用弱于第二、第三、第四代；对β-内酰胺酶稳定性优于第二、第三、第四代；肾毒性大于第二、第三、第四代
    - 第二代：对革兰阳性菌作用强于第三、第四代；对革兰阴性杆菌作用强于第一代；对β-内酰胺酶稳定性优于一代；肾毒性低于一代
    - 第三代：对革兰阳性菌作用弱于第一、第二代；对革兰阴性菌作用强于第一、第二代；对β-内酰胺酶高度稳定；基本无肾毒性
    - 第四代：对革兰阳性球菌、革兰阴性杆菌作用均强于三代；对β-内酰胺酶高度稳定；无肾毒性
    - 第五代：主要针对MRSA及多重耐药的肺炎链球菌；对革兰阳性菌作用较弱；无肾毒性
  - 其他β-内酰胺类
  - β-内酰胺酶抑制剂及其复方制剂
- 大环内酯类、林可霉素类、多肽类抗生素：大环内酯类（红霉素）是治疗白喉带菌者、百日咳、支原体肺炎等的首选药物；林可霉素类（林可霉素）是治疗金黄色葡萄球菌所致骨髓炎的首选药物；多肽类包括糖肽类（万古霉素）和多黏菌素类
- 氨基糖苷类抗生素（链霉素）：主要用于敏感的需氧革兰阴性杆菌所致的脑膜炎及皮肤软组织、呼吸道、胃肠道、泌尿道等感染的治疗；不良反应有耳毒性、肾毒性、神经肌肉阻滞作用和过敏反应
- 四环素类及氯霉素类抗生素：四环素类（四环素）不再作为治疗细菌性感染的首选药物，不良反应有二重感染、对牙齿和骨发育的影响、肝毒性、肾毒性；氯霉素类（氯霉素）可用于治疗细菌性脑膜炎、脑脓肿、伤寒及副伤寒，不良反应有抑制骨髓造血功能、灰婴综合征
- 用药护理

复习思考

1. 简述青霉素 G 的抗菌谱、抗菌机制、临床应用、不良反应及用药护理要点。

2. 简述头孢菌素第一、第二、第三、第四、第五代的抗菌作用、临床应用、不良反应及用药护理要点。

3. 大环内酯类抗生素可作为哪些感染性疾病的首选药？常用药物有哪些？

4. 氨基糖苷类抗生素能否与青霉素类药物联合使用？为什么？

5. 四环素类抗生素的主要不良反应有哪些？

6. 氯霉素的主要不良反应有哪些？

扫一扫，查阅
复习思考题答案

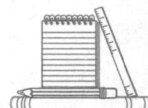

模块二十五　人工合成抗菌药

【学习目标】

掌握：喹诺酮类、磺胺类药物作用特点、临床应用、不良反应及用药护理。

熟悉：呋喃类、咪唑类药物的作用特点及临床应用。

了解：喹诺酮类、磺胺类药物的作用机制。

案例导入

患者，男，66 岁，以"反复咳嗽、咳痰及喘息十余年，加重伴咳血 4 天"入院。诊断为支气管扩张并咳血、慢性阻塞性肺疾病急性加重。入院后给予左氧氟沙星抗感染，氨茶碱、硫酸沙丁胺醇气雾剂吸入解痉平喘。

问题：

1. 第三代喹诺酮类药物的常用代表药及临床应用有哪些？

2. 喹诺酮类药物的用药护理措施有哪些？

项目一　喹诺酮类抗菌药

喹诺酮类抗菌药物是结构中含有 4- 喹诺酮母核的人工合成药物，通过抑制 DNA 回旋酶（DNA gyrase），阻碍 DNA 合成，抑制拓扑异构酶Ⅳ（topoisomerase Ⅳ），阻止 DNA 复制，从而导致细菌死亡。

自 1960 年首次合成第一代喹诺酮类药物萘啶酸（nalidixic acid），至今已发展到第四代。第二代喹诺酮药吡哌酸（pipemidic acid）于 1973 年合成。第三代喹诺酮药物 20 世纪 80 年代合成，目前临床应用最广，包括诺氟沙星（norfloxacin）、洛美沙星（lomefloxacin）、氧氟沙星（ofloxacin）、培氟沙星（pefloxacin）、依诺沙星（enoxacin）、环丙沙星（ciprofloxacin）、左氧氟沙星（levofloxacin）、氟罗沙星（fleroxacin）、司帕沙星（sparfloxacin）等。这些药物的共同特点是通过对化学结构进行修饰，在 7 位连接哌嗪环，6 位引入了氟原子，形成含氟 4- 喹诺酮类（fluorinated 4-quinolones）结构类似物。扩大了抗菌谱，口服吸收好，分布广，组织浓度高，疗效确切，活性强，副作用较小。目前已取代第一、第二代药物广泛应用于临床。第四代喹诺酮类药物出现于 20 世纪 90 年代，如吉米沙星（gemifloxacin）、加替沙星（gatifloxacin）和莫西沙星（moxifloxacin）。这些药物在第三代基础上增加了抗厌氧菌作用，具有抗菌谱更广、抗菌作用更强等特点，临床抗菌活性有的甚至已超过 β - 内酰胺类。

本类药物与许多抗菌药物间无交叉耐药，但同类药物间有交叉耐药性。

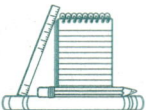

【体内过程】

1. 吸收与分布　本类药物口服吸收良好，血药浓度达峰时间 1～2 小时，生物利用度一般大于 50%，少数药物可达 90% 以上，如洛美沙星、氟罗沙星。口服吸收受食物影响小，只是达峰时间延迟，因可螯合金属阳离子，与富含铁、钙、镁离子的食物同服可降低药物的生物利用度。血浆蛋白结合率低，一般很少超过 40%，体内分布广泛，表观分布容积大，在肺、肾、前列腺、尿液、胆汁、粪便、巨噬细胞及中性粒细胞中的浓度均高于血药浓度，但在脑脊液和骨组织中的药物浓度较低。

2. 代谢与消除　大多数以原形从肾脏排泄，不同的药物差异较大。培氟沙星、诺氟沙星和环丙沙星从尿中排出量较少，仅为 12%～45%，其余药物则为 51%～92%，可在尿液中长时间保持杀菌浓度。少量药物经肝脏代谢并由胆汁排泄。除个别药物外（司帕沙星的 $t_{1/2}$ 约为 15 小时），多数药物的 $t_{1/2}$ 为 3～8 小时。

【抗菌作用】喹诺酮类抗菌药物为杀菌药，主要作用于革兰阴性菌，对革兰阳性菌的作用较弱。第一代因疗效差已被淘汰，第二代仅有吡哌酸用于临床。第三代和第四代喹诺酮类药物，因抗菌谱广、作用强，被广泛应用于临床，其杀菌浓度为最低抑菌浓度（MIC）的 2～4 倍，且具有较长的抗菌后效应，即使血药浓度已降到检测下限，仍在 2～6 小时对某些细菌具有明显的抑制作用。对革兰阴性菌如大肠埃希菌、痢疾杆菌，伤寒沙门菌、产气杆菌、奇异变形杆菌、流感杆菌、淋病奈瑟球菌、耐药铜绿假单胞菌等作用较强；对革兰阳性球菌如金黄色葡萄球菌、肺炎链球菌、溶血性链球菌、肠球菌等也有效。此外，对支原体、衣原体、嗜肺军团菌和结核分枝杆菌也有一定的作用。第四代药物除保留对大多数革兰阳性菌和革兰阴性菌良好的抗菌活性外，进一步增强了对革兰阳性菌、分枝杆菌、布鲁菌、衣原体、支原体、厌氧菌的抗菌活性。

【临床应用】氟喹诺酮类药物由于抗菌谱广，抗菌作用强，使用方便，不需皮试，在临床应用广泛。

1. 泌尿生殖系统感染　本类药物对各种泌尿生殖系统感染均具有快速治疗效果，但对金黄色葡萄球菌、肠球菌易产生耐药；对敏感菌所致的急慢性前列腺炎及复杂性前列腺炎均有较好的疗效；对单纯性淋病奈瑟球菌所致尿道炎或宫颈炎，环丙沙星、加替沙星和氧氟沙星与 β-内酰胺类同为首选药，但对非特异性尿道炎或宫颈炎疗效差。环丙沙星是治疗铜绿假单胞菌性尿道炎的首选药。

2. 胃肠道感染　本类药物对幽门螺杆菌、大肠埃希菌、变形杆菌、伤寒沙门菌和志贺菌敏感。首选用于治疗志贺菌引起的急慢性菌痢和中毒性菌痢；对沙门菌引起的伤寒、副伤寒，肠炎沙门菌引起的胃肠炎，与头孢曲松一样作为首选。另外，本类药物尚可用于流行性腹泻。

3. 呼吸系统感染　常用于革兰阴性菌所致的下呼吸道感染。用于克雷伯菌、金黄色葡萄球菌肺炎和支气管感染；对肺炎链球菌、流感嗜血杆菌和卡他莫拉菌所致的气管炎和鼻窦炎效果良好。左氧氟沙星、莫西沙星或加替沙星与万古霉素合用，首选用于治疗对青霉素高度耐药的肺炎链球菌感染。可替代大环内酯类用于支原体肺炎、衣原体肺炎以及嗜肺军团菌引起的军团病。

4. 其他　本类药物可渗入骨组织，为治疗急慢性骨髓炎、化脓性关节炎的首选药；对脑膜炎奈瑟菌具有强大的杀菌作用，且在鼻咽分泌物中浓度高，可用于流行性脑脊髓膜炎鼻咽部带菌者的根除治疗。用于治疗败血症、细菌性脑膜炎、腹膜炎等重症感染；用于革兰阴性杆菌性骨髓炎、关节炎、蜂窝织炎；用于耐庆大霉素的大肠埃希菌科细菌和耐甲氧西林的金黄色葡萄球菌感染；用于铜绿假单胞菌、沙眼衣原体、结核杆菌感染。

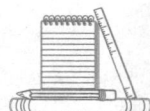

【不良反应】随着氟喹诺酮类药物的广泛应用，不良反应也相继发生。主要有：

1. 消化系统反应　为最常见的不良反应。主要表现为胃肠道功能紊乱，症状有恶心、呕吐、腹痛、腹泻、便秘、厌食及食欲减退等，与服用剂量较大有关。发生率为 1.8% ～ 12%。每种氟喹诺酮类药物胃肠道的耐受性无明显差异，口服药居多，一般停药后可自行恢复。

2. 中枢神经系统反应　是第二种常见的不良反应。轻症者表现为头痛、头晕、失眠、视物不清，重症者出现精神异常、痉挛、昏迷、震颤、惊厥发作或抑郁等。常在用药剂量过大、有精神病或癫痫病史、与茶碱或非甾体抗炎药合用时出现。其发生机制与药物进入中枢阻断 γ-氨基丁酸（GABA）与其受体结合有关，故精神病和癫痫患者慎用。

3. 光敏反应　常为急性发病，用药后可出现发热、皮疹、瘙痒等过敏现象。光敏反应呈剂量依赖性，表现为光敏部位皮肤出现瘙痒性红斑，严重者出现皮肤糜烂、脱落，停药后可恢复。其发生机制为药物吸收紫外线能量后产生单线激发态氧而损伤皮肤，以及药物吸收光能后以半抗原形式激发变态反应，具有结构相关性。临床在使用氟喹诺酮类药物时为了用药安全，用药期间应避免阳光直射。

4. 软骨损害　有少量患者使用氟喹诺酮类药物时可发生关节红肿疼痛、关节僵硬和肌肉疼痛，停药后症状均减退或消失。由于该类药物影响软骨发育，而禁用于孕妇和 18 岁以下的青少年儿童。

5. 心脏毒性　氟喹诺酮类药物可引起 Q-T 间期延长、室性心动过速及尖端扭转性室性心动过速、室颤等，这与药物阻滞心肌细胞钾通道有关。

6. 其他反应　有少数患者还可出现关节痛、关节炎、肌肉痉挛及肌腱断裂，偶见肝肾功能异常，停药后可恢复。

【用药护理】

1. 用药前应询问患者用药过敏史，对喹诺酮类药物过敏者、孕妇、小儿应禁用；消化性溃疡、肝肾功能不全者应慎用，并适当减少剂量；哺乳期妇女应用时应停止哺乳。

2. 应告知患者用药期间多喝水。为避免影响药物生物利用度，服药前 4 小时和服药后 2 小时内禁服抗酸剂，并应避免与抗凝药及含铝、镁、铁、钙等金属阳离子的制剂或食物合用。

3. 用药期间应避免阳光或紫外线照射，以防出现光敏反应，尤其是司帕沙星、氟罗沙星、洛美沙星等药，光敏反应多见，应慎用。若出现瘙痒性红斑、皮肤溃烂等光敏反应，须妥善处置。

4. 本类药物有中枢神经系统毒性。用药后头晕、头痛者禁止从事危险性工作，如驾驶或高空作业等。癫痫病患者应用本类药物，应慎与茶碱类或甾体类抗炎药合用，避免中枢毒性。

5. 用药时间较长时，应注意观察是否出现关节症状，如关节疼痛、水肿等，防止关节损伤。

诺氟沙星

诺氟沙星（norfloxacin，氟哌酸）为首个出现的第三代喹诺酮类抗菌药，抗菌谱广，在本类药物中抗菌活性最弱，血药浓度低，但尿液、肠道中浓度高。空腹比饭后服药的血药浓度高 2 ～ 3 倍。对大部分肠杆菌科细菌效果良好，是治疗肠炎、痢疾的常用药。对青霉素耐药的淋病奈瑟球菌、流感嗜血杆菌和卡他莫拉菌亦有良好抗菌作用。尤其对需氧革兰阴性杆菌包括铜绿假单胞菌的抗菌活性高。多用于消化系统感染、泌尿生殖道感染，也用于呼吸道感染，还可用于五官科、皮肤科、产科及外科的感染性疾病及腹腔手术的预防用药。对未成年人骨骼形成有延缓作用，会影响到发育，故禁止未成年人使用。

环丙沙星

环丙沙星（ciprofloxacin）抗菌谱同诺氟沙星，杀菌力强而迅速。口服吸收好，能很快分布至全身，$t_{1/2}$ 为 3～5 小时；抗菌活性较诺氟沙星及依诺沙星强 2～4 倍。胆汁中药物浓度远高于血药浓度，在前列腺、肺和泌尿生殖道组织、痰液中均可达有效浓度。对包括铜绿假单胞菌、肠道细菌及金黄色葡萄球菌在内的革兰阳性和阴性菌均有杀灭作用。对多数厌氧菌不敏感；对氨基糖苷类及第三代头孢菌素耐药的菌株仍有效。用于革兰阴性杆菌所致呼吸道、泌尿道、肠道、胆道等系统感染和腹腔内感染、妇科感染、骨关节感染及全身严重感染；对前列腺炎有效；对部分分枝杆菌、沙眼衣原体、人型支原体等亦具抑制作用；因能部分渗入脑组织和脑脊液，可用于治疗流行性脑脊髓膜炎和化脓性胸膜炎。可诱发跟腱炎和跟腱撕裂，应慎用于老年人和运动员。

氧氟沙星

氧氟沙星（ofloxacin）口服吸收良好，口服生物利用度高达 95%，抗菌活性强，抗菌谱广，血药浓度高而持久，体内分布广泛。胆汁中的药物浓度为血药浓度的 7 倍左右，48 小时尿中药物浓度仍可达到对敏感菌的杀菌水平。对葡萄球菌、溶血性链球菌、淋病奈瑟球菌、大肠埃希菌、志贺杆菌、肺炎克雷伯菌、肠杆菌属、沙雷杆菌属、变形杆菌、流感嗜血杆菌、不动杆菌、螺杆菌等有较好的抗菌作用；对结核分枝杆菌、铜绿假单胞菌和沙眼衣原体也有一定的抗菌作用。主要用于革兰阴性菌所致的呼吸道、扁桃体、泌尿道、前列腺、皮肤、软组织、胆囊、胆管、中耳、鼻窦、泪囊、肠道等部位的急慢性感染，亦用于伤寒、骨关节感染、败血症等，尚可与异烟肼、利福平合用于治疗结核病。可致肾功能障碍（BUN 升高、血肌酐值升高）、转氨酶升高、血细胞和血小板减少、胃肠功能障碍，偶见过敏反应和失眠、头晕等中枢症状。

左氧氟沙星

左氧氟沙星（levofloxacin）为氧氟沙星的左旋光学异构体，口服生物利用度接近 100%，水溶性更好，更容易制成注射剂。抗菌谱及临床应用同氧氟沙星，抗菌活性是氧氟沙星的 2 倍。

洛美沙星

洛美沙星（lomefloxacin）属二氟喹诺酮类，为长效广谱抗菌药，口服吸收好，代谢稳定，耐受性好，安全性高。口服生物利用度为 98%，$t_{1/2}$ 可达 7 小时，70% 以上以原形从尿液排泄，故治疗尿路感染可每日用药 1 次。体外抗菌作用与诺氟沙星、氧氟沙星、氟罗沙星相似，但比环丙沙星弱。体内抗菌活性较强，但不及氟罗沙星。对革兰阴性菌、革兰阳性菌及部分厌氧菌均有杀灭作用，对耐甲氧西林的金黄色葡萄球菌、耐氨苄青霉素的流感杆菌、耐吡哌酸的大肠埃希菌及对其他药物耐药的细菌抗菌效果较好。用于敏感菌引起的呼吸道感染、泌尿生殖系统感染、皮肤软组织感染及鼻窦炎、中耳炎、眼睑炎等。因与茶碱无交叉作用，气喘患者兼用无禁忌，故特别适合老年人使用。不良反应以胃肠道反应多见，需要注意光敏反应的发生。

培氟沙星

培氟沙星（pefloxacin）与诺氟沙星相似，具广谱抗菌作用，口服吸收迅速完全，生物利用度高达 90% 以上，血药浓度高而持久，$t_{1/2}$ 为 10～11 小时，体内分布广泛，可通过炎症脑膜进入脑脊液中，药物浓度可达到血药浓度的 60%。对肠杆菌科包括大肠埃希菌、克雷伯菌属、变形杆菌属、志贺菌属、伤寒及沙门菌属以及流感嗜血杆菌、奈瑟菌属等大部分细菌的抗菌活性与第三代头孢菌素接近；对铜绿假单胞菌和金黄色葡萄球菌也有一定的抗菌作用；对肺炎球菌、各组链球菌和肠球菌仅具轻度作用。此外，对麻风杆菌也有抗菌活性。在支气管、肺、肝、肾、肌肉、前列腺等组织和胆汁、胸腔液中均能达有效浓度。用于心内膜炎、细菌性脑膜炎、泌尿

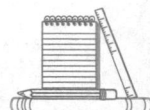

生殖系统感染、败血症、骨关节感染、皮肤及软组织感染等。本药主要在肝脏进行代谢，肝功能不全者血浆清除率降低，肾功能不全对本药血药浓度影响不大。常见不良反应为光敏反应。

氟罗沙星

氟罗沙星（fleroxacin）含有 3 个氟原子，又名多氟沙星，属广谱、高效、长效抗菌药，口服吸收完全，生物利用度为 100%，体内分布广，作用维持时间长，$t_{1/2}$ 可达 9 小时。体内抗菌活性很强，对革兰阴性菌和阳性菌、分枝杆菌、厌氧菌、支原体和衣原体均有强大的抗菌作用。主要用于敏感菌引起的呼吸道、泌尿生殖系统、胃肠道及皮肤组织感染。50%～70% 以原形经肾脏从尿液排泄，少量在肝脏代谢，肝功能不全或老年患者应慎用。不良反应主要有胃肠道和神经系统反应。

司帕沙星

司帕沙星（sparfloxacin）属广谱、高效、长效抗菌药，口服吸收好。血浆 $t_{1/2}$ 可达 15～20 小时，血浆蛋白结合率低，组织穿透力强，在肝、肾、前列腺、肺和胰腺中浓度比血中高，在组织中比血中浓度高 1～11 倍。对革兰阳性菌和阴性菌、厌氧菌、衣原体、支原体、分枝杆菌、嗜肺军团菌等均具有强大抗菌活性。对金黄色葡萄球菌的作用较环丙沙星强 8 倍；对厌氧菌的活性较环丙沙星强 2～32 倍；对肺炎支原体较环丙沙星、氧氟沙星和诺氟沙星强 8～62 倍；对结核分枝杆菌的活性较环丙沙星强 3～30 倍，在氟喹诺酮类药物中抗结核分枝杆菌的活性最强；对耐青霉素和头孢菌素的肺炎球菌，以及耐异烟肼、利福平的结核杆菌依然有效。用于敏感菌所致下呼吸道感染、尿路感染、妇科感染、耳鼻喉科感染及皮肤软组织感染等。主要经肝脏代谢和胆汁排泄，肝肠循环明显。不良反应通常为嗳气、腹泻、头痛、头晕。偶有变态反应，肝肾功能和血象异常。

莫西沙星

莫西沙星（moxifloxacin）是第四代喹诺酮类药物，口服生物利用度约 90%，对大多数革兰阳性菌、革兰阴性菌、厌氧菌、结核分枝杆菌、衣原体和支原体具有很强的抗菌活性，强于环丙沙星、氧氟沙星、左氧氟沙星和司帕沙星；对大多数革兰阴性菌的作用与诺氟沙星相近。临床用于敏感菌所致的慢性支气管炎急性发作、社区获得性肺炎、急性鼻窦炎，也可用于泌尿生殖系统和皮肤软组织感染。不良反应发生率虽然相对较低，常见一过性轻度呕吐和腹泻；但亦有严重不良反应发生，并呈上升趋势，如过敏性休克、横纹肌溶解、Q-T 间期延长和尖端扭转型心律失常。另外国外资料显示该药可致严重皮肤反应、致死性肝损害，可使女性或老年患者发生心力衰竭。欧洲药品管理局建议，当其他抗菌药无法使用时可选用该药。

加替沙星

加替沙星（gatinoxacin）口服的绝对生物利用度约为 96%，主要以原形经肾脏排出。其抗菌作用是通过抑制细菌的 DNA 旋转酶和拓扑异构酶Ⅳ，从而抑制细菌 DNA 的复制、转录和修复过程。对大多数革兰阳性菌、厌氧菌、结核分枝杆菌、衣原体和支原体的抗菌活性与莫西沙星相近，对大多数革兰阴性菌的作用强于莫西沙星，临床应用同莫西沙星。不良反应与其他喹诺酮类药物相似，可使心电图 Q-T 间期延长，血糖异常等，对加替沙星或喹诺酮类药物过敏者和糖尿病患者禁用。

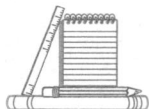

项目二　磺胺类抗菌药

知识链接

磺胺类药物——百浪多息

20世纪初，人类医学已经有了大幅进步，但面对细菌感染的难题，众多医学家却束手无策。当时因伤口的细菌感染进而导致败血症等并发症，引起患者死亡十分常见。直到1932年，德国细菌学家多马克发现了征服细菌的第一个磺胺类药物——百浪多息。多马克认为只在试管中试验药物的作用是不够的，必须在动物身上进行实验观察。他发现百浪多息对感染链球菌的小鼠有极好的疗效。这个崭新的观点为寻找新药指出了正确的方向。正巧多马克的小女儿在实验室中偶然因手指刺破感染了链球菌，面临截肢的风险，多马克给女儿服用了百浪多息后得以痊愈。百浪多息的发现和临床应用的成功，使得现代医学进入化学治疗时代，多马克也获得了1939年的诺贝尔生理学或医学奖，他这种善于观察、持之以恒、推陈出新的科学精神，值得世人学习！

一、磺胺类

磺胺类（sulfonamides）是20世纪30年代发现的，用于治疗全身性细菌感染的第一类人工合成的抗菌药物，其基本化学结构是对氨基苯磺酰胺。该类药物属广谱抑菌药，疗效确切，但作用比较弱，同时易产生明显的肾毒性、骨髓抑制及皮疹等不良反应，临床应用较为受限。细菌对本类药物较易产生耐药性，当剂量、疗程不足时更容易发生，其中以葡萄球菌最易产生，其次为痢疾杆菌、大肠埃希菌、肺炎球菌和链球菌。各种磺胺药间有交叉耐药性，但当磺胺药与甲氧苄啶（trimethoprim，TMP）合用时，不仅使前者的抗菌作用增强，而且还可减少或延缓耐药性的发生，因此，临床比较常用的药物主要是作用于全身的复方制剂复方新诺明（SMZ+TMP）和增效联磺（SD+SMZ+TMP）。

根据临床使用情况，磺胺类药物可分三类，即全身性感染用药、肠道感染用药及局部感染用药。

【体内过程】用于全身性感染的磺胺类药物口服吸收快而完全，主要在小肠吸收，血药达峰浓度快者2～3小时，慢者4～6小时。本类药物血浆蛋白结合率长效磺胺类高，磺胺嘧啶低，变化在25%～95%。可广泛渗入全身组织及胸膜液。

【抗菌作用】磺胺类药物通过抑制细菌二氢蝶酸合酶而产生抑菌作用。磺胺类药对大多数革兰阳性菌和革兰阴性菌均有良好的抗菌活性。其中对溶血性链球菌、脑膜炎奈瑟菌、肺炎链球菌、淋病奈瑟球菌、鼠疫耶氏菌和诺卡菌属最敏感；对大肠埃希菌、志贺菌属、布鲁菌属、变形杆菌和沙门菌属较敏感；对沙眼衣原体、疟原虫、卡氏肺孢子虫和弓形虫滋养体也有抑制作用；磺胺米隆和磺胺嘧啶银对铜绿假单胞菌有效。

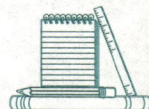

$$PABA + 二氢蝶啶 \xrightarrow[\text{磺胺类药（-）}]{\text{二氢蝶酸合酶}} 二氢叶酸 \xrightarrow[\text{甲氧苄啶（-）}]{\text{二氢叶酸还原酶}} 四氢叶酸 \xrightarrow{\text{提供一碳基团}} 嘌呤、嘧啶 \longrightarrow DNA$$

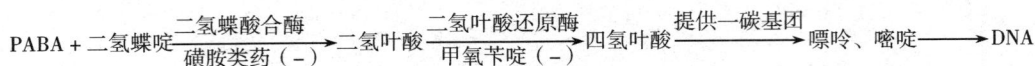

图 25-1　磺胺类药物抗菌作用示意图

【临床应用】

1. 流行性脑脊髓膜炎　磺胺嘧啶（SD）为首选，其次可选磺胺甲基异噁唑（SMZ）或 SMZ+TMP。预防用药可选用磺胺甲氧吡嗪（SMPZ）。

2. 一般性全身感染　溶血性链球菌感染，如丹毒、扁桃体炎、中耳炎、咽炎等，肺炎球菌引起的大叶肺炎，葡萄球菌引起的疖肿，可选用 SD、SMZ 或 SMZ+TMP 等。

3. 尿路感染　大肠埃希菌、变形杆菌等引起的肾盂肾炎、膀胱炎、尿道炎等，选用磺胺异噁唑、磺胺间甲氧嘧啶（SIZ、SMM），因其乙酰化率低，排泄较快，尿中原形药达 80%～90%，且溶解度大，在尿中不易析出结晶。也可用 SMZ+TMP。

4. 肠道感染　肠炎、菌痢等，可用磺胺脒（SG）、酞磺胺噻唑（PST）、琥磺噻唑（SST），后两者极少吸收，不良反应少见，疗效也较 SG 为好。近年来，由于耐药菌株的增多，对于肠道感染，磺胺药已不作为首选，但用 SMZ+TMP 对菌痢有较好疗效。

5. 局部外用　对于局部感染外用药磺胺醋酰钠（SA）疗效较好，它在水中的溶解度较大。

【不良反应】

1. 泌尿系统损害　磺胺类药的乙酰化代谢产物在尿中溶解度较低，尤其在尿液偏酸性时易析出结晶而损害肾脏，出现结晶尿、血尿、尿少、尿闭等症状。用药期间应多饮水并同服等量碳酸氢钠以碱化尿液。

2. 过敏反应　以皮疹、药疹较常见，偶见剥脱性皮炎和多形性红斑等。本类药物间有交叉过敏反应，有过敏史者禁用。

3. 血液系统反应　长期用药可抑制骨髓造血功能，导致粒细胞减少、血小板减少甚至再生障碍性贫血等。葡萄糖-6-磷酸脱氢酶缺陷者可致溶血性贫血，应禁用。

4. 其他　新生儿可致脑核黄疸和溶血。尚可引起恶心、呕吐、头痛、乏力、精神不振等。

【用药护理】

1. 妊娠期、哺乳期妇女及 2 岁以下婴儿禁用；老年人及肝、肾功能不全者慎用或禁用；用药前应询问患者过敏史，对磺胺类过敏者禁用；用药期间出现过敏，应立即停药并进行处置。

2. 为防止发生耐药现象，全身用药时首次剂量应加倍，以保证足够抑菌剂量。与甲氧苄啶合用可延缓耐药性的产生。

3. 长时间或大剂量给药时，应加服碳酸氢钠以碱化尿液，同时要告诉患者多饮水，保证每日尿量在 1500mL 以上，减少结晶析出，促进药物排泄，避免或减轻肾损伤；用药期间应定期检查尿常规及肾功能；应避免与酸性药物合用而增加肾毒性。

4. 局麻药普鲁卡因产生的氨苯甲酸，能减弱磺胺类药物的抗菌效力，应注意避免合用；坏死组织及脓液中也含有大量的氨苯甲酸，使用磺胺类药物前必须先清创排脓，清洗伤口。

5. 因长期用药可能抑制骨髓造血功能，应定期检查血常规，发现异常及时处理。

6. 服药后出现头晕的患者用药期间应避免高空作业及驾驶车辆。

磺胺嘧啶

磺胺嘧啶（sulfadiazine，SD）属中效磺胺药，是防治流行性脑脊髓膜炎的首选药物，属广谱抗菌药。口服易吸收，但吸收较缓慢，3～6 小时血药浓度达峰值，广泛分布于全身组织。肾

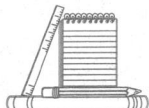

功能正常者 $t_{1/2}$ 约为 10 小时，血浆蛋白结合率低，为 38% ～ 48%，易透过血脑屏障，也能进入乳汁和通过胎盘屏障，脑膜有炎症时，脑脊液中药物浓度可达血药浓度的 50% ～ 80%。本品是磺胺类药物中血浆蛋白结合率最低和血脑屏障通过率最高的药物。用于治疗敏感菌所致的呼吸系统感染、肠道感染和局部软组织感染，还可用于诺卡菌病的治疗，与乙胺嘧啶合用于弓形虫病。主要在肝脏经过乙酰化代谢而失效，慢乙酰化型者在碱性尿中的排出量为 70%，其次是与肝脏中的葡萄糖醛酸结合而失效。60% ～ 85% 以原形药物从尿中排泄。用药期间应多饮水，同时服用等量碳酸氢钠。

磺胺甲噁唑

磺胺甲噁唑（sulfamethoxazole，SMZ，新诺明）吸收、分布、代谢与消除基本同磺胺嘧啶，血浆蛋白结合率较高，可达 60% ～ 80%。脑脊液浓度低于 SD，但仍可用于流行性脑脊髓膜炎的预防。主要用于尿路感染，特别是大肠埃希菌引起的急性单纯型尿道炎，也用于敏感菌所致的呼吸道感染、中耳炎、支原体感染和伤寒等。主要与甲氧苄啶合用，产生协同作用。注意事项同磺胺嘧啶。

柳氮磺吡啶

柳氮磺吡啶（sulfasalazine，SASP）口服几乎不吸收，大部分药物集中在小肠远端和结肠，吸收部分在肠道碱性条件和微生物作用下，分解成 5- 氨基水杨酸盐和磺胺吡啶。5- 氨基水杨酸与肠壁结缔组织络合后能较长时间停留在肠壁组织中，起到抗菌、抗炎和免疫抑制作用，可减少大肠埃希菌和梭状芽孢杆菌，同时抑制前列腺素以及其他炎症介质白三烯的合成。口服或灌肠用于治疗急性或慢性溃疡性结肠炎、节段性回肠炎、肠道术前准备。最新的国内外治疗指南均将 SASP 列为治疗类风湿关节炎的有效药物。治疗溃疡性直肠炎以栓剂最宜。由于药物可少量吸收，长期服用可产生较多不良反应，如恶心、呕吐、皮疹、发热等，尚可影响精子活力而致不育症。

磺胺醋酰

磺胺醋酰（sulfacetamide，SA）的钠盐对沙眼衣原体有较强的抗菌活性，水溶性高，基本无刺激性，穿透力强，能深入晶状体。多用于眼科感染性疾病如结膜炎、角膜炎、沙眼等的治疗，也用于真菌性角膜炎的辅助治疗，眼外伤、慢性泪囊炎、结膜和角膜手术前后预防感染。不良反应少。

表 25-1　常用磺胺类药分类、作用特点和临床应用

分类	常用药物	作用特点及应用
全身性感染药物	磺胺嘧啶（SD）	口服易吸收，血浆蛋白结合率低（45%），脑脊液浓度高，为治疗流行性脑脊髓膜炎的首选药，也可治疗敏感菌所致的急慢性尿路感染
	磺胺甲噁唑（SMZ，新诺明）	口服易吸收，血浆蛋白结合率高（70%），尿中药物浓度高，主要用于泌尿道、呼吸道、肠道感染，常与 TMP 合用
肠道感染药物	柳氮磺吡啶（SASP）	口服难吸收，大部分在直肠内分解出磺胺吡啶和 5- 氨基水杨酸，具有抗菌、抗炎和抑制免疫作用，临床主要用于治疗溃疡性和局限性结肠炎
局部感染药物	磺胺米隆（SML，甲磺灭脓）	其抗菌作用不受脓液和坏死组织的影响，且能渗入创面及焦痂中，适用于烧伤和大面积创伤与感染
	磺胺嘧啶银（SD-Ag，烧伤宁）	具有 SD 的抗菌作用和银盐的收敛作用，对铜绿假单胞菌有效，临床用于烧伤或烫伤的创面感染，并可促进创面干燥、结痂及愈合
	磺胺醋酰钠（SA）	局部应用穿透力强，可渗入眼部晶体及眼内组织，适用于治疗沙眼、结膜炎、角膜炎

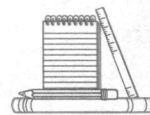

二、磺胺增效剂

甲氧苄啶

【抗菌作用】甲氧苄啶（trimethoprim，TMP）通过抑制细菌二氢叶酸还原酶而产生抑菌作用，其抗菌谱与磺胺类药相似。单用时细菌易产生耐药性，与磺胺类药合用，可使细菌叶酸代谢受到双重阻断，使磺胺药的抗菌活性增强数倍至数十倍，甚至呈现杀菌作用，且可延缓细菌耐药性产生，故又称磺胺增效剂。

【临床应用】TMP 与 SMZ 组成复方制剂复方磺胺甲噁唑（复方新诺明），常用于治疗呼吸道、泌尿道、肠道感染等，也可用于伤寒、副伤寒的治疗。

【不良反应及用药护理】TMP 毒性较小，长期大剂量应用可影响人体叶酸代谢，出现白细胞减少、巨幼红细胞贫血等，必要时可用甲酰四氢叶酸钙治疗。

项目三　其他合成抗菌药

一、硝基呋喃类

本类药物抗菌谱广，对多数革兰阳性菌、革兰阴性菌都有抑制或杀灭作用。细菌对其不易产生耐药性，且与其他抗菌药物无交叉耐药性。

表 25-2　硝基呋喃类药物及其作用特点

药物名称	作用特点及应用	不良反应
呋喃妥因（呋喃吡啶）	口服吸收迅速，排泄快，血药浓度低，尿中药物浓度高，仅用于治疗泌尿系统感染	消化道反应，大剂量引起周围神经炎，偶见皮炎、药物热
呋喃唑酮（痢特灵）	口服吸收差，肠道内药物浓度高，主要用于治疗肠炎、细菌性痢疾、伤寒、副伤寒等	消化道反应，过敏反应
呋喃西林	仅作表面消毒剂，用于化脓性中耳炎、伤口感染等	内服毒性大

二、硝基咪唑类

甲硝唑

【抗菌作用】甲硝唑（metronidazole，灭滴灵）对革兰阳性菌和革兰阴性厌氧菌均有抗菌作用，对脆弱类杆菌尤为敏感，但对需氧菌无效。此外，还具有抗破伤风梭菌、抗滴虫和阿米巴原虫的作用。

【临床应用】甲硝唑为抗厌氧菌感染、滴虫性阴道炎和抗阿米巴原虫的首选药，适用于治疗口腔、腹腔和盆腔厌氧菌感染、滴虫性阴道炎、肠内外阿米巴病及贾第鞭毛虫病。对幽门螺杆菌感染引起的消化性溃疡以及四环素耐药的难辨梭状芽孢杆菌感染所致的假膜性肠炎有特殊疗效。

【不良反应】

1. 消化道反应　常见恶心、厌食、口腔金属味、腹泻、腹痛等。
2. 神经系统　大剂量使用时，出现头痛、头晕、四肢麻木及感觉异常等。

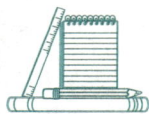

3. 过敏反应　少数患者可出现皮疹、白细胞减少等。

4. 其他　本药可干扰乙醛代谢，导致急性乙醛中毒。动物实验证明，大量长期使用可致癌、致畸。

【用药护理】

1. 口服或静脉滴注，饭后服用。

2. 用药期间及停药 1 周内应忌饮酒，并减少钠盐摄入量。

3. 发生感觉异常或四肢麻木应立即停药。

4. 妊娠早期及哺乳期妇女禁用。

替硝唑

替硝唑（tinidazole，甲硝磺酰咪唑）与甲硝唑的作用相似，半衰期较甲硝唑长，毒性较轻。对脆弱类杆菌及梭杆菌的作用较甲硝唑强，对梭状芽孢杆菌属作用较甲硝唑弱。

模块小结

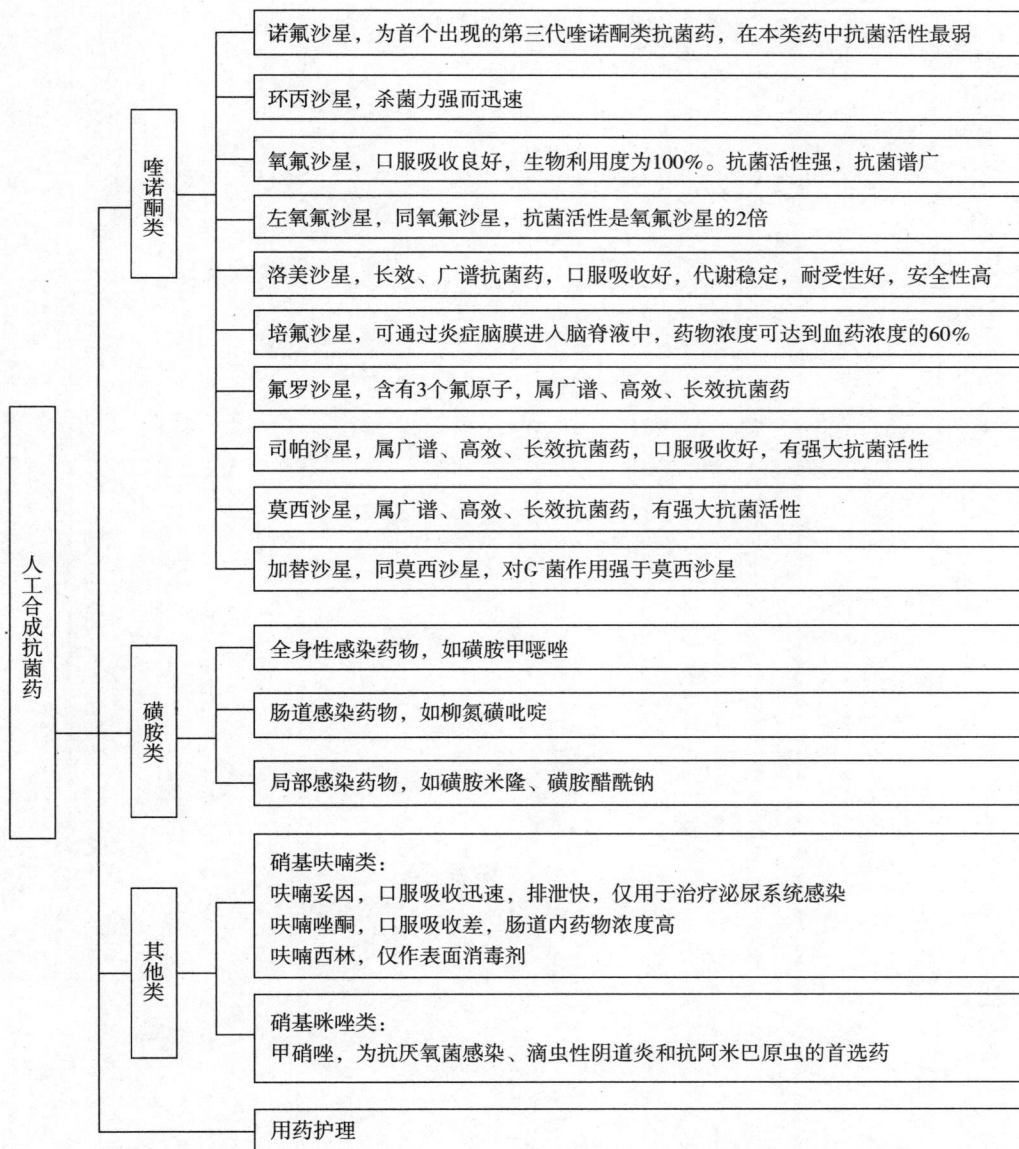

诺氟沙星，为首个出现的第三代喹诺酮类抗菌药，在本类药中抗菌活性最弱

环丙沙星，杀菌力强而迅速

氧氟沙星，口服吸收良好，生物利用度为100%。抗菌活性强，抗菌谱广

左氧氟沙星，同氧氟沙星，抗菌活性是氧氟沙星的2倍

洛美沙星，长效、广谱抗菌药，口服吸收好，代谢稳定，耐受性好，安全性高

培氟沙星，可通过炎症脑膜进入脑脊液中，药物浓度可达到血药浓度的60%

氟罗沙星，含有3个氟原子，属广谱、高效、长效抗菌药

司帕沙星，属广谱、高效、长效抗菌药，口服吸收好，有强大抗菌活性

莫西沙星，属广谱、高效、长效抗菌药，有强大抗菌活性

加替沙星，同莫西沙星，对G⁻菌作用强于莫西沙星

喹诺酮类

全身性感染药物，如磺胺甲噁唑

肠道感染药物，如柳氮磺吡啶

局部感染药物，如磺胺米隆、磺胺醋酰钠

磺胺类

硝基呋喃类：
呋喃妥因，口服吸收迅速，排泄快，仅用于治疗泌尿系统感染
呋喃唑酮，口服吸收差，肠道内药物浓度高
呋喃西林，仅作表面消毒剂

硝基咪唑类：
甲硝唑，为抗厌氧菌感染、滴虫性阴道炎和抗阿米巴原虫的首选药

其他类

人工合成抗菌药

用药护理

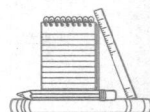

扫一扫，查阅
复习思考题答案

复习思考

1. 氟喹诺酮类药物临床应用及用药护理有哪些?

2. 磺胺类药物的用药护理有哪些?

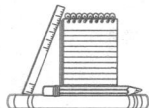

模块二十六　抗结核病药

> 【学习目标】
>
> 　　掌握：一线抗结核病药的临床应用、不良反应及用药护理。
>
> 　　熟悉：抗结核病药的临床用药原则。
>
> 　　了解：其他抗结核病药的作用特点。

　　结核病（tuberculosis，TB）是由结核分枝杆菌感染引起的一种慢性、缓发性传染病。结核分枝杆菌可侵入人体的多个器官或组织，如肺、胸膜、皮肤、骨骼、肾等，但主要侵犯肺，称为肺结核（pulmonary tuberculosis，PTB），又称痨病。本病的主要传播方式为人与人之间的呼吸道传播。抗结核病药根据临床疗效和作用特点可分为两大类。一线抗结核病药疗效高、不良反应少、患者易接受，包括异烟肼、利福平、乙胺丁醇、链霉素、吡嗪酰胺等；二线抗结核病药疗效较差、毒性作用较大，包括对氨基水杨酸钠、丙硫异烟胺、卡那霉素等。此外，后期又开发了新型抗结核病药，包括利福喷汀、利福定、司帕沙星等。

知识链接

世界防治结核病日（World Tuberculosis Day）

　　1882 年 3 月 24 日，德国科学家罗伯特·科赫宣布发现"结核分枝杆菌"，人类首次认识了结核病的致病元凶。该医学史上的重大突破，为人类消灭结核病的斗争提供了重要的科学基础。1995 年底，为倡导全社会积极参与结核病防治工作，应对"全球结核病紧急状态"，世界卫生组织与国际防痨和肺病联合会共同倡议将每年的 3 月 24 日定为"世界防治结核病日"。2023 年 11 月 7 日，世界卫生组织发布的《2023 年全球结核病报告》指出：2022 年，全球结核病死亡人数为 130 万。结核病仍然是仅次于新型冠状病毒感染的世界第二大单一传染源死因，造成的死亡人数几乎是 HIV/AIDS 的 2 倍。2024 年 3 月 24 日，第 29 个世界防治结核病日，我国以"你我共同努力，终结结核流行！"作为主题，旨在倡导全社会关注结核病防治，不断增强健康意识，共同终结结核流行。

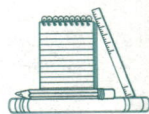

项目一　抗结核病药

一、一线抗结核病药

异烟肼

【体内过程】异烟肼（isoniazid，INH，H，雷米封）口服或注射均易吸收，口服后 1～2 小时血药浓度可达高峰，并广泛分布于全身各组织器官和体液中。异烟肼大部分在肝脏内被乙酰化而失活，少部分以原形从尿液排出。遗传因素是影响乙酰化快慢的主要原因，表现为明显的种族和个体差异，故有快代谢型和慢代谢型两类人群，临床用药应当根据患者代谢类型确定合理的给药方案。

【药理作用】异烟肼对结核分枝杆菌具有高度选择性，对其他细菌无效，对静止期结核分枝杆菌呈现抑制作用，而对增殖期的结核分枝杆菌具有强大的杀灭作用，是目前抗结核病药中杀菌作用最强的人工合成抗菌药。

单独使用异烟肼时，结核分枝杆菌易对其产生耐药性，与其他抗结核病药无交叉耐药性，故临床应用时常与其他抗结核病药联合使用，既延缓耐药性的发生，亦能增强疗效。

【临床应用】异烟肼适用于全身各部位、各类型的结核病，是目前治疗各型结核病的首选药。对早期轻症肺结核患者或预防用药时可单独使用，规范化治疗时须与其他抗结核病药合用，以防止或延缓耐药性的产生。对粟粒性结核和结核性脑膜炎需加大剂量，延长疗程，必要时注射给药。

【不良反应】

1.神经系统毒性　长期或大剂量使用容易引起周围神经炎和中枢神经症状，表现为手脚麻木、肌肉痉挛、步态不稳、头痛、失眠、精神异常等。此机制是由于异烟肼结构与维生素 B_6 相似，使维生素 B_6 因排泄增加而导致体内缺乏所致。

2.肝脏毒性　异烟肼可引起轻度肝损害，使氨基转移酶升高，偶见黄疸，严重时亦可发生肝小叶坏死。

3.其他　少数患者可出现皮疹、药热。尚可引起胃肠道反应、血小板减少、粒细胞减少等。

利福平

【体内过程】利福平（rifampicin，R，甲哌利福霉素）是利福霉素的人工半合成品，为鲜红色或暗红色的结晶性粉末，口服易吸收，24 小时血药浓度可达峰值，有较大的个体差异性。利福平穿透力强，体内分布广，能进入脑脊液、胸腹腔积液、结核空洞、痰液及胎盘等，对细胞内、外的结核分枝杆菌均有杀灭作用。该药主要在肝脏代谢为脱乙酰利福平，其抗菌能力较弱。利福平经胃肠道吸收后，经胆汁排泄时，可形成肝肠循环。由于该药片剂除去包衣后显橙红色或暗红色，其代谢物呈橘红色，加之体内分布广，故可使患者尿液、粪便、唾液、痰、汗液和泪液呈橘红色。

【药理作用】利福平抗菌谱广，作用强大，对静止期和繁殖期的细菌均有作用。低浓度时抑菌，高浓度杀菌，与异烟肼抗结核分枝杆菌疗效相当，能增加链霉素和异烟肼的抗菌活性。利福平不仅可以抗结核分枝杆菌，还可以抗麻风杆菌，亦可杀灭多种革兰阳性和革兰阴性球菌，对某些革兰阴性杆菌如大肠埃希菌、变形杆菌等也有抑制作用。抗菌机制为特异性与细菌依赖

DNA 的 RNA 多聚酶 β 亚单位结合，从而阻碍 mRNA 的合成，对人和动物细胞内的 RNA 多聚酶无影响。利福平单独使用时容易产生耐药性，但与其他抗结核病药无交叉耐药性。

【临床应用】

1.各种结核病　利福平与其他抗结核病药联合使用可以用于各种类型结核病的治疗，包括初治和复治患者。与异烟肼联合应用治疗初治患者时，可降低结核性脑膜炎的病死率和减少后遗症的发生；与乙胺丁醇及吡嗪酰胺合用对复治患者可产生良好的治疗效果。

2.麻风病　可与氨苯砜等抗麻风病药联合应用于治疗麻风病。

3.其他感染　可用于耐药金黄色葡萄球菌和其他敏感菌所致的感染。因其在胆汁中浓度较高，故亦可用于重症胆道感染。局部用药可用于沙眼、急性结膜炎及病毒性角膜炎等。

【不良反应】

1.胃肠道反应　常见恶心、呕吐、腹痛、腹泻等胃肠道反应，一般不严重。

2.肝毒性　长期大剂量使用利福平可使患者出现黄疸、肝肿大、肝功能减退等症状，严重时可致死。老年患者、慢性肝病患者、酒精中毒患者或者使用异烟肼患者较易出现此种不良反应。故用药期间应定期复查肝功能。

3.流感样症状群　大剂量间歇疗法时，可使患者出现发热、寒战、头痛、肌肉酸痛等类似感冒的症状，故此法现已不再使用。

4.其他　个别患者可出现皮疹、药物热等。偶见头晕、头痛、嗜睡、视力障碍、运动失调等。有致畸胎作用，故禁用于妊娠早期妇女。

乙胺丁醇

【药理作用】乙胺丁醇（ethambutol，EMB，E）是人工合成的乙二胺衍生物，对繁殖期的结核分枝杆菌抑制作用较强，对其他细菌无效，其抗菌作用比异烟肼、利福平、链霉素弱。单用时可产生耐药性，但较缓慢，且与其他抗结核病药无交叉耐药现象，对异烟肼和链霉素产生耐药性菌株仍有效，故常与其他抗结核病药联合使用。

【临床应用】用于各型肺结核和肺外结核。特别适用于使用异烟肼和链霉素治疗无效的患者。与异烟肼和利福平合用治疗初治患者。

【不良反应】乙胺丁醇在治疗剂量时，不良反应发生率低，但长期大剂量使用时可产生球后视神经炎，表现为弱视、视野缩小、视力减退、眼痛、红绿色盲等。患者应每月检查视力、视野及辨色力。5 岁以下儿童因无法判断毒性，故而禁用此药。

链霉素

链霉素（streptomycin，SM，S）是第一个用于临床的抗结核病药，在体内仅有抑菌作用。本药抗结核分枝杆菌作用及穿透力均比利福平和异烟肼弱，单用易产生耐药性，长期应用使耳毒性加重，肾毒性增强，故本药常与其他抗结核病药联合应用。重症肺结核患者几乎不用链霉素。本药不易进入血脑屏障，故对结核性脑膜炎的疗效较差。

吡嗪酰胺

吡嗪酰胺（pyrazinamide P，ZA，Z）抗结核分枝杆菌的作用比异烟肼、利福平、链霉素弱，在酸性环境中对结核分枝杆菌及干酪病灶内代谢缓慢的细菌杀菌作用强，与异烟肼和利福平合用有协同作用。吡嗪酰胺单用时易产生耐药性，但与其他抗结核病药无交叉耐药性，故本药常与其他抗结核病药联合应用。

长期大剂量使用时可造成严重肝损伤，且发生率较高，肝功异常者慎用。本药能抑制尿酸的排泄，故可诱发痛风，患者应每月检查肝功能并适时检查血尿酸。

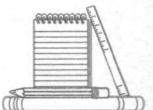

二、其他抗结核病药

对氨基水杨酸钠

对氨基水杨酸钠（sodium aminosalicylate，PAS-Na）抗菌谱窄，仅对细胞外的结核分枝杆菌有较弱的抑制作用，疗效较一线抗结核病药差，易产生耐药性，单用价值不大。其耐药性产生比较缓慢，常与其他抗结核病药联合应用，以延缓结核分枝杆菌耐药性的产生。可治疗肺结核及肺外结核，用于治疗结核性脑膜炎或者播散性结核病时需静脉滴注，但久用易致静脉炎。

本药毒性相对较低，常见的不良反应为胃肠道反应，但长期大剂量使用时可造成肝肾损害，引起转氨酶升高、黄疸、蛋白尿、结晶尿、血尿、管型尿等。本药宜饭后服用，不宜与利福平同服以免妨碍吸收。

利福定

利福定（rifandin，SPX）是我国首先应用于临床的人工合成的利福霉素衍生物，抗菌谱广且抗菌作用强大。其与利福平相比，抗结核分枝杆菌作用更强，对麻风杆菌的抑制作用也更强。利福定与利福平作用机制相似，有交叉耐药现象，不适合用于经利福平治疗无效的患者。常与异烟肼、乙胺丁醇等合用，可延缓耐药性的产生，但它的稳定性差，且复发率较高，故现已少用。

司帕沙星

司帕沙星（sparfloxacin）为第三代氟喹诺酮类的代表药物，其抗菌谱广，对革兰阳性菌、革兰阴性菌、支原体、衣原体、厌氧菌、结核分枝杆菌的杀灭作用均较强。司帕沙星对多种抗结核病药耐药的结核分枝杆菌仍有效，被认为是一类有发展前景的新型抗结核病药。本药的严重不良反应主要为光敏反应，宜慎用，用药期间，使用防晒霜并避免长时间暴露于阳光。

三、抗结核病药的用药护理

（一）异烟肼

1. 口服应在饭前 1 小时或饭后 2 小时服用，现常采用清晨空腹顿服。若出现恶心、呕吐等胃肠道反应，可选择饭后服用。

2. 本药不宜长期大剂量服用，否则可发生中枢神经反应，甚至中毒性脑病及精神病等，同服维生素 B_6 有助于减轻周围神经炎的症状。

3. 本药有肝损害，患者应定期检查肝功能，并注意观察有无厌食、乏力、恶心、呕吐、黄疸等肝损害症状。本药可抑制乙醇代谢，故服药期间不能饮酒，否则会加重肝损害。肝功能异常及有黄疸史者慎用此药。

4. 服用异烟肼期间食用酪胺类食物，如奶酪、红酒、海鱼、腌制食品等，可出现头痛、皮肤潮红、呼吸困难、恶心、高血压等所谓的"奶酪效应"或"酪胺反应"，严重者可致脑出血或心肌梗死。故用药期间应避免食用含酪胺的食物。

5. 异烟肼对肝药酶有抑制作用，可使苯妥英钠、卡马西平及氨茶碱等药物代谢减慢，导致血药浓度升高，合用时应调整其剂量。不可与含铝的抗酸药同服，否则会影响异烟肼的吸收。利福平和乙醇可增强异烟肼的肝脏毒性。

（二）利福平

1. 本药吸收易受食物影响，故一般在餐前 1 小时服用，现在常采用清晨空腹顿服。

2. 应预先告知患者服药后可使分泌物呈橘红色，如尿液、粪便、汗液、泪液、唾液等呈橘

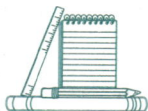

红色，对健康无影响，以消除患者的紧张情绪。

3.本药有肝损害，患者应定期检查肝功能，并注意观察有无厌食、乏力、恶心、呕吐、黄疸等肝损害症状。服药期间不能饮酒，否则会加重肝损害，肝功异常及有黄疸史者慎用此药。

4.本药可引起白细胞减少、凝血酶原时间缩短，用药期间应注意口腔卫生，并避免拔牙等手术。

5.本药是肝药酶诱导剂，可加速自身以及巴比妥类药物、普萘洛尔、口服避孕药、糖皮质激素等的代谢，与这些药物合用时应注意调整剂量。

项目二　抗结核病药的临床用药原则

一、早期用药

结核病早期病变多为浸润性，病灶内血液供应充分、血流量大，病菌正处于繁殖期，对药物敏感，此时药物容易进入病灶发挥良好的作用。结核病晚期常有纤维化、干酪化及空洞形成，导致病灶内血液循环不良，药物很难接近病灶，疗效不佳。另外结核病早期患者抵抗力较好，故早期用药疗效显著。

二、联合用药

抗结核病药疗效缓慢，单用某种抗结核病药，结核分枝杆菌容易对其产生耐药性导致疗效不佳，且在长期用药过程中药物易产生毒性反应。临床上为了增强疗效、减少不良反应、延缓耐药性的产生，常联合应用两种或两种以上的抗结核病药物。一般多在异烟肼和利福平的基础上加1～2种抗结核病药使用。

三、适量用药

治疗时，必须严格按照适宜的剂量服用，剂量过小，达不到治疗效果，且易诱导结核杆菌产生耐药性；剂量过大，不良反应严重而使治疗无法继续，故用药剂量必须适当才能既发挥有效抗菌作用，又能减少毒副反应。

四、全程规律用药

结核病为慢性病，为了保证治疗效果，防止疾病的迁延和复发，需长期治疗。一旦开始治疗，就必须按照规定的治疗方案进行规律用药，不得随意改变药物的剂量或改变药物的品种，直到完成治疗。结核病是一种容易复发的疾病，过早停药，会使得已被抑制的病菌再度繁殖，使治疗失败。因此，坚持全程规律用药是提高结核病治愈率，减少复发率的关键。

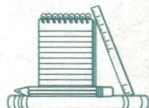

模块小结

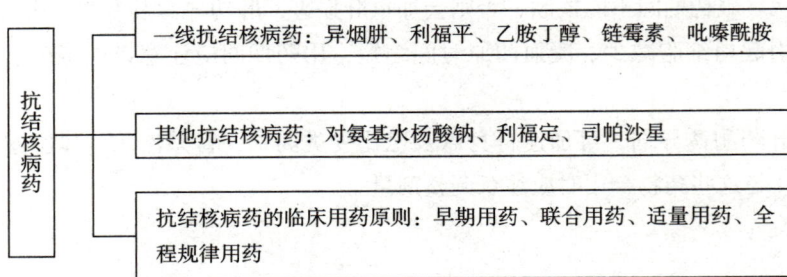

抗结核病药
- 一线抗结核病药：异烟肼、利福平、乙胺丁醇、链霉素、吡嗪酰胺
- 其他抗结核病药：对氨基水杨酸钠、利福定、司帕沙星
- 抗结核病药的临床用药原则：早期用药、联合用药、适量用药、全程规律用药

扫一扫，查阅
复习思考题答案

复习思考

1. 简述异烟肼的临床应用及不良反应。
2. 简述抗结核病药的临床用药原则。

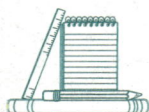

模块二十七　抗病毒药及抗真菌药

扫一扫，查阅本模块 PPT、视频等数字资源

> **【学习目标】**
>
> 掌握：抗真菌药的分类和常用药；抗病毒药的分类和常用药。
>
> 熟悉：阿昔洛韦、利巴韦林的药理作用、临床应用和不良反应。
>
> 了解：抗病毒药及抗真菌药的用药护理。

　　病毒是体积小，结构最简单的病原体之一，寄生在人体活细胞内，并利用宿主细胞代谢系统进行复制、增殖。病毒引起的感染性疾病种类很多，如流行性感冒、水痘、麻疹、肝炎、疱疹性角膜炎、小儿麻痹症及艾滋病等。病毒感染性疾病具有发病率高、传播快、流行性广和变异性大等特点。目前治疗病毒感染性疾病除依赖于疫苗、抗体等免疫手段外，较常用的抗病毒药物有阿昔洛韦、利巴韦林、金刚烷胺、齐多夫定和干扰素等。

项目一　抗病毒药

一、抗流感病毒药

金刚烷胺

　　【体内过程】 金刚烷胺（amantadine）口服易吸收，口服给药后 2～4 小时血药浓度达到峰值，体内分布广，唾液及鼻腔分泌液中药物浓度接近血药浓度。本品可通过胎盘和血脑屏障，脑脊液中药物浓度为血药浓度的 60%。主要由肾脏排泄，90% 以上以原形经肾小球滤过随尿液排出，部分可被再吸收。

　　【药理作用】 主要作用于病毒复制早期，干扰病毒进入宿主细胞，阻止病毒脱壳，抑制病毒核酸释放入胞浆的过程，从而特异性抑制甲型流感病毒早期的复制和增殖。

　　【临床应用】 主要用于甲型流感的防治，对乙型流感无效。感染早期口服本药能缩短病程，减轻症状，并有明显的退热作用。患者需在发病 24～48 小时服用本药，否则无效。在甲型流感流行期间服用本药可以预防发病，尤其是老年人及抵抗力低下者。此外，本药还可以用于治疗帕金森病。

　　【不良反应】 常见的不良反应有头痛、兴奋、震颤、失眠、共济失调、语言不清等中枢神经系统反应。这些不良反应主要与剂量有关，停药后大多可立即消失。严重者可出现精神错乱、癫痫样症状甚至昏迷，且有致畸作用，故癫痫、精神病患者及孕妇禁用。

利巴韦林

　　利巴韦林（ribavirin，三氮唑核苷，病毒唑）是一种人工合成的鸟苷类衍生物，是一种广谱

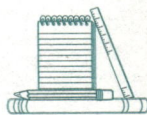

抗病毒药，对多种 RNA 和 DNA 病毒有抑制作用，包括甲型肝炎病毒、丙型肝炎病毒、甲型流感病毒、乙型流感病毒、疱疹病毒及呼吸道合胞病毒等。

【药理作用】本品对甲型流感病毒、乙型流感病毒、副流感病毒、沙粒病毒、呼吸道合胞病毒、甲型肝炎病毒、乙型脑炎病毒、流行性出血热等多种病毒有抑制作用。本品进入被病毒感染的细胞后迅速磷酸化，其产物作为病毒合成酶的竞争性抑制剂，抑制肌苷单磷酸脱氢酶、流感病毒 RNA 多聚酶和 mRNA 鸟苷转移酶，从而导致细胞内鸟苷三磷酸减少，影响病毒 RNA 和蛋白合成，抑制病毒的复制和传播。

【临床应用】本药气雾吸入用于治疗幼儿呼吸道合胞病毒和支气管炎，也可用于流感；口服可用于防治甲型肝炎、腺病毒肺炎、带状疱疹等；其他大多数病毒感染则通过静脉注射进行治疗。

奥司他韦

奥司他韦（oseltamivir）是一种神经氨酸酶抑制剂，通过与病毒表面的神经氨酸酶结合并抑制其活性，阻止病毒颗粒从宿主细胞中释放，从而抑制病毒的扩散和传播。奥司他韦用于治疗流感病毒感染，可以减轻症状、缩短病程，并能降低并发症的风险，也用于预防流感，尤其是在流感季节或与流感患者密切接触后。常见不良反应包括呕吐、恶心、失眠、头痛、腹痛等；偶见血尿、嗜酸性粒细胞增多、白细胞减少、皮炎、皮疹及血管性水肿等。

扎那米韦

扎那米韦（zanamivir）通过抑制流感病毒的神经氨酸酶，从而改变流感病毒在感染细胞内的聚集和释放。临床用于成年患者及 12 岁以上的青少年患者，治疗甲型和乙型流感病毒引起的流感。对哮喘或慢性阻塞性肺疾病患者治疗无效，甚至加重病情。不良反应包括头痛、眩晕、恶心、呕吐、腹泻等。

二、抗疱疹病毒药

阿昔洛韦

阿昔洛韦（aciclovir，ACV，无环鸟苷）为人工合成的嘌呤核苷酸类衍生物，广泛用于治疗单纯性疱疹病毒感染。

【体内过程】口服生物利用度仅为 15% ～ 30%，可分布到全身各组织，包括皮肤、脑、胎盘和乳汁等。血浆蛋白结合率低，主要经肾小球滤过和肾小管分泌排泄，$t_{1/2}$ 为 2 ～ 4 小时。局部应用后可在疱疹损伤区达到较高浓度。

【药理作用】阿昔洛韦对正常细胞几乎无影响，而在被感染的细胞内转化为三磷酸无环鸟苷，对病毒 DNA 多聚酶呈强大的抑制作用，阻止病毒 DNA 的合成过程。是目前最有效的抗 I 型和 II 型单纯疱疹病毒（herpes simplex virus，HSV）药物之一。单纯疱疹病毒或水痘 - 带状疱疹病毒可通过改变病毒疱疹胸苷酸激酶或 DNA 多聚酶而对阿昔洛韦产生耐药性。

【临床应用】阿昔洛韦是单纯性疱疹病毒感染的首选药。局部应用可治疗疱疹性角膜炎、单纯性疱疹病毒和带状疱疹等；口服或静脉注射可有效治疗单纯疱疹病毒引起的各种感染。

【不良反应】最常见的不良反应为胃肠道功能紊乱、头痛和斑疹。静脉注射可引起静脉炎，静脉给药速度过快时可引起可逆性肾功能损伤，出现血中尿素氮和肌酐短暂升高。

喷昔洛韦

喷昔洛韦（penciclovir）的抗病毒作用及作用机制与阿昔洛韦相似。临床上主要用于成人复发性口唇疱疹。全身用药时有致突变作用和生殖毒性，故临床常采用局部用药。局部用药可有

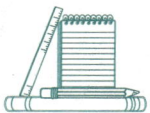

灼热、刺痛、麻木感等，停药后消失。

更昔洛韦

更昔洛韦（ganciclovir）对 HSV 和带状疱疹病毒（varicella–zoster virus，VZV）抑制作用与阿昔洛韦相似，但是对巨细胞病毒抑制作用较强，约为阿昔洛韦的 100 倍。由于其骨髓抑制、潜在的致癌作用和致突变作用等不良反应，只用于艾滋病、器官移植、恶性肿瘤时严重巨细胞病毒（cytomegaoviyns，CMV）感染性肺炎、肠炎及视网膜炎等。

碘　苷

【药理作用】碘苷（idoxuridine，疱疹净）竞争性抑制胸苷酸的合成，使 DNA 合成受阻，故能抑制 DNA 病毒，而对 RNA 病毒无效。

【临床应用】本品全身用药对宿主有严重的毒性反应，目前临床仅限于局部用药，治疗眼部或皮肤疱疹病毒和牛痘病毒的感染，对急性上皮型疱疹性角膜炎效果较好，对慢性溃疡性实质层疱疹性角膜炎疗效很差，对疱疹性角膜虹膜炎无效。

【不良反应】主要表现为疼痛、瘙痒、眼睑过敏、角膜损伤甚至是睫毛脱落等。局部应用不宜超过 3～4 日，以免引起接触性皮炎。长期应用可出现角膜浑浊或染色小点。另外本品还可引起骨髓抑制，有致畸和致突变作用，孕妇禁用。

三、抗肝炎病毒药

病毒性肝炎是一种世界性常见病，西方国家以丙型肝炎为最多，而我国主要流行乙型肝炎。病毒性肝炎的病原学分型，目前已被公认的有甲、乙、丙、丁、戊五种肝炎病毒，分别写作 HAV、HBV、HCV、HDV、HEV，除乙型肝炎病毒为 DNA 病毒外，其余均为 RNA 病毒。目前对病毒性肝炎的治疗还未有特效药，抗病毒药只能达到抑制病毒的效果，绝大多数无根治作用。目前临床上多以干扰素和利巴韦林联合应用治疗慢性病毒性肝炎和急性丙型肝炎。

干扰素

干扰素（interferon）是由多种细胞产生的具有广泛抗病毒、抗肿瘤和免疫调节作用的可溶性糖蛋白。干扰素并不能直接杀死病毒，但能使未感染的细胞产生抗病毒蛋白，在病毒感染的各个时期均可以发挥一定的作用。干扰素能激活宿主细胞的某些酶，降解病毒的 mRNA，抑制蛋白的合成、翻译和装配，对 RNA 病毒和 DNA 病毒皆有效。

干扰素具有广谱抗病毒作用，口服无效，需注射给药。临床上主要用于病毒性肝炎、急性病毒感染性疾病如流感及其他上呼吸道感染性疾病、病毒性心肌炎、流行性腮腺炎、乙型脑炎等和慢性病毒性感染如慢性活动性肝炎、巨细胞病毒性感染等。全身用药可出现一过性发热、恶心、呕吐、倦怠、肢端麻木感等，偶有肝功能障碍、骨髓抑制，停药后可恢复。

拉米夫定

【药理作用】拉米夫定（lamivudine）在宿主感染细胞内胸苷酸激酶的作用下发生磷酸化，其磷酸化的产物可以抑制人类免疫缺陷病毒（human immunodeficiency virus，HIV）的反转录酶，对 HIV 的复制有较强的抑制作用。拉米夫定也能抑制乙肝病毒的 DNA 多聚酶的复制，产生抗 HBV 的作用。本药抗病毒的作用强而持久，并且能提高机体的免疫机能。

【临床应用】可用于治疗慢性 HBV 及 HIV 的感染。

【不良反应】常见的不良反应有上呼吸道感染样症状，如头痛、恶心、身体不适、腹痛和腹泻等；偶见白细胞减少和贫血。

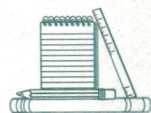

阿德福韦

阿德福韦（adefovir）是一种核酸类似物，它能够抑制乙型肝炎病毒DNA聚合酶的活性，故可以抑制乙型肝炎病毒的复制与增殖。本药可用于乙型肝炎病毒活动复制期，并伴有谷氨酸丙氨酸氨基转移酶（GPT）或天门冬氨基转移酶（GOT）持续升高或肝脏组织学活动性病变肝功能代偿的成年慢性肝炎患者。常见的不良反应有头痛、虚弱、恶心、腹痛、腹泻、腹胀及消化不良等。

四、抗人类免疫缺陷病毒药

艾滋病又称为获得性免疫缺陷综合征（AIDS），是由于感染人类免疫缺陷病毒（human immunodeficiency virus，HIV）引起的一种危害性极大的传染病。HIV是一种反转录病毒，主要有HIV-1和HIV-2两型。抗艾滋病病毒药物多为反转录酶抑制药和蛋白酶类抑制药。

我国对AIDS施行免费治疗管理，其用药包括核苷类反转录酶抑制剂、非核苷类反转录酶抑制剂以及蛋白酶抑制剂三类。这些药物的联合使用，可以减少病毒的复制、改善患者免疫状态、延长患者寿命和提高生活质量。

（一）核苷类反转录酶抑制剂

齐多夫定

齐多夫定（zidovudine，AZT，叠氮胸苷）为脱氧胸苷酸衍生物。它是第一个上市的抗HIV的药，也是治疗AIDS的首选药。

【体内过程】本药口服吸收迅速，生物利用度为52%～75%，血浆蛋白结合率约为35%，可广泛分布到大多数组织和体液，在脑脊液中药物浓度可达到血浆浓度的60%～65%。在肝脏与葡萄糖醛酸结合后失活，主要经肾脏排泄，药物 $t_{1/2}$ 约为1小时。

【药理作用】本药在受病毒感染的细胞内被细胞胸苷激酶磷酸化为三磷酸齐多夫定（AZTP），AZTP能选择性抑制HIV反转录酶，抑制病毒DNA链合成，并终止DNA链的延伸，从而阻止病毒的复制和繁殖。但本药对人体DNA聚合酶影响较小，故不抑制人体细胞的增殖。

【临床应用】用于治疗艾滋病，可降低患者的发病率，并延长患者的存活期。对有并发症的患者需与其他药物联合治疗。

【不良反应】最常见的不良反应为骨髓抑制、贫血或中性粒细胞减少症；也可引起胃肠道不适、头痛；剂量过大可出现焦虑、精神错乱和震颤。肝功能不全患者服用本药后更容易发生毒性反应。

去羟基苷

去羟基苷（didanosine）为脱氧胸苷酸衍生物，特别适合于不能耐受齐多夫定或者齐多夫定治疗无效者，可作为严重HIV感染的首选药。与齐多夫定或米多夫定合用，再加上一种蛋白酶抑制剂或一种非核苷类反转录酶抑制剂效果最好。本药不良反应发生率较高，儿童发生率高于成人，可发生胰腺炎、外周神经炎、肝炎、心肌炎、口腔炎、关节炎、疼痛、便秘、味觉障碍、中枢神经反应等。

（二）非核苷类反转录酶抑制剂

奈韦拉平

奈韦拉平（nevirapine）是HIV-1的非核苷类反转录酶抑制剂（NNRTI）。奈韦拉平与HIV-1的反转录酶直接连接并且通过使此酶的催化端破裂来阻断RNA依赖的和DNA依赖的聚合酶活性。安全性和耐受性好，对齐多夫定耐药株有效。临床适用于治疗人类免疫缺陷病毒感

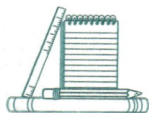

染，单用时易产生耐药性，应与其他抗 HIV 药物联合使用。本药可导致严重的皮肤反应，如中毒性表皮坏死、皮疹等，还可能出现器官衰竭及肝坏死。

（三）蛋白酶抑制药

茚地那韦

茚地那韦（indinavir）能抑制 HIV-1 和 HIV-2 蛋白酶，对 HIV-1 的选择性高于 HIV-2，为 HIV-2 的 10 倍左右。本药主要用于治疗人类免疫缺陷病毒感染。不良反应有恶心、呕吐、腹泻及引起肾结石等，对血友病患者可能会加重出血倾向。同类药物有奈非那韦（nelfinavir）、利托那韦（ritonavir）等。

项目二　抗真菌药

案例导入

患者，男，65 岁，糖尿病史 12 年，伴有皮肤感染。为缓解感染该患者擅自口服四环素 1 周，近日发现口腔黏膜出现乳白色斑块，并且伴消化不良、腹泻。诊断为口腔念珠菌感染。

问题：

1. 导致该患者出现口腔念珠菌感染的原因是什么？

2. 应使用何种药物治疗，如何针对本药进行用药护理？

真菌感染一般分为浅部真菌感染和深部真菌感染两大类。前者主要由各种癣菌引起，主要侵犯皮肤、毛发、指（趾）甲、口腔或阴道黏膜等，发病率高，危险性小。后者多由白念珠菌、新型隐球菌、荚膜组织胞浆菌和毛霉菌引起，主要侵犯内脏器官和深部组织，发病率低但病情严重，病死率高。近年来，深部真菌感染的发病率呈上升趋势，这与长期不合理使用广谱抗生素、激素、免疫抑制剂、抗肿瘤药物等有关。

抗真菌药物是指具有抑制真菌生长或繁殖作用或直接杀死真菌的药物。按照真菌引起人体浅部或深部感染的不同分为抗浅部真菌药、抗深部真菌药及广谱真菌药。

一、抗浅部真菌药

灰黄霉素

灰黄霉素（griseofulvin）为非多烯类抗生素，由灰黄霉菌培养液中提取制得。

【体内过程】口服吸收少，主要在小肠上部吸收，微粒制剂或高脂饮食可促进其吸收。吸收后可分布于全身各组织，皮肤、毛发、指（趾）甲、脂肪、肝脏及各骨骼肌等组织含量较高。主要在肝脏代谢，以无活性去甲基化代谢产物从尿中排出。药物 $t_{1/2}$ 为 24 小时，为肝药酶诱导剂。

【药理作用】灰黄霉素可沉积在皮肤、毛发及指（趾）甲的角质蛋白前体细胞中，干扰侵入这些部位的敏感真菌的微管蛋白聚合成微管，抑制其有丝分裂。本药是鸟嘌呤的类似物，竞争性抑制鸟嘌呤进入 DNA 分子中，从而干扰真菌细胞 DNA 合成。本药可杀灭或抑制各种皮肤癣菌，如表皮癣菌属、小芽孢菌属和毛菌属，对其他真菌和细菌无效。

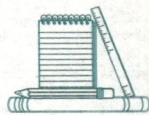

【临床应用】主要用于各种皮肤癣菌的治疗，如头癣、体癣、股癣、甲癣等。对头癣效果好，为首选药，疗程 2 ～ 3 周；对甲癣效果差，且疗程需要 6 ～ 12 个月。不易透过表皮角质层，故外用无效。因本药毒性反应大，现临床已少用。

【不良反应】常见的不良反应有头痛、头晕、恶心、呕吐、皮疹等；也可有眩晕、共济失调、周围神经炎、昏睡、视觉模糊等神经系统反应；还可能有白细胞减少等血液系统反应。动物实验有致畸和致癌作用。

特比萘芬

特比萘芬（terbinafine，疗霉舒）是丙烯胺类抗真菌药，为鲨烯环氧酶的非竞争、可逆性抑制剂。

【药理作用】特比萘芬抗菌谱广，对各种浅部真菌有杀灭作用，对酵母菌、白念珠菌也有抑制作用，对皮肤癣菌作用最强。在真菌细胞中，鲨烯环氧酶与鲨烯环化酶一起将鲨烯转化为羊毛固醇，本药选择性抑制真菌细胞膜的鲨烯环氧酶，导致鲨烯不能转化成羊毛固醇，从而阻断羊毛固醇转化为麦角固醇，继而影响真菌细胞膜的结构和功能，最终导致真菌死亡。具有作用快、疗效好、复发率低、毒性小等优点。

【临床应用】口服和外用均有效，用于皮肤癣菌感染，对手癣、股癣、体癣、甲癣疗效较好。对深部曲霉菌感染、侧孢霉属感染、假丝酵母菌感染和肺隐球酵母菌感染疗效一般，但若与唑类药物或两性霉素 B 合用，则可获得良好疗效。

【不良反应】不良反应发生率低且轻微，常见胃肠道反应，其次可出现皮疹和暂时性氨基转移酶升高。

克霉唑

克霉唑（clotrimazole）是最早应用于临床的广谱抗真菌药，属于咪唑类。口服不易吸收，血药峰浓度较低，代谢产物大部分由胆汁排出，1% 随肾脏排泄。不良反应多见，目前局部用药治疗各种浅部真菌感染，如头癣、手足癣等。

二、抗深部真菌药

两性霉素 B

两性霉素 B（amphotericin B，庐山霉素）属于多烯类抗生素，从链丝菌培养液中提取，有 A、B 两种成分，因 B 成分抗菌作用强而应用于临床，故称两性霉素 B。它自 20 世纪 50 年代以来是治疗各种严重真菌感染的首选药物之一，但由于本药毒性较大，限制了其被广泛应用。

【药理作用】两性霉素 B 属于广谱抗真菌药，几乎对所有的真菌有抗菌活性，高浓度杀菌，低浓度抑菌。新型隐球菌、皮炎芽生菌、白念珠菌、荚膜组织胞浆菌、粗球孢子菌、孢子丝菌等对其敏感。两性霉素 B 可选择性与对其敏感的真菌细胞膜的麦角固醇结合，从而改变膜通透性，引起真菌细胞内小分子物质（如氨基酸、甘氨酸等）和电解质（特别是钾离子）外渗，导致真菌生长停止或死亡。真菌很少对本药产生耐药性。本药对细菌、病毒、立克次体等均无杀灭作用。

【临床应用】静脉滴注可用于治疗深部真菌感染，如败血症、脑膜炎、尿路感染等；治疗真菌性脑膜炎时，需鞘内注射；口服仅用于肠道感染；局部外用用于治疗皮肤、黏膜等浅表部真菌感染。

【不良反应】两性霉素 B 静脉滴注时不良反应较多，常见寒战、高热、头痛、恶心、呕吐、肌肉痉挛、低血压、血栓性静脉炎、肝功能损害、肾功能损害等。应定期进行尿常规、肝肾功

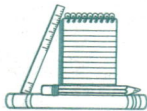

能和心电图等检查以便及时调整剂量。

氟胞嘧啶

氟胞嘧啶（flucytosine，5-氟胞嘧啶）是人工合成的广谱抗真菌药。

【体内过程】氟胞嘧啶口服吸收良好，生物利用度为82%，血浆蛋白结合率低，不到5%，广泛分布于深部体液中。口服后2小时达到血药浓度峰值，90%以原形经肾脏排出，$t_{1/2}$为3～6小时，但肾衰者$t_{1/2}$可明显延长。

【药理作用】氟胞嘧啶为抗深部真菌药，隐球菌、念珠菌和球拟酵母菌对其敏感，氟胞嘧啶对这些真菌有较高抗菌活性，对着色真菌、少数霉菌有一定抗菌活性，对其他真菌活性差。

【临床应用】本药可用于治疗念珠菌心内膜炎、隐球菌肺炎、念珠菌或隐球菌性真菌败血症、肺部感染和尿路感染。本药单用易产生耐药性，效果不及两性霉素B，若与两性霉素B合用，可产生协同作用。

【不良反应】可有恶心、呕吐、腹痛、腹泻、皮疹、发热、氨基转移酶升高、黄疸、贫血、白细胞及血细胞减少、尿素氮升高等。用药期间应注意肝肾功能和血象检查，如有异常立即停药。孕妇禁用。

制霉素

制霉素（nystatin，制霉菌素）为多烯类抗真菌药，抗真菌的作用和作用机制与两性霉素B相似，但作用弱、毒性大，故不作注射用，仅供局部应用。但本药对念珠菌抗菌活性较高，且不易产生耐药性。口服吸收少，仅适用于肠道白念珠菌的感染，局部外用可用于治疗皮肤、口腔、阴道念珠菌及阴道滴虫病。口服可引起恶心、呕吐、腹痛、腹泻、食欲不振等胃肠道反应。阴道用药可见白带增多。5岁以下儿童、孕妇及哺乳妇女禁用。

三、抗浅部和深部真菌药

酮康唑

酮康唑（ketoconazole）属于咪唑类，是第一个广谱口服抗真菌药，口服可有效治疗深部及浅部真菌感染，也可以局部用于浅表部真菌感染。

【体内过程】口服易吸收，酸性环境可促进药物溶解吸收，故餐后服用可使药物吸收增加。血浆蛋白结合率高，广泛分布于全身，但不易进入脑脊液。药物主要经胆汁排泄，少数由肾脏排出。可透过胎盘屏障，也可分布至乳汁中。血浆$t_{1/2}$为7～9小时。

【临床应用】临床口服治疗多种浅部真菌感染，也可治疗深部真菌感染。可用于治疗口腔及皮肤黏膜念珠菌感染。不易透过血脑屏障，不能单独用于真菌性脑膜炎。

【不良反应】不良反应多，常见的有恶心、呕吐、食欲不振等胃肠道反应；亦有皮疹、头痛、嗜睡、畏光等，偶见肝毒性；极少数人发生内分泌失调，表现为男性乳房发育及性欲减退。

氟康唑

氟康唑（fluconazole）是一种广谱抗真菌药，对隐球菌属、念珠菌属和球孢子菌属等均有作用，体内抗真菌活性较酮康唑强5～20倍，但体外抗真菌作用不及酮康唑。氟康唑是治疗艾滋病患者隐球菌性脑膜炎的首选药，与氟胞嘧啶合用可增加其疗效。口服吸收迅速而完全，生物利用度为95%，且不受食物或胃酸pH影响。给药1～2小时血药浓度达到峰值，血浆蛋白结合率约11%，体内分布广。本药极少在肝脏中代谢，主要以原形经肾排泄，可供口服及注射。主要用于念珠菌病和隐球菌病。不良反应在本类药物中最低，常见恶心、腹痛、腹泻、头痛、失眠、皮疹等。孕妇慎用，哺乳期妇女及儿童禁用。

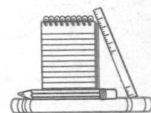

项目三　用药护理

一、阿昔洛韦

1. 静脉给药需缓慢注射，同时防止药液漏至血管外，以免引起疼痛及静脉炎。静滴 2 小时后嘱患者多饮水，以防药物沉积于肾小管。

2. 口服应补充足够的水分，以免其在肾小管内沉积，导致肾损害。

3. 不宜肌内注射。

4. 用药期间应注意检查肝肾功能。

5. 与齐多夫定合用可引起肾毒性，应避免合用；与丙磺舒合用可使本药排泄减慢，导致血药浓度升高；与干扰素、糖皮质激素、免疫增强剂合用具有协同作用，与上述药物合用时应注意调整剂量。

二、利巴韦林

1. 利巴韦林可抑制齐多夫定转变成活性型磷酸齐多夫定，同用时有拮抗作用；与核苷类似物、去羟基苷合用，可引发致命性或非致命性乳酸性酸中毒。

2. 长期或者大剂量使用可引起可逆性贫血、白细胞减少，伴有贫血的患者可引起心肌损害，故严重贫血患者慎用，心脏病患者禁用。用药期间应定期检查血常规。

3. 本药对肝肾功能有不良影响，肝肾功能异常者慎用，用药期间应定期检查肝肾功能。

4. 孕妇禁用本药。该药气雾剂与其他气雾剂不应同时给药。

三、奥司他韦

1. 奥司他韦用于治疗流感时，应在症状出现后尽快开始使用，建议在流感症状开始的第 1 天或第 2 天（理想状态为 36 小时内）。

2. 奥司他韦用于预防流感时，应在接触流感患者后尽快开始使用。成人和 13 岁及 13 岁以上青少年的甲型和乙型流感的预防用推荐口服剂量为每次 75mg，每日 2 次，共 5 天。

3. 使用减毒活流感疫苗 2 周内不应服用奥司他韦，在服用奥司他韦后 48 小时内不应使用减毒活流感疫苗。

4. 妊娠期及哺乳期妇女、1 岁以下儿童的安全性和有效性尚未得到充分证实，一般不推荐使用。

四、灰黄霉素

1. 本药不能直接杀菌，为维持疗效和防止复发，必须持续用药至临床症状消失和实验室检查证实病原菌已完全根除，故本药治疗时间长，需数周甚至数月。

2. 本药为肝药酶诱导剂，与华法林、香豆素类等抗凝药合用时，可使前两药代谢增强，导致抗凝作用减弱，故需检测凝血酶原时间以调整剂量。

3. 卟啉症、肝功能衰竭、孕妇及对本药过敏者禁用。

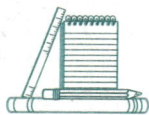

五、两性霉素 B

1. 药液应新鲜配制，且缓慢避光滴注，滴速过快可致心律失常或心脏停搏。静脉滴注时避免药液外漏引起局部刺激。

2. 使用本药时可致大量钾离子排出，导致低钾血症，治疗过程中每周测定血钾不低于两次。

3. 本药对患者有不同程度的肾损害，用药期间应定期检查尿常规和肾功能；血肌酐超过 30mg/L 时，应减量或暂停治疗，直至肾功能恢复；禁与氨基糖苷类、环孢素等具有肾毒性的药物合用，以免肾毒性增加。

4. 两性霉素 B 应用时可发生低钾血症，可增强洋地黄潜在的毒性反应，两者合用时应经常监测血钾浓度和心脏功能。

5. 为防止两性霉素 B 静脉滴注过程中出现寒战、高热、头痛等反应，滴注前可给予解热镇痛药、抗组胺药，或用小剂量地塞米松静脉推注。

模块小结

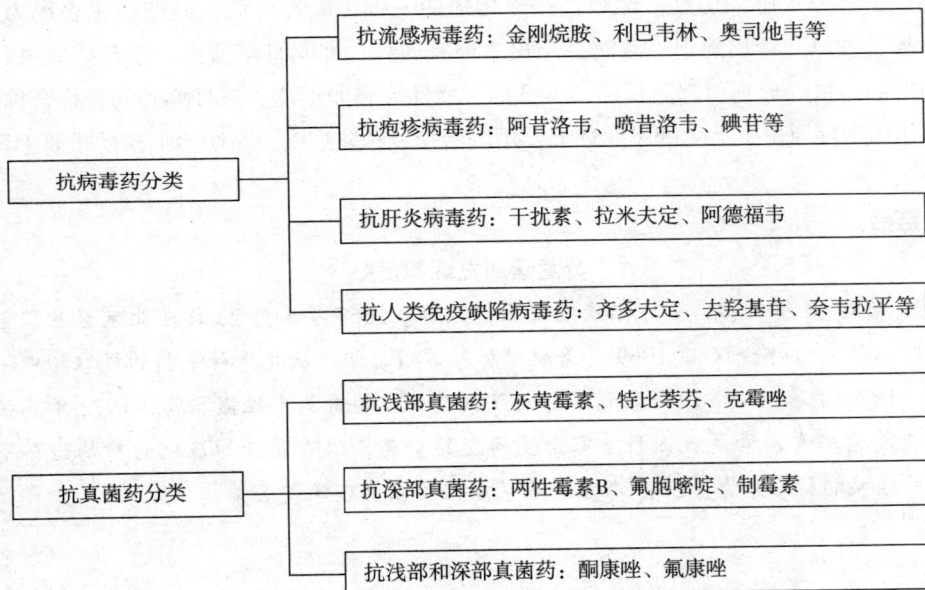

```
                    ┌─ 抗流感病毒药：金刚烷胺、利巴韦林、奥司他韦等
                    │
                    ├─ 抗疱疹病毒药：阿昔洛韦、喷昔洛韦、碘苷等
        抗病毒药分类 ─┤
                    ├─ 抗肝炎病毒药：干扰素、拉米夫定、阿德福韦
                    │
                    └─ 抗人类免疫缺陷病毒药：齐多夫定、去羟基苷、奈韦拉平等

                    ┌─ 抗浅部真菌药：灰黄霉素、特比萘芬、克霉唑
                    │
        抗真菌药分类 ─┼─ 抗深部真菌药：两性霉素B、氟胞嘧啶、制霉素
                    │
                    └─ 抗浅部和深部真菌药：酮康唑、氟康唑
```

复习思考

1. 简述金刚烷胺、利巴韦林的作用和用途。

2. 简述齐多夫定的作用和用途。

扫一扫，查阅
复习思考题答案

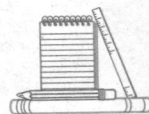

模块二十八   抗寄生虫病药

【学习目标】

掌握：抗寄生虫病药的分类及代表药的药理作用、临床应用和不良反应。

熟悉：抗疟药的作用环节、疟疾防治和选药原则。

了解：各种抗寄生虫病药的作用机制。

疟疾是由疟原虫感染引起、经雌性按蚊传播的一种传染性疾病。典型临床表现为周期性、规律性寒战、发热和汗出热退。致病疟原虫主要有四种，即间日疟原虫、三日疟原虫、恶性疟原虫和卵形疟原虫，分别引起间日疟、三日疟、恶性疟和卵形疟。三日疟和间日疟合称良性疟。抗疟药可作用于疟原虫生活史的不同环节，用以治疗或预防疟疾，是防治疟疾的重要手段。

知识链接

青蒿素的发现和贡献

20 世纪 60 年代初，全球疟疾疫情难以控制。1967 年 5 月 23 日在北京召开"全国疟疾防治研究协作会议"。1969 年屠呦呦加入该项目组，从几千种中药的提取物中不断筛选，1971 年屠呦呦首次提取到了有明显抗疟效果的青蒿中性提取物，1972 年其被命名为青蒿素。青蒿素是我国科学家自主研发的新药，以青蒿素为基础的药物组合是目前治疗疟疾的标准方案。2015 年屠呦呦荣获诺贝尔生理学或医学奖。

项目一   抗疟药

案例导入

近日，浙江国际旅行卫生保健中心在浙江嘉兴检验检疫局送检的一份船员血液样本中，检出疟原虫核酸阳性，这是嘉兴口岸首次在入境船员中检出疟疾病例。该名入境船员系菲律宾籍，搭乘一艘来自韩国的国际船舶靠泊嘉兴港华辰码头。嘉兴局工作人员在实施入境卫生检疫中发现该船员体温高于正常水平，且精神疲乏，并在进行卫生监督时发现该船舶生活区有蚊虫活动。在征得该船员同意后，嘉兴局工作人员为其进行了相关蚊媒传染病的现场快速检测，并将血液样本送往浙江国际旅行卫生保健中心做进一步检测。嘉兴局工作人员同时要求船方对发现蚊虫活动的生活区进行除虫处理，及时安排患病船员登陆就医。

　　问题：该患者应如何选择什么药物治疗？

一、控制症状药

氯　喹

氯喹（chloroquine）是人工合成的 4- 氨基喹啉类衍生物。

【体内过程】口服吸收迅速完全，抗酸药可干扰其吸收。服药后 1 ～ 2 小时血药浓度达峰值，血浆蛋白结合率约为 55%。可广泛分布于全身各组织，在肝、脾、肾、肺组织中的浓度可达血浆浓度的 200 ～ 700 倍。在红细胞中的浓度为血浆浓度的 10 ～ 20 倍，而被疟原虫侵入的红细胞内的氯喹浓度，又比正常红细胞内的浓度高约 25 倍。因分布容积非常大，在治疗急性发作时必须给予负荷量才能达到有效杀灭裂殖体的血药浓度。在肝脏中代谢，经肾脏排泄，酸化尿液可促进其排泄。

【药理作用与临床应用】

　　1. 抗疟作用　对三日疟原虫、间日疟原虫以及敏感的恶性疟原虫红细胞内期的裂殖体有杀灭作用。本药起效快，疗效好，作用持久。通常用药后 24 ～ 48 小时临床症状消退，48 ～ 72 小时血中疟原虫消失。能迅速治愈恶性疟；有效控制间日疟的症状发作，也能预防性抑制疟疾症状发作。

　　2. 抗肠道外阿米巴病作用　氯喹口服后在肝脏中的浓度高，是血浆浓度的数百倍，能杀灭阿米巴滋养体。可用于治疗甲硝唑无效或禁忌的阿米巴肝脓肿，对肠道阿米巴病无效。

　　3. 免疫抑制作用　氯喹大剂量使用可抑制免疫反应，偶用于类风湿性关节炎、系统性红斑狼疮等。

【不良反应】氯喹在预防性用药时，不良反应少见。用于治疗疾病时，一般能良好耐受，包括轻度头痛、头晕、恶心、呕吐、目眩、荨麻疹等。大剂量长期使用可引起视网膜损害。大剂量或快速静脉滴注时，可引起低血压、心功能抑制、心电图异常及心脏骤停。有致畸作用，孕妇禁用。肝肾功能不全、心脏病患者慎用。

奎　宁

奎宁（quinine）是从金鸡纳树皮中提取的一种生物碱，为奎尼丁的左旋体。

【体内过程】口服吸收快而完全。蛋白结合率约 70%。吸收分布于全身组织，以肝浓度最高，$t_{1/2}$ 为 8.5 小时。奎宁在肝中快速被代谢，迅速失效，代谢物及少量原形经肾脏排出，服药后 15 分钟就会在尿中出现，24 小时后几乎全部排出，故奎宁无蓄积性。

【药理作用和临床应用】本药对各种疟原虫红细胞内期裂殖体均有杀灭作用，能有效控制临床症状。本药毒性大且疗效不及氯喹，用于耐氯喹恶性疟、脑型疟、间日疟等多种疟疾的防治。

【不良反应】

　　1. 金鸡纳反应　治疗剂量时可引起一系列的反应，如恶心、呕吐、耳鸣、头痛、视力及听力减退等，甚至发生暂时性耳聋，称为金鸡纳反应，多见于重复给药时。

　　2. 心血管反应　奎宁有降低心肌收缩力、减慢传导和延长心肌不应期的作用。静脉滴注不宜过快，否则会导致血压下降和致死性心律失常。

　　3. 特异质反应　少数恶性疟患者即使应用很小剂量也能引起急性溶血，出现寒战、高热、背痛、血红蛋白尿和急性肾衰竭，严重者可引起死亡。

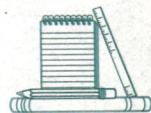

4.其他　奎宁口服味苦，刺激胃黏膜，易引起恶心呕吐，患者顺应性差；能刺激胰岛 β 细胞分泌胰岛素，可引起高胰岛素血症和低血糖；对妊娠子宫有兴奋作用，孕妇禁用，月经期慎用。

青蒿素

青蒿素（artemisinin）是我国以中药学家屠呦呦为代表的科技工作者从黄花蒿及其变种大头黄花蒿中提取的一种倍半萜内酯类过氧化物，是一种新型抗疟药，由于对耐药疟原虫有效，所以受到国内外广泛重视。

【药理作用与临床应用】青蒿素对各种疟原虫红细胞内期裂殖体有快速的杀灭作用，用药 48 小时内疟原虫从血中消失，但对红细胞外期疟原虫无效。主要用于治疗耐氯喹或对多药耐药的恶性疟。因可透过血脑屏障，对脑型疟疾有良好的治疗效果。

青蒿素与其他抗疟药之间存在相互作用：与奎宁合用，抗疟作用增强；与甲氟喹合用有协同作用；与氯喹或乙胺嘧啶合用表现为拮抗作用。

【不良反应】不良反应少见，少数出现恶心、呕吐、腹泻等胃肠道反应。青蒿素治疗疟疾有一定的复发率，与伯氨喹合用可降低复发率。

咯萘啶

咯萘啶（malaridine）是我国研制的一种抗疟药，为苯并萘啶的衍生物。主要能杀灭裂殖体，抗疟疗效显著，特别是对耐氯喹的恶性疟仍有较强作用。适用于治疗各种疟疾包括脑型疟和凶险疟疾的危重患者。不良反应少，主要有胃肠道反应；少数患者有头昏、恶心、心悸等。严重心、肝、肾病患者慎用。

二、控制复发与传播药

伯氨喹

伯氨喹（primaquine）是人工合成的 8- 氨基喹啉类衍生物，其抗疟作用可能与干扰疟原虫 DNA 合成有关，口服吸收迅速而完全，1 ~ 2 小时血药浓度达到高峰，体内代谢快。

【药理作用与临床应用】对间日疟红细胞外期和各种疟原虫的配子体有较强的杀灭作用，是防治间日疟复发和阻止疟疾传播的主要药物，常与氯喹或乙胺嘧啶合用。对红细胞内期疟原虫无效，不能作为控制症状的药物应用。对某些疟原虫的红细胞外期也有影响，但因需用剂量较大，已接近极量，不够安全，故也不能作为病因预防药应用。

【不良反应】毒性较大，治疗量时即可发生疲乏、头昏、恶心、呕吐、腹痛等，停药后可自行恢复。大剂量（60 ~ 240mg/d）时，可致高铁血红蛋白血症伴有发绀。少数特异质者可发生急性溶血性贫血（因其红细胞缺乏葡萄糖 -6- 磷酸脱氢酶），表现为发绀、胸闷等缺氧症状。

三、病因性预防药

乙胺嘧啶

乙胺嘧啶（pyrimethamine，息疟定）为人工合成的非喹啉类药物。

【药理作用与临床应用】疟原虫不能利用环境中的叶酸和四氢叶酸，必须自身合成叶酸并转变为四氢叶酸后被利用。乙胺嘧啶为二氢叶酸还原酶抑制药，阻止二氢叶酸还原成四氢叶酸，阻碍核酸的合成，对疟原虫酶的亲和力远大于对人体酶的亲和力，从而抑制疟原虫的繁殖，对已经发育成熟的裂殖体无效，需在用药后第二个无性增殖期才能发挥作用，故控制临床症状起

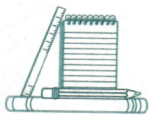

效慢。用作病因性预防，作用持久，1周只需服药一次。

【不良反应】治疗剂量毒性小，应用安全。长期大量应用可能干扰人体叶酸代谢导致巨幼细胞性贫血、白细胞缺乏症等，及早停药或给予甲酰四氢叶酸治疗可恢复。乙胺嘧啶过量可引起急性中毒，表现为恶心、呕吐、发热、发绀、惊厥甚至死亡。严重肝、肾功能不良者慎用，孕妇禁用。

磺胺类和砜类

磺胺类和砜类与对氨基苯甲酸竞争二氢蝶酸合成酶，从而抑制疟原虫二氢蝶酸的合成，阻碍疟原虫的繁殖。单用时疗效差，仅抑制红细胞内期疟原虫，对红细胞外期无效，主要用于耐氯喹的恶性疟。与乙胺嘧啶或甲氧苄啶等二氢叶酸还原酶抑制剂合用，增强疗效。常用药物有磺胺的辛和氯苯砜。

项目二　抗阿米巴病药及抗滴虫病药

知识链接

阿米巴原虫的生活史及阿米巴病

阿米巴病为溶组织阿米巴原虫感染引起的传染性寄生虫病。该病以阿米巴包囊为传染源。包囊随食物进入人体消化道后在肠腔内形成小滋养体，在结肠内与肠道菌群共生。一部分小滋养体在随宿主肠内容物下移过程中，逐渐形成新的包囊，此时并无症状，称为排包囊者，是阿米巴病的重要传染源。小滋养体在人体免疫力下降、肠壁受损等条件下可侵入肠壁，成为大滋养体，因不断破坏肠组织而引起阿米巴肠炎、阿米巴痢疾等，表现为腹痛、大便次数增多、便血和黏液等。大滋养体不能形成包囊，但可经血流至肝、肺、脑等器官大量繁殖，引起炎症和脓肿，统称为肠外阿米巴病。

案例导入

患者，男，18岁。因发热2天，反复腹泻果酱样大便入院。2天前进食不洁食物，出现畏寒、发热，伴里急后重，用止泻药无效。查体：体温39.7℃，心率110次/分，呼吸22次/分，血压110/70mmHg。神清，精神差，轻度脱水貌，腹平软，下腹压痛，肠鸣音活跃。实验室检查：白细胞3.0×10^9/L，中性粒细胞70.1%，淋巴细胞28.3%；酱红色稀便，白细胞（+），红细胞（+++），发现阿米巴滋养体。诊断：急性阿米巴痢疾。处理措施：入院口服甲硝唑、二氯尼特，症状消失后出院。出院后跟踪随访未见复发。

问题：

1. 甲硝唑、二氯尼特治疗阿米巴病的药理学基础分别是什么？

2. 急性阿米巴痢疾患者为何要联合使用甲硝唑和二氯尼特？

一、抗阿米巴病药

阿米巴病是由溶组织阿米巴原虫感染引起的疾病，包括肠内阿米巴痢疾、肠外阿米巴病。

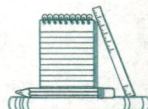

致病阿米巴包括能运动的滋养体和不能运动的包囊两型，前者是致病因子，后者是传播的根源。阿米巴包囊在消化道发育成滋养体，通过其膜上的凝集素附着于结肠上皮细胞，滋养体可溶解宿主细胞，侵袭黏膜下层组织，引起肠道阿米巴病，表现为痢疾样症状或者慢性肠道感染；若侵入到肝、肺、脑等组织则引起肠外阿米巴病，表现为各脏器的脓肿，以阿米巴肝脓肿和肺脓肿最常见。

抗阿米巴药物主要作用于滋养体，对包囊无直接作用。但因清除了肠内的滋养体，新的包囊不会形成，从而达到了根治阿米巴病与防止阿米巴原虫传播的目的。

甲硝唑

甲硝唑（metronidazole，灭滴灵）为人工合成的 5- 硝基咪唑类化合物。

【体内过程】口服吸收快，生物利用度高达 95% 以上，血浆蛋白结合率为 20%。可均匀分布于体内各组织和体液，也可透过胎盘屏障和血脑屏障，脑脊液中药物可达到有效浓度。本药主要在肝脏中代谢，代谢物与原形药主要经肾脏排泄，亦可从唾液、乳汁、精液及阴道分泌物排出。$t_{1/2}$ 为 8 ~ 10 小时。

【药理作用和临床应用】

1. 抗阿米巴原虫作用　甲硝唑对肠内外阿米巴滋养体均有强大杀灭作用，治疗急性阿米巴痢疾和肠道外阿米巴感染疗效好。但对肠腔内阿米巴原虫和包囊则无明显作用。

2. 抗滴虫作用　甲硝唑口服后分布于阴道分泌物、精液和尿液中，故对男女生殖道滴虫感染均有良好的疗效。本药有较强的直接杀灭阴道滴虫的作用，且对阴道内正常菌群无影响，是治疗阴道滴虫感染的首选药。

3. 抗厌氧菌作用　甲硝唑对多种厌氧菌包括革兰阳性、阴性球菌和杆菌均有较强的抗菌作用，对脆弱拟杆菌类感染尤其敏感。常用于治疗厌氧菌引起的产后盆腔炎、败血症、骨髓炎等。与抗菌药合用可防止妇科手术、胃肠外科手术时的厌氧菌感染。

4. 抗贾第鞭毛虫作用　甲硝唑是目前治疗贾第鞭毛虫感染最有效的药物，治愈率可达 90%。

【不良反应】治疗量不良反应少而轻，表现为恶心、口腔金属味，偶见轻微的胃肠道反应和头昏、眩晕、肢体麻木等神经系统症状。干扰乙醛代谢，导致急性乙醛中毒，故服药期间应禁酒。本药长期大剂量服用有致癌、致突变作用，孕妇禁用。

替硝唑

替硝唑（tinidazole，砜硝唑）也是咪唑类衍生物，毒性比甲硝唑略低，$t_{1/2}$ 较长，为 12 ~ 24 小时，口服 1 次，有效血药浓度可维持 72 小时。治疗阿米巴痢疾和肠外阿米巴病的效果与甲硝唑相当。本药可作为治疗阿米巴肝脓肿的首选药，也可用于阴道滴虫病和厌氧菌感染。

二氯尼特

二氯尼特（diloxanide）口服吸收迅速，1 小时血药浓度可达峰值，分布于全身。其主要影响阿米巴原虫的囊前期，能直接杀死阿米巴原虫包囊，是目前最有效的杀包囊药。但对肠外阿米巴病无效。单用二氯尼特治疗急性阿米巴痢疾，其疗效不佳，可在甲硝唑控制症状后，再用二氯尼特控制复发。本品为治疗无症状阿米巴包囊者的首选药。

依米丁与去氢依米丁

依米丁（emetine，吐根碱）为从茜草科吐根属植物中提取的异喹啉生物碱，去氢依米丁（dehydroemetine）为其衍生物，后者药理作用略强，毒性略低。作用机制为抑制肽链延长，使蛋白质合成受阻，干扰滋养体的分裂和繁殖，对阿米巴滋养体有直接杀灭作用。可杀灭黏膜下层的滋养体，对急性阿米巴痢疾作用迅速，可控制症状，也可用于治疗阿米巴肝脓肿。因毒性大，

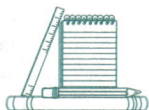

仅限于经甲硝唑治疗无效或者禁用者。但对肠腔内阿米巴滋养体和包囊无效。

常见的不良反应有心脏毒性，常表现为心前区疼痛、心动过速、低血压甚至心脏衰竭等；神经阻断作用，表现为肌无力、疼痛、震颤等；还有胃肠道反应及局部刺激，表现为注射部位出现肌痛、硬结甚至坏死。孕妇、儿童及心、肝、肾疾病者禁用。

二、抗滴虫病药

滴虫病主要指阴道滴虫病，是妇科常见病，由阴道毛滴虫感染阴道所致。

滴虫也可引起男性尿道炎、前列腺炎等，但少见。

抗滴虫病药用于治疗阴道毛滴虫所致引起的阴道炎、尿道炎和前列腺炎。目前认为最有效的治疗方法为口服甲硝唑，常用的药物还有替硝唑、尼莫唑、奥硝唑、乙酰胂胺等。

甲硝唑对阴道毛滴虫有很强的杀灭作用，治疗量不影响阴道正常菌群的生长，口服一个疗程 90% 的患者可治愈，为治疗阴道滴虫病的首选药。替硝唑抗阴道滴虫等原虫的作用强于甲硝唑，且疗程短。对甲硝唑耐药时，可改用乙酰胂胺局部用药。乙酰胂胺含五价砷，毒性较大，外用即可杀灭阴道毛滴虫。以其片剂置于阴道穹隆部有直接作用，但此药有轻微局部刺激作用，导致阴道分泌物增多。

项目三　抗血吸虫病药及抗丝虫病药

知识链接

血吸虫病

20 世纪中叶，血吸虫病遍布我国长江流域及其以南的十几个省、区、市，受威胁人口达 1 亿以上，给劳动人民带来了深重的灾难，夺走了许多人的生命，被称为"瘟神"。新中国成立后，中国共产党领导的人民政府调动千军万马，围歼血吸虫病，挽救了千千万万人的生命。1958 年毛泽东主席得知江西省余江区首先消灭了血吸虫病的喜讯后，非常激动，写下了《七律二首·送瘟神》。1985 年，中共中央血防领导小组公告："至 1984 年年底，全国已治愈血吸虫病患者一千一百多万，消灭钉螺面积一百一十多亿平方米，有七十六个县（市、区）消灭了血吸虫病，一百九十三个县（市、区）基本消灭了血吸虫病……"我国血防工作取得的成就，充分体现了我国社会主义制度的优越性。

案例导入

患者，男，31 岁。主诉：两个月前因工作需要去江南某地 10 天，由于天气炎热，多次在河湖边洗澡，足、手臂等处皮肤曾出现小米粒状的红色丘疹，瘙痒。1 个月后开始发热，腹泻，便中有脓血，2～4 次/日，上腹部疼痛不适，食欲减退，消瘦，按痢疾服药治疗无效。患者曾经患过疟疾，经有效治疗后，未复发。现发热、腹痛、便脓血 1 周，来院治疗。查体：体温 39.0℃，发育尚可，消瘦病容，神志清楚，心、肺未见异常，腹部稍膨隆，肝剑突下 3cm，有压痛，脾可触及，四肢未见异常。实验室检

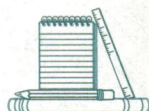

查：血常规 WBC 10×10^9/L，L 35%，E 15%，尿常规正常。胸片正常。诊断：急性血吸虫病。

问题：

1. 应用何药物治疗血吸虫病？

2. 治疗药物有哪些不良反应？

一、抗血吸虫病药

血吸虫病是由寄生于人体的血吸虫引起的一种严重危害人类健康的寄生虫病。血吸虫病主要分两种类型：一种是肠血吸虫病，主要为曼氏血吸虫和日本血吸虫引起；另一种是尿路血吸虫病，由埃及血吸虫引起。我国主要流行的是日本血吸虫病。日本血吸虫病患者的粪便中含有活卵，为本病主要传染源。此病主要通过皮肤、黏膜与含尾蚴的疫水接触感染。

药物治疗是消灭血吸虫病的重要措施之一。抗血吸虫病药能杀灭血吸虫，使患者恢复健康；通过杀死血吸虫成虫可杜绝虫卵的产生，可消除传染源。目前吡喹酮是常用于临床的一种新型广谱抗寄生虫药，具有安全有效、使用方便等优点，是目前治疗日本血吸虫病的首选药。

吡喹酮

吡喹酮（praziquantel，环吡异喹酮）是人工合成的吡嗪异喹啉衍生物。

【体内过程】口服吸收迅速且完全，约 2 小时血药浓度达峰值。体内分布广泛，在肝内迅速代谢，代谢产物主要经肾脏和胆汁排泄。

【药理作用】对血吸虫成虫有迅速而强效的杀灭作用，对幼虫也有作用，但较弱，对沉积在肝内的虫卵无影响。对其他血吸虫如华支睾吸虫、姜片吸虫、肺吸虫有显著的杀灭作用，对各种绦虫感染和其幼虫引起的囊虫病、棘球蚴病也有不同程度的疗效。吡喹酮达到有效浓度时，可增加肌肉活动，引起虫体痉挛性麻痹，失去吸附能力，导致虫体脱离宿主组织，如血吸虫从肠系膜静脉迅速移至肝脏。在较高浓度时，可引起虫体表膜损伤，暴露隐藏的抗原，失去了免疫伪装，在宿主防御机制参与下，导致虫体破坏、死亡。吡喹酮的作用具有高度选择性，对哺乳动物细胞膜无上述作用。

【临床应用】治疗各种血吸虫病。适用于急性、慢性、晚期及伴有并发症的血吸虫病患者，对日本血吸虫病的治愈率高达 98% 以上。也可用于治疗肝脏华支睾吸虫、姜片吸虫、肺吸虫以及绦虫病等。

【不良反应】

1. 常见的副作用有眩晕、嗜睡、头痛、恶心、腹痛、腹泻、乏力、四肢酸痛等，一般程度较轻，持续时间较短，停药后可自行消失。服药期间避免驾车和高空作业。

2. 少数病例出现心悸、胸闷等症状，心电图显示 T 波改变和期前收缩，偶见室上性心动过速、心房纤颤。

3. 偶见一过性氨基转移酶升高、中毒性肝炎。

4. 偶可诱发精神失常或出现消化道出血。

二、抗丝虫病药

丝虫病是指丝虫寄生在淋巴系统、皮下组织或浆膜腔所致的一种寄生虫病。寄生于人体的丝虫有 8 种，我国流行的主要是班克鲁夫丝虫（班氏丝虫）和马来布鲁丝虫（马来丝虫）两种。

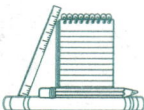

本病由吸血昆虫传播。丝虫病早期主要表现为淋巴管炎和淋巴结炎，晚期则出现淋巴管阻塞所引起的一系列症状。目前乙胺嗪是治疗丝虫病的首选药。

乙胺嗪

【体内过程】乙胺嗪（diethylcarbamazine，海群生）口服后吸收快，1～2 小时血药浓度达峰值，代谢快。除脂肪组织外，药物在体内分布均匀。反复给药后，无蓄积现象。$t_{1/2}$ 为 8 小时，服药后 48 小时内以原形或代谢产物（70% 以上）形式由肾脏排泄。

【药理作用】乙胺嗪对班氏丝虫和马来丝虫均有杀灭作用，对马来丝虫的作用优于班氏丝虫。对微丝蚴和成虫也有杀灭作用，对微丝蚴的作用优于成虫。体外无直接杀灭作用。

对成虫的杀灭机制尚不清楚。对微丝蚴的作用机制为：本药可使微丝蚴的肌组织超极化，产生弛缓性麻痹从寄生部位脱离，迅速"肝移"并易被网状内皮系统捕获。乙胺嗪也可破坏微丝蚴表膜的完整性，暴露抗原，使其易遭宿主防御机制的破坏。

【临床应用】本药是抗丝虫病的首选药，适用于班氏丝虫、马来丝虫和罗阿丝虫感染，也用于盘尾丝虫病。对前三者一次或多次治疗后可根治，但对盘尾丝虫病，因本品不能杀死成虫，故不能根治。亦可用于热带嗜酸性粒细胞增多症患者。

【不良反应】乙胺嗪本身的毒性甚低，引起的不良反应轻微，常见食欲减退、恶心、呕吐、头晕、头痛、乏力、失眠等，通常在几日内均可消失。治疗期间的反应多由于大量微丝蚴和成虫死亡后释放大量异体蛋白引起过敏所致，可有畏寒、发热、头痛、肌肉关节酸痛、皮疹、瘙痒、淋巴结肿大、血管神经性水肿等，用地塞米松可缓解症状。

项目四　抗肠道蠕虫病药

知识链接

线虫的生活史和分类

线虫是无脊椎动物中一个很大的类群，不但种类多，而且数目也极大。依赖寄生方式存活的只是其中很少的种类，常见的寄生于人体导致严重疾患的线虫有 10 余种，重要的有蛔虫、钩虫、丝虫、旋毛虫等。线虫的基本发育过程分为虫卵、幼虫和成虫三个阶段。线虫的幼虫在发育中最显著的特征为蜕皮。幼虫的发育一般分为四期，共蜕皮四次，逐渐发育成熟。某些种类的线虫虫卵在适宜的条件下，能在外界环境中发育成熟并孵化出幼虫，进一步发育为蚴后才感染人体，如钩虫；某些虫种的虫卵在外界只能发育至感染期卵，当其进入人体内后在肠道特殊环境条件下，才孵化出幼虫，如蛔虫；一些直接产幼虫的虫种，其幼虫需在中间宿主体内发育为感染期蚴后，通过中间宿主再感染人体，如丝虫。根据生活史中有无中间宿主，可将线虫发育过程分为两种类型：生活史中无中间宿主者，称为直接发育型，其过程较简单，寄生肠道的线虫多属此型，如钩虫。生活史中有中间宿主者，称为间接发育型，其过程较复杂，寄生组织内的线虫多属此型，如丝虫。寄生线虫机械性破坏和毒性作用对人体的危害程度与虫种、寄生数量、发育阶段、寄生部位及人体对寄生虫的防御能力与免疫反应等因素有关。

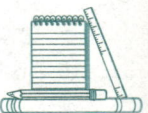

寄生在肠道的蠕虫有三类：线虫、绦虫和吸虫。在我国，肠蠕虫病以线虫如蛔虫、蛲虫、鞭虫、钩虫等感染最为普遍。抗肠道蠕虫病药是驱除或杀灭肠道蠕虫的药物，可根除或减少肠蠕虫的数量。不同的蠕虫对不同的药物敏感性不同，因此必须针对不同蠕虫的感染正确选择药物。近年来，高效、低毒、广谱抗肠道蠕虫病药不断问世，使大多数肠蠕虫病得到有效的治疗和控制。常用的抗肠道蠕虫病药可以分为抗线虫病药和抗绦虫病药。

一、抗线虫病药

常用的广谱抗线虫病药有左旋咪唑、噻嘧啶、甲苯咪唑等，对蛔虫、蛲虫和钩虫均有很好的驱虫作用。哌嗪为主要抗蛔虫药。

甲苯达唑

【体内过程】甲苯达唑（mebendazole）为苯并咪唑类衍生物，口服吸收少，服药后 2～5 小时血药浓度达峰值。主要在肝脏代谢，90% 以上以原形或 2-氨基代谢物的形式从粪便排出。在肠腔内浓度很高，有利于驱除肠道蠕虫，但不利于杀灭组织中的寄生虫。

【药理作用与临床应用】甲苯达唑对蛔虫、蛲虫、钩虫、鞭虫、绦虫的成虫和幼虫均有杀灭作用，是高效、广谱的抗肠道蠕虫病药。用于治疗蛔虫、蛲虫、钩虫、鞭虫、绦虫等肠道蠕虫的感染及混合感染，有效率达 90% 以上。因对蛔虫卵、钩虫卵和鞭虫卵有杀灭作用，故能有效地控制其传播。

【不良反应】不良反应少，偶见腹痛、腹泻等胃肠道反应；大剂量时偶见过敏反应、脱发、粒细胞减少等。2 岁以下儿童及对该药过敏者，孕妇及肝、肾功能不全者禁用。

阿苯达唑

阿苯达唑（albendazole）为甲苯咪唑类同类物。

【药理作用与临床应用】对蛔虫、钩虫、鞭虫、绦虫和粪类圆线虫等肠道蠕虫有效，是高效、低毒、广谱的驱肠虫药。阿苯达唑可影响虫体多种生化代谢途径，与虫体微管蛋白结合抑制微管聚集，从而抑制分泌颗粒转运和其他细胞器运动。抑制虫体线粒体延胡索酸还原酶的活性，抑制葡萄糖的转运，并使氧化磷酸化脱耦联，减少 ATP 生成，抑制虫体生长及繁殖而死亡。阿苯达唑能杀灭蛔虫、钩虫、鞭虫、蛲虫的成虫和幼虫，还能杀灭蛔虫和鞭虫的虫卵，用于治疗上述肠蠕虫单独感染或混合感染，疗效优于甲苯咪唑。本品是该类药中疗效最好的广谱驱虫药。

【不良反应】本药无明显不良反应。少数病例可见短暂腹痛、腹泻。大剂量偶见过敏反应、粒细胞减少、血尿、脱发等。动物实验有胚胎毒性和致畸作用，故孕妇禁用。肝、肾功能不全者禁用。2 岁以下儿童和对本品过敏者不宜使用。

哌嗪

哌嗪（piperazine，驱蛔灵）为临床常用驱蛔虫药，临床常用其枸橼酸盐。对蛔虫、蛲虫有较强的驱除作用。主要是通过阻断虫体肌肉的胆碱受体，阻断神经冲动传导，导致虫体肌肉弛缓性麻痹而不能附着于宿主肠壁而随粪便排出体外。另外，本药还可抑制琥珀酸的合成，干扰虫体糖代谢，导致肌肉收缩的能量供应受阻。对虫体无刺激性，可减少虫体游走移行。主要用于驱除肠道蛔虫，治疗蛔虫所致的不完全性肠梗阻和早期胆道蛔虫。

本药不良反应轻，偶见恶心、呕吐、腹泻等胃肠道反应及荨麻疹。大剂量时可见嗜睡、眩晕、眼球震颤等神经系统症状。孕妇及肝、肾功能不全者禁用。

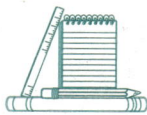

噻嘧啶

噻嘧啶（pyrantel）为人工合成的四氢嘧啶衍生物。噻嘧啶通过抑制胆碱酯酶，使神经肌肉接头处乙酰胆碱堆积，神经肌肉兴奋性增强，肌张力增高，使虫体痉挛性麻痹，不能附着于人体肠壁而随粪便排出体外。对蛔虫、蛲虫或钩虫感染均有较好疗效，对鞭虫也有一定疗效，为一广谱高效驱肠虫药。用于驱蛔虫（虫卵阴转率 80%～95%）、钩虫、蛲虫（虫卵阴转率达 90%以上）或混合感染。由于口服后很少吸收，故全身毒性很低。对家畜多种胃肠虫线虫亦有效。

不良反应轻，偶见发热、头痛、皮疹和腹痛、腹泻等。少数患者出现血清氨基转移酶升高，肝功能不全者禁用。孕妇及 2 岁以下儿童禁用。与哌嗪有拮抗作用，不宜合用。

恩波吡维铵

恩波吡维铵（pyrvinium embonate）是氰胺染料类化合物，口服后不吸收，在肠道有较高浓度，抗蛲虫作用显著，但对鞭虫、钩虫作用较弱，主要治疗蛲虫病。抗虫作用机制为选择性干扰虫体呼吸酶系统，抑制虫体需氧代谢，同时抑制虫体运糖酶系统，阻止虫体对外源性葡萄糖的利用，从而减少能量生成，导致虫体衰弱和死亡。可引起恶心、呕吐、食欲不振、腹胀、腹泻等胃肠道反应。服药后粪便可呈红色，应事先告知患者。

二、抗绦虫病药

氯硝柳胺

氯硝柳胺（niclosamide，灭绦灵）为水杨酰胺类衍生物。对多种绦虫成虫有杀灭作用，对牛绦虫、猪绦虫、鱼绦虫、阔节裂头绦虫、短膜壳绦虫感染均有效。其抗绦虫机制为抑制虫体细胞内线粒体氧化磷酸化过程，能量物质 ATP 生成减少，使绦虫的头节和邻近节片变质，虫体从肠壁脱落，随粪便排出体外。对虫卵无效。对钉螺和日本血吸虫尾蚴有杀灭作用，可防止血吸虫传播。不良反应少，有轻微头晕、发热、胸闷、腹痛及瘙痒等。

吡喹酮

吡喹酮（praziquantel）对多种吸虫有强大的杀灭作用，并对绦虫感染和囊虫病也有良好疗效，是广谱抗吸虫和驱绦虫药。本药对绦虫病治愈率达 90% 以上，是治疗各种绦虫病的首选药。

项目五　用药护理

一、氯喹

1. 用药前应询问患者病史及家族史，防止葡萄糖 –6– 磷酸脱氢酶缺乏患者应用本药后产生溶血。

2. 本药饭后服用可减少胃肠刺激。

3. 静脉给药宜慢，同时剂量不宜过大，否则可致心血管反应，大于 5g 可致死。

4. 若过量中毒，可酸化尿液促进其排泄。

5. 大剂量应用期间应定期进行眼科检查，避免引起视力障碍。

6. 孕妇禁用。

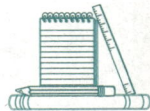

二、奎宁

1. 口服味苦，刺激性强，易引起恶心呕吐。

2. 血浆浓度过高时可引起金鸡纳反应，一般无须处理，停药后可恢复。禁止给药量过大或重复给药。

3. 用药量不宜过大，静脉滴注宜慢，防止发生低血压、心律失常、严重的中枢神经系统紊乱甚至昏迷，同时需密切关注患者心率和血压的变化。

4. 恶性疟患者应用时可出现急性溶血，要慎用。

5. 月经期慎用，孕妇禁用。

三、甲硝唑

1. 甲硝唑代谢产物可使尿液呈红棕色，用药前应告知患者。

2. 用药过程中如果发现四肢麻木和感觉异常要立即停药。中枢神经系统患者禁用。

3. 服药期间要忌酒和含乙醇的饮料，否则可出现急性乙醛中毒。

4. 本品可减缓口服抗凝血药（如华法林等）的代谢，而加强其作用，使凝血酶原时间延长，合用时注意调整剂量。

5. 治疗阴道毛滴虫时，为了保证疗效，应夫妇同时治疗。

6. 血液病患者、早期妊娠、哺乳期妇女禁用。

四、吡喹酮

1. 治疗寄生于组织内的寄生虫如血吸虫、肺吸虫、囊虫等，由于虫体被杀死后释放出大量的抗原物质，可引起发热、嗜酸粒细胞增多、皮疹等，偶可引起过敏性休克，必须注意观察病情变化，必要时采取措施。

2. 脑囊虫病患者需住院治疗，并辅以防治脑水肿和降低高颅压（应用地塞米松和脱水剂）或防治癫痫持续状态的措施，以防发生意外。

3. 合并眼囊虫病时，须先手术摘除虫体，而后进行药物治疗。

4. 严重心、肝、肾患者及有精神病史者慎用。

5. 有明显头昏、嗜睡等神经系统反应者，治疗期间与停药后 24 小时内避免驾车和高空作业。

五、氯硝柳胺

本药对绦虫的虫卵无作用，随绦虫节片的消化，虫卵可释放至肠腔，所以有致囊虫病的危险，故用于治疗猪绦虫时，需要在服药前加服镇吐药，服药后 2 小时，服硫酸镁导泻，以防染上囊虫病。

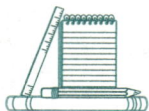

模块小结

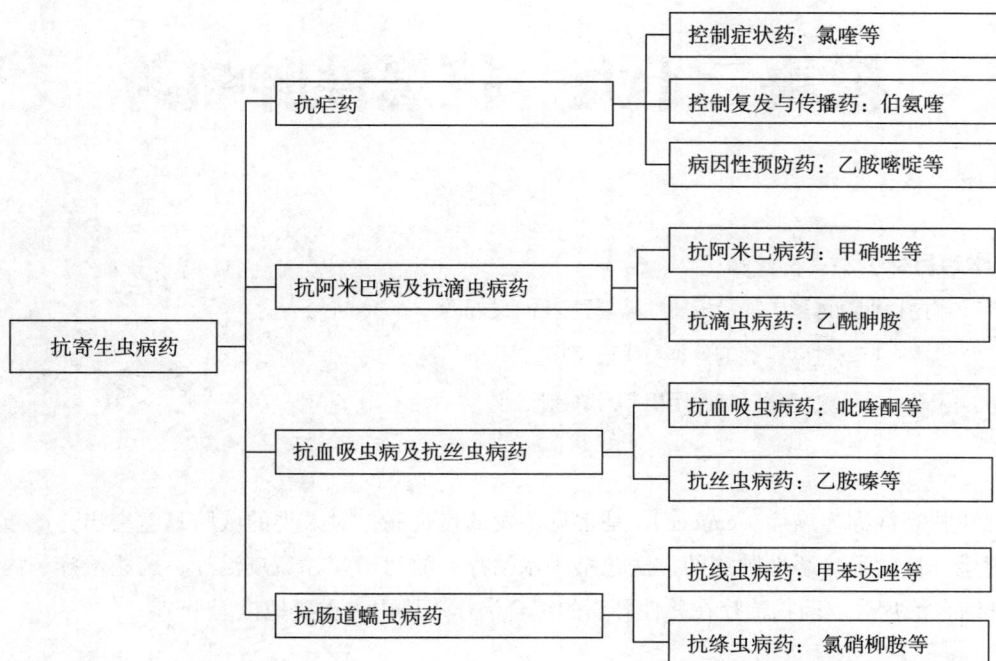

复习思考

1. 简述抗疟药的分类及代表药物。
2. 简述抗肠道蠕虫病的代表药物。

扫一扫，查阅
复习思考题答案

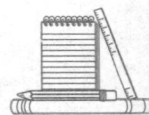

模块二十九　抗恶性肿瘤药

【学习目标】

掌握：细胞增殖周期及抗恶性肿瘤药的不良反应。

熟悉：抗恶性肿瘤药的分类及代表药物。

了解：抗恶性肿瘤药的作用机制及联合应用。

恶性肿瘤常称为癌症（cancer），是常见多发的慢性病，对人类的威胁日益突出，严重危害人体健康。目前治疗恶性肿瘤的方法包括手术治疗、放射治疗、免疫治疗、药物治疗、内分泌治疗和综合治疗等。药物治疗在恶性肿瘤的综合治疗手段中占重要地位。

项目一　抗恶性肿瘤药分类及基本作用

案例导入

患者，女，54 岁。4 周前发现右乳包块，质硬，无周围皮温增高、橘皮样改变，乳腺彩超提示：右侧乳房外上象限可见 32.5mm×15.8mm 的结构紊乱区，边界欠清晰，形态欠规则，右侧腋下可见数个淋巴结，最大为 15.5mm×9.7mm。行乳腺癌改良根治术及腋窝淋巴结清扫术，病理结果提示右乳浸润性导管癌。

问题：术后患者在选用白蛋白紫杉醇及卡铂联合用药过程中易出现哪些不良反应？这两种抗肿瘤药物的作用机制是什么？

一、抗恶性肿瘤药分类

现有的抗恶性肿瘤药可根据药物化学结构和来源、药物作用的生化机制、药物作用的周期或时相特异性进行分类。

（一）根据化学结构和来源分类

1.烷化剂　如环磷酰胺、白消安、氮芥等。

2.抗代谢药　如甲氨蝶呤、巯嘌呤、氟尿嘧啶。

3.抗肿瘤抗生素　如丝裂霉素、放线菌素 D 等。

4.抗肿瘤植物药　如长春碱、紫杉醇等。

5.激素类药物　如肾上腺皮质激素、雌激素、雄激素等。

6.杂类　如铂类化合物和酶等。

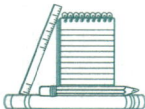

（二）根据生化机制分类

1. 干扰核酸（RNA 和 DNA）合成（抗代谢药）　如甲氨蝶呤、氟尿嘧啶等。

2. 直接破坏 DNA 结构和功能　如氮芥、环磷酰胺。

3. 干扰转录过程阻止 RNA 合成　如放线菌素 D、柔红霉素。

4. 影响蛋白质合成　如长春新碱、紫杉醇类。

5. 影响体内激素平衡，抑制肿瘤　如己烯雌酚、氟羟甲酮。

（三）根据药物作用的周期或时相特异性分类

1. 周期非特异性药物　如烷化剂、抗肿瘤抗生素及铂类化合物等。

2. 周期特异性药物　如抗代谢药物、长春碱类药物等。

二、抗恶性肿瘤药作用机制

1. 干扰核酸生物合成　药物分别在不同环节阻止核酸的生物合成和利用，属于抗代谢药。

2. 干扰蛋白质合成与功能　药物可干扰微管蛋白聚合与解聚间的平衡、干扰核糖体的功能或影响氨基酸供应。

3. 嵌入 DNA 干扰转录过程　药物可嵌入 DNA 碱基对之间，干扰转录过程，从而阻止 RNA 的形成，属于 DNA 嵌入药。

4. 影响 DNA 结构与功能　直接破坏 DNA 的结构或抑制拓扑异构酶活性，从而影响 DNA 的复制和修复功能。

5. 影响激素平衡　通过影响激素平衡从而抑制激素依赖性肿瘤。

三、抗恶性肿瘤药的不良反应

多数抗肿瘤药选择性不高，治疗指数低，毒性大，在抑制和杀伤肿瘤细胞的同时，对正常组织器官也有损害作用，特别是对增殖更新较快的骨髓、淋巴组织和生殖细胞等正常组织损伤更明显。

1. 骨髓抑制　常表现为白细胞、血小板减少，甚至粒细胞、红细胞减少，导致出血倾向、贫血、感染等。长春新碱、博来霉素较少骨髓抑制。

2. 胃肠道反应

（1）恶心、呕吐　烷化剂用后较早出现，为药物及代谢产物刺激延脑催吐化学感受区所致，可用中枢性镇吐药治疗。

（2）消化道黏膜损害　表现为口腔炎、咽喉炎、黏膜水肿、腹泻等，严重者可使消化道出血，出现黑便。抗代谢药较多见，烷化剂较少见。

3. 皮肤及毛发损害

（1）荨麻疹　红斑、浮肿。博来霉素多见。

（2）色素沉着　氟尿嘧啶、环磷酰胺多见。

（3）脱发　多数抗恶性肿瘤药物都能引起不同程度的脱发，烷化剂多见。

4. 肺部毒性　常见肺间质纤维蛋白渗出、纤维化、呼吸困难、咳嗽等。博来霉素、甲氨蝶呤和亚硝基脲类多见。

5. 心脏毒性　如多柔比星引起退行性病变和心肌间质性水肿，三尖杉酯碱致心率加快、心肌缺血等。红霉素及丝裂霉素较少见。

6. 肝、肾、膀胱毒性　巯嘌呤、甲氨蝶呤可致肝肿大、黄疸、肝功能下降；环磷酰胺可致

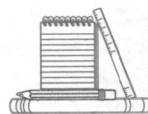

急性出血性膀胱炎；L-门冬酰胺酶可致肾小管坏死。

7. 神经系统　长春新碱可导致自主神经功能紊乱、反射性下降；L-门冬酰胺酶可引起大脑功能异常，如精神错乱、谵妄等。

8. 免疫抑制　许多抗肿瘤药物能抑制和杀伤免疫细胞，使机体抵抗力下降，引起继发感染或第二原发恶性肿瘤等。

9. 其他　如博来霉素诱导内热源释放可导致发热。少数患者出现生殖功能障碍如不育、致畸等。

项目二　常用抗恶性肿瘤药

一、抗代谢药

（一）叶酸拮抗药

甲氨蝶呤

甲氨蝶呤（methotrexate，MTX）的化学结构和叶酸类似，通过竞争性抑制二氢叶酸还原酶，阻断二氢叶酸还原成四氢叶酸，而四氢叶酸是嘧啶、嘌呤生物合成的必需物质，最终减少了 DNA、RNA 和蛋白质的生物合成，致使细胞死亡。临床主要与其他化疗药物联合用于治疗急性淋巴细胞白血病、淋巴瘤、绒毛膜上皮癌、乳腺癌、头颈部癌和膀胱癌，也可用于白血病。不良反应常见骨髓抑制、胃肠道毒性，骨髓抑制最为突出，还可见脱发、皮疹和红斑、肾毒性、肝毒性等。

（二）嘧啶拮抗药

氟尿嘧啶

氟尿嘧啶（fluorouracil，5-FU）与尿嘧啶相似，在体内转化为一磷酸脱氧核糖氟尿嘧啶核苷后，与胸苷酸合成酶及 N_5，N_{10}- 甲烯四氢叶酸结合形成三重复合物，使脱氧鸟苷酸不能生成脱氧胸苷酸，因而 DNA 合成减少，最终使细胞死亡。临床主要用于治疗实体瘤，如结肠直肠癌、乳腺癌、卵巢癌、胰腺癌、胃癌及头颈部癌等。局部应用治疗皮肤过度角化症和表皮基底细胞癌。常见不良反应有恶心、呕吐、腹泻、厌食、胃肠道及口腔黏膜溃疡、脱发、骨髓抑制。长期全身给药可见"手足综合征"，表现为手掌和足底部红斑及脱屑。

阿糖胞苷

阿糖胞苷（cytarabine）在细胞内脱氧胞苷激酶作用下转化为三磷酸胞苷，可抑制 DNA 多聚酶，也可直接掺入 DNA 分子终止核苷酸链的延长。它还抑制胞嘧啶核苷酸还原成脱氧胞嘧啶核苷酸。临床主要与硫鸟嘌呤及柔红霉素联合用于治疗急性非淋巴细胞白血病，对成人的急性非淋巴细胞性白血病特别有效。主要不良反应为恶心、呕吐、腹泻和严重的骨髓抑制。偶见肝功能障碍。大剂量应用或鞘内注射可引起癫痫或精神状态改变。

（三）嘌呤拮抗药

巯嘌呤

巯嘌呤（mercaptopurine，6-MP）须在次黄嘌呤 – 鸟嘌呤磷酸核糖转移酶的作用下生成巯嘌呤核苷酸即硫代次黄嘌呤核苷酸，才能竞争性负反馈抑制嘌呤的从头合成。亦可掺入 RNA 分子和 DNA 分子。临床主要用于急性淋巴细胞白血病缓解期的维持治疗，大剂量对绒毛膜上皮癌也

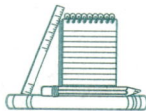

有较好疗效。常见不良反应有胃肠道毒性和骨髓抑制，也可见肝毒性。

（四）核糖核苷酸还原酶抑制药

羟基脲

羟基脲（hydroxyurea，HU）抑制核糖核苷酸还原酶从而抑制 DNA 合成。口服吸收完全，主要以原形经肾脏排泄。用于治疗慢性粒细胞白血病，对黑色素瘤有暂时缓解作用等。主要不良反应为骨髓抑制，其他不良反应较少发生。

二、干扰蛋白质合成药

（一）微管蛋白抑制药

微管蛋白抑制药通过干扰微管聚合与解聚间的平衡，阻碍细胞的有丝分裂，从而起到影响细胞增殖的作用。

1. 长春碱类药物

长春碱类药物是从长春花植物叶子中提取的生物碱，均为不对称二聚化合物。化学结构上的微小差异，导致它们抗瘤谱和毒性反应的不同。

长春碱和长春新碱

长春碱（vinblastine）和长春新碱（vincristine）两者均可与微管蛋白结合，抑制微管蛋白装配成纺锤体，使细胞停止于有丝分裂中期，无法进行复制，而发挥其细胞毒性作用。临床多与其他化疗药物联合应用。长春碱用于治疗睾丸癌、膀胱癌、霍奇金病和非霍奇金淋巴瘤。长春新碱用于治疗儿童急性淋巴细胞白血病、肾母细胞瘤、尤文软组织肉瘤、霍奇金病、非霍奇金淋巴瘤及其他快速增殖的肿瘤。长春碱的主要不良反应是骨髓抑制，表现为白细胞减少。长春新碱的主要不良反应是神经毒性。最初的症状为指端和脚趾的感觉异常，腱反射消失；长期应用可出现足下垂、共济失调；大剂量使用还可出现自主神经障碍。

2. 紫杉碱类药物

紫杉醇

紫杉醇（paclitaxel，PTX）与 β - 微管蛋白结合，稳定微管结构而抑制其解聚，从而阻止纺锤体形成，影响肿瘤细胞的有丝分裂。临床广泛用于治疗乳腺癌、卵巢癌、头颈部癌、非小细胞肺癌、小细胞肺癌、食管癌等上皮性肿瘤。主要不良反应有急性超敏反应，出现低血压、支气管痉挛伴呼吸困难和风疹等；中性粒细胞减少，为主要毒性反应，可用粒细胞集落刺激因子预防；心脏毒性，可出现心动过缓，也可出现严重的传导阻滞、心脏缺血和梗死。使用时不应接触聚氯乙烯塑料装置、导管或器械。

（二）干扰核糖体功能的药物

高三尖杉酯碱

高三尖杉酯碱（homoharringtonine，HHRT）是从三尖杉属植物的枝、叶和树皮中提取的三尖杉酯碱类药。可抑制真核细胞蛋白质合成的起始阶段，使核糖体分解，释出新生肽链。主要用于急性粒细胞白血病，对单核细胞白血病也有效。不良反应为骨髓抑制和胃肠道反应，偶有脱发。大剂量应用可引起血压下降、心悸，部分可有心肌损害。

（三）影响氨基酸供应的药物

左旋门冬酰胺酶

左旋门冬酰胺酶（L-asparaginase，L-ASP）催化门冬酰胺水解为门冬氨酸和氨，使门冬酰胺依赖性肿瘤细胞缺乏门冬酰胺而抑制它们的生长。正常细胞能自身合成门冬酰胺，故影响较

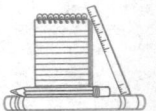

小。静脉或肌内注射给药，用于淋巴系统的恶性肿瘤，尤其是急性淋巴细胞性白血病和 T 细胞性淋巴瘤。主要不良反应是过敏反应，表现为荨麻疹、低血压、喉痉挛、心跳停止等，应做皮试。由于左旋门冬酰胺酶可短暂抑制正常组织的蛋白质合成，如白蛋白和凝血因子的合成，可出现低蛋白血症和出血等。

三、影响 DNA 结构和功能药

（一）烷化剂

烷化剂是指在体内能形成正碳离子的亲电子基团，以攻击生物大分子的负电子位点的物质。

1. 氮芥类

环磷酰胺

环磷酰胺（cyclophosphamide，CTX）在肝细胞色素 P450 酶系统的作用下转化为磷酰胺氮芥才能发挥细胞毒性作用。具有较广的抗瘤谱，为目前广泛应用的烷化剂。可以用于淋巴瘤、乳腺癌、卵巢癌、睾丸癌和小细胞肺癌等。另外还可作为免疫抑制药用于自身免疫性疾病如肾病综合征、系统性红斑狼疮、类风湿关节炎和器官移植的排斥反应等。不良反应除恶心、呕吐、腹泻和脱发外，最主要的为骨髓抑制（表现为白细胞减少）和出血性膀胱炎，可能与大量代谢物丙烯醛经尿道排泄有关，同时应用美司钠可预防。

2. 亚硝脲类

本类药物包括卡莫司汀（carmustine）、洛莫司汀（lomustine）和司莫司汀（semustine）。

这些药物均是脂溶性高的亚硝脲类药物。口服给药吸收较好，易透过血脑屏障，迅速进入脑脊液，与血浆中浓度相平行。用于脑部原发肿瘤（星形胶质细胞瘤和室管膜瘤等）、脑转移瘤和脑膜白血病。与其他药物合用治疗淋巴瘤和某些实体瘤。不良反应为延迟性骨髓抑制、消化道反应和肺部毒性。

3. 乙撑亚胺类

噻替派

噻替派（thiotepa）是一个乙烯亚胺类烷化剂。具有脂溶性，可进入脑脊液达到较高的浓度。对酸不稳定，不能口服，必须肌内或静脉给药，由于无刺激作用，也可以膀胱内、腔内、动脉内或肌内注射给药。主要用于腔内注射治疗癌性渗出物，局部灌注治疗浅表膀胱癌，对乳腺癌、卵巢癌、肺癌和血液系统恶性肿瘤等也有效。不良反应有骨髓抑制、黏膜炎、皮疹和中枢神经毒性。

4. 烷基磺酸酯类

白消安

白消安（busulfan）又称马利兰（myleran），是烷基磺酸酯类烷化剂。口服给药，吸收较完全。经肝脏代谢，由肾脏排泄。对骨髓有选择性抑制作用，明显抑制粒细胞生成，而对淋巴系统的抑制作用较弱，故适用于慢性粒细胞白血病，可以减轻白细胞的增多和脾肿大，对急性粒细胞白血病无效。主要不良反应是骨髓抑制，长期应用可致肺纤维化、闭经、睾丸萎缩等。

（二）铂类化合物

顺 铂

顺铂（cisplatin，CDDP）即顺氯氨铂，为无活性状态，进入细胞内将氯解离后，二价铂与 DNA 分子上的碱基结合，可形成 DNA 分子链内或链间的交叉连结，也可使蛋白质与 DNA 分子连结，破坏 DNA 的结构和功能。静脉给药后，迅速与血浆蛋白结合，分布于肝、肾、膀胱等处。抗瘤谱较广，对多种实体瘤有较好疗效，如卵巢癌、睾丸癌、乳腺癌、肺癌、膀胱癌、宫颈癌和头颈部癌等。与其他药物合用具有协同效应。与氨基糖苷类抗菌药物、两性霉素 B 或头孢噻吩合用，有肾毒性叠加作用，可损伤肾小管引起较严重的肾毒性，必须同时应用利尿药和氯化钠注射液进行强力水化。

卡　铂

卡铂（carboplatin）也称碳铂，为第二代铂类化合物。作用与顺铂相似，但抗瘤活性强，毒性低，并有交叉耐药。用于顽固性卵巢癌以及肺癌、睾丸癌、膀胱癌和头颈部癌等。不良反应主要是骨髓抑制，少有肾毒性，消化道毒性和耳毒性较低。

（三）破坏 DNA 的抗生素

博来霉素

博来霉素（bleomycin，BLM）又称争光霉素，为含多种糖肽的复合抗生素，能与铜或铁离子络合，使氧分子转化为氧自由基，引起 DNA 单链或双链断裂，阻碍 DNA 复制，干扰细胞分裂增殖。临床主要用于鳞状上皮（宫颈、阴茎、食管、头颈、口腔）癌的治疗，效果较好。也用于淋巴瘤和睾丸癌。肺毒性是最严重的不良反应，可引起间质性肺炎或肺纤维化，可能与肺内皮细胞缺少使博来霉素灭活的酶有关。皮肤反应有红斑、角化过度和溃疡，很少发生骨髓抑制。

（四）拓扑异构酶抑制药

拓扑异构酶抑制药可干扰拓扑酶的作用，破坏 DNA 结构，并抑制 DNA 的生物合成，属于 S 期特异性药物。

1. 拓扑异构酶 I 抑制药

喜树碱和羟喜树碱

喜树碱（camptothecine）和羟喜树碱（hydroxycamptothecine）是从我国特有的珙桐科乔木喜树的果实和根皮提取出的生物碱。两药均能特异性地与拓扑异构酶 I 结合，形成药物 – 酶 – DNA 复合物，使 DNA 双链合成中断，产生细胞毒性作用。喜树碱用于胃癌、肠癌、绒毛膜上皮癌和急慢性粒细胞性白血病等。羟喜树碱用于原发性肝癌、食管癌、胃癌、头颈部癌、膀胱癌和白血病等。不良反应有泌尿系统刺激（尿急、尿频和血尿）、胃肠道反应、骨髓抑制，少数出现脱发。羟喜树碱不良反应较轻，泌尿系统的副作用明显轻于喜树碱。

2. 拓扑异构酶 II 抑制药

依托泊苷和替尼泊苷

依托泊苷（etoposide，VP–16）即鬼臼乙叉苷，和替尼泊苷（teniposide，VM–26）通过与拓扑异构酶 II 结合，使断裂的 DNA 双链不可重新连接。依托泊苷可口服，也可静脉注射给药。与血浆蛋白结合率很高，广泛分布于各组织，但很少进入中枢神经系统。部分药物经肝脏代谢，代谢物从尿和粪便排出。与其他抗癌药联合治疗小细胞肺癌、睾丸癌、霍奇金病、非霍奇金淋巴瘤和白血病有较显著的临床活性。替尼泊苷对脑瘤亦有效。两药的不良反应有骨髓抑制、过敏反应、恶心和呕吐，注射过快可发生低血压。

四、干扰转录过程和阻止 RNA 合成药

放线菌素 D

放线菌素 D（dactinomycin D）又称更生霉素，分子可嵌入 DNA 双螺旋结构的小沟中，与 DNA 形成复合体，阻碍 RNA 多聚酶的功能，抑制 RNA 的合成，特别是 mRNA 的合成。属于

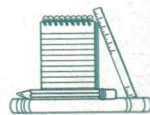

周期非特异性药物。抗瘤谱较窄，用于肾母细胞瘤、绒毛膜上皮癌、横纹肌肉瘤和神经母细胞瘤等。常见不良反应有恶心、呕吐、口腔炎和胃炎等，骨髓抑制先出现血小板减少，后出现全血细胞减少。偶见脱发和严重的皮肤毒性。

蒽环类药

常用蒽环类药有蒽环类抗生素如柔红霉素（daunomycin，daunorubicin，DNR）、阿霉素（adriamycin，ADM）、表柔比星（epirubicin，EPI）和去甲氧柔红霉素（demethoxydaunorubicin，IDA）及人工合成的米托蒽醌（mitoxatrone）。

本类药物可非特异性嵌入 DNA 分子相邻碱基对之间，与核糖 – 磷酸骨架结合，导致 DNA 分子局部解螺旋，并可干扰拓扑异构酶 Ⅱ 重新连接断裂的 DNA 双链，从而阻碍 DNA 和 RNA 的生物合成。亦可与细胞膜结合，影响与磷脂酰肌醇激活偶联的细胞运输过程。另外细胞色素 P450 还原酶催化蒽环类药代谢的同时，使氧分子变为超氧离子和过氧化氢，它们可以使 DNA 单链断裂。

柔红霉素主要用于对常用抗肿瘤药耐药的急性淋巴细胞性白血病和急性粒细胞性白血病等。阿霉素具广谱抗肿瘤作用，用于血液系统恶性肿瘤，特别是急性淋巴细胞性白血病和淋巴瘤，也用于乳腺癌、卵巢癌、胃癌、肺癌、膀胱癌、头颈部癌等实体瘤。表柔比星的应用与阿霉素相似。去甲氧柔红霉素用于成人非淋巴细胞性白血病如急性粒细胞性白血病的一线治疗，以及急性淋巴细胞性白血病的二线治疗。米托蒽醌用于急性白血病、恶性淋巴瘤、乳腺癌等。

心脏毒性是本类药物最严重的不可逆性不良反应。可发生急性毒性反应，表现为心律失常、传导异常、"心包炎 – 心肌炎综合征"和急性心力衰竭，也可发生慢性毒性反应。需监测心功能，一旦心功能下降立即停药。心脏毒性的发生与多柔比星生成自由基有关，右丙亚胺为化学保护剂，可预防心脏毒性的发生。其他有骨髓抑制、胃肠道反应和脱发等，其不良反应具有剂量依赖性。

五、调节激素平衡药

大多数甾体激素类药物和激素拮抗药是通过抑制肿瘤细胞生长而不是杀灭细胞发挥抗肿瘤作用，通常需要长期给药。

（一）雌激素类药和雌激素拮抗药

雌激素类药

雌激素类药（estrogens）可用于前列腺癌和绝经五年以上的乳腺癌。大剂量雌激素类药通过负反馈抑制下丘脑分泌促性腺激素释放激素及垂体分泌黄体生成素，减少并对抗睾丸间质细胞雄激素的合成和分泌，从而抑制前列腺癌组织的生长。绝经前的乳腺癌患者禁用。

他莫昔芬

他莫昔芬（tamoxifen）为人工合成的雌激素受体部分激动药，具有雌激素样作用，但强度仅为雌二醇的 1/2，有抗雌激素的作用，从而抑制雌激素依赖性肿瘤细胞的生长。主要用于辅助性治疗绝经后伴雌激素受体和（或）黄体酮受体阳性的乳腺癌患者，以及子宫内膜癌。常见不良反应有体温升高、绝经期潮红、月经失调、白带异常、体液潴留、恶心、呕吐、皮疹等。

（二）雄激素类药和雄激素拮抗药

雄激素类药可抑制垂体分泌促性腺激素，减少卵巢雌激素的合成和分泌，有抗雌激素作用，还可对抗催乳素对乳腺癌的刺激作用。用于晚期乳腺癌和乳腺癌转移者。目前很大程度上被无男性化现象的雌激素拮抗药所取代。

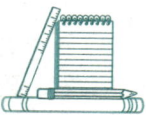

（三）孕激素类药

一定剂量的孕激素类药可以抑制垂体分泌促性腺激素，用于姑息性治疗对激素敏感的转移性乳腺癌和绒毛膜上皮癌。某些不能耐受他莫昔芬的乳腺癌患者，还可改善癌性恶病质患者的食欲。

（四）糖皮质激素类药

糖皮质激素类药可抑制淋巴组织，减少淋巴细胞生成，且无骨髓抑制。联合细胞毒性药物用于治疗急慢性白血病、淋巴瘤和多发性骨髓瘤，也可减轻癌症并发症如高血钙、脑水肿、发热和疼痛等。

（五）促性腺激素释放激素抑制药

亮丙瑞林和戈舍瑞林

亮丙瑞林（leuprolide）和戈舍瑞林（goserelin）是合成的促性腺激素释放激素的类似物，通过占据垂体的促性腺激素释放激素受体，抑制垂体分泌促卵泡素和黄体生成素，减少卵巢雌激素及睾丸雄激素的合成。替代睾丸切除术用于前列腺癌，可以达到相同的缓解率，并能避免雌激素引起的男子乳腺发育、恶心、呕吐、水肿和血栓栓塞性疾病。常见不良反应有体温升高、阳痿等，停药可恢复。可引起动物流产，禁用于妊娠期或准备怀孕的妇女。

（六）芳香酶抑制药

氨鲁米特

氨鲁米特（aminoglutethimide）抑制芳香酶，使肾上腺皮质及腺体外的雄烯二酮不能转化为雌激素，还可抑制胆固醇转化为孕烯诺龙。口服给药，经肝细胞色素 P450 酶系统代谢为无活性产物。用于姑息性治疗激素受体阳性的复发性晚期乳腺癌和转移性乳腺癌。不良反应有短暂的中枢神经系统功能障碍和斑丘疹等。

知识链接

新型抗肿瘤药物

　　随着生物医学及纳米医学技术的不断发展，各类新型抗肿瘤药物应运而生，包括分子靶向药物、免疫治疗药物、传统化疗药物新剂型、多靶点新型抗肿瘤药物等。靶向治疗通过相应靶点选择性干预肿瘤细胞的过度增殖、浸润和转移，具有疗效高、副作用小的特点，包括酪氨酸激酶抑制剂，代表药物有吉非替尼、厄洛替尼、奥希替尼等；单克隆抗体靶向药，代表药物有贝伐珠单抗、曲妥珠单抗、利妥昔单抗等。肿瘤免疫疗法是当今治疗肿瘤的一种创新疗法，具有抗肿瘤疗效好、不良反应小和减少复发等优点，代表药物有纳武利尤单抗、帕博利珠单抗等。此外，多靶点新型抗肿瘤药物的应用也为克服单一治疗提供了新思路。

六、用药护理

1. 严格遵循适应证用药，不能随意超适应证使用。
2. 特殊情况下的药物合理使用应充分遵循患者知情同意原则。
3. 用药期间做好用药监测和跟踪观察，重视药物相关性不良反应。
4. 定期监测血细胞计数、肝肾功能等。
5. 重视药物间作用，避免降低疗效甚至增加细胞毒作用。
6. 护理人员在配置抗肿瘤药物时要严格做好个人防护。

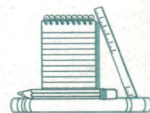

模块小结

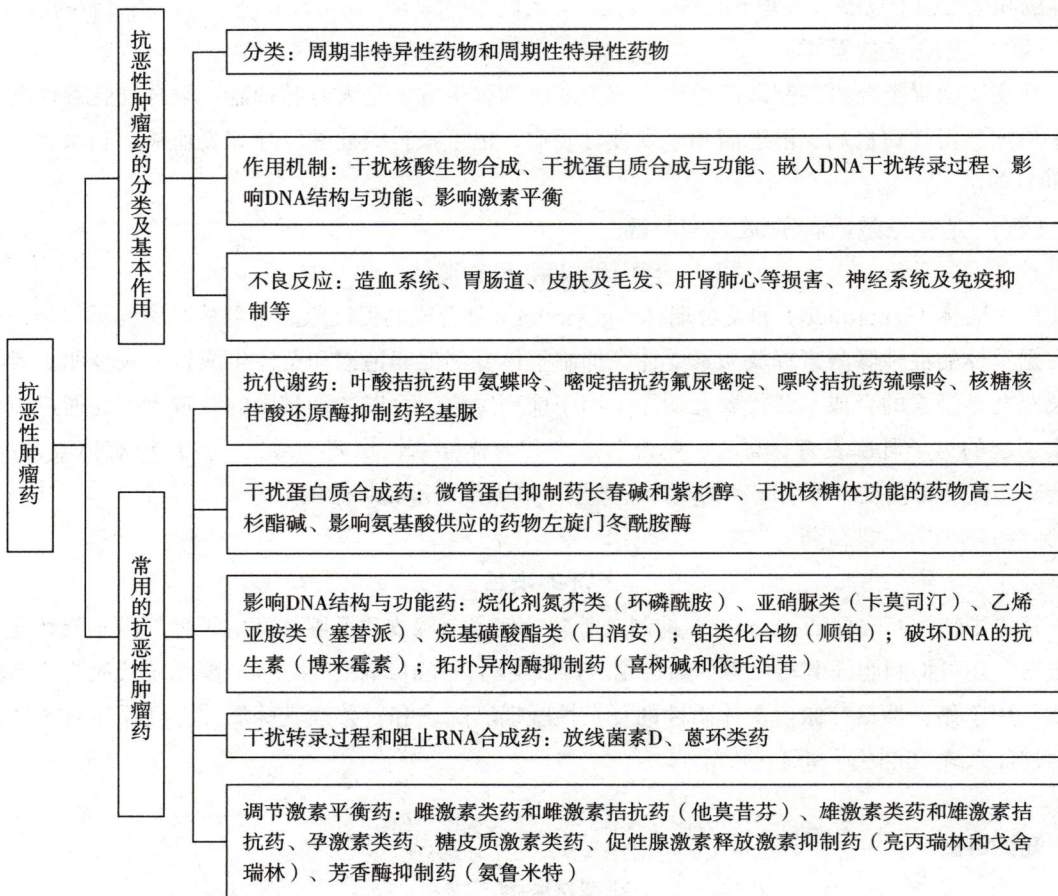

抗恶性肿瘤药
- 抗恶性肿瘤药的分类及基本作用
  - 分类：周期非特异性药物和周期性特异性药物
  - 作用机制：干扰核酸生物合成、干扰蛋白质合成与功能、嵌入DNA干扰转录过程、影响DNA结构与功能、影响激素平衡
  - 不良反应：造血系统、胃肠道、皮肤及毛发、肝肾肺心等损害、神经系统及免疫抑制等
- 常用的抗恶性肿瘤药
  - 抗代谢药：叶酸拮抗药甲氨蝶呤、嘧啶拮抗药氟尿嘧啶、嘌呤拮抗药巯嘌呤、核糖核苷酸还原酶抑制药羟基脲
  - 干扰蛋白质合成药：微管蛋白抑制药长春碱和紫杉醇、干扰核糖体功能的药物高三尖杉酯碱、影响氨基酸供应的药物左旋门冬酰胺酶
  - 影响DNA结构与功能药：烷化剂氮芥类（环磷酰胺）、亚硝脲类（卡莫司汀）、乙烯亚胺类（塞替派）、烷基磺酸酯类（白消安）；铂类化合物（顺铂）；破坏DNA的抗生素（博来霉素）；拓扑异构酶抑制药（喜树碱和依托泊苷）
  - 干扰转录过程和阻止RNA合成药：放线菌素D、蒽环类药
  - 调节激素平衡药：雌激素类药和雌激素拮抗药（他莫昔芬）、雄激素类药和雄激素拮抗药、孕激素类药、糖皮质激素类药、促性腺激素释放激素抑制药（亮丙瑞林和戈舍瑞林）、芳香酶抑制药（氨鲁米特）

扫一扫，查阅
复习思考题答案

复习思考

1. 细胞增殖周期可分为哪几期？作用于各期的药物有哪些？
2. 根据药物对增殖周期中各期肿瘤细胞作用不同，抗癌药可分为哪几类？
3. 抗肿瘤药常见的不良反应有哪些？

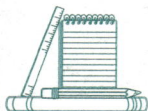

模块三十　抗变态反应药物

【学习目标】

掌握：常用抗组胺药和钙盐的作用、临床应用、不良反应及用药护理。

熟悉：第一代和第二代 H_1 受体阻断药的作用特点的异同。

了解：组胺受体的类别及效应。

变态反应是指机体接受同一抗原的再次刺激后发生的病理性免疫反应，其特点是发作迅速、反应强烈、消退较快，常导致生理功能紊乱及组织损伤。常用抗变态反应药物包括 H_1 受体阻断药、钙剂等。

知识链接

过敏性鼻炎

过敏性鼻炎是一种由基因与环境相互作用而诱发的多因素疾病。

1.遗传因素。过敏性鼻炎患者具有特异性体质，显示家族聚集性，某些基因与其相关联。

2.过敏原暴露。过敏原是诱导特异性 IgE 抗体并与之发生反应的抗原，多来源于动植物、真菌或职业性物质。其成分是蛋白质或糖蛋白，分为吸入性和食物性过敏原，前者是过敏性鼻炎的主要原因。

（1）螨：过敏原在其排泄物颗粒中，当沾染的织物被碰到后，这些颗粒便暴露于空气中。

（2）花粉：致敏能力随季节、地理位置、温度和植物种类而变化。

（3）动物皮屑及分泌物：猫、狗过敏原在室内尘土中和家具装饰中广泛存在。

（4）真菌：向环境中释放过敏原性孢子，在湿热环境中生长迅速。

（5）食物：过敏性鼻炎不伴有其他系统症状时，食物过敏反应少见。婴儿食物过敏原有牛奶、大豆，成人有花生、坚果、鱼、鸡蛋、牛奶、大豆等。

案例导入

患者，男，26 岁。单位组织春游，回家当晚感觉面部皮肤瘙痒、红肿，渐加重。次日就诊，诊断为皮肤过敏症。医生给予氯苯那敏治疗。

问题：

1.氯苯那敏的作用机制是什么？

2.用药时应注意哪些问题？

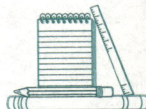

项目一　常用抗变态反应药

一、H₁ 受体阻断药

组胺以无活性的结合型存在于人体组织的肥大细胞及嗜碱性粒细胞中。当机体因炎症、组织损伤、神经刺激、某些药物或发生变态反应时，可导致组胺释放。组胺通过激动组胺受体，产生生物效应。根据药物选择性不同，组胺受体阻断药可分为 H_1 受体阻断药、H_2 受体阻断药和 H_3 受体阻断药。H_2 受体阻断药在作用于消化系统的药物中介绍，H_3 受体阻断药尚未广泛用于临床，本模块仅介绍 H_1 受体阻断药。

H_1 受体阻断药有两代产品供临床应用。常用的第一代 H_1 受体阻断药有苯海拉明（diphenhydramine）、异丙嗪（promethazine）、氯苯那敏（chlorpheniramine）、赛庚啶（cyproheptadine）等，其共同特点是中枢抑制作用较强，有明显的镇静和抗胆碱作用，缺点为（"困"）倦、耐（药）、（作用时间）短、（口鼻眼）干。第二代 H_1 受体阻断药有氯雷他定（loratadine）、西替利嗪（cetirizine）、阿伐斯汀（acrivastine）、左卡巴斯汀（levocabastine）等，其共同特点是：对 H_1 受体选择性高，无镇静作用；对鼻痒、打喷嚏和流清涕效果好，而对鼻塞效果差；大多长效。

【药理作用】

1. H_1 受体阻断作用　本类药物通过阻断 H_1 受体对抗组胺引起的血管扩张、毛细血管通透性增加及胃肠、支气管平滑肌收缩的作用。

2. 中枢抑制作用　第一代 H_1 受体阻断药可通过血脑屏障，引起不同程度的中枢抑制，以苯海拉明和异丙嗪最明显，表现为镇静、嗜睡。第二代 H_1 受体阻断药如氯雷他定、西替利嗪等，对中枢神经系统的抑制作用小。

3. 抗晕止吐　苯海拉明、异丙嗪有较强的防晕止吐作用，与其中枢抗胆碱作用有关。咪唑斯汀对鼻塞具有显著疗效。

【临床应用】

1. 皮肤黏膜变态反应性疾病　本类药物对荨麻疹、花粉症、过敏性鼻炎等皮肤黏膜变态反应性疾病疗效较好，对昆虫咬伤引起的皮肤瘙痒和水肿也有良效，对血清病、药疹和接触性皮炎有止痒效果，对支气管哮喘疗效差，对过敏性休克无效。

2. 晕动病及呕吐　对晕动病、妊娠呕吐及放射病呕吐有效，临床常用药物为苯海拉明和异丙嗪。

3. 其他　异丙嗪可短期用于治疗失眠，还可与氯丙嗪、哌替啶组成冬眠合剂。

【不良反应】

1. 神经系统反应　第一代 H_1 受体阻断药多见镇静、嗜睡、乏力等中枢抑制现象。

2. 胃肠道反应　可见口干、厌食、恶心、呕吐等不良反应，与食物同服可减轻。

3. 其他　偶见粒细胞减少和溶血性贫血等。如肝病或药物抑制 CYP3A 家族时阿司咪唑和特非那定代谢受抑制，可引起致命性心律失常——尖端扭转型心律失常，现已少用。

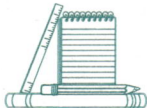

二、钙剂

临床常用的钙剂有葡萄糖酸钙（calcium gluconate）、氯化钙（calcium chloride）和乳酸钙（calcium lactate）。

【药理作用及临床应用】

1. 抗变态反应　钙盐能增加毛细血管的致密度，降低其通透性，使渗出减少，因而缓解过敏症状。可用于治疗荨麻疹、血管神经性水肿、血清病、接触性皮炎和湿疹等过敏性疾病。一般采用静脉给药。

2. 促进骨骼生长，维持骨骼的硬度　人体内99%的钙存在于骨中，保证骨骼的生长和维持骨骼的硬度。及时补充钙盐可防治佝偻病、软骨病和骨质疏松。口服钙盐常同时给予维生素 D，以促进钙的吸收和利用。

3. 维持神经肌肉的正常兴奋性　血浆 Ca^{2+} 浓度降低时，神经肌肉兴奋性增高，可发生感觉异常、手足抽搐、喉痉挛、肌肉痉挛、惊厥等现象，常需静脉注射钙盐以缓解症状。

4. 解救镁中毒　由于 Ca^{2+} 与 Mg^{2+} 可以相互竞争同一结合部位而产生对抗作用，故镁盐过量所致的急性中毒，可静脉注射钙盐解救。

5. 其他　Ca^{2+} 还参与血液凝固，具有缓解平滑肌痉挛，加强心肌收缩力等作用。

【不良反应】

1. 刺激性强　钙盐刺激性强，不宜肌内注射或皮下注射。静脉注射可引起全身发热感。

2. 心律失常　静脉注射可兴奋心脏，引起心律失常甚至心脏停搏，故应缓慢注射，并密切观察患者反应。

项目二　用药护理

1. 驾驶员、机械操作者、高空作业者工作期间避免使用第一代 H_1 受体阻断药。第二代 H_1 受体阻断药多数无中枢抑制作用。

2. 钙盐静脉注射时须稀释后缓慢注射，并避免漏出血管外引起剧痛及组织坏死。一旦外漏，应用 0.5% 普鲁卡因注射液局部封闭。注射用葡萄糖酸钙的含钙量较氯化钙低，故刺激性较小而安全。

3. 钙盐不宜与四环素类抗生素合用，否则生成不溶性的络合物而互相影响吸收。

4. 钙盐可加重强心苷的毒性，故在强心苷治疗期间或停药后 1 周内禁止静脉注射钙盐。

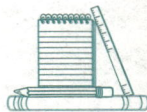

模块小结

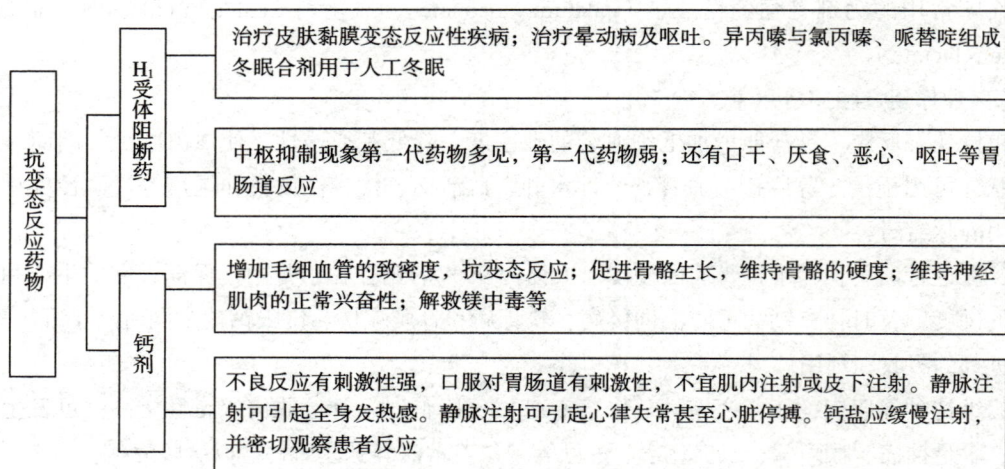

抗变态反应药物

- H₁受体阻断药
  - 治疗皮肤黏膜变态反应性疾病；治疗晕动病及呕吐。异丙嗪与氯丙嗪、哌替啶组成冬眠合剂用于人工冬眠
  - 中枢抑制现象第一代药物多见，第二代药物弱；还有口干、厌食、恶心、呕吐等胃肠道反应
- 钙剂
  - 增加毛细血管的致密度，抗变态反应；促进骨骼生长，维持骨骼的硬度；维持神经肌肉的正常兴奋性；解救镁中毒等
  - 不良反应有刺激性强，口服对胃肠道有刺激性，不宜肌内注射或皮下注射。静脉注射可引起全身发热感。静脉注射可引起心律失常甚至心脏停搏。钙盐应缓慢注射，并密切观察患者反应

扫一扫，查阅
复习思考题答案

复习思考

1. 简述 H₁ 受体阻断药的临床应用及不良反应。
2. 简述钙剂的药理作用和不良反应。
3. 驾驶员在应用苯海拉明、异丙嗪期间为什么不宜从事驾驶工作？

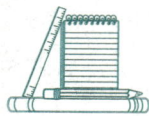

模块三十一　作用于消化系统的药物

扫一扫，查阅本模块 PPT、视频等数字资源

【学习目标】

掌握：抗消化性溃疡药的分类及代表药。掌握抗酸药、H_2 受体阻断药、H^+-K^+- ATP 酶抑制药、枸橼酸铋钾、硫酸镁的临床应用、不良反应及用药护理。

熟悉：泻药和止泻药的作用机制、临床应用及用药护理。

了解：助消化药、止吐药、促胃肠动力药及利胆药的作用特点及不良反应。

消化性溃疡、肝胆疾病等为消化系统常见疾病，临床表现为消化不良、腹痛、呕吐、腹泻等症状。作用于消化系统的药物有抗消化性溃疡药、助消化药、止吐药及促胃肠动力药、泻药和止泻药及利胆药等。

项目一　抗消化性溃疡药

知识链接

幽门螺杆菌的发现与诺贝尔奖

1982 年，澳大利亚科学家 Barry J. Marshall 和 J. Robin Warren 首次从慢性胃炎患者的胃黏膜活检标本中分离出了幽门螺杆菌（Helicobacter pylori，Hp）。在此之前，人们普遍认为胃酸环境中不可能有细菌存在。为证明 Hp 确实是胃炎的致病菌，Barry J. Marshall "以身试菌"，证实了 Hp 的致病性。消化性溃疡的治疗史自此开启了新的里程碑，应用使用根除 Hp 的药物后，显著提高了消化性溃疡的治愈率。2005 年 10 月 3 日，瑞典卡罗林斯卡研究院将 2005 年度诺贝尔生理学或医学奖授予两位科学家，以表彰他们发现 Hp 以及其在胃炎和消化性溃疡中的作用。

案例导入

患者，男，42 岁，业务员，近 1 年来间断性上腹部疼痛，伴反酸、嗳气，时有恶心及上腹部烧灼感，饥饿时和夜间加重，进餐后缓解，发作时服用雷尼替丁，症状缓解，停药后如生活不规律易复发。3 日前出差回来，以上症状加剧来医院就诊。无肝炎病史，有饮酒史近 20 年，无抽烟史。胃镜检查显示十二指肠球部大弯处有一处 0.7cm×0.8cm 溃疡，周边黏膜充血、肿胀，幽门螺杆菌（＋）。诊断为十二指肠球部溃疡。

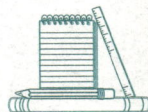

问题：

1. 十二指肠溃疡患者应选择哪些药物治疗？并说明选药依据。

2. 如何开展药效评价及用药护理工作？

消化性溃疡（peptic ulcer，PU）是常见的消化系统疾病，主要是发生在胃和十二指肠球部的慢性溃疡，包括胃溃疡（gastric ulcer，GU）和十二指肠溃疡（duodenal ulcer，DU），发病率为10%～12%。临床上 DU 较多见，且好发于青壮年，GU 多见于中老年。消化性溃疡一般病程较长，可达数年至数十年；其发作有季节性，以秋冬和冬春之交为高发；呈周期性发作，发作与自发缓解相交替；发作时上腹痛呈节律性，GU 多表现为餐后痛，DU 表现为空腹痛，即餐后 2～4 小时或（和）午夜痛，服用抗酸药或进食后即可缓解。

目前认为，消化性溃疡的发生是由于胃黏膜损伤因素（胃酸、胃蛋白酶的分泌和幽门螺杆菌的感染）和保护因素（胃黏液、HCO_3^- 的分泌和胃黏膜上皮完整性）之间的平衡失调所致。因此，抗消化性溃疡药物主要通过降低胃黏膜损伤因素或增强胃黏膜保护因素，保持二者关系的平衡，以减轻溃疡病症状、促进溃疡愈合和防止复发。常用的抗消化性溃疡药物包括抗酸药、抑制胃酸分泌药、增强胃黏膜屏障功能的药物及抗幽门螺杆菌药四类。

一、抗酸药

抗酸药为弱碱性药物，口服后在胃内直接中和胃酸，降低胃液酸度和胃蛋白酶活性。氢氧化铝、三硅酸镁还可形成胶状保护膜，覆盖于溃疡面和胃黏膜表面起保护作用，可缓解胃酸和胃蛋白酶对胃及十二指肠黏膜的腐蚀和对溃疡面的刺激，从而缓解溃疡疼痛，促进溃疡愈合。常用抗酸药的作用特点见表 31-1。

表 31-1　常用抗酸药的作用特点

药物	抗酸特点	黏膜保护	收敛作用	排便影响	产生二氧化碳
碳酸氢钠	强、快、短	无	无	无	有
氢氧化铝	较强、慢、持久	有	有	便秘	无
三硅酸镁	弱、慢、持久	有	无	轻泻	无
氧化镁	强、缓慢、持久	无	无	轻泻	无
碳酸钙	强、快、持久	无	无	便秘	有

理想的抗酸药应具备作用持久、不吸收、不产气、不致腹泻和便秘、对胃黏膜及溃疡面有保护和收敛作用等特点。抗酸药单用效果差，为增强疗效、减少不良反应，常将不同的抗酸药及其他药物配伍制成复方制剂。如复方氢氧化铝片（胃舒平）、复方铝酸铋片、胃得乐、乐得胃及胃仙 –U 等。应观察患者用药后是否出现便秘、腹泻、嗳气、口干等情况。

二、抑制胃酸分泌药

胃酸主要由胃壁细胞分泌，是诱发消化性溃疡的主要因素。组胺、乙酰胆碱和胃泌素可分别激动胃壁细胞膜上的 H_2 受体、M 受体、胃泌素受体，最终通过激动壁细胞膜的 H^+–K^+–ATP 酶（质子泵），促进 H^+ 分泌，使胃酸分泌增加。阻断任一受体或抑制 H^+–K^+–ATP 酶均可抑制胃酸分泌。现临床上常用的胃酸分泌抑制剂主要有 H_2 受体阻断药、H^+–K^+–ATP 酶抑制药，抗胆碱药、胃泌素受体阻断药因疗效不佳，现已少用。

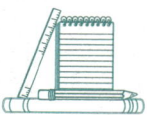

（一）H₂ 受体阻断药

常用的药物有西咪替丁（cimetidine）、雷尼替丁（ranitidine）、法莫替丁（famotidine）、尼扎替丁（nizatidine）等。

【体内过程】口服易吸收，1～3 小时血药浓度达高峰，血浆蛋白结合率低。作用维持 5～12 小时，仅小部分药物（10%～35%）被肝脏代谢，大部分药物以原形经肾脏排泄。

【药理作用及临床应用】可竞争性阻断胃壁细胞上的 H₂ 受体，阻断组胺及胆碱受体激动剂所引起的胃酸分泌。能明显抑制以基础胃酸分泌为主的夜间胃酸分泌。主要用于消化性溃疡的治疗，能迅速缓解症状，并促进溃疡愈合，对十二指肠溃疡的疗效优于胃溃疡。也可用于治疗反流性食管炎、卓-艾（Zollinger-Ellison）综合征及预防应激性溃疡等。

【不良反应】本类药物不良反应发生率低。

1. 偶可引起头痛、头晕、腹泻、便秘、肌肉痛、药疹、瘙痒等。

2. 长期大量使用西咪替丁，会出现抗雄激素作用导致女性溢乳，男性阳痿、精子减少和乳房发育等。

【用药护理】

1. 如需与抗酸药合用，两者口服时间至少相隔 1 小时。

2. 妊娠期和哺乳期妇女、老年人、幼儿及肝肾功能不全者慎用。

3. 西咪替丁为肝药酶抑制剂，可减少肝脏对华法林、苯妥英钠、茶碱、苯二氮䓬类、普萘洛尔等药物的代谢，使后者的血药浓度升高。

常用 H₂ 受体阻断药的作用特点见表 31-2。

表 31-2 常用 H₂ 受体阻断药的作用特点

	西咪替丁	雷尼替丁	法莫替丁	尼扎替丁
生物利用度（%）	80	50	40	＞ 90
相对作用强度	1	5～10	32	5～10
$t_{1/2}$（小时）	1.5～2.3	2～2.7	3	1～2
作用持续时间（小时）	6	12	＞ 12	8
抑制肝药酶相对强度	1	0.1	0	0

（二）H⁺-K⁺-ATP 酶抑制药

H⁺-K⁺-ATP 酶抑制药（PPI）临床常用有三代产品，奥美拉唑（omeprazole）为第一代，兰索拉唑（lansoprazole）为第二代，泮托拉唑（pantoprazole）、雷贝拉唑（rabeprazole）等为第三代。新一代产品作用强，不良反应相对较少。

【体内过程】PPI 为弱碱性药物，在酸性液体环境中不稳定，在胃液中易降解，临床上常用其肠溶制剂。奥美拉唑、兰索拉唑、泮托拉唑的生物利用度分别为 35%、85% 和 77%。各种 PPI 口服后达峰时间均在 1～3 小时。奥美拉唑注射 1 分钟后可分布全身，血浆蛋白结合率约为 95%，$t_{1/2}$ 为 0.5～2 小时。PPI 均在肝脏中代谢，代谢产物经肾脏排出。

【药理作用】胃壁细胞上的 H⁺-K⁺-ATP 酶的功能是进行 H⁺-K⁺ 交换，即将壁细胞内生成的 H⁺ 转运到胃腔中形成胃酸，同时将胃腔中的 K⁺ 转运到壁细胞内。PPI 抑制胃酸形成的最后环节而降低胃酸分泌，抑酸作用完全、强大、持久，对胃及十二指肠溃疡均有较好疗效，疗程较短。常规剂量下，用药 4 周即可达到理想的疗效，溃疡愈合率、症状缓解速度均明显优于 H₂ 受体阻

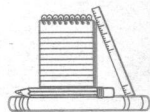

断药及其他抗溃疡药。PPI 还具有保护胃黏膜和抗幽门螺杆菌作用。

【临床应用】临床适用于治疗消化性溃疡、反流性食管炎、上消化道出血，与抗生素合用协同治疗幽门螺杆菌感染。

【不良反应】PPI 安全性好，不良反应发生率低。主要可有轻度胃肠反应（如腹痛、腹泻、恶心等）及头痛、失眠等，偶见外周神经炎、皮炎、血清氨基转移酶升高。

【用药护理】

1. 因长期抑制胃酸分泌，可致胃内细菌生长和亚硝酸盐物质增多，故要定期检查胃黏膜有无肿瘤样增生。

2. 妊娠期及哺乳期妇女、恶性肿瘤患者慎用或禁用，严重肝病患者慎用或减量，过敏者禁用。

3. 奥美拉唑抑制肝药酶，与华法林、地西泮、苯妥英钠等合用时，可使后者体内代谢减慢。泮托拉唑与雷贝拉唑对肝药酶的影响较奥美拉唑和兰索拉唑弱。

（三）M 胆碱受体阻断药

哌仑西平

哌仑西平（pirenzepine）能选择性阻断胃壁细胞的 M 受体，抑制胃酸分泌，也能抑制组胺释放，间接减少胃酸分泌，此外还有解痉作用。用于治疗胃和十二指肠溃疡。主要不良反应有口干、视物模糊、心动过速等。妊娠期妇女、青光眼和前列腺肥大者禁用，肝、肾功能不全者慎用。

本类药物因选择性低，不良反应较多，已较少用于溃疡的治疗。同类药物还有替仑西平（telenzepine）。

（四）胃泌素受体阻断药

丙谷胺

丙谷胺（proglumide）竞争性阻断胃泌素受体，抑制胃酸及胃蛋白酶分泌，能促进胃黏膜分泌黏液，增强胃黏膜的黏液 – 碳酸氢盐屏障，对胃黏膜有保护和促进溃疡愈合的作用，用于治疗消化性溃疡及慢性胃炎。不良反应有口干、失眠、腹泻、腹胀等。妊娠期妇女及肝炎患者禁用。因其疗效比 H_2 受体阻断药差，现已少用。

三、增强胃黏膜屏障功能的药物

胃、十二指肠黏膜除经常接触胃酸外，还受到胃蛋白酶、幽门螺杆菌、胆汁、乙醇、药物等有害物质的侵袭。正常情况下胃、十二指肠黏膜具有一系列防御和修复机制，消化性溃疡发生时防御和修复机制失衡。增强胃黏膜屏障功能的药物主要通过增强黏膜的防御和修复作用，促进溃疡的愈合，在消化性溃疡的治疗中占有重要的地位。

硫糖铝

硫糖铝（sucralfate）能黏附于胃、十二指肠黏膜和溃疡基底部，形成保护屏障，防止胃酸、胃蛋白酶的刺激和腐蚀；抑制胃蛋白酶活性，减轻胃黏膜蛋白质的分解；促进胃黏膜及血管增生、促进胃黏液和碳酸氢盐分泌，保护胃黏膜。临床主要用于治疗消化性溃疡、慢性糜烂性胃炎、反流性食管炎等。不良反应轻微，有口干、恶心、便秘、腹泻等。本药在酸性环境中发挥作用，故不宜与抗酸药及抑制胃酸分泌药同时服用。

枸橼酸铋钾

枸橼酸铋钾（bismuth potassium citrate）能在溃疡表面形成胶体保护膜，抑制胃蛋白酶活性，

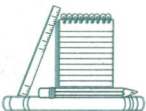

改善胃黏膜血液循环，增加黏液分泌，还有抗幽门螺杆菌的作用，可用于治疗胃、十二指肠溃疡和慢性胃炎。服药期间可使舌、粪黑染，口中带有氨味，应事先告知患者。肾功能不全者禁用，以免引起血钾过高。抗酸药及牛奶可影响其作用，不宜同服。影响四环素的吸收，故不宜同服。

米索前列醇

米索前列醇（misoprostol）是前列腺素的衍生物，能抑制基础胃酸分泌，改善胃黏膜血液供应，增强黏膜屏障功能，也可减少胃蛋白酶分泌。临床用于消化性溃疡、应激性溃疡及急性胃黏膜损伤出血。因能引起子宫收缩，还可用于药物流产和产后止血。不良反应可见头痛、眩晕、恶心、腹泻、子宫收缩等。妊娠期妇女禁用。

同类药物还有恩前列素（enprostil），其作用似米索前列醇，但作用持续时间较长，一次用药作用可持续 12 小时。

麦滋林

麦滋林（marzulene）能促进黏膜细胞增殖，增加黏液合成，抑制胃蛋白酶活性，可减轻溃疡病症状，促进溃疡愈合。

四、抗幽门螺杆菌药

幽门螺杆菌（Helicobacter pylori，Hp）为革兰阴性厌氧菌，是消化性溃疡发病的重要因素之一，只有根除 Hp 感染才能真正达到治愈消化性溃疡的目的，故抗 Hp 治疗已成为治疗消化性溃疡的首要环节。由于大多数抗生素在胃内酸性环境中活性降低且不易穿透黏液层杀灭 Hp，故单一用药疗效差，常三联或四联用药清除 Hp。常用的抗菌药有阿莫西林、克拉霉素、四环素、甲硝唑等。除此之外，PPI 类和铋剂也用于抗 Hp。根治 Hp 三联疗法方案见表 31-3。

表 31-3　根治 Hp 三联疗法方案

PPI 类或铋剂（选择其中一种）	抗菌药物（选择其中两种）
奥美拉唑 40mg/d	阿莫西林 1500 ～ 2000mg/d
兰索拉唑 60mg/d	
雷贝拉唑 20 ～ 40mg/d	克拉霉素 500 ～ 1000mg/d
枸橼酸铋钾 480mg/d	甲硝唑 800mg/d
	呋喃唑酮 200mg/d
上述剂量分 2 次服用，疗程 7 天	

项目二　助消化药

助消化药多为消化液成分或是促进消化液分泌的药物，通过促进消化液的分泌或阻止肠道内的食物过度发酵，促进食物消化。常用助消化药见表 31-4。

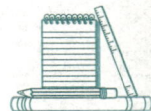

表 31-4 常用助消化药

药物	作用特点	临床应用	用药护理
稀盐酸	提高胃内酸度，增强胃蛋白酶活性；促进胰液和胆汁分泌，促进钙、铁吸收	胃酸缺乏引起的消化不良	饭前或水稀释后服用，防止刺激胃黏膜。服后立即漱口，以保护牙齿
胃蛋白酶	酸性环境下水解蛋白质	胃蛋白酶缺乏引起的消化不良	忌与碱性药物配伍，常与稀盐酸合用
胰酶	促进蛋白质、淀粉和脂肪的消化	消化不良及胰腺疾病引起的消化不良	遇酸易失活，多制成肠溶片，宜饭前服，不可嚼服。忌与酸性药物配伍，同服碳酸氢钠可提高活性
乳酶生	活乳酸杆菌的干燥剂，分解糖类生成乳酸，从而抑制腐败菌繁殖，减少发酵和产气	腹胀、消化不良及小儿消化不良性腹泻	不宜与抗微生物药和碱性药合用，乳酸中毒者禁用，口服水温宜低于40℃
干酵母	为麦酒酵母的干燥体，富含维生素B族，可调节肠道内正常微生物菌群	食欲不振、消化不良和维生素B缺乏症	宜嚼服，剂量过大可致腹泻

项目三 止吐药及促胃肠动力药

知识链接

多潘立酮

多潘立酮片（吗丁啉）属于助胃肠动力药，是很多家庭药箱必备的胃药，广泛用于治疗消化不良、腹胀、嗳气、恶心、呕吐、腹部胀痛。但此药心脏毒性的报道，却将其推到了风口浪尖。有报道显示，剂量超过30mg/日和（或）伴有心脏病的患者、接受化疗的肿瘤患者、电解质紊乱等严重器质性疾病患者、年龄大于60岁的患者中，发生严重室性心律失常甚至心源性猝死的风险可能性很高。如何防止多潘立酮所致的心脏毒性，宜口服，成人1次1片（10mg），3次/日，饭前15～30分钟服用。连续用药3日，如症状未缓解，请咨询医生或药师，使用时间一般不得超过1周。中、重度肝功能不全者禁用，防止药物蓄积造成毒性反应。心脏病患者、接受化疗的肿瘤患者、电解质紊乱患者慎用，以防加重心律不齐。

恶心、呕吐常由多种原因引起，同时也是机体的一种保护反应。参与呕吐反射的中枢部位包括呕吐中枢和催吐化学感受区（CTZ）。止吐药包括多巴胺受体阻断药（甲氧氯普胺、多潘立酮等）、5-HT₃受体阻断药（昂丹司琼等）、H₁受体阻断药（苯海拉明、克美洛嗪等）、M胆碱受体阻断药（东莨菪碱）等。本项目主要介绍前两类。促胃肠动力药是一类能促进胃肠乙酰胆碱释放、抑制多巴胺受体或激动5-HT₄受体，增强并协调胃肠节律性运动的药物，主要用于胃肠运动功能低下引起的胃肠道症状。

甲氧氯普胺

甲氧氯普胺（metoclopramide，胃复安）阻断延髓催吐化学感受区的多巴胺（D₂）受体发挥中枢性止吐作用；阻断外周胃肠多巴胺受体，促使食管至肠壁上段肌间神经丛释放乙酰胆碱，

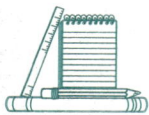

促进上消化道运动，加速胃的正向排空。较大剂量时可阻断 5-HT$_3$ 受体，产生止吐作用。临床用于肿瘤放疗或化疗、胃炎、胃肠功能失调、药物（洋地黄、左旋多巴等）等多种原因引起的呕吐。

常见嗜睡、乏力，偶见便秘、腹泻、药疹、溢乳及男性乳房发育等不良反应。其中枢作用可引起明显的锥体外系反应，主要表现为帕金森综合征，可用苯海索对抗。注射给药可引起直立性低血压。妊娠期及哺乳期妇女慎用。

多潘立酮

多潘立酮（domperidone）主要阻断胃肠 D$_2$ 受体，有促进胃肠动力和较强的止吐作用。对胃肠的作用类似于甲氧氯普胺，促进胃排空，防止食物反流。主要用于治疗胃排空缓慢导致的功能性消化不良、反流性食管炎、慢性萎缩性胃炎、胆汁反流性胃炎以及胃轻瘫等；对偏头痛、痛经、颅脑外伤、放射治疗及肿瘤化疗等原因引起的恶心、呕吐也有效；胃镜、食管镜检查前用药，防治恶心、呕吐。不良反应较轻，可见头痛、眩晕、乏力、轻度腹痛、腹泻等，无锥体外系副作用也可引起溢乳、男性乳房发育等。乳腺癌患者、妊娠期妇女及对本药过敏者禁用。

昂丹司琼

昂丹司琼（ondansetron）能选择性阻断中枢和外周的 5-HT$_3$ 受体，产生迅速而强大的止吐作用。主要用于防治恶性肿瘤化疗和放疗引起的呕吐，也可防治手术后的恶心、呕吐，但对晕动病和阿扑吗啡引起的呕吐无效。不良反应可见头痛、头晕、腹泻、便秘、药疹等，部分患者可有暂时性氨基转移酶升高。妊娠期及哺乳期妇女禁用。

格拉司琼

格拉司琼（granisetron）为强效的高选择性 5-HT$_3$ 受体阻断药，作用机制和临床应用同昂丹司琼，止吐作用比昂丹司琼强 5 ~ 11 倍，作用时间约为昂丹司琼的 2 倍。

西沙比利

西沙必利（cisapride）为全胃肠促动药。激动胃肠道胆碱能中间神经元和肌间神经丛的 5-HT$_4$ 受体，促进肠壁神经丛释放乙酰胆碱，增强胃肠的运动。适用于消化不良、反流性食管炎、术后胃肠麻痹、便秘等。不良反应为腹痛、腹泻、头痛、头晕、嗜睡等。剂量过大可引起心电图 Q-T 间期延长、昏厥和严重的心律失常。心律失常、胃肠出血或穿孔、机械性肠梗阻及妊娠期妇女禁用。哺乳期妇女、儿童及肝肾功能不全者慎用。

莫沙必利

莫沙必利（mosapride）为强效选择性 5-HT$_4$ 受体激动药，作用机制和临床应用同西沙必利，可促进胃和十二指肠的协调运动，对其他消化道无明显影响。不引起心脏 Q-T 间期延长和室性心动过速。

项目四 泻药和止泻药

一、泻药

泻药是指能促进肠蠕动、软化粪便或润滑肠道，以利于肠内容物排出的药物。临床主要用于治疗功能性便秘，也可用于清洁肠道或加速肠内容物排出。按其作用机制将泻药分为容积性泻药、接触性泻药和润滑性泻药三类。

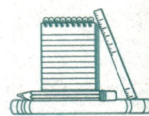

（一）容积性泻药

容积性泻药又称渗透性泻药，口服后不易被肠道吸收，增加肠容积而促进肠道推进性蠕动，产生导泻作用。

硫酸镁

【药理作用及临床应用】硫酸镁（magnesium sulfate）根据其给药途径的不同，可产生不同的药理作用。

1. 导泻、利胆作用　硫酸镁口服难以吸收，可在肠内形成高渗透压而阻止肠内水分吸收，使肠腔容积增大，刺激肠壁，引起肠道蠕动加快而导泻。导泻作用迅速、强大。临床用于排出肠道寄生虫或肠内毒物，也可用于外科术前或结肠镜检查前清洁肠道。口服高浓度硫酸镁（33%）或用导管直接注入十二指肠，可刺激肠黏膜，反射性引起胆总管括约肌松弛和胆囊收缩，促进胆囊排空，产生利胆作用。临床用于治疗慢性胆囊炎、胆石症和阻塞性黄疸等。

2. 抗惊厥、降压作用　注射硫酸镁，由于 Mg^{2+} 可拮抗 Ca^{2+} 的作用，减少运动神经末梢释放乙酰胆碱，松弛骨骼肌，而呈现抗惊厥作用。适用于各种原因所致的惊厥，尤其是子痫。较高浓度的 Mg^{2+} 可直接松弛血管平滑肌，还可抑制心肌，使血压下降，可用于治疗高血压危象、高血压脑病等，特别适用于妊娠期高血压的治疗。

3. 消肿止痛　外用 50% 硫酸镁溶液局部热敷患处，能改善局部血液循环，起到消肿止痛的作用，可用于治疗扭挫伤引起的局部肿痛。

【不良反应】

1. 口服可刺激肠壁，易致盆腔充血。

2. 静脉注射过量或过快，可抑制延脑呼吸中枢和血管运动中枢，引起呼吸抑制、血压骤降或心脏骤停，甚至导致死亡。

【用药护理】

1. 月经期及妊娠期妇女、急腹症、肠道出血、肾功能不全及中枢抑制药中毒者禁用。老年人和体弱者慎用。

2. 过量时肌腱反射消失是呼吸抑制的先兆，连续用药应定期检查腱反射。中毒时应缓慢静脉注射氯化钙或葡萄糖酸钙解救，必要时进行人工呼吸或吸氧。

3. Mg^{2+} 有抑制中枢作用，故硫酸镁不宜用于中枢抑制药中毒的导泻；由于氨基糖苷类药物可抑制神经肌肉接头传递，可加重硫酸镁引起的呼吸抑制，故不宜合用；与筒箭毒碱合用可引起骨骼肌麻痹，甚至呼吸麻痹。

硫酸钠

硫酸钠（sodium sulphate）的导泻机制同硫酸镁，作用稍弱，无中枢抑制作用。临床用于中枢抑制药口服中毒时的导泻。对肾功能不全者用硫酸钠导泻比硫酸镁安全。硫酸钠还是钡类化合物中毒的特殊解毒药，可与钡离子结合成无毒的硫酸钡。

纤维素类

纤维素类（celluloses）如植物纤维素、甲基纤维素等，口服后不被肠道吸收，增加肠内容物并保持粪便湿软，有良好通便作用，可防止功能性便秘。

（二）接触性泻药

接触性泻药又称刺激性泻药，刺激结肠推进性蠕动产生导泻作用。

酚　酞

酚酞（phenolphthalein）口服后与碱性肠液形成可溶性钠盐，刺激结肠黏膜，促进肠推进性

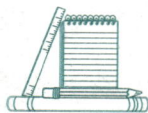

蠕动，并抑制水的重吸收而产生缓泻作用。作用温和而持久，适用于慢性或习惯性便秘。偶见皮疹、过敏反应及出血倾向。本药可使碱性尿液呈红色，用药前应告知患者，以免造成恐慌。

比沙可啶

比沙可啶（bisacodyl）的药理作用及临床应用与酚酞相似，口服或直肠给药后，其活性代谢物对直肠有较强刺激性而产生导泻作用。由于刺激性较强，可致肠痉挛、直肠炎等。妊娠期妇女慎用。

（三）润滑性泻药

润滑性泻药通过局部润滑并软化粪便而发挥导泻作用。

液状石蜡

液状石蜡（liquid paraffin）是一种矿物油，口服后不被吸收，能阻止肠道水分吸收，有润滑肠壁、软化粪便的作用，使粪便易于排出。适用于老年人、儿童、体弱、高血压、动脉瘤、痔、疝等患者便秘的治疗。长期应用可减少脂溶性维生素及钙、磷的吸收。

甘　油

甘油（glycerol）能润滑并刺激肠壁，软化粪便而导泻。常用甘油栓或开塞露（含 50% 甘油）直肠给药，作用迅速、方便、安全。适用于老年、体弱者和儿童便秘的治疗。

二、止泻药

腹泻是消化系统疾病的常见症状，治疗应以对因治疗为主，如感染性腹泻，首选抗菌药物。剧烈而持久的腹泻，可引起脱水和水电解质平衡紊乱，应适当给予止泻药以缓解症状。

（一）肠蠕动抑制药

地芬诺酯

地芬诺酯（diphenoxylate，苯乙哌啶）是人工合成的哌替啶衍生物，止泻作用与吗啡相似。能提高肠张力，抑制肠蠕动，增加水分吸收而止泻。临床用于急慢性功能性腹泻。大剂量和长期应用可产生依赖性，过量可导致呼吸抑制和昏迷。

洛哌丁胺

洛哌丁胺（loperamide，苯丁哌胺）作用与地芬诺酯相似，还能抑制肠壁神经末梢释放乙酰胆碱。止泻作用快、强、持久。临床用于急慢性功能性腹泻的治疗。不良反应较地芬诺酯少，偶有口干、头痛等。

（二）收敛止泻药

鞣酸蛋白

鞣酸蛋白（tannalbin）口服后在肠内释放鞣酸，使肠黏膜表面蛋白质凝固、沉淀形成保护层，从而减少炎性渗出物，减轻刺激，发挥收敛止泻作用。临床用于急性肠炎及非细菌性腹泻。

次碳酸铋

次碳酸铋（bismuth subcarbonate）在胃肠黏膜创面形成一层保护膜，阻止毒素与黏膜细胞的结合，产生收敛止泻作用。临床用于治疗非特异性腹泻。

（三）吸附止泻药

药用炭

药用炭（medicinal charcoal）能吸附肠内气体、细菌、病毒及其他毒性物质等，产生止泻和阻止毒物吸收作用。临床主要用于腹泻、肠胀气、食物中毒等。不宜与抗生素、乳酶生、维生素、激素、胰酶等药物同服。

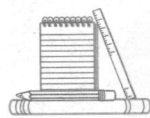

蒙脱石

蒙脱石（dioctahedral smectite）口服后可将多种病原体吸附于肠腔的表面，随肠蠕动排出体外，用于急慢性腹泻，对儿童急性腹泻疗效好。不宜和其他药物同服，以免影响吸收。必须合用时，应在服用本药 1 小时后。治疗急性腹泻时，首次剂量加倍。

项目五　利胆药

胆汁的基本成分是胆汁酸，胆汁酸的主要成分是胆酸、鹅去氧胆酸和去氧胆酸，次要成分是石胆酸和熊去氧胆酸。利胆药是能促进胆汁分泌或胆囊排空的药物，主要用于胆囊炎、胆石症等。

去氢胆酸

去氢胆酸（dehydrocholic acid）能增加胆汁中水分含量，使胆汁稀释，流动性提高，而产生利胆作用，也可促进脂肪的消化吸收。临床用于急慢性胆道感染、胆石症、胆囊切除术后综合征等。胆管完全梗阻及严重肝肾功能不全患者禁用。

熊去氧胆酸

熊去氧胆酸（ursodeoxycholic acid）能抑制胆固醇合成与分泌，减少胆酸和胆固醇吸收，使胆汁中胆固醇含量降低，可阻止胆固醇结石形成，长期应用还可促进胆石溶解。主要用于胆囊及胆道功能失调、胆囊炎、胆固醇结石或以胆固醇为主的胆石症。不良反应较少且轻，偶见腹泻、氨基转移酶升高。梗阻性胆道疾病、妊娠期妇女禁用，哺乳期妇女慎用。

鹅去氧胆酸

鹅去氧胆酸（chenodeoxycholic acid）为熊去氧胆酸的异构物，作用与其相似，主要用于治疗胆固醇结石。治疗剂量常引起腹泻，长期应用可使氨基转移酶升高。梗阻性胆道疾病、胆管炎、肠炎患者、妊娠期和哺乳期妇女禁用。

羟甲香豆素

羟甲香豆素（hymecromone）为一种新型利胆药，可解除胆道括约肌痉挛，增加胆汁分泌，加强胆囊收缩，并有抑菌作用。本药利胆作用明显，并有较强的解痉止痛作用。临床主要用于胆囊炎、胆道感染、胆石症、胆囊切除术后综合征。

茴三硫

茴三硫（anethol trithione）能增加胆酸、胆色素及胆固醇等固体成分的分泌，特别是增加胆色素分泌，还能改善肝脏解毒功能。能促进尿素的生成和排泄，有明显的利尿作用。临床主要用于胆囊炎、胆石症、急慢性肝炎、肝硬化等。不良反应有腹胀、腹泻、皮疹、发热等。大剂量长期应用可引起甲状腺功能亢进。胆道阻塞者禁用。

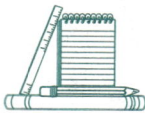

模块小结

抗消化性溃疡药

抗酸药：均为弱碱性药物，可中和胃酸，降低胃液酸度和胃蛋白酶活性。氢氧化铝、三硅酸镁还可形成胶状保护膜，覆盖于溃疡面和胃黏膜表面起保护作用，缓解溃疡疼痛，促进溃疡愈合。常用复方制剂

抑制胃酸分泌药：①H_2受体阻断药：能抑制以基础胃酸分泌为主的夜间胃酸分泌，对十二指肠溃疡的疗效优于胃溃疡。②H^+-K^+-ATP酶抑制药：抑制胃酸形成的最后环节而降低胃酸分泌，抑酸作用完全、强大、持久，对胃及十二指肠溃疡均有较好疗效，还有保护胃黏膜和抗Hp作用。③选择性M受体阻断药：如哌仑西平。④胃泌素受体阻断药：如丙谷胺。后两类现已少用

增强胃黏膜屏障功能的药物：如硫糖铝、胶体次枸橼酸铋、米索前列醇等，通过增强黏膜的防御和修复作用，促进溃疡的愈合。硫糖铝和铋剂均在酸性条件下发挥作用，不宜和抗酸药或抑制胃酸分泌药合用，铋剂服药期间可使舌、粪黑染

抗幽门螺杆菌药：常三联或四联用药清除Hp。常用抗菌药（阿莫西林、克拉霉素、四环素、呋喃唑酮、甲硝唑、替硝唑等）、PPI类、铋剂

助消化药

多为消化液成分，如稀盐酸、胃蛋白酶、胰酶、乳酶生、干酵母等。胃蛋白酶忌与碱性药物配伍；胰酶忌与酸性药物配伍；乳酶生不宜与抗微生物药和碱性药合用；干酵母富含维生素B，可调节肠道内正常微生物菌群，宜嚼服

止吐药及促胃肠动力药

止吐药：甲氧氯普胺阻断CTZ和胃肠道多巴胺受体，加速胃的正向排空；多潘立酮阻断胃肠多巴胺受体，有促进胃肠动力和较强的止吐作用；昂丹司琼和格拉司琼阻断$5-HT_3$受体，对肿瘤放化疗所致呕吐作用强

促胃肠动力药：西沙必利、莫沙必利是$5-HT_4$受体激动药，促进胃和十二指肠的协调运动。后者不引起心脏Q-T间期延长和室性心动过速

泻药和止泻药

泻药：①容积性泻药：硫酸镁、硫酸钠、纤维素类，口服后不易被肠道吸收，增加肠容积，刺激肠道蠕动而渗透性导泻。中枢抑制药中毒不宜用硫酸镁导泻。②接触性泻药：酚酞、比沙可啶，刺激结肠蠕动而导泻。③润滑性泻药：通过局部润滑、软化粪便促排便。液体石蜡长期应用易导致脂溶性维生素和钙、磷缺乏，甘油作用迅速、方便、安全，适用于老年、体弱者和儿童便秘的治疗

止泻药：①肠蠕动抑制药：地芬诺酯、洛哌丁胺止泻作用与吗啡相似，用于急慢性功能性腹泻。有依赖性，过量可致呼吸抑制和昏迷。后者还抑制肠壁释放乙酰胆碱，不良反应较地芬诺酯少。②收敛止泻药：鞣酸蛋白、次碳酸铋发挥收敛止泻作用。③吸附止泻药：药用炭、思密达吸附肠内病原体和毒性物质，止泻并阻止毒物吸收

利胆药

促进胆汁分泌或胆囊排空，用于胆囊炎、胆石症的治疗。如去氢胆酸、羟甲香豆素等

（左侧纵向标签：作用于消化系统的药物）

复习思考

1. 简述治疗消化性溃疡药物的分类以及代表药。

2. 硫酸镁口服和注射给药的作用有何不同？如何加强用药护理？

模块三十二　作用于呼吸系统的药物

> 【学习目标】
> 掌握：选择性 β_2 受体激动药、氨茶碱的平喘作用、临床应用、不良反应及用药护理。
> 熟悉：M 胆碱受体阻断药、色甘酸钠、糖皮质激素类药物的平喘作用特点、临床应用、不良反应及用药护理。镇咳药可待因、右美沙芬、喷托维林的药理作用、临床应用及用药护理。
> 了解：祛痰药氯化铵、乙酰半胱氨酸、溴己新的临床作用和不良反应。

呼吸系统疾病的常见症状有喘息、咳嗽、咳痰等，多由感染或变态反应所引起，各种症状可单独出现或同时存在并相互诱发和加重。作用于呼吸系统的药物主要是针对这三种症状的对症治疗药物，包括平喘药、镇咳药和祛痰药。合理应用这些药物可以缓解症状，减轻患者痛苦，并能有效防止并发症的发生。

项目一　平喘药

案例导入

患者，女，46 岁。自述 5 年前受凉后出现流涕、干咳，后出现喘息，每年均有发作，多在秋季，持续 3～4 周，使用激素吸入、支气管舒张药后症状可缓解。3 天前无明显诱因出现发热，伴咳嗽、咳少量黄痰，喘息加重，凌晨常憋醒，需多次使用沙丁胺醇气雾剂后症状方缓解。查体：听诊双肺哮鸣音。胸部 X 线片：右下肺少许斑片状阴影。诊断为支气管哮喘急性发作期、右下肺炎症。用药方案：平喘药、抗感染药。

问题：平喘药的分类及代表药有哪些？如何做好平喘药的用药护理？

哮喘是一种慢性气道炎症性疾病，临床表现为反复发作的喘息、气急，伴或不伴胸闷或咳嗽等症状，同时伴有气道高反应性和可变的气流受限。其发病机制复杂，涉及炎症、变态反应、神经调节失衡、遗传、环境等多种因素。平喘药是指能缓解、消除或预防支气管哮喘和喘息性支气管炎喘息症状的一类药物。常用的平喘药物分为抗炎平喘药、支气管扩张药和抗过敏平喘药三大类。

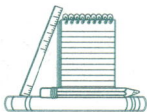

一、抗炎平喘药

糖皮质激素类

糖皮质激素类药抗炎作用强大，平喘效果显著，可迅速控制哮喘症状，疗效可靠，是治疗哮喘持续状态和危重发作的重要抢救药物。其平喘机制可能与其抗炎、抗过敏反应以及增强机体对儿茶酚胺的敏感性等作用有关。可全身用药的糖皮质激素有地塞米松、氢化可的松、泼尼松、泼尼松龙等，但不良反应多且严重，故不宜长期用药，仅用于支气管扩张药无效的危重发作或哮喘持续状态。目前多采用气雾吸入局部给药，用量少，且全身不良反应轻，可以达到长期防治哮喘发作的效果，已成为一线平喘药物。

倍氯米松

倍氯米松（beclomethasone）为地塞米松的衍生物，局部抗炎作用约为地塞米松的 500 倍。雾化吸入后直接作用于气道发挥抗炎平喘作用，因其在肺内吸入后被迅速灭活，故几乎无全身性不良反应。临床用于其他平喘药不能有效控制的慢性哮喘。本药起效缓慢，不宜用于哮喘急性发作和哮喘持续状态的抢救。少数患者长期吸入可发生口腔真菌感染（鹅口疮）、声音嘶哑等。每次用药后及时漱口，可明显降低发生率。

布地奈德

布地奈德（budesonide，BUD）是不含卤素的糖皮质激素类药物，局部抗炎作用更强，约为倍氯米松的 2 倍。雾化吸入用于持续哮喘的长期治疗，可有效地减少口服糖皮质激素的用量。全身不良反应小。

二、支气管扩张药

（一）肾上腺素受体激动药

肾上腺素受体激动药可激动支气管平滑肌 β_2 受体，松弛支气管平滑肌，使支气管扩张、呼吸畅通，且能抑制肥大细胞释放过敏介质，产生平喘作用。根据药物对 β 受体的选择性不同，可分为非选择性 β 受体激动药和选择性 β_2 受体激动药。

非选择性 β 受体激动药包括肾上腺素和异丙肾上腺素等，对 β_1 和 β_2 受体选择性差，兴奋心脏作用明显，有引起心悸、增加心肌耗氧量、诱发心律失常等缺点，而且多数不能口服，作用也不持久，长期应用易产生耐受性，临床应用受限，现已少用。目前临床上常用选择性 β_2 受体激动药，这类药对呼吸道平滑肌有强大兴奋作用，对 β_1 受体作用弱，常规剂量口服或吸入给药时很少产生心血管反应，是哮喘急性发作的首选药物。此类药物可分为短效 β_2 受体激动剂（如沙丁胺醇、特布他林）、长效 β_2 受体激动剂（如福莫特罗、沙美特罗）以及超长效 β_2 受体激动剂。

沙丁胺醇

【体内过程】沙丁胺醇（salbutamol）口服给药后 30 分钟起效，2～4 小时作用达高峰，持续 6 小时以上。气雾剂吸入后 5 分钟起效，1 小时作用达高峰，可维持 4～6 小时。本药主要通过肝脏代谢，最后随尿液和粪便排泄。

【药理作用】选择性激动 β_2 受体，对支气管平滑肌 β_2 受体的作用远大于对心脏 β_1 受体的作用。平喘作用与异丙肾上腺素相当，但作用更持久，对心脏的兴奋作用仅为异丙肾上腺素的 1/10。

【临床应用】口服或雾化吸入治疗支气管哮喘和喘息性支气管炎。近年又研制出缓释、控释

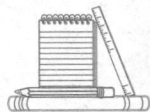

制剂，可延长作用时间，适用于防治哮喘夜间发作。

【不良反应】

1. 少数患者可见恶心、头痛、头晕、心悸、骨骼肌震颤等。其中骨骼肌震颤好发于四肢和面颈部，随用药时间的延长可逐渐减轻或消失，可能与激动骨骼肌的 β_2 受体有关。

2. 长期或过量使用可致快速型心律失常、血压升高、低血钾等。

3. 应用本药疗效不佳时，可更换其他 β_2 受体激动药或茶碱类，不可过度增加本品用量。

【用药护理】

1. 高血压、冠心病、糖尿病、甲状腺功能亢进患者及妊娠期妇女慎用。

2. 用药期间应密切监测血压、心率及血钾等，一旦发生快速型心律失常、血压升高、低血钾，应当立即减量或停药，必要时补充钾盐。

3. 由于长期或反复用药可产生耐受性或引起气道反应性增高，使哮喘加重，死亡率增加，故应按需使用，不宜长期、单一、过量应用。目前认为当按需使用短效 β_2 受体激动剂时，应同时联合吸入低剂量的糖皮质激素类药物。

特布他林

特布他林（terbutaline）的平喘作用较沙丁胺醇弱，心脏兴奋作用更弱，仅为沙丁胺醇的1%，并可防止支气管黏膜水肿。本药还可降低肺动脉压及外周阻力，减轻心脏后负荷。临床应用、不良反应同沙丁胺醇。有口服、气雾吸入、静脉滴注多种给药途径，也是唯一可以皮下注射给药的选择性 β_2 受体激动药。

福莫特罗

福莫特罗（formoterol）是长效 β_2 受体激动药，吸入 2～5 分钟起效，作用持续 12 小时，口服作用可维持 24 小时。兼有扩张支气管平滑肌和抗炎作用。适用于哮喘持续期、夜间发作性哮喘、运动诱发性哮喘及其他急性哮喘发作的治疗。心血管不良反应极少。

（二）茶碱类

氨茶碱

氨茶碱（aminophylline）为茶碱和乙二胺制成的复盐，水溶性强，起效快，但局部刺激性大，安全范围小。

【体内过程】氨茶碱口服吸收较好，2～3 小时达最大效应，作用维持 5～6 小时。对重症患者可采用静脉滴注给药，经 15～30 分钟作用达高峰。也可经直肠给药。

【药理作用及临床应用】

1. 扩张支气管　可直接松弛支气管平滑肌，尤其对处于痉挛状态的支气管平滑肌作用突出。其作用机制包括：抑制磷酸二酯酶，使细胞内 cAMP 增多，松弛支气管平滑肌；阻断腺苷受体，拮抗腺苷诱发的支气管平滑肌痉挛；增加内源性儿茶酚胺的释放，激动 β_2 受体，使支气管平滑肌松弛；降低细胞内 Ca^{2+} 浓度；免疫调节与抗炎作用。适用于支气管哮喘和喘息性支气管炎，对重症哮喘及哮喘持续状态，可静脉滴注或稀释后静脉注射；口服给药可用于预防哮喘或轻症哮喘。

2. 强心、利尿作用　有正性肌力作用，增加心排出量；也可增加肾血流量，提高肾小球滤过率，并抑制肾小管对 Na^+ 重吸收。适用于治疗心源性哮喘和心性水肿。

3. 松弛胆道平滑肌　常与镇痛药合用治疗胆绞痛。

【不良反应】

1. 胃肠道反应　氨茶碱碱性较强，局部刺激性大，口服可引起恶心、呕吐及食欲减退等。

2. 中枢兴奋 多见失眠及不安。

3. 急性中毒 静脉注射过快或剂量过大可致心律失常、血压骤降、谵妄、惊厥、昏迷等，甚至呼吸、心跳停止而死亡。

【用药护理】

1. 饭后服药或服用肠溶片可减轻胃肠道刺激症状。

2. 出现中枢兴奋症状可用镇静药对抗。

3. 氨茶碱静脉注射必须稀释后缓慢注射，并密切观察患者反应，以免发生心脏毒性。禁止与酸性药物混合注射，静脉给药时应使用单独通道。

4. 儿童对氨茶碱的敏感性较成人高，易致惊厥，应监测血药浓度，根据血药浓度调整用量，以防过量中毒的危险。

5. 急性心肌梗死、低血压、休克等患者禁用。

多索茶碱的作用与氨茶碱相似，不良反应较轻。二羟丙茶碱的作用较弱，不良反应较少。

茶碱的缓释或控释制剂血药浓度稳定，作用持续时间长，对慢性反复发作性哮喘和夜间哮喘有较好的疗效。胃肠道刺激反应轻，患者易于耐受。

知识链接

茶碱的发现

茶的药理作用早在《神农本草经》中就被提到"神农尝百草，日遇七十二毒，得茶而解之"。茶文化是中华民族的优秀传统文化之一，茶的化学成分也是科学家研究的热点。茶中的生物碱类属嘌呤碱类，是茶的重要功效成分之一，常见的包含咖啡碱、可可碱和茶碱。茶碱（二甲基黄嘌呤）主要存在于茶和可可豆中。茶叶中的茶碱最先在1889年被德国科学家 Albrecht Kossel 发现，1896年德国学者 Wihelm Traube 通过化学方法合成。最初茶碱用作利尿剂，后来确定其有支气管扩张的特性，于1922年作为哮喘的临床治疗药物，现在药用茶碱是化学合成品。

（三）抗胆碱药

各种诱因所致的内源性乙酰胆碱释放可诱发和加重哮喘。抗胆碱药可阻断支气管平滑肌上的 M 受体，拮抗乙酰胆碱所致的支气管痉挛作用，使支气管平滑肌松弛，从而产生平喘作用。阿托品选择性低，不良反应多，临床不用于哮喘的治疗。

吸入性抗胆碱药物具有一定的支气管舒张作用，但较 β_2 受体激动剂弱，起效也较慢，与 β_2 受体激动剂联合应用具有互补作用。短效抗胆碱药，如异丙托溴铵（ipratropium bromide），多与吸入性 β 受体激动剂联用于治疗慢性阻塞性肺疾病引起的急性支气管痉挛。长效抗胆碱药，如噻托溴铵（tiotropium），吸入5分钟起效，作用持续24小时，多用于慢性阻塞性肺疾病及其相关呼吸困难的维持治疗。妊娠早期、青光眼和前列腺肥大的患者应慎用此类药物。

三、抗过敏平喘药

抗过敏平喘药通过抑制过敏性炎症介质的释放和拮抗炎症介质的作用而达到预防和治疗哮喘发作的目的。

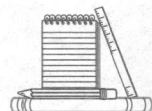

色甘酸钠

色甘酸钠（sodium cromoglicate）为非脂溶性药物，口服吸收极少，主要用其微细的粉末制成喷剂吸入给药。本品能稳定肥大细胞膜，阻止肥大细胞释放组胺、白三烯等过敏介质而发挥平喘作用，还能直接抑制其他刺激引起的支气管痉挛，并产生抗炎作用。临床主要用于预防各型支气管哮喘的发作，能防止速发型和迟发型过敏性哮喘及运动或其他刺激诱发的哮喘，对已发作的哮喘无效。色甘酸钠也可用于治疗过敏性鼻炎、春季结膜炎和过敏性湿疹；灌肠给药可改善溃疡性结肠炎和直肠炎症状。色甘酸钠毒性低，不良反应少见，少数患者吸入时，可有呛咳、口干、气急、胸闷甚至诱发哮喘，与少量异丙肾上腺素合用可预防以上症状。

酮替芬

酮替芬（ketoifen）既可抑制过敏介质释放，又有很强的抗组胺和抗 5-HT 作用。口服易吸收，可用于预防多种哮喘发作，疗效优于色甘酸钠；对儿童哮喘疗效好，一般需用 12 周以上。成人每次给药 1mg，早晚各服 1 次，用药后可出现疲倦、头晕、乏力、口干等症状，连续用药可减轻；偶有皮疹及氨基转移酶升高等。

白三烯调节剂

主要有白三烯受体拮抗剂，如扎鲁司特、孟鲁司特，可减轻哮喘症状、改善肺功能、减少哮喘恶化，但其抗炎作用不如糖皮质激素。服用方便，尤其适用于伴有过敏性鼻炎、阿司匹林哮喘、运动性哮喘患者的治疗。

项目二　镇咳药

咳嗽是一种神经反射过程。咳嗽反射弧包括周围感受器、传入神经、咳嗽中枢、传出神经及效应器。镇咳药通过抑制咳嗽反射弧中某一个或多个环节产生镇咳作用。根据其作用部位不同，分为中枢性镇咳药和外周性镇咳药，有些药物兼有中枢性和外周性镇咳作用，如苯丙哌林等。镇咳药主要用于治疗干咳。对伴有痰多的咳嗽，应使用祛痰药，慎用镇咳药，防止发生呼吸道阻塞导致窒息。

一、中枢性镇咳药

可待因

可待因（codeine，甲基吗啡）为吗啡的甲基衍生物，兼有中枢性镇咳和镇痛作用，其镇咳作用为吗啡的 1/4，镇痛作用为吗啡的 1/10。适用于各种原因引起的剧烈干咳，特别是胸膜炎干咳伴有胸痛患者。连续给药可产生耐受性和成瘾性，偶有恶心、呕吐、便秘及眩晕。大剂量可产生呼吸抑制，并可发生烦躁不安等中枢兴奋症状。痰多者禁用。

右美沙芬

右美沙芬（dextromethorphan）的镇咳作用与可待因相等或略强，无镇痛作用。口服后 15 ～ 30 分钟起效，作用持续 3 ～ 6 小时，主要用于无痰干咳。除了单独应用，还常用于制作多种复方制剂，治疗上呼吸道感染、支气管炎等引起的咳嗽。不良反应偶有头痛、嗜睡、口干、便秘、兴奋等症状，过量服用可引起精神错乱、兴奋、中枢抑制等。2024 年 7 月 1 日起，右美沙芬被列入第二类精神药品目录。

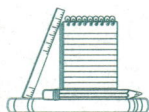

喷托维林

喷托维林（pentoxyverine）为人工合成镇咳药，兼有中枢性和外周性镇咳作用，镇咳强度为可待因的 1/3。大剂量对支气管有阿托品样作用和局麻作用，可松弛支气管平滑肌，抑制呼吸道感受器。主要用于急性上呼吸道炎症引起的干咳、阵咳和小儿百日咳，常与氯化铵合用。不良反应轻，偶见头晕、口干、便秘。痰多者、青光眼和前列腺肥大患者禁用。

二、外周性镇咳药

外周性镇咳药通过抑制咳嗽反射弧中的感受器、传入或传出神经的传导而产生镇咳作用。

苯佐那酯

苯佐那酯（benzonatate）为局麻药丁卡因的衍生物。具有较强的局麻作用，选择性抑制肺牵张感受器，阻断迷走神经反射，抑制咳嗽冲动的传入而产生镇咳作用。疗效较可待因差。对干咳、阵咳效果良好，也可用于支气管镜检查或支气管造影前预防咳嗽。不良反应较轻，有轻度嗜睡、口干、胸闷、鼻塞等，偶见过敏性皮炎。嘱患者服用时切勿咀嚼药丸，以免引起口腔麻木。

苯丙哌林

苯丙哌林（benpopeine）兼有中枢性和外周性镇咳效果，镇咳作用比可待因强 2～4 倍，作用持续时间 4～7 小时。可用于各种原因引起的刺激性干咳。偶见口干、头晕、胃部烧灼感、食欲不振和药疹等。

项目三　祛痰药

痰液是呼吸道炎症的产物，可刺激呼吸道黏膜引起咳嗽，并加重感染，诱发哮喘。祛痰药可使痰液稀释、分解，黏稠度降低，使呼吸道内的积痰排出，减弱痰液对呼吸道黏膜刺激，间接起到镇咳、平喘的作用。目前祛痰药根据其作用机制主要分为痰液稀释药和黏痰溶解药。

一、痰液稀释药

氯化铵

【药理作用及临床应用】

1. 祛痰作用　氯化铵（ammonium chloride）口服后刺激胃黏膜，引起轻度的恶心，反射性地使呼吸道腺体分泌增加，痰液变稀，易咳出。此外，少量氯化铵被吸收后，经呼吸道排出，因渗透压作用而带出水分，可使痰液进一步稀释。常与其他药配成复方制剂，适用于急慢性呼吸道炎症痰液黏稠不易咳出的患者。

2. 酸化血液和尿液　氯化铵为酸性无机盐，吸收后能酸化体液和尿液，用于某些碱血症的治疗。

【不良反应】氯化铵的不良反应与剂量密切相关，大剂量或空腹服用胃肠道刺激症状较重。本药可增加血氨浓度，肝功能不全的患者易诱发肝性脑病。长期大量使用还可致高氯性酸中毒。

【用药护理】应餐后服用。溃疡病、肝肾功能不全及代谢性酸中毒患者禁用。

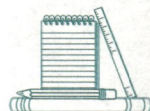

二、黏痰溶解药

乙酰半胱氨酸

【药理作用及临床应用】乙酰半胱氨酸（acetylcysteine）分子中所含的巯基（-SH）能使痰液中黏蛋白的二硫键（-S-S-）断裂，使黏蛋白分子裂解，降低痰液黏稠度，使痰液易于咳出；对脓性痰中的 DNA 也有裂解作用。临床采用雾化吸入方式给药，可用于治疗大量黏痰阻塞气道而咳出困难者。紧急情况下可采用气管内滴入，并及时吸引排痰，防止痰液阻塞气道。

【不良反应及用药护理】乙酰半胱氨酸有特殊的臭味，可引起恶心、呕吐。对呼吸道也有刺激性，可引起呛咳或支气管痉挛，加入少量异丙肾上腺素可预防之。乙酰半胱氨酸作用的最适 pH 为 7～9，故临床常用 20% 溶液 5mL 与 5% 碳酸氢钠溶液混合雾化吸入，对黏痰阻塞所致的呼吸困难疗效较好。还原性强，应避免与氧化剂合用，以防降低疗效。

溴己新

溴己新（bromhexine）具有较强的黏痰溶解作用，能抑制痰液中酸性黏多糖蛋白的合成，并可使痰中的黏蛋白纤维断裂，降低痰的黏稠度。适用于慢性支气管炎、哮喘、支气管扩张等痰液黏稠不易咳出者。本药可口服、肌内注射、静脉或雾化吸入给药。偶有恶心、胃部不适，少数患者有氨基转移酶升高。溃疡病及肝病患者慎用。

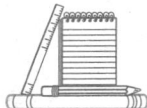

模块小结

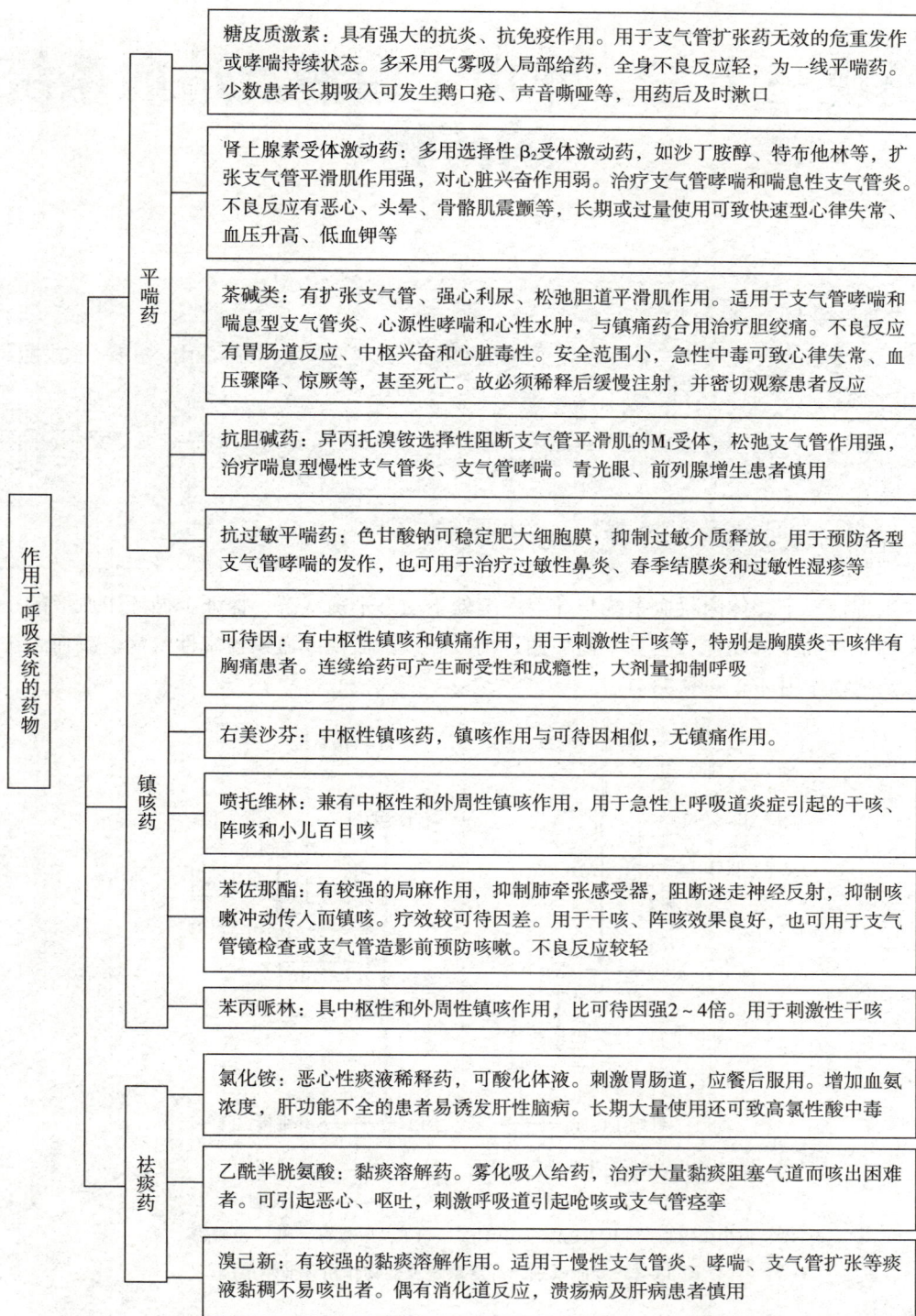

作用于呼吸系统的药物

平喘药

- 糖皮质激素：具有强大的抗炎、抗免疫作用。用于支气管扩张药无效的危重发作或哮喘持续状态。多采用气雾吸入局部给药，全身不良反应轻，为一线平喘药。少数患者长期吸入可发生鹅口疮、声音嘶哑等，用药后及时漱口

- 肾上腺素受体激动药：多用选择性β₂受体激动药，如沙丁胺醇、特布他林等，扩张支气管平滑肌作用强，对心脏兴奋作用弱。治疗支气管哮喘和喘息性支气管炎。不良反应有恶心、头晕、骨骼肌震颤等，长期或过量使用可致快速型心律失常、血压升高、低血钾等

- 茶碱类：有扩张支气管、强心利尿、松弛胆道平滑肌作用。适用于支气管哮喘和喘息型支气管炎、心源性哮喘和心性水肿，与镇痛药合用治疗胆绞痛。不良反应有胃肠道反应、中枢兴奋和心脏毒性。安全范围小，急性中毒可致心律失常、血压骤降、惊厥等，甚至死亡。故必须稀释后缓慢注射，并密切观察患者反应

- 抗胆碱药：异丙托溴铵选择性阻断支气管平滑肌的M₁受体，松弛支气管作用强，治疗喘息型慢性支气管炎、支气管哮喘。青光眼、前列腺增生患者慎用

- 抗过敏平喘药：色甘酸钠可稳定肥大细胞膜，抑制过敏介质释放。用于预防各型支气管哮喘的发作，也可用于治疗过敏性鼻炎、春季结膜炎和过敏性湿疹等

镇咳药

- 可待因：有中枢性镇咳和镇痛作用，用于刺激性干咳等，特别是胸膜炎干咳伴有胸痛患者。连续给药可产生耐受性和成瘾性，大剂量抑制呼吸

- 右美沙芬：中枢性镇咳药，镇咳作用与可待因相似，无镇痛作用。

- 喷托维林：兼有中枢性和外周性镇咳作用，用于急性上呼吸道炎症引起的干咳、阵咳和小儿百日咳

- 苯佐那酯：有较强的局麻作用，抑制肺牵张感受器，阻断迷走神经反射，抑制咳嗽冲动传入而镇咳。疗效较可待因差。用于干咳、阵咳效果良好，也可用于支气管镜检查或支气管造影前预防咳嗽。不良反应较轻

- 苯丙哌林：具中枢性和外周性镇咳作用，比可待因强2～4倍。用于刺激性干咳

祛痰药

- 氯化铵：恶心性痰液稀释药，可酸化体液。刺激胃肠道，应餐后服用。增加血氨浓度，肝功能不全的患者易诱发肝性脑病。长期大量使用还可致高氯性酸中毒

- 乙酰半胱氨酸：黏痰溶解药。雾化吸入给药，治疗大量黏痰阻塞气道而咳出困难者。可引起恶心、呕吐，刺激呼吸道引起呛咳或支气管痉挛

- 溴己新：有较强的黏痰溶解作用。适用于慢性支气管炎、哮喘、支气管扩张等痰液黏稠不易咳出者。偶有消化道反应，溃疡病及肝病患者慎用

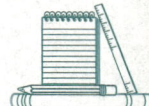

扫一扫，查阅
复习思考题答案

复习思考

1. 简述平喘药的分类及代表药物。

2. 试述茶碱类药物的临床应用和不良反应。

模块三十三　作用于血液及造血系统的药物

【学习目标】

掌握：肝素、香豆素类、铁剂、叶酸和维生素 B_{12} 的药理作用、临床应用、主要不良反应及用药护理。

熟悉：维生素 K、氨甲苯酸、纤维蛋白溶解药、血容量扩充药的作用特点、临床应用及用药护理。

了解：抗血小板药物的作用特点、临床应用及用药护理。

在生理情况下，体内凝血系统与纤溶系统处于动态平衡状态，保证了循环中血液的正常流动，发挥血液的生理功能。一旦平衡失调，则可导致出血性或血栓栓塞性疾病。凝血系统、纤溶系统及药物作用环节见图 33-1。

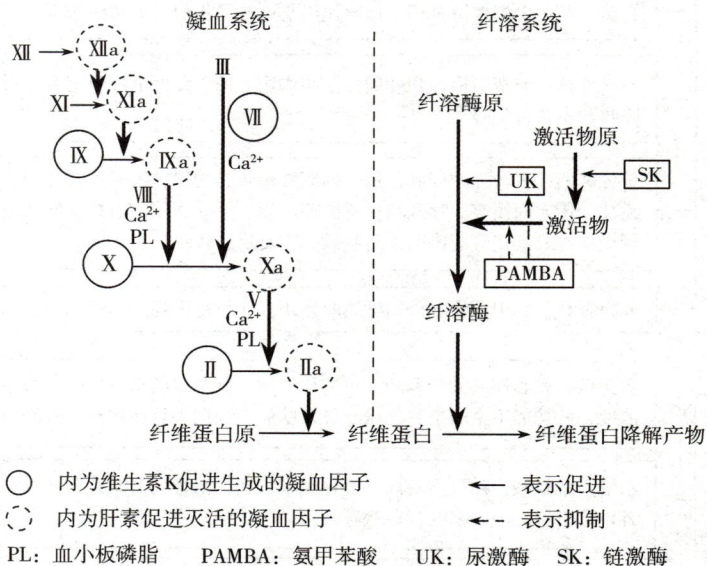

内为维生素K促进生成的凝血因子　　　　→　表示促进

内为肝素促进灭活的凝血因子　　　　← - 表示抑制

PL：血小板磷脂　　PAMBA：氨甲苯酸　　UK：尿激酶　　SK：链激酶

图 33-1　凝血系统、纤溶系统及药物作用环节示意图

项目一　促凝血药

促凝血药又称止血药，是指能加速血液凝固、抑制纤维蛋白溶解、加强血小板功能而达到

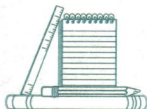

止血目的的药物。按其作用机制将其分为以下五类。

一、促凝血因子生成药

维生素 K

临床应用的维生素 K（vitamin K）包括维生素 K_1、K_2、K_3 和 K_4。其中，维生素 K_1 存在于植物性食物中，维生素 K_2 来自腐败鱼粉或由肠道细菌产生，两者均为脂溶性，需胆汁协助才能吸收；维生素 K_3 和 K_4 为人工合成品，均为水溶性，不需胆汁协助即可吸收。

【药理作用】维生素 K 作为 γ-羧化酶的辅酶能促使凝血因子 Ⅱ、Ⅶ、Ⅸ、Ⅹ 的前体蛋白分子氨基末端谷氨酸残基的 γ-羧化而活化，进而与 Ca^{2+} 和带有大量负电荷的血小板磷脂结合，促使血液凝固。当维生素 K 缺乏时，凝血因子 Ⅱ、Ⅶ、Ⅸ、Ⅹ 的合成停留于无活性的前体状态，使凝血酶原时间延长而引起出血。维生素 K_3 可解除平滑肌痉挛。

【临床应用】

1. 防治维生素 K 缺乏所致的出血性疾病　①维生素 K 吸收障碍，如梗阻性黄疸、胆瘘、慢性腹泻等所致出血，因肠道内缺乏胆汁，致使维生素 K_1、K_2 吸收减少；②维生素 K 合成障碍，如早产儿、新生儿和长期应用广谱抗生素者，因肠道内缺乏大肠埃希菌，维生素 K_2 合成受阻；③凝血酶原过低的出血，香豆素类阻断维生素 K 的循环利用，水杨酸类长期使用使凝血酶原合成减少，引起低凝血酶原血症。

2. 其他作用　维生素 K_3 可缓解胆石症、胆绞痛、胆道蛔虫性胆绞痛。大剂量维生素 K_1 可用于解救抗凝血类灭鼠药如敌鼠钠、溴敌隆等中毒。

【不良反应】

1. 维生素 K_1 静脉注射过快，可产生面部潮红、出汗、胸闷、血压下降甚至虚脱等。一般以肌内注射为宜，紧急情况下静脉注射，但注射速度要慢。

2. 较大剂量维生素 K_3、K_4 可致新生儿、早产儿产生溶血性贫血、高胆红素血症和黄疸。维生素 K_3 对葡萄糖 -6- 磷酸脱氢酶缺乏者可诱发急性溶血性贫血。

3. 维生素 K_3、K_4 刺激性强，口服易引起恶心、呕吐等胃肠道反应。

【用药护理】

1. 告知患者维生素 K_3 和 K_4 饭后服用可以减轻对胃肠的刺激。

2. 维生素 K_1 常采用肌内注射，严重出血可静脉注射。

3. 静脉注射前用 0.9% 氯化钠注射液或葡萄糖注射液稀释，不可用其他溶液稀释。肌内注射时，应选臀部大肌群深部注射，注射时应避免误入静脉。注射速度不能太快。

4. 维生素 K_1 对光敏感，稀释后应立即注射。滴注时应避光（用黑纸或黑布包裹），慢滴，并严密监护患者的血压、体温、脉搏及心率。

5. 应定期测定凝血酶原时间，以调整用量和给药次数，并观察有无血栓形成的症状和体征。

二、纤维蛋白溶解抑制药

氨甲苯酸

【药理作用】氨甲苯酸（aminomethylbenzoic acid，PAMBA）为纤维蛋白溶解抑制药，能竞争性抑制纤溶酶原激活物，高浓度时也抑制纤溶酶，从而抑制纤维蛋白溶解而达到止血。口服易吸收。

【临床应用】主要用于纤溶酶活性亢进引起的出血，如产后出血及前列腺、肝、胰、肺等大

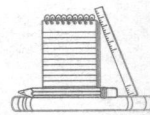

手术后的出血。

【不良反应】

1. 用量过大或时间过长可促进血栓形成，诱发心肌梗死。

2. 静脉注射给药，速度过快，可引起低血压、心动过缓或其他心律失常。

【用药护理】

1. 禁用于有血栓形成倾向或有血栓栓塞病史者；能快速通过胎盘屏障，孕妇产前不宜使用；肾功能不全者慎用。

2. 采用静脉注射给药，用 5% 葡萄糖注射液或 0.9% 氯化钠注射液 10 ～ 20mL 稀释后缓慢注射，同时做好血压、心律、脉搏的监测。

3. 应定期检测凝血酶原时间，以调整用量和给药次数，并观察有无血栓形成的症状和体征。

本类药物还有氨甲环酸（tranexamic acid，AMCHA），作用及用途与氨甲苯酸相似，作用较强，但不良反应多。

三、促进血小板生成药

酚磺乙胺

酚磺乙胺（etamsylate）能促进血小板生成并增强血小板的黏附性和聚集性，还可增强毛细血管抵抗力，降低毛细血管通透性。其止血作用发挥迅速，维持时间长，但止血作用弱。临床主要用于防治手术出血、内脏出血，如胃肠道、泌尿道、肺、脑、牙龈、眼底、鼻黏膜等处出血，也可用于血小板减少性紫癜及过敏性紫癜。不良反应少，偶见过敏反应。

四、作用于血管的促凝血药

垂体后叶素

垂体后叶素（pituitrin）是从猪、牛、羊的神经垂体中提取的成分，主要含有加压素（抗利尿激素）和缩宫素两种成分。加压素直接作用于血管平滑肌，使小动脉、小静脉及毛细血管收缩，在血管破损处形成血凝块，发挥止血作用，尤其可减少肺及门静脉血流量，降低肺及门静脉压力。临床用于肺咯血及门静脉高压引起的上消化道出血，静脉滴注止血效果迅速、强大，与抗纤维蛋白溶解药合用可增强疗效。还可增加肾远曲小管和集合管对水分的重吸收，发挥抗利尿作用，用于尿崩症的治疗。口服易被破坏，故常静脉给药，静脉滴注过快，可出现面色苍白、胸闷、心悸、血压升高、胸痛等，应缓慢注射，偶见过敏反应。禁用于高血压、冠心病、心功能不全及肺源性心脏病患者。

五、其他促凝血药

凝血酶

凝血酶（thrombin）是从猪、牛血中提取和精制而成的无菌制剂，可直接促进血液中的纤维蛋白原转变为纤维蛋白，发挥止血作用；还可促进上皮细胞的有丝分裂，加速创伤愈合。主要用于止血困难的小血管、毛细血管以及实质性脏器出血的止血，也用于创面、口腔、泌尿道以及消化道等部位的止血等。

凝血因子制剂

凝血酶原复合物（prothrombin complex concentrate，PCC）是含有凝血因子 Ⅱ、Ⅶ、Ⅸ、Ⅹ 的混合制剂，由健康人静脉血分离而得。主要用于治疗乙型血友病（先天性凝血因子Ⅸ缺乏）、

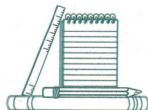

严重肝脏疾病、香豆素类抗凝药过量和维生素 K 依赖性凝血因子缺乏所致的出血。

项目二　抗凝血药

案例导入

患者，女，22 岁。3 年前因右下肢深静脉血栓引起肺栓塞，随后一直不规律口服华法林。突发呼吸困难伴胸痛入院，诊断为肺血栓栓塞症、肺部感染。用药方案：抗凝治疗（那屈肝素钙＋华法林）；抗感染治疗（头孢曲松钠）。

问题：抗凝血药的分类和代表药有哪些？如何做好抗凝血药的用药护理？

一、间接凝血酶抑制药

肝　素

肝素（heparin）在人体内主要存在于肥大细胞、血浆及血管内皮细胞中，药用肝素是从猪肠黏膜和牛肺中提取而得的。

【体内过程】肝素是带有大量负电荷的酸性大分子化合物，不易通过生物膜，口服不吸收，常静脉给药。60% 集中于血管内皮，血浆蛋白结合率约为 80%。主要在肝脏代谢为低抗凝活性的尿肝素，大部分由肾脏排泄。肝素的抗凝活性个体差异较大，肺栓塞、肺气肿、肝硬化患者 $t_{1/2}$ 明显延长。

【药理作用】

1. 抗凝血作用　肝素通过增强抗凝血酶Ⅲ（antithrombin Ⅲ，AT Ⅲ）的抗凝作用发挥作用。AT Ⅲ 是体内的生理性抗凝物质，作用缓慢，可使以丝氨酸为活性中心的凝血因子Ⅱa、Ⅸa、Ⅹa、Ⅺa、Ⅻa 失去活性而发挥作用。肝素与 AT Ⅲ 结合形成复合物，可使凝血因子的灭活作用加速。肝素在体内、体外均有迅速而强大的抗凝作用。静脉注射后 10 分钟起效，可延长凝血时间、凝血酶时间和凝血酶原时间，作用维持 3～4 小时。

2. 其他作用　肝素具有抑制血小板聚集和释放的作用、抗炎作用和血脂调节作用等。

【临床应用】

1. 防治血栓栓塞性疾病　如深部静脉血栓、肺栓塞、脑栓塞以及急性心肌梗死等，防止血栓的形成与扩大。对已形成的血栓无溶解作用。

2. 弥散性血管内凝血（Disseminated Intravascular Coagulation，DIC）的早期　适用于各种原因（脓毒血症、胎盘早期剥离、恶性肿瘤溶解等）引起的 DIC。应早期应用，以防止微血栓形成，避免纤维蛋白原及凝血因子的耗竭而引起继发性出血。

3. 预防术后血栓形成　肝素可预防心肌梗死、脑梗死、心血管手术及外周静脉术后血栓形成。心肌梗死后用肝素可预防高危患者发生静脉血栓栓塞性疾病，并可预防广泛前壁心肌梗死患者发生动脉栓塞。

4. 体外抗凝　用于心导管检查、体外循环、血液透析等的抗凝。

【不良反应】

1. 自发性出血　是肝素过量的主要不良反应，表现为黏膜出血、关节腔积血和伤口出血等。

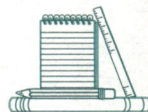

2.血小板减少症　发生率为5%，是肝素引起的一过性血小板聚集所致，多数发生于用药后7～10天，与免疫反应有关，停药后约4天即可恢复。

3.其他　偶可引起皮疹、哮喘、发热等过敏反应；连续应用肝素3～6个月，可引起骨质疏松和自发性骨折；妊娠期妇女应用可引起早产及死胎。

【用药护理】

1.使用过程中应控制剂量，仔细观察患者的反应和监测凝血时间或部分凝血酶时间（partial thromboplastin time，PTT）。肝素轻度过量，停药即可；如严重出血，可缓慢静脉注射硫酸鱼精蛋白（protamine sulfate）解救。硫酸鱼精蛋白带有正电荷，可与肝素结合后形成稳定的复合物，使肝素失去抗凝作用。每1～1.5mg硫酸鱼精蛋白可中和100U肝素，每次剂量不可超过50mg。

2.对肝素过敏、肝肾功能不全、有出血倾向、血友病、血小板功能不全和血小板减少症、溃疡病、严重高血压患者禁用。妊娠期妇女、先兆流产及产后、外伤手术后禁用。

低分子量肝素

低分子量肝素（low molecular weight heparin，LMWH）是普通肝素降解后的片段，分子量为5000～6000。临床常用的有依诺肝素（enoxaparin）、替地肝素（tedelparin）等。其特点是：①对Ⅹa因子抑制作用强，对Ⅱa因子抑制作用弱；②可皮下注射，给药方便；③抗血栓作用强；④出血、血小板减少等不良反应少；⑤生物利用度高，$t_{1/2}$长，一天给药一次。临床用于预防高危患者手术后血栓形成，治疗静脉血栓、不稳定型心绞痛、急性心肌梗死。

二、维生素K拮抗剂

香豆素类

香豆素类（coumarins）为口服抗凝血药，包括华法林（warfarin）、双香豆素（dicoumarol）和醋硝香豆素（acenocoumarol）等，药理作用和临床应用基本相同。

【体内过程】华法林口服吸收快而完全，双香豆素口服吸收慢而不规则，二者血浆蛋白结合率均达99%以上。主要在肝脏代谢，经肾脏排泄，醋硝香豆素大部分以原形经肾脏排泄。

【药理作用】香豆素类为维生素K的竞争性拮抗药，在肝脏抑制维生素K由环氧型向氢醌型转化，阻止其循环利用，影响依赖维生素K的凝血因子Ⅱ、Ⅶ、Ⅸ、Ⅹ的γ-羧化而影响凝血过程。对已形成的凝血因子无作用，需待体内已合成的上述凝血因子耗竭后，才能发挥抗凝血作用，故起效缓慢而作用持久，一般用药后12～24小时出现作用，1～3天达高峰，维持2～5天。香豆素类仅有体内抗凝血作用，体外无效。

【临床应用】

1.防治血栓栓塞性疾病　口服可防止心房纤颤、心脏瓣膜病所致的血栓栓塞。一般先与肝素合用，经3～4天香豆素类药效发挥作用后再停用肝素。

2.预防手术后血栓形成　用于外科大手术、髋关节手术、人工瓣膜置换术后，防止静脉血栓发生。接受心脏瓣膜修复术的患者需长期服用华法林。

【不良反应】

1.口服过量或长期用药，易致自发性出血，常见于皮肤黏膜、胃肠、泌尿生殖系统等部位，最严重者为颅内出血。

2.华法林有致畸作用，并能通过乳汁排泄。

【用药护理】

1.用药期间应密切观察并定期测定凝血酶原时间，一般控制在18～24秒（正常为12秒）

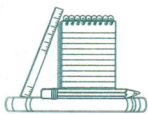

较好。一旦发生出血，应立即停药并缓慢静脉注射维生素 K 对抗，必要时输入新鲜血浆或全血以补充凝血因子。

2. 肝药酶抑制药（氯霉素等）和蛋白结合率高的药物（如阿司匹林、保泰松等）等可增强香豆素类的抗凝作用，肝药酶诱导剂（苯巴比妥、苯妥英钠等）和口服避孕药，可减弱香豆素类的抗凝作用。

3. 妊娠期、哺乳期妇女禁用。

三、直接凝血酶抑制剂

阿加曲班

阿加曲班（argatroban）是人工合成的精氨酸衍生物，可高度选择性地与凝血酶完全可逆性结合，并灭活其酶活性，进而抑制由凝血酶催化或诱导的反应，包括纤维蛋白形成、凝血因子 V、Ⅷ 的活化、蛋白酶 C 的活化以及血小板聚集，从而发挥其抗凝作用。该药起效快，作用时间短。阿加曲班的不良反应主要是不同部位的出血。建议用药最初 2 小时内监测活化部分凝血酶时间（APTT），以降低出血风险。

水蛭素

水蛭素（hirudin）是水蛭唾液中的抗凝成分，是强效、特异性的凝血酶抑制剂。其直接与凝血酶的催化位点和阴离子外位点结合抑制凝血酶的活性，抑制纤维蛋白的生成和凝血酶引起的血小板聚集及分泌，最终抑制血栓形成。临床主要用于预防术后血栓形成、冠状动脉成形术后再狭窄、不稳定型心绞痛、急性心肌梗死后溶栓等的辅助治疗。肾衰患者慎用。

知识链接

水蛭素的发现

水蛭药用由来已久。3000 多年前，古埃及的金字塔墓道就刻有人们利用水蛭治疗疾病的壁画；2000 多年前，古印度利用水蛭祛除患者瘀血的故事被动物学家萨乌叶尔记录在案；公元前 200 年的欧洲，希腊医学家尼坎德留下了水蛭药用的文字。古代中国也不乏水蛭的药用记载。医圣张仲景首先将水蛭用于临床，用其祛邪扶正，治疗"瘀血""水结"之症。1904 年英国科学家雅克比（Jacoby）成功地从菲牛蛭中分离出抗凝血有效成分，并定名为天然水蛭素。通过大量药理实验证明，菲牛蛭内含的水蛭素，是至今为止世界上最有效和最安全的天然凝血酶抑制剂。水蛭素与胰岛素、青蒿素被称为拯救人类疾病的"世界三素"。

四、凝血因子 Xa 因子抑制剂

阿哌沙班

阿哌沙班（apixaban）是凝血因子 Xa 的直接抑制剂，其防止血栓形成的作用机制为选择性与凝血因子 Xa 结合，阻止凝血酶原转变成凝血酶。阿哌沙班，口服给药，吸收和作用均不受食物和 pH 影响，很少与其他药物发生相互作用，起效快。在欧盟多国阿哌沙班已被普遍用于预防成人膝关节或全髋关节置换术后的非瓣膜性心房颤动。

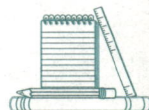

五、体外抗凝血药

枸橼酸钠

枸橼酸钠（sodium citrate）的枸橼酸根离子能与血浆中 Ca^{2+} 结合，形成不易解离的可溶性络合物，从而降低血中 Ca^{2+} 浓度，使血液凝固受阻，发挥抗凝作用。本药仅用于体外抗凝。新鲜血液每 100mL 中加入 2.5% 枸橼酸钠溶液 10mL，可防止血液凝固。在大量输血（超过 1000mL）或输血速度过快时，可引起低血钙，可发生低钙抽搐，严重时导致血压下降、心功能不全，应立即静脉注射钙盐解救。

项目三　纤维蛋白溶解药

纤维蛋白溶解药可使纤溶酶原转变为纤溶酶，降解纤维蛋白，导致血栓溶解，用于治疗急性血栓栓塞性疾病。

链激酶

链激酶（streptokinase，SK）是从 β 溶血性链球菌培养液中提取的一种蛋白质，目前已能用基因重组技术生产，称为重组链激酶。链激酶能与纤溶酶原结合成复合物，促进纤溶酶原转变成纤溶酶，纤溶酶水解血栓中的纤维蛋白而使血栓溶解。主要用于急性血栓栓塞性疾病，如深静脉栓塞、肺栓塞、眼底血管栓塞；静脉或冠脉内注射可使急性心肌梗死面积缩小，促进梗死血管的血流重建，适用于心肌梗死的早期治疗。对形成不超过 6 小时的血栓疗效最佳。因对纤维蛋白的作用无特异性，溶解血栓同时可诱发严重出血，可静脉注射氨甲苯酸等进行解救。因有抗原性而易引起皮疹、药热等过敏反应，甚至发生过敏性休克。禁用于出血性疾病、新近创伤、消化道溃疡、严重高血压、产妇分娩前后及链球菌感染者。

尿激酶

尿激酶（urokinase，UK）是由人肾细胞合成，自尿中提取的一种蛋白水解酶，现多用基因重组技术制备。静脉给药能直接激活纤溶酶原转变成纤溶酶而溶解血栓。适应证、不良反应及禁忌证同链激酶。无抗原性，不引起过敏反应。主要用于链激酶无效或过敏者。

组织型纤溶酶原激活剂

组织型纤溶酶原激活剂（tissue-type plasminogen activator，t-PA）由血管内皮产生，为生理性纤溶酶原激活物，已能用 DNA 重组技术制备。t-PA 通过其赖氨酸残基与纤维蛋白结合，并激活与纤维蛋白结合的纤溶酶原转变为纤溶酶。激活循环中游离型纤溶酶作用较弱，因此对血栓部位有一定选择性，出血并发症少见。临床用于治疗急性心肌梗死和肺栓塞，且对人无抗原性，不良反应轻微，是较好的第二代溶栓药。

同类药物还有阿尼普酶（anistreplase）、阿替普酶（alteplase）、西替普酶（silteplase）和那替普酶（nateplase）等。

项目四　抗血小板药

抗血小板药又称血小板抑制药，即抑制血小板的黏附、聚集以及释放等功能的药物。主要

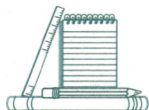

用于心脑血管或外周血管血栓栓塞性疾病的防治。抗血小板聚集药物可通过多种机制抑制血小板聚集，主要包括环氧化酶抑制剂、二磷酸腺苷受体拮抗剂、TXA_2 合成酶抑制剂及血小板糖蛋白（GP）Ⅱb/Ⅲa 受体拮抗剂等。

（一）环氧化酶抑制剂

阿司匹林

小剂量阿司匹林（aspirin）抑制血小板中环氧酶的活性，减少 TXA_2 产生，抑制血小板聚集，抑制血栓形成。阿司匹林口服后吸收迅速、完全，服用后 1 小时达峰值血药浓度。阿司匹林对血小板功能亢进而引起的血栓栓塞性疾病的效果肯定；对急性心肌梗死或不稳定型心绞痛患者，可降低梗死率和猝死率；对一过性脑缺血患者，也可减少发生率及死亡率。

（二）二磷酸腺苷受体拮抗剂

双嘧达莫

双嘧达莫（dipyridamole）能抑制胶原、二磷酸腺苷（ADP）等诱发的血小板聚集功能，防止血栓的形成和发展。其作用机制为：①抑制血小板磷酸二酯酶活性，使 cAMP 降解减少，浓度增高；②抑制红细胞和血管内皮细胞对腺苷的摄取，使血浆腺苷浓度增高，激活腺苷酸环化酶，使血小板内 cAMP 浓度增高；③轻度抑制环氧酶，减少 TXA_2 的生成；④增强内源性 PGI_2 活性。双嘧达莫单独应用作用较弱，与阿司匹林合用预防血栓栓塞性疾病疗效较好，与华法林合用可防止心脏瓣膜置换术后血栓的形成。不良反应有胃肠道刺激，血管扩张引起的血压下降、头痛、眩晕、潮红、晕厥等。

噻氯匹定

噻氯匹定（ticlopidine）是强效血小板抑制剂，作用缓慢，口服后 3 ～ 5 天见效，停药后作用可维持 10 天。作用机制为：①能抑制二磷酸腺苷（ADP）、花生四烯酸（AA）、胶原、凝血酶和血小板活化因子等所引起的血小板聚集、黏附和释放；②干扰血小板膜糖蛋白（GP）Ⅱb/Ⅲa 受体与纤维蛋白原结合，从而抑制血小板激活。临床主要用于预防脑卒中、心肌梗死及外周动脉血栓性疾病的复发，疗效优于阿司匹林。不良反应有恶心、呕吐、腹泻、中性粒细胞减少、皮疹等。定期查血常规，出现严重的粒细胞减少（少于 $450/mm^3$）应立即停药，并采取积极的对症治疗措施。

同类药物氯吡格雷（clopidogrel），抗血栓作用强，快速起效，不良反应较少。

（三）血栓素 A_2 合成酶抑制剂

利多格雷

利多格雷（ridogrel）为强大的 TXA_2 合成酶抑制药并具有中度的 TXA_2 受体阻断作用，对血小板血栓和冠状动脉血栓的作用比水蛭素及阿司匹林更有效。降低急性心肌梗死患者的血管梗死率、增强复灌率和链激酶的纤溶作用等与阿司匹林相当。不良反应较轻，如轻度胃肠道反应；未见出血性中风等并发症。

同类药物还有匹可托安（picotamide）、奥扎格雷（ozagrel），作用比利多格雷弱，不良反应轻。

（四）血小板膜糖蛋白Ⅱb/Ⅲa 受体阻断药

本类药物阻断或妨碍血小板膜糖蛋白（GP）Ⅱb/Ⅲa 受体与纤维蛋白原等配体的特异性结合，有效地抑制各种血小板激活剂（ADP、凝血酶、TXA_2 等）诱导的血小板聚集，防止血栓形成，从而达到抗血栓的目的。本类药物直接抑制血栓形成的最终通路，作用强大，适用于急性心肌梗死、溶栓治疗、不稳定性心绞痛和血管成形术后再梗死，效果良好，不良反应少。

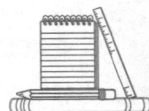

阿昔单抗（abciximab）是较早应用于临床的 GP Ⅱ b/ Ⅲ a 受体单克隆抗体，以后相继开发出非肽类 GP Ⅱ b/ Ⅲ a 受体阻断药有拉米非班（lamifiban）、替罗非班（tirofiban）、可口服的珍米洛非班（xemilofiban）等药物。

项目五　抗贫血药和造血细胞生长因子

一、抗贫血药

血液循环中的红细胞数量和血红蛋白含量低于正常值称为贫血。根据贫血的发病机制可分为三类：①缺铁性贫血：由机体可利用的铁缺乏引起，特点是红细胞体积小，染色浅，又称小细胞低色素性贫血；②巨幼红细胞性贫血：由机体缺乏叶酸或维生素 B_{12}，造成 DNA 合成障碍引起，特点是红细胞体积大，数量少，染色深，又称大细胞高色素性贫血；③再生障碍性贫血：是由感染、药物、放射治疗等多种因素引起的骨髓造血功能障碍，表现为以全血细胞减少为主的临床综合征，治疗比较困难。对贫血的治疗应采用对因及补充疗法，缺铁性贫血可补充铁剂，巨幼红细胞性贫血补充叶酸或维生素 B_{12}。

铁　剂

铁剂按应用途径分为口服铁和静脉铁。常用的口服铁剂中，无机铁以硫酸亚铁（ferrous sulfate）为代表，有机铁包括蛋白琥珀酸铁口服溶液（iron proteinsuccinylate oral solution）、琥珀酸亚铁（ferrous succinate）等。常见的静脉铁剂有低分子葡萄糖酐铁（iron dextran）、葡萄糖酸亚铁（ferrous gluconate）等。

【体内过程】口服铁剂或食物中的铁，必须以 Fe^{2+} 形式在十二指肠和空肠上段吸收。吸收入血的 Fe^{2+} 迅速被氧化成 Fe^{3+}，并与体内的转铁蛋白结合成血浆铁，转运到肝、脾、骨髓等部位储存。在骨髓可将铁转运至网织红细胞，供合成血红蛋白。铁的排泄主要通过肠黏膜细胞脱落以及胆汁、尿液、汗液而排出体外，每日约损失 1mg。铁的吸收率约10%，成人每天需补充铁 10～15mg。硫酸亚铁吸收好，胃肠刺激小，铁利用率高，作用温和，起效快，故临床最为常用。枸橼酸铁铵为三价铁剂，吸收差，但可制成糖浆供小儿应用。右旋糖酐铁供注射应用，毒性较大，仅限于少数严重贫血不能口服者应用。

【药理作用】铁是体内合成血红蛋白必不可少的物质，也是肌红蛋白、血红素酶、金属黄素蛋白酶等不可缺少的成分。吸收到体内的铁，可进入骨髓的有核红细胞内与原卟啉结合形成血红素，后者再与珠蛋白结合而成为血红蛋白，进而促进红细胞成熟。缺铁时，红细胞中血红蛋白量减少，体积缩小，故缺铁性贫血又称小细胞低色素性贫血。

【临床应用】临床主要用于各种原因所致的缺铁性贫血。①慢性失血：如钩虫病、月经过多、子宫肌瘤、消化道溃疡、痔疮等失血；②铁需要量增加：如妊娠期、哺乳期及儿童生长期等；③营养不良和吸收障碍：如萎缩性胃炎、慢性腹泻等。用药1周后，血中网织红细胞含量即可增多，10～14天达高峰，2～4周后血红蛋白明显增加，1～3个月可达正常。为使体内铁贮存恢复正常，待血红蛋白含量恢复正常后尚需减半量继续服药2～3个月。

【不良反应】

1. 胃肠反应　铁剂口服可刺激胃肠黏膜引起恶心、呕吐、腹泻、上腹部不适等。

2. 过敏反应　少数患者可出现畏寒、发热等过敏反应，严重时可致过敏性休克。

3. 急性中毒　小儿误服铁剂 1g 以上可致急性中毒，表现为急性循环衰竭、坏死性胃肠炎、

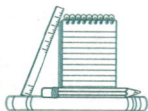

血性腹泻、休克、呼吸困难。

【用药护理】

1. 铁剂宜餐后服用。Fe^{2+} 与肠腔中的硫化氢结合生成 FeS，可出现便秘、黑便，要注意与血便区别，并事先告知患者，避免惊慌。口服铁剂时应直接用水冲饮，不宜咀嚼药物或接触牙齿，以免造成牙齿黑染。

2. 促进铁剂吸收的因素，如胃酸、维生素 C、食物中的还原物质（果糖）、半胱氨酸等有助于 Fe^{3+} 还原成 Fe^{2+}，可促进铁吸收。

3. 抑制铁剂吸收的因素，如胃酸缺乏、抗酸药、高钙和高磷食物、鞣酸（如茶水）等，能使铁盐沉淀，妨碍铁吸收。四环素等可与铁络合，也不利于铁吸收。牛奶含磷较多，可影响铁的吸收，故口服铁剂时不宜饮用牛奶。

4. 铁剂中毒可立刻应用磷酸盐溶液或碳酸盐溶液洗胃，并以特殊解毒剂去铁胺（deferoxamine）灌胃，以结合铁形成无毒物而排出体外。

叶 酸

叶酸（folic acid）广泛存在于动植物性食品中，尤以绿色蔬菜中含量最高，不耐热。

【药理作用】叶酸本身无活性，吸收后在体内被叶酸还原酶和二氢叶酸还原酶还原为具有活性的四氢叶酸，后者作为一碳单位的传递体，参与体内多种生化代谢过程，如嘌呤核苷酸、胸腺嘧啶脱氧核苷酸合成及某些氨基酸的互变等，并与维生素 B_{12} 共同促进红细胞的生长和成熟。当叶酸缺乏时，上述代谢过程发生障碍，最为明显的是胸腺嘧啶脱氧核苷酸的合成受阻，使红细胞内 DNA 合成障碍，细胞有丝分裂与增殖减少，血细胞发育停滞，导致巨幼红细胞性贫血。同时其他增殖迅速的组织如消化道上皮的增殖也受到抑制，发生舌炎、腹泻等症状。

【临床应用】叶酸可用于各种原因引起的叶酸缺乏及叶酸缺乏所致的巨幼红细胞性贫血，特别是对营养不良、婴儿期和妊娠期巨幼红细胞性贫血疗效较好，与维生素 B_{12} 合用效果更好。备孕、孕早期妇女增补叶酸可预防胎儿神经管缺陷。叶酸对抗剂甲氨蝶呤、乙胺嘧啶、甲氧苄啶等所致的巨幼红细胞性贫血，由于二氢叶酸还原酶被抑制，应用叶酸无效，需用甲酰四氢叶酸钙治疗。对维生素 B_{12} 缺乏所致的恶性贫血，大剂量叶酸只能纠正血象，不能改善神经症状。故治疗时应以维生素 B_{12} 为主，叶酸为辅。

【不良反应及用药护理】不良反应少，极少数人可引起过敏；长期服用可出现恶心、厌食、腹胀等不适。

维生素 B_{12}

维生素 B_{12}（vitamin B_{12}）是一类含钴的水溶性维生素，广泛存在于动物内脏、牛奶、蛋黄中。

【体内过程】口服维生素 B_{12} 必须与胃黏膜壁细胞分泌的糖蛋白即内因子结合，才能避免被胃液消化而进入空肠被吸收。胃黏膜萎缩时，内因子分泌减少，可影响维生素 B_{12} 吸收，引起恶性贫血。吸收后 90% 贮存于肝脏，其余经胆汁排泄，可形成肝肠循环。口服时主要从肠道排出，注射主要经肾排泄。

【药理作用】

1. 参与叶酸循环利用　促使同型半胱氨酸甲基化成甲硫氨酸和 5-甲基四氢叶酸变成四氢叶酸的反应，促进四氢叶酸循环利用。当维生素 B_{12} 缺乏时可引起与叶酸缺乏相似的巨幼红细胞性贫血。

2. 维持有鞘神经纤维功能　促进甲基丙二酰辅酶 A 转变为琥珀酸辅酶 A 参与三羧酸循环。

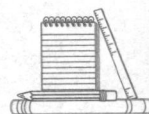

当维生素 B_{12} 缺乏时，甲基丙二酰辅酶 A 积聚，导致异常脂肪酸合成，影响正常神经髓鞘脂质的合成，引起有鞘神经纤维功能障碍，出现神经损害症状。

【临床应用】主要用于恶性贫血或与叶酸合用治疗巨幼红细胞性贫血。也可作为神经炎、神经萎缩和肝脏疾病等的辅助治疗。

【不良反应及用药护理】偶见过敏反应，严重者可出现过敏性休克，过敏体质慎用。恶性贫血应肌内注射给药。嘱患者调整饮食结构，养成合理的饮食习惯。

二、造血细胞生长因子

血细胞是由多功能造血干细胞衍生而来，干细胞既能自身分裂，又能在细胞因子（cytokine）和生长因子（nutrilit）影响下分化产生各种血细胞生成细胞。这些因子由骨髓细胞或外周组织产生，在很低浓度下即有活性，促进血细胞增殖、分化和成熟。

促红细胞生成素

促红细胞生成素（erythropoietin，EPO，促红素）是由肾脏近曲小管旁细胞分泌的糖蛋白激素。临床应用的为重组人促红细胞生成素（recombinant human erythropoietin，rhEPO）。静脉或皮下注射应用。

【药理作用】促红素可与红系干细胞表面的 EPO 受体结合，促进红系干细胞增生和成熟，并使骨髓中的网织红细胞释放入血。贫血、失血、肺心病所致缺氧，可刺激肾脏合成和分泌 EPO 速度增加百倍以上，但肾脏疾病、骨髓损伤或铁供应不足时，此反馈机制被干扰。

【临床应用】主要用于慢性肾衰竭所致的贫血，也可用于骨髓造血功能低下、肿瘤化疗及抗艾滋病药物引起的贫血。

【不良反应及用药护理】常见不良反应主要为血压升高、注射部位血栓形成等。高血压及过敏者禁用。

粒细胞集落刺激因子

粒细胞集落刺激因子（granulocyte–colony sitmulating factor，G–CSF）是血管内皮细胞、单核细胞和成纤维细胞合成的糖蛋白。重组人 G–CSF 称非格司亭（filgrastim），常采用静脉注射或皮下注射方式给药，能刺激粒细胞集落形成，促进造血干细胞向中性粒细胞增殖、分化、成熟，促使成熟的粒细胞从骨髓释放，并增强中性粒细胞趋化及吞噬功能。临床主要用于自体骨髓移植及肿瘤化疗后的严重中性粒细胞缺乏症，对先天性中性粒细胞缺乏症也有效。对某些骨髓发育不良或骨髓损害患者，可增加中性粒细胞数量。可部分或完全逆转艾滋病患者的中性粒细胞缺乏。患者耐受性良好，大剂量过久使用，可产生轻度骨骼疼痛，皮下注射有局部反应。长期静脉滴注可引起静脉炎。

粒细胞 – 巨噬细胞集落刺激因子

粒细胞 – 巨噬细胞集落刺激因子（granulocyte–macrophage colony–stimulating factor，GM–CSF）由 T 淋巴细胞、单核细胞、成纤维细胞、血管内皮细胞合成。与白细胞介素 –3 共同刺激中性粒细胞、单核细胞、巨噬细胞和 T 淋巴细胞等多种细胞的集落形成和增生，对红细胞增生也有间接作用。增强成熟中性粒细胞的吞噬功能和细胞毒性作用，但降低其能动性。可提高效应细胞吞噬细菌及消灭癌细胞等免疫活性的能力，调节机体免疫功能。重组人 GM–CSF 称沙格司亭（sargramostim），主要用于骨髓移植、肿瘤化疗、某些骨髓造血功能不良、再生障碍性贫血和艾滋病等引起的粒细胞缺乏症。不良反应较少，可引起皮疹、发热、骨痛、不适等。首次静脉滴注可出现面部潮红、低血压、呼吸急促、呕吐等症状，应给予吸氧及输液处理。同类产品还

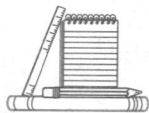

有莫拉司亭（molgramostim）等。

项目六　血容量扩充药

血容量扩充药是一类能提高血浆胶体渗透压、增加血容量、改善微循环的高分子物质。机体大量失血或失血浆（如烧伤）可使血容量降低，严重者可导致休克，迅速扩充血容量是抗低血容量性休克的基本疗法。理想的扩充血容量药能够维持血浆胶体渗透压，作用持久，无毒性，无抗原性。由于全血或血浆等制品来源有限，而等渗盐水、葡萄糖注射液则维持时间较短，均不能作为常规血容量扩充药，目前临床最常用的是右旋糖酐。

右旋糖酐

右旋糖酐（dextran）是高分子葡萄糖聚合物。根据聚合的葡萄糖分子数目不同，分为中分子右旋糖酐（右旋糖酐70）、低分子右旋糖酐（右旋糖酐40）和小分子右旋糖酐（右旋糖酐10）。

【药理作用及临床应用】

1. 扩充血容量　右旋糖酐分子量较大，静脉滴注后不易渗出血管，可提高血浆胶体渗透压，从而迅速扩充血容量，维持血压。其作用强度与维持时间随分子量的减小而逐渐降低。临床常用中分子右旋糖酐治疗大量失血、失血浆（如烧伤）等低血容量性休克。

2. 抗血栓形成和改善微循环　低分子和小分子右旋糖酐能抑制红细胞、血小板聚集及纤维蛋白聚合，降低血液黏滞性，并对凝血因子Ⅱ有抑制作用，因而能防止血栓形成，改善微循环。用于治疗血栓栓塞性疾病，如心肌梗死、脑血栓形成、视网膜动静脉血栓形成及弥散性血管内凝血（DIC）等。

3. 渗透性利尿作用　小分子右旋糖酐分子量较小，极易由肾小球滤过，但不被肾小管重吸收，使肾小管管腔内渗透压升高，水重吸收减少而利尿。临床用于防治急性肾衰竭。小分子右旋糖酐作用更强。

【不良反应】抗原性强，初次注射也可能过敏反应，甚至产生过敏性休克。用药前需做皮试。少见血压下降、呼吸困难等严重反应。

【用药护理】

1. 充血性心力衰竭、严重血小板减少及肝肾功能障碍者禁用。

2. 小分子右旋糖酐与肝素有协同作用，联合应用会加重出血；与庆大霉素合用可增强肾毒性。

3. 大剂量应用会使出血时间延长，应控制剂量及滴速。

4. 注意用药初期患者的反应情况，发现过敏征兆立即停药，并对症处理。

5. 出血性疾病的患者用药后可延长出血时间，应注意观察。

羟乙基淀粉

羟乙基淀粉（hetastarch）为高分子胶体物质，静脉滴注可扩充血容量，改善血流动力学参数，作用可达24小时以上。用于各种原因引起的血容量不足。少数患者有眼睑水肿、哮喘和荨麻疹等过敏反应。

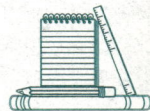

模块小结

作用于血液和造血系统的药物

促凝血药

维生素K：促使凝血因子Ⅱ、Ⅶ、Ⅸ、Ⅹ的活化。防治维生素K缺乏所致的出血性疾病，治疗胆绞痛。维生素K_1应缓慢静脉注射或肌内注射

氨甲苯酸：抑制纤溶酶原激活因子，抑制纤维蛋白溶解而止血。用于治疗纤溶解亢进所致的出血。过量可致血栓形成

酚磺乙胺：促进血小板生成药。临床主要用于防治手术出血、内脏出血、血小板减少性紫癜等。偶见过敏反应

垂体后叶素：收缩血管平滑肌止血。用于肺咯血及门静脉高压引起的上消化道出血。禁用于高血压、冠心病、心功能不全及肺源性心脏病患者

抗凝血药

肝素：增强ATⅢ的活性达千倍。体内、体外均有效，作用迅速、强大。用于防治血栓栓塞性疾病、DIC早期、体外抗凝。过量时可致自发性出血，用鱼精蛋白解救

双香豆素：维生素K的拮抗药。体内抗凝，作用缓慢、持久。口服防治血栓栓塞性疾病，预防术后血栓形成。过量时可致自发性出血，用维生素K解救

阿加曲班：高度选择性地与凝血酶完全可逆性结合，并灭活其酶活性，发挥抗凝作用。起效快，作用时间短。不良反应主要是不同部位的出血。

阿哌沙班：直接抑制凝血因子Xa，阻止凝血酶原转变成凝血酶。口服给药，不受食物pH影响，很少与其他药物发生相互作用，起效快。

枸橼酸钠：降低血钙而抗凝。体外抗凝，用于血液保存。大量输血可引起低血钙、抽搐、血压下降甚至心功能不全。静脉注射钙盐解救

纤维蛋白溶解药

链激酶、尿激酶：可使纤溶酶原转变为纤溶酶，降解纤维蛋白，溶解血栓。用于治疗急性血栓栓塞性疾病。对形成6小时内血栓效果好，过量时易致自发性出血，用氨甲苯酸治疗。尿激酶不发生过敏反应

抗贫血药

铁剂：合成血红蛋白的原料，缺乏时产生小细胞低色素性贫血。用于各种原因所致的缺铁性贫血。有胃肠刺激、过敏反应。过量中毒立刻洗胃，并以去铁胺解救

叶酸：还原为四氢叶酸，参与嘌呤、嘧啶合成，与维生素B_{12}共同促进红细胞的生长和成熟。治疗各种原因引起的叶酸钙缺乏及叶酸缺乏所致巨幼红细胞性贫血

维生素B_{12}：参与叶酸循环，维持有鞘神经纤维功能。用于治疗恶性贫血、巨幼红细胞性贫血，辅助治疗神经炎、神经萎缩和肝脏疾病。偶见过敏反应

血容量扩充药

右旋糖酐：中分子右旋糖酐可提高血浆胶体渗透压，扩充血容量，治疗大量失血、失血浆引起的低血容量性休克。低分子和小分子右旋糖酐可抗血栓形成，改善微循环，渗透性利尿，用于治疗血栓栓塞性疾病，防治急性肾衰竭。不良反应有过敏反应。充血性心力衰竭、严重血小板减少及肝肾功能障碍者禁用

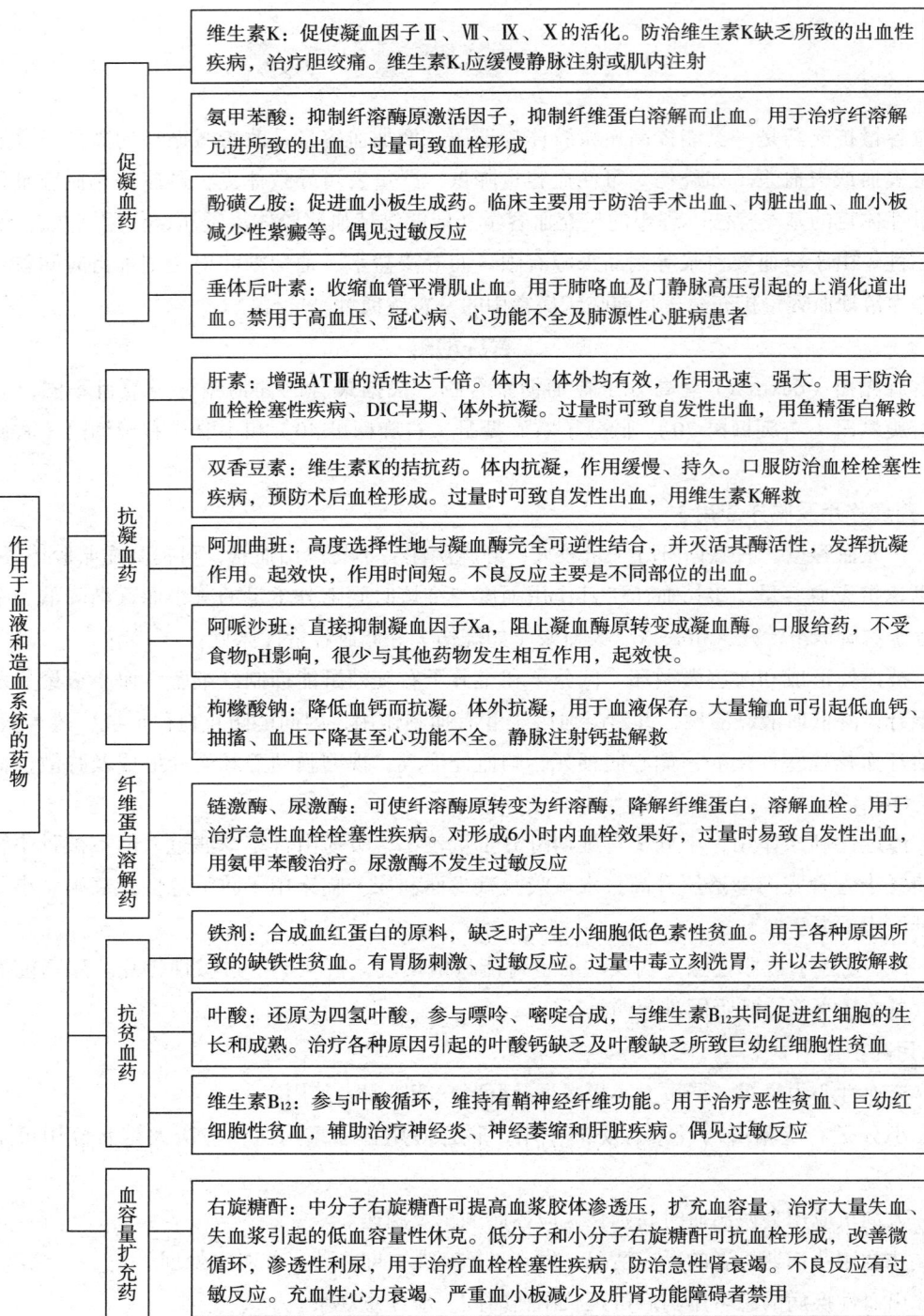

扫一扫，查阅
复习思考题答案

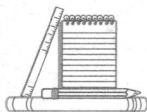

复习思考

1. 比较肝素、华法林和枸橼酸钠的作用机制、作用特点、临床应用和不良反应。

2. 缺铁性贫血应用何药治疗？简述其不良反应和用药护理。

3. 简述维生素K的临床应用、不良反应和用药护理。

模块三十四　激素类药物

【学习目标】
掌握：糖皮质激素和胰岛素的药理作用、临床应用及不良反应。
熟悉：熟悉抗甲状腺药的药理作用及临床应用。
了解：了解口服降血糖药、性激素的药理作用及临床应用。

案例导入

　　患者，女，48 岁，因全身水肿、少尿 5 日入院。尿量 1.6L/ 日，尿蛋白 7.8g/ 日，血浆白蛋白 22g/L，胆固醇 6.7mmol/L，临床诊断：肾病综合征。入院接受治疗，泼尼松每次 20mg 口服，3 次 / 日。

　　问题：糖皮质激素类药物治疗肾病综合征的作用机制是什么？糖皮质激素的不良反应有哪些？护理该类患者时饮食上需给予哪些建议？

项目一　肾上腺皮质激素类药

　　肾上腺皮质激素（adrenocortical hormones）是由肾上腺皮质所分泌激素的总称，其基本结构为甾核，因此属甾体类化合物。包括糖皮质激素（glucocorticoids，GCs）、盐皮质激素（mineralocorticoids，MC）及少量性激素。临床常用的皮质激素主要是糖皮质激素。

一、糖皮质激素类药物

【体内过程】口服、注射均可吸收，也可以局部用药。主要经肝脏代谢，由肾脏排泄。可的松（cortisone）和泼尼松（prednisone）进入体内后要在肝内分别转化为氢化可的松（hydrocortisone）和泼尼松龙（prednisolone）才具有活性，肝功能不良者不宜直接使用可的松或泼尼松。常用的糖皮质激素类药见表 34-1。

表 34-1　常用的糖皮质激素类药

分类	药物	抗炎作用（比值）	糖代谢（比值）	水盐代谢（比值）	血浆半衰期（小时）	等效剂量（毫克）
短效	氢化可的松	1.0	1.0	1.0	1.5	20.00
	可的松	0.8	0.8	0.8	0.5	25.00

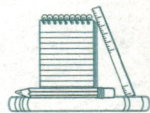

续表

分类	药物	抗炎作用（比值）	糖代谢（比值）	水盐代谢（比值）	血浆半衰期（小时）	等效剂量（毫克）
中效	泼尼松	3.5	4.0	0.8	1	5.00
	泼尼松龙	4.0	4.0	0.8	>3.3	5.00
长效	地塞米松	30	30	0	>5.0	0.75
	倍他米松	25～35	20～30	0	>5.0	0.60
外用	氟氢可的松	12				
	氟氢松	40				

【药理作用】

1. 抗炎作用　抗炎作用强大，对各种原因（物理、化学、生物、免疫等）引起的炎症以及炎症发展的不同阶段均有很强的抑制作用。在炎症早期可降低毛细血管通透性，减轻渗出、水肿、毛细血管舒张、白细胞浸润及吞噬反应，缓解红、肿、热、痛等症状；在炎症后期可抑制成纤维细胞和毛细血管增生，延缓肉芽组织生成，防止粘连及瘢痕形成，减轻炎症后遗症。糖皮质激素类药物在抗炎的同时，降低机体防御功能，药物抗炎不抗菌，不能消除感染源，易引起感染扩散，影响创口愈合。

2. 抗免疫作用　对免疫过程的多个环节都有抑制作用。可抑制巨噬细胞对抗原的吞噬和处理；干扰淋巴细胞的识别，阻断免疫母细胞增殖；促进致敏淋巴细胞破坏，使血液中淋巴细胞移行至血管外其他组织，从而导致血液中淋巴细胞数目减少；抑制 B 细胞转化为浆细胞，使抗体合成减少；消除免疫反应引起的炎症反应，抑制补体参与的迟发型过敏反应。

小剂量的糖皮质激素主要抑制细胞免疫，大剂量可抑制体液免疫。药物抗免疫作用不能改变个体的过敏体质，但能抑制因过敏反应而产生的病理变化，可以减轻过敏症状。

3. 抗毒作用　糖皮质激素能提高机体对细菌内毒素的耐受力，减轻内毒素对机体的损害，迅速缓解内毒素所引起的高热、乏力、食欲减退等感染性症状。但不能中和或破坏内毒素，对细菌外毒素无效，对病原微生物无杀灭抑制作用。

4. 抗休克作用　用于各种严重休克，特别是感染中毒性休克的治疗。其主要作用机制是：①抗炎、抗毒、抗免疫作用的综合结果。②降低血管平滑肌对缩血管活性物质的敏感性，解除血管痉挛，改善微循环。③稳定溶酶体膜，减轻组织细胞的损害。④减少心肌抑制因子的形成，增强心肌收缩力，增加心输出量。

5. 对血液及造血系统的影响　糖皮质激素可刺激骨髓造血机能，使血液中红细胞和血红蛋白增加；大剂量可使血小板增多，并使纤维蛋白原浓度增高；促进中性粒细胞从骨髓入血，使血液中中性粒细胞增多，却抑制中性粒细胞游走、吞噬及消化功能，因而减弱对炎症区域的浸润与吞噬活动，使淋巴组织萎缩，使血液中淋巴细胞、嗜酸性粒细胞减少。

6. 对代谢的影响　①糖代谢：促进糖原分解和糖异生，减少机体对葡萄糖的摄取和利用，从而使血糖浓度升高；②蛋白质代谢：促进蛋白质分解，抑制蛋白质合成；③脂肪代谢：促进四肢脂肪分解，并使脂肪重新分布，形成向心性肥胖；④水和电解质代谢：大剂量可引起水、钠潴留，排钾、钙、磷等。

7. 其他作用

（1）允许作用　糖皮质激素对某些组织细胞无直接活性，但可给其他激素发挥作用创造条

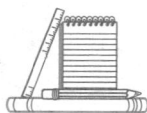

件，称为允许作用。

（2）对中枢神经系统的影响　提高中枢神经系统兴奋性，引起欣快、激动、失眠、焦虑等，甚至诱发精神失常和癫痫发作，大剂量可致小儿惊厥。

（3）对胃肠道的影响　刺激胃酸和胃蛋白酶分泌，胃黏液分泌减少，胃黏膜保护和修复功能减弱。

（4）对骨骼的影响　抑制成骨细胞活力，减少骨中胶原的合成，促进胶原和骨基质的分解，使骨质形成发生障碍，因此，长期大量应用可出现骨质疏松。

【临床应用】

1.严重感染性疾病　主要用于中毒性感染或伴有休克者，如暴发性流行性脑膜炎、重症伤寒、中毒性痢疾、中毒性肺炎、急性粟粒性肺结核、猩红热及败血症等。可迅速缓解症状，并增强机体对有害刺激的耐受力，预防中毒性休克发生，使患者度过危险期。但糖皮质激素本身无抗菌、抗病毒作用，且降低机体防御能力，有引起感染加重或扩散的可能，因此治疗严重感染时必须同时合用足量且有效的抗菌药物。病毒和真菌感染因缺乏有效控制的药物，一般不宜选用糖皮质激素。

2.防止某些炎症后遗症　发生在重要器官或组织的炎症，感染虽不严重，但为了避免组织粘连或瘢痕形成，可使用糖皮质激素。用于脑膜炎、心包炎、胸膜炎、腹膜炎、睾丸炎、急性脊髓炎、关节炎、严重烧伤等；也可用于眼科的角膜炎、虹膜炎、视网膜炎、视神经炎等。有角膜溃疡者禁用。

3.自身免疫性疾病和过敏性疾病　用于治疗风湿热、风湿性心肌炎、系统性红斑狼疮、结节性动脉周围炎、硬皮病、皮肌炎、肾病综合征等自身免疫性疾病，应用糖皮质激素可缓解症状，但不能根治，且停药易复发。糖皮质激素可通过免疫抑制作用，防止或减轻排斥反应，但常需与其他免疫抑制药合用。用于治疗过敏性皮炎、过敏性鼻炎、顽固性荨麻疹、顽固性重症支气管哮喘、血管神经性水肿、血清病、严重输血反应等过敏性疾病，可迅速缓解症状，常在其他抗过敏药无效时选用或与其他药合用。

4.抗休克治疗　大剂量适用于各种休克，有助于患者度过危险期。

（1）感染中毒性休克　须与足量且有效的抗菌药合用，并应早期、大剂量、短时间使用，见效后即停药，糖皮质激素在抗菌药之后使用，在撤抗菌药之前停用。

（2）过敏性休克　抢救时应首选肾上腺素，糖皮质激素辅助使用。

（3）心源性休克　须结合病因治疗，合用糖皮质激素。

（4）低血容量休克　先补足液体、电解质或血液，如疗效不佳再酌情应用糖皮质激素。

5.某些血液病　溶血性贫血和由于输血、感染等诱发的急性溶血，首选糖皮质激素。对急性淋巴细胞性白血病、再生障碍性贫血、粒细胞减少、血小板减少症和过敏性紫癜等有一定疗效，但停药后易复发。

6.替代疗法　主要用于急、慢性肾上腺皮质功能减退症、垂体前叶功能减退症及肾上腺次全切除术后。轻症者可单用糖皮质激素，重症者需配伍应用去氧皮质酮。

7.局部用药　用于治疗接触性皮炎、牛皮癣、湿疹、肛门瘙痒等，可选用氢化可的松、泼尼松龙或氟轻松等局部用药。对剥脱性皮炎等严重病例仍需配合全身用药。

【不良反应】

1.长期大剂量用药引起的不良反应

（1）医源性肾上腺皮质功能亢进症　是长期超生理剂量使用引起的糖、脂肪、蛋白质和水

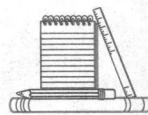

盐代谢紊乱的综合症状，主要表现为满月脸、水牛背、向心性肥胖、肌肉萎缩、皮肤变薄、骨质疏松甚至骨折、痤疮、多毛、水肿、低血钾、高血压、糖尿、月经紊乱或闭经等，一般停药后可自行消退。用药期间应给予低盐、低糖、低脂及高蛋白饮食，并注意补充钾；严重者可加用抗高血压药或抗糖尿病药治疗；骨质疏松、骨折患者宜补充维生素 D 和钙剂。

（2）诱发或加重感染　长期应用糖皮质激素，机体防御能力减弱，可诱发感染或使潜在性病灶扩散，常见结核病灶的扩散及霉菌、病毒等感染。

（3）诱发或加重溃疡　能增加胃酸及胃蛋白酶分泌，抑制胃黏液分泌，阻碍组织修复，减弱前列腺素对胃壁的保护功能，故可诱发或加重消化性溃疡，甚至造成消化道出血或穿孔。

（4）心血管系统　水、钠潴留可引起高血压和慢性心功能不全加重；低血钾可引起心律失常，并可加重强心苷对心脏的毒性；促进脂肪分解可加重动脉粥样硬化。

（5）中枢神经系统　引起欣快、激动、失眠、焦虑等，甚至诱发精神失常和癫痫发作，大剂量可致小儿惊厥。

（6）抑制生长发育　糖皮质激素可抑制生长素分泌，抑制蛋白质合成，可延缓儿童的生长发育，引起胎儿畸形。

2. 停药反应

（1）医源性肾上腺皮质功能不全　长期连续应用，使糖皮质激素在血中水平持续升高，负反馈抑制了垂体前叶分泌促肾上腺皮质激素（ACTH），使肾上腺皮质功能减退甚至萎缩。突然停药，内源性肾上腺皮质激素不能立即分泌生理需要量，患者出现恶心、呕吐、食欲不振、低血糖、低血压等症状，甚至休克，需及时抢救。

（2）反跳现象　久用糖皮质激素突然停药或减量过快，使原有症状复发或加重的现象，称反跳现象。若停药后患者出现原疾病没有的肌痛、肌强直、关节痛、疲乏无力、情绪消沉、发热等系列症状，称停药症状。应加大剂量治疗，待症状缓解后再缓慢减量、停药。

【疗程与用法】

1. 大剂量突击疗法　适用于严重感染和休克患者的抢救，常用氢化可的松首次静脉滴注 200～300mg，每天 1～2g，疗程 3～5 天。

2. 一般剂量长程疗法　适用于自身免疫性疾病、顽固性支气管哮喘、淋巴细胞性白血病等。常选用泼尼松口服，每次 10～20mg，每天 3 次，症状控制后逐渐减至最低维持量，持续用药数月。

3. 小剂量替代疗法　用于垂体前叶功能减退、慢性肾上腺皮质功能减退及肾上腺皮质次全切除术后患者。常选用可的松 12.5～25mg/d 或氢化可的松 10～20mg/d。

4. 隔日疗法　多用于长程疗法给维持量时，将一日或两日总药量在隔日早晨 8 时一次给予。根据糖皮质激素昼夜分泌节律性，可减轻不良反应的发生。

知识链接

糖皮质激素应用的时辰药理学

时辰药理学是依据生物学上的时间特性，研究药物作用的时间规律，具体包括药物效应动力学、药物代谢动力学等由于时间不同而发生的变化，据此来选择合适的用药时机，以达到使用最小剂量、实现最佳的疗效和较轻的不良反应的目的。肾上腺皮质激素分泌呈昼夜节律性变化，分泌的峰值在晨 8:00～10:00，2～3 小时后就迅速下降约 1/2，然后逐渐减少，直至午夜的分泌量最少。长期使用糖皮质激素药物治疗的过程

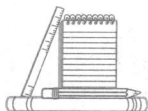

中，将一日或二日糖皮质激素总量于一日或隔日早晨一次给药，可减轻对下丘脑 – 垂体 – 肾上腺皮质轴的反馈抑制，防止肾上腺皮质功能下降，也有助于停药后垂体分泌 ACTH 功能的恢复。

二、盐皮质激素

主要有醛固酮（aldosterone）和去氧皮质酮（desoxycorticosterone）两种，能调节机体水、电解质代谢，促进肾脏远曲小管对 Na^+、Cl^- 的重吸收和 K^+、H^+ 的分泌排出，有明显的保钠排钾作用。临床应用于替代疗法，用于原发性肾上腺皮质功能减退症。每日须补充食盐 6～10g。

三、促肾上腺皮质激素

促肾上腺皮质激素（Adrenocorticotropin，ACTH）是垂体前叶分泌的激素，主要作用是促进肾上腺皮质分泌糖皮质激素。药用的促肾上腺皮质激素主要用于垂体功能减退、医源性肾上腺皮质功能不全等。本药口服无效，必须注射给药。

四、用药护理

1. 明确禁忌证。肾上腺皮质功能亢进症、抗菌药不能控制的感染、活动性结核病、活动性消化性溃疡、青光眼、角膜溃疡及新近胃肠吻合术、骨折或创伤恢复期等患者禁用。严重精神病和癫痫、严重高血压、严重糖尿病、骨质疏松、孕妇等患者慎用。

2. 用药期间指导患者采取低钠、低糖、高蛋白、高钙、高钾饮食；注意卫生，防止感染，注意体温变化，仔细观察有无早期感染征象；长期用药患者宜加服维生素 D 和钙片，加服抗酸药及保护胃黏膜药；长期用药会使自身形象发生改变，患者会出现自卑心理，应耐心解释停药后症状会自行消失。

3. 对于长期用药者不宜突然停药，应逐渐减量停药，必要时于停药前给予促肾上腺皮质激素，尽快恢复肾上腺皮质功能，以减少停药反应。不可自行减量或停药。若出现反跳现象需要加大剂量再进行治疗，待病情缓解稳定后再缓慢减量、停药。

4. 巴比妥类、苯妥英钠等肝药酶诱导剂可加速其代谢灭活，合用时需调整用药剂量；与四环素合用，易产生耐药菌株，加重感染；与排钾利尿药、强心苷合用，可引起低血钾；与阿司匹林合用，可加重消化性溃疡；与降血糖药合用，可使降糖作用减弱；与抗胆碱药合用，可使眼内压增高；与抗凝血药合用，易导致出血。

项目二　甲状腺激素和抗甲状腺药物

甲状腺激素是由甲状腺滤泡上皮细胞合成、分泌的生物活性物质，是维持机体正常代谢、促进生长发育所必需的激素。甲状腺激素分泌过多或过少均可引起疾病，可使用相应的药物治疗。

案例导入

患者，女，34 岁。因燥热、多汗、心悸、易怒、消瘦就诊。查血清 T_3、T_4 明显增高。

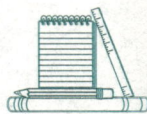

诊断为甲状腺功能亢进。

问题：该患者可采用哪些药物治疗？如何合理用药减少不良反应？

一、甲状腺激素

甲状腺激素包括甲状腺素（thyroxine，T_4）和三碘甲状腺原氨酸（triiodothyronine，T_3），是维持机体组织正常代谢，促进正常生长发育所必需的激素。

生理状况下的甲状腺激素是由甲状腺合成和分泌的。合成、贮存、分泌及其调控基本过程见图 34-1。

药用的甲状腺激素来源于牛、羊、猪等甲状腺或人工合成的左甲状腺素。

【体内过程】T_3、T_4 口服易吸收，与血浆蛋白结合率高。T_3 作用快而强，但作用维持时间短；T_4 作用弱而慢，部分转化为 T_3 后才产生作用，故作用维持时间长。目前临床常用的甲状腺片是左甲状腺素钠（levothyroxine sodium）。

【药理作用】

1. 维持生长发育 甲状腺激素促进蛋白质合成，促进骨骼、性腺和中枢神经系统的生长发育。如果在脑发育期间缺乏，会导致身体发育迟缓、智力低下，称为呆小病。成人甲状腺功能不全时，则会导致黏液性水肿，表现为记忆力减退，反应迟钝。

2. 促进代谢 甲状腺激素可促进蛋白质、脂肪和糖代谢，加速物质氧化，使耗氧量增加，基础代谢率升高，产热增多。

3. 提高交感 – 肾上腺系统的敏感性 甲状腺激素能使机体对儿茶酚胺类物质的敏感性增加，引起情绪激动、手震颤、失眠、心率加快、血压升高和心血管系统等症状。

图 34-1 甲状腺激素的合成、贮存、分泌及调节
TRH：促甲状腺激素释放激素　TSH：促甲状腺激素

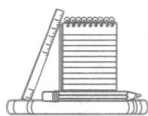

【临床应用】

1. 呆小病 以长骨生长停滞、智力低下为主要症状。应及早应用甲状腺激素治疗，若延迟治疗，即使身体能发育正常，但智力仍然低下。呆小病应以预防为主，孕妇摄食足量的碘化物可预防呆小病，避免使用抑制胎儿甲状腺功能的药物。

2. 黏液性水肿 应从小剂量开始，逐渐增至足量，2～3 周后若基础代谢率恢复正常，可逐渐减至维持量。垂体功能低下者宜先用糖皮质激素，以防发生急性肾上腺皮质功能不全；黏液性水肿昏迷患者应立即静脉注射大剂量 T_3，苏醒后改口服。

3. 单纯性甲状腺肿 对缺碘患者应适当补碘，内源性分泌不足者应给予适量甲状腺激素。

【不良反应】用药过量可引起心悸、多汗、失眠、急躁、手震颤、体重减轻等甲亢症状，严重者会出现腹泻、呕吐、发热、心绞痛、心衰、肌肉震颤或痉挛等。出现上述症状立即停药，

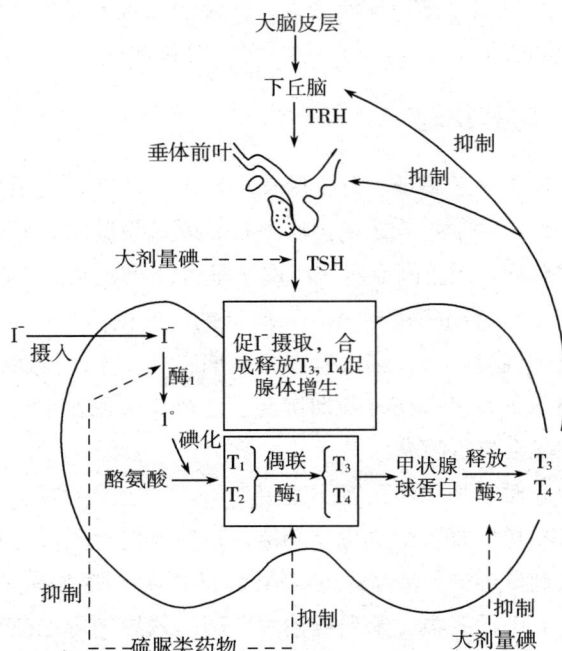

必要时用 β 受体阻断药对症治疗。

二、抗甲状腺药

抗甲状腺药（antithyrid drugs）是指能减少或阻止甲状腺激素的合成与释放，消除甲状腺功能亢进症状的药物。常用的有硫脲类、碘及碘化物、放射性碘和 β 受体阻断药等。

（一）硫脲类

主要包括甲硫氧嘧啶（methlthyiouracil）、丙硫氧嘧啶（propylthiouracil）、甲巯咪唑（thiamazole，他巴唑）、卡比马唑（carbimazole，甲亢平）。

【药理作用】通过抑制甲状腺过氧化物酶，进而抑制酪氨酸的碘化及偶联，使甲状腺激素合成减少。但不影响已合成的甲状腺激素释放入血，需待已合成的激素消耗到一定程度后才显效，故起效缓慢。

【临床应用】

1.甲亢的内科治疗　适用于轻度和不适于手术或放射性治疗的甲亢患者，也可用于放射性碘治疗的辅助治疗。

2.甲亢术前准备　手术前应先用硫脲类药物，使甲状腺功能恢复到正常或接近正常水平，以减少麻醉及手术并发症，防止甲状腺危象发生。但硫脲类药物可使甲状腺充血、增生、变脆，给手术带来困难。手术前两周加服大剂量碘剂，使腺体缩小、变硬以减少手术出血。

3.甲状腺危象的辅助治疗　甲状腺危象发生时主要给予大剂量的碘剂抑制甲状腺激素的释放，同时应用硫脲类药物以阻止新合成甲状腺激素。剂量为一般治疗量的两倍，疗程一般不超过 1 周。

【不良反应】

1.粒细胞缺乏症　是最严重的不良反应，多在用药后 2～3 个月出现。用药期间应定期检查血象，如出现发热、咽喉痛、皮疹、肌痛、感染等早期症状应立即停药，必要时采用升白细胞药。

2.过敏反应　患者可出现皮疹、发热、荨麻疹等过敏反应，一般不需停药也可自行消失，严重者可用抗过敏药对抗。

3.消化道反应　常见厌食、恶心、呕吐、腹痛、腹泻等。

4.甲状腺肿　长期用药后，可引起腺体代偿性增生、肥大、充血，停药后可自愈。

（二）碘和碘化物

常用的有复方碘溶液（Lugol's solution，卢戈液）、碘化钾（potassium iodide）、碘化钠（sodiun iodide）。

【药理作用】碘是合成甲状腺激素的原料之一。不同剂量的碘药理作用有所不同。

1.促进甲状腺激素的合成　碘是甲状腺激素合成的必需原料，小剂量碘可促进甲状腺激素的合成。

2.抗甲状腺作用　大剂量的碘能抑制甲状腺球蛋白水解酶，抑制甲状腺激素的释放；大剂量的碘还能负反馈性抑制垂体分泌促甲状腺激素（TSH），对抗 TSH 刺激腺体增生的作用，从而减少甲状腺素的合成。

【临床应用】

1.单纯性甲状腺肿　小剂量碘可用于预防及治疗单纯性甲状腺肿，治疗时可与甲状腺激素配伍使用。

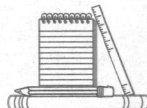

2. 甲亢术前准备　大剂量碘可使甲状腺腺体缩小变硬、血管减少，便于手术，一般于术前 2 周左右在用硫脲类药物控制症状的基础上给予复方碘溶液口服。

3. 甲状腺危象　应用大剂量碘抑制甲状腺激素释放，缓解甲状腺危象症状，危象症状消除后在 2 周内逐渐停药。

【不良反应】

1. 黏膜刺激症状　常见咽部不适、鼻黏膜不适、口腔金属味、唾液分泌增多等，停药后可消退。

2. 过敏反应　用药后立即或几小时内发生，表现为发热、皮疹、皮炎、血管神经性水肿，严重者可发生喉头水肿引起窒息。对碘过敏者禁用。

3. 甲状腺功能紊乱　长期服用可诱发甲亢。碘可进入乳汁和通过胎盘引起新生儿和胎儿甲状腺肿，故哺乳期妇女、孕妇应慎用。

（三）放射性碘

临床常用的放射碘（radioiodine）是 ^{131}I。

【药理作用】口服 ^{131}I 可浓集于甲状腺，^{131}I 可放射 β 射线（99%）以及 γ 射线（1%）。β 射线的射程在 0.5 ～ 2mm，作用仅限于甲状腺内，所以 β 射线主要破坏甲状腺实质而对周围组织却损伤较少，起到与手术部分切除甲状腺类似的作用。γ 射线可用于体外测定甲状腺摄碘功能。

【临床应用】临床主要用于不宜外科手术、术后复发、抗甲状腺治疗无效或过敏的甲亢患者的治疗。还可用于甲状腺摄取碘功能的测定。

【不良反应】本品剂量较难掌握，剂量过大易引起甲状腺功能减退。

（四）β 受体阻断药

常用药有普萘洛尔（propranolol）、阿替洛尔（atenolol）、美托洛尔（metoprolol）。β 受体阻断药主要是通过阻断 β 受体，控制甲亢患者交感 - 肾上腺系统过度兴奋引起的心悸、多汗、焦虑、手震颤、心律失常等症状，也可用于甲状腺部分切除术前准备和甲状腺危象的辅助治疗。

三、用药护理

1. 甲状腺激素宜清晨空腹服用；碘或碘化物宜在饭后，或溶于果汁、牛奶里用吸管服用，以防侵蚀牙齿，同时大量饮水，以减少胃肠刺激。

2. 应用甲状腺素时，应注意观察患者有无类甲状腺功能亢进症状。老年人或心血管疾病患者应缓慢增量，若心率超过 100 次 / 分，应暂时停药，以免加重心脏病变。对于呆小病患者的治疗愈早愈好，在出生后 1 ～ 2 个月开始治疗者，不会遗留神经损害。

3. 硫脲类可引起粒细胞减少，用药初期 2 ～ 3 个月应定期检查血常规，白细胞计数小于 3000/mm^3 或中性粒细胞小于 1500/mm^3 应及时停药，必要时使用升白细胞药；定期检查基础代谢率、血浆 T_3 和 T_4 含量，调整用药剂量；密切观察患者有无感染征象，如有发热、咽痛、乏力等症状，应及时告知医生。

4. 甲亢治疗疗效缓慢，用药 2 ～ 3 周症状才能改善，1 ～ 2 个月基础代谢率才逐渐恢复正常，疗程应为 1 ～ 2 年，且停药过早易复发。

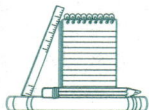

项目三　胰岛素和口服降血糖药

案例导入

患者，男，5岁，因多饮、多尿前来就诊。检查：身高96cm，体重50kg，空腹血糖8.6mmol/L，餐后血糖12.8mmol/L。诊断：1型糖尿病。

问题：患者应选择何药治疗？如何指导患者合理用药？

糖尿病是由于胰岛素分泌绝对或相对不足，从而引起糖、脂肪、蛋白质、水、电解质代谢紊乱综合征，以高血糖为主要临床特点。糖尿病的治疗措施是糖尿病宣教、控制饮食、适当运动、血糖监测、使用降血糖药，同时防治并发症。临床常用降血糖药有胰岛素、口服降血糖药。

一、胰岛素

胰岛素（insulin）是由胰岛 β 细胞合成、分泌的一种多肽类激素。药用胰岛素可从猪、牛的胰腺中提取制得，也可通过重组 DNA 技术获得。

【体内过程】胰岛素口服易被消化酶破坏，故口服无效，必须注射给药。皮下注射易吸收，在肝、肾迅速被灭活，维持时间短。为延长作用时间和增加药物的稳定性，可加入碱性蛋白和微量锌制成中效制剂及长效制剂。

表 34-2　常用胰岛素制剂的比较

分类	药物制剂	给药途径（注射）	作用时间（小时）		
			起效	高峰	维持
速效	普通胰岛素（regular insulin）	静脉	立即	0.5	2
		皮下	0.5～1	2～4	6～8
中效	珠蛋白锌胰岛素（globin zinc insulin）	皮下	2～4	6～10	12～18
	低精蛋白锌胰岛素（isophane insulin）	皮下	2～4	8～12	18～24
长效	精蛋白锌胰岛素（protamine zinc insulin）	皮下	3～6	16～18	24～36

【药理作用】

1. 影响糖代谢　促进葡萄糖的氧化和酵解，促进糖原合成，促进糖转变为脂肪，抑制糖原分解，抑制糖异生，使血糖浓度降低。

2. 影响脂肪代谢　促进脂肪合成，抑制脂肪分解，减少游离脂肪酸和酮体生成。

3. 影响蛋白质代谢　促进氨基酸转运进入细胞内，加速蛋白质合成，抑制蛋白质分解。

4. 其他作用　促进细胞外 K^+ 内流，提高细胞内 K^+ 浓度。

【临床应用】

1. 糖尿病　胰岛素可用于治疗各种糖尿病。主要用于：

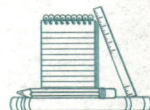

（1）1型糖尿病。患者需终身用药。

（2）经控制饮食和口服降糖药治疗无效的2型糖尿病。

（3）糖尿病合并伴有高热、严重感染、创伤、手术、妊娠等应激情况。

（4）糖尿病酮症酸中毒及糖尿病非酮症高渗性昏迷。

2.纠正细胞内缺钾　胰岛素、氯化钾、葡萄糖组成的极化液静脉滴注，可纠正细胞内缺钾，提供能量，用于防治心肌梗死或其他心脏病变引起的心律失常。

【不良反应】

1.低血糖　是最常见的不良反应。多由胰岛素过量或用药后未按时进食、增加活动量所致。轻者表现为有饥饿感、疲乏、头晕、大汗、心悸等，重者可出现精神错乱、震颤、惊厥或昏迷、休克，抢救不及时可致死亡。轻者可立即口服葡萄糖水或蔗糖水，重者应立即静脉注射50%葡萄糖注射液40～60mL抢救。

2.过敏反应　较多见皮肤过敏性皮疹，少数患者出现全身性荨麻疹、血管神经性水肿，偶见过敏性休克。出现过敏反应时可更换高纯度胰岛素制剂或人胰岛素，严重的过敏反应使用抗组胺药和糖皮质激素类药治疗。

3.局部反应　注射部位可出现红肿、硬结及脂肪萎缩，女性多见。应经常更换注射部位，注射后局部热敷。

4.胰岛素抵抗　可能与体内产生抗胰岛素的抗体有关，分为急性型和慢性型两种。

（1）急性型　创伤、感染、手术、情绪波动等应激状态，使体内抗胰岛素作用物质增多，应暂时使用大剂量的胰岛素，调节酸碱平衡。诱因消除后，抵抗会自行消除。

（2）慢性型　主要原因是慢性疾病引发了体内生长素、糖皮质激素、肾上腺素水平过高，以及体内抗胰岛素抗体产生而胰岛素受体数量减少等。应注意及时诊断治疗慢性疾病，更换胰岛素制剂或口服降血糖药。

二、口服降血糖药

口服降血糖药的优点是可口服，使用方便，但作用慢而弱，主要用于2型糖尿病。临床治疗中不能取代胰岛素。

（一）磺酰脲类

常用药物有甲苯磺丁脲（tolbutamide，D860，甲糖宁）、氯磺丙脲（chlorpropamide）、格列本脲（glibenclamide，优降糖）、格列吡嗪（glipizide，吡磺环己脲）、格列齐特（gliclazide，达美康）等。

【药理作用】

1.降低血糖作用　药物能刺激胰岛β细胞释放胰岛素，增强组织对胰岛素的敏感性。对胰岛功能尚存的患者有降低血糖作用，对胰岛功能丧失者无效。

2.抗利尿作用　氯磺丙脲可促进抗利尿激素分泌，具有抗利尿作用。

3.影响凝血功能　格列齐特减弱血小板黏附力，刺激纤溶酶原的合成。可预防或减轻糖尿病患者微血管并发症。

【临床应用】

1.糖尿病　适用于胰岛功能尚存且单用饮食控制无效的轻中度2型糖尿病患者。

2.尿崩症　氯磺丙脲可减少尿崩症患者尿量，与氢氯噻嗪配伍可提高疗效。

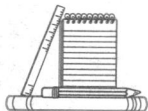

【不良反应】

1. 低血糖反应　用药过量或饮食不配合可发生低血糖，老年及肝、肾功能不良者较易发生。一旦发生将持续甚久，应反复静脉注射高渗葡萄糖治疗。

2. 胃肠道反应　常见恶心、呕吐、食欲不振、腹痛、腹泻等。

3. 过敏反应　常见药热、皮疹、荨麻疹、光敏性皮炎等。

4. 其他　大剂量可引起嗜睡、眩晕、共济失调等中枢神经系统症状。

（二）双胍类

常用药物有二甲双胍（diaformin，降糖片）、苯乙双胍（phenformin，降糖灵）。

【药理作用】促进脂肪组织对葡萄糖摄取和利用，减少葡萄糖在肠道吸收，抑制糖异生及胰高血糖素释放。可明显降低糖尿病患者血糖，对正常人血糖无影响。对胰岛功能完全丧失患者，仍有降血糖作用。

【临床应用】用于治疗轻症 2 型糖尿病，尤其是肥胖或单用饮食控制无效者。

【不良反应】恶心、呕吐、腹痛、腹泻等胃肠道反应；严重的不良反应为乳酸血症、酮症酸中毒等，二甲双胍较苯乙双胍少见，一旦发生死亡率高，故肝肾功能不良、慢性心肺功能不全、酮尿患者禁用。

（三）葡萄糖苷酶抑制药

阿卡波糖（acarbose）是一类新型的口服降血糖药，在小肠中竞争性抑制 α – 葡萄糖苷酶活性，抑制食物中淀粉转化为葡萄糖的过程，减少葡萄糖的吸收。主要用于治疗餐后高血糖的 2 型糖尿病。主要不良反应为嗳气、腹胀气、腹泻等胃肠道反应。

（四）胰岛素增敏药

常用药物有罗格列酮（rosiglitazone）、吡格列酮（pioglitazone）、环格列酮（ciglitazone）等。药物可降低骨骼肌、脂肪组织和肝脏的胰岛素抵抗，改善糖和脂肪的异常代谢，降低空腹血糖浓度。主要用于治疗 2 型糖尿病和胰岛素抵抗的患者。主要不良反应为嗜睡、头痛、肌肉和骨骼痛、消化道症状等。

三、用药护理

1. 胰岛素应避光、冷藏保存，但不可冷冻；普通胰岛素可供静脉注射，中、长效制剂不可静脉注射；皮下注射应将药物注射到前臂外侧和腹壁的脂肪组织深层，并局部热敷，应经常更换注射部位，避免两周内在同一部位注射两次，以免产生局部红肿、硬结或脂肪萎缩。

2. 应用胰岛素时，应定时、定量进餐，合理安排运动量。如用药后未及时就餐，出现头晕、乏力、出冷汗、饥饿等低血糖症状，应立即进食或喝葡萄糖水或蔗糖水，并常备 50% 葡萄糖注射液以抢救严重的低血糖反应。

3. 用药期间经常检查尿糖、血糖、肾功能、视力、眼底视网膜血管、血压及心电图等。

4. 双胍类药物进餐中服药或从小剂量开始给药，可减少副作用。能促进无氧酵解，产生乳酸，引起乳酸性酸血症、酮血症等严重不良反应，应用时需注意。

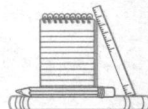

项目四　性激素和计划生育用药

案例导入

患者，女，27 岁，已婚。停经 46 日，伴恶心 5 日，自测尿妊娠实验阳性。患者无其他不适主诉。平素月经规律，经期 6 日，周期 30 日。到医院就诊测血 HCG 升高，子宫附件超声提示早期妊娠。患者育有 1 女，无再生育要求，要求终止妊娠。根据患者情况，拟行药物流产。

问题：药物流产具体方案是什么？患者用药过程中的注意事项有哪些？

性激素是性腺分泌的甾体类激素的总称，主要包括雌激素、孕激素和雄激素。临床应用的性激素是人工合成品及其衍生物。

一、雌激素类药及雌激素拮抗药

（一）雌激素类药

由卵巢分泌的天然雌激素（estrogens）主要是雌二醇（estradiol），人工合成品有炔雌醇（ethinylestradiol）、炔雌醚（quinestrol）以及非甾体结构的己烯雌酚（diaethylstilbestrol）等。

【药理作用】

1. 促进女性第二性征和性器官的发育成熟　可促进女性性征和性器官发育成熟，如子宫发育、乳腺管增生及脂肪分布变化等。

2. 促进子宫内膜增生，参与形成月经周期　可促进子宫内膜增殖变厚，在孕激素的协同作用下，使子宫内膜转变为分泌期，形成月经周期。

3. 抑制排卵作用　大剂量雌激素可通过负反馈抑制下丘脑 – 腺垂体系统而抑制排卵。

4. 对乳腺的影响　小剂量可刺激乳腺导管及腺泡生长发育，大剂量则抑制乳汁分泌。

5. 对内分泌的影响　较大剂量时，可抑制下丘脑促性腺激素的分泌，抑制排卵；还具有拮抗雄激素的作用。

6. 对代谢的影响　增加骨质钙化，加速骨骺闭合；降低低密度脂蛋白，升高高密度脂蛋白。

【临床应用】

1. 子宫发育不全、卵巢功能低下　采用替代疗法治疗子宫发育不良、月经过少和闭经等。与孕激素类合用，可建立人工月经周期。

2. 绝经期综合征　小剂量替代疗法减轻绝经期各种综合症状，防止由于绝经期雌激素水平下降而可能引起的病理性改变。与孕激素合用可预防骨质疏松，降低冠心病的发病率；与雄激素合用可治疗绝经期和老年骨质疏松；局部用药可治疗老年性阴道炎和女阴干枯症。

3. 功能性子宫出血　促进子宫内膜增生，修复出血创面。

4. 晚期乳腺癌　用于治疗绝经 5 年以上的乳腺癌，但用于绝经期以前的乳腺癌可能促进肿瘤的生长。

5. 前列腺癌　大剂量的雌激素可抑制垂体前叶分泌促性腺激素，使睾丸萎缩和抑制雄激素分泌，且药物本身也可对抗雄激素，使前列腺肿瘤病灶退化。

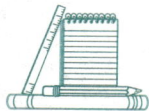

6.其他　乳房胀痛、痤疮、避孕等。

【不良反应】

1.胃肠道反应　早晨给药常见恶心、呕吐、食欲不振等症状。注射给药或采用小剂量逐渐增量的给药方法或可减轻反应。

2.子宫出血　大剂量长期使用可导致子宫内膜过度增生并引发子宫出血，有子宫内膜炎或子宫出血倾向的患者慎用。

3.水、钠潴留　长期大量用药可引起高血压、水肿，并加重心力衰竭。

（二）雌激素拮抗药

氯米芬（clomiphene）竞争性拮抗雌激素受体，抑制雌激素的作用。通过阻断下丘脑的雌激素受体，消除雌二醇的负反馈性抑制，促使垂体前叶分泌促性腺激素，诱发排卵。用于不孕症和闭经、乳房纤维囊性疾病和晚期乳癌等。大剂量连续服用可引起卵巢肥大，故卵巢囊肿患者禁用。

二、孕激素类药

天然的孕激素是由卵巢黄体分泌的黄体酮（progesterone）。临床应用的孕激素类药物，均为人工合成品及其衍生物，如甲羟孕酮（medroxyprogestrone）、甲地孕酮（megestrol）、氯地孕酮（chlormadinone）、己酸孕酮（hydroxyprogestrone caproate）、炔诺酮（norethisterone）、炔诺孕酮（norgestrel）等。

【药理作用】

1.对生殖系统的影响　参与月经周期的形成；促进子宫内膜由增殖期转为分泌期，利于受精卵着床和胚胎发育；降低子宫平滑肌对缩宫素的敏感性，有安宫保胎作用；促进乳腺腺泡发育，为哺乳做准备；反馈性抑制垂体前叶分泌黄体生成素，抑制排卵，具有避孕作用。

2.对代谢的影响　竞争性拮抗醛固酮，从而促进 Na^+、Cl^- 排泄，产生利尿作用。

3.对体温的影响　具有轻度升高体温作用。

【临床应用】

1.先兆流产和习惯性流产　适用于黄体功能不足所致的先兆流产与习惯性流产。

2.功能性子宫出血　用于因黄体功能不足，引起子宫内膜不规则的成熟与脱落，所致的子宫持续性出血。

3.痛经和子宫内膜异位症　可抑制子宫痉挛性收缩，也可使异位的子宫内膜退化，与雌激素合用效果更好。

4.避孕。

【不良反应】不良反应较少，常见为子宫出血，偶有恶心、呕吐、头晕、头痛、乳房胀痛等。长期应用可导致子宫内膜萎缩，月经量减少，诱发阴道真菌感染。

三、雄激素类药和同化激素类药

（一）雄激素类药

天然的雄激素为睾丸酮（testosterone，睾酮，睾丸素）。临床上应用的雄激素类药物主要是人工合成的睾酮及其衍生物，如甲睾酮（methyltestosterone）、丙睾酮（testosterone propionate）、苯乙酸睾酮（testosterone phenylacetate）等。

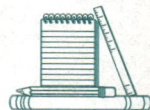

【药理作用】

1.对生殖系统的影响 促进男性性征和性器官的发育，维持男性生殖器官的功能；促进精子的生成及成熟；大剂量可抑制垂体前叶分泌促性腺激素，使雌激素分泌减少，并且具有抗雌激素的作用。

2.同化作用 促进蛋白质合成，减少氨基酸分解，使肌肉增长，体重增加。还可使水、钠、钙、磷潴留。

3.对造血功能的影响 在骨髓功能低下时，大剂量的雄激素可直接刺激骨髓造血功能，促进肾脏分泌促红细胞生成素，使红细胞生成增加。

【临床应用】

1.睾丸功能不全 治疗无睾症、类无睾症、隐睾症，采用替代疗法。

2.功能性子宫出血 利用其抗雌激素作用使子宫平滑肌及其血管收缩，内膜萎缩而止血。

3.晚期乳腺癌 治疗晚期乳腺癌或乳腺癌转移，部分患者病情可得到缓解。也可用于治疗卵巢癌。

4.再生障碍性贫血及其他贫血 用丙酸睾酮或甲睾酮可使骨髓造血功能改善。

【不良反应】

1.女性男性化 长期应用于女性患者可能引起痤疮、多毛、声音变粗、闭经、乳腺退化、性欲改变等男性化现象，应立即停药。

2.黄疸 干扰肝脏毛细胆管排泄功能，引起胆汁淤积性黄疸，应立即停药。

3.其他 可引起水、钠潴留。

（二）同化激素类药

常用的有苯丙酸诺龙（nandrolonpheylpropionate）、司坦唑醇（stanozolol，康力龙）、去氢甲睾酮（metandienone，美雄酮）等。

主要用于蛋白质吸收不良或蛋白质损失过多者，如严重营养不良、严重烧伤、手术后修复期、肿瘤恶液质、老年骨质疏松症等患者。使用本类药应增加服用高蛋白类食物。

长期服用可引起严重的水钠潴留及女性男性化反应；因肝内毛细胆管胆汁淤积而偶发黄疸。

四、计划生育用药

生殖过程包括精子和卵子的形成及成熟、排卵、受精、着床、胚胎发育等多个环节。阻断其中任何一个环节均可达到避孕或终止妊娠的目的。使用药物避孕或终止妊娠均是计划生育中的重要措施。这些环节多发生在女性体内，因此现有的避孕药大多数为女性避孕药。

（一）主要抑制排卵的药物

这类药物多数是由不同的雌激素和孕激素制成的复方制剂，常用制剂有复方炔诺酮片（norethistrone compound，口服避孕片1号）、复方甲地孕酮片（megestrol compound，口服避孕片2号）等。

本类药通过抑制排卵、抑制子宫内膜的正常增殖、增加宫颈黏液的黏稠度、影响子宫及输卵管平滑肌的正常活动等达到避孕作用。主要用于避孕，用药期间避孕效果可达99%以上，停药后排卵功能很快恢复。

少数妇女服后可出现类早孕反应、子宫不规则出血、闭经、乳汁减少、凝血功能亢进等。

（二）抗受精卵着床的药物

本类药又称为探亲避孕药，常用药物有炔诺酮、甲地孕酮、双炔失碳酯（anorethidrane

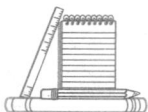

dipropionate，53 抗孕片）等。这类药物是使子宫内膜发生形态及功能变化，妨碍受精卵着床，达到避孕的目的。使用时不受月经周期限制。

（三）男性避孕药

棉酚（gossypol）是从棉花中提取而得的一种酚类物质。可作用于睾丸曲细精管的生精上皮，使精子减少或无精子生成。连续服用两个月，节育有效率可达 99% 以上。不良反应有胃肠道刺激、心悸、肝功能改变、低血钾等。还可引起不可逆性精子生成障碍，因此不作为计划生育的常用药物。

（四）外用避孕药

外用避孕药为表面活性剂，杀精子作用较强，亦可制成药膜置放入阴道深处，杀灭精子的同时还能阻碍精子运动，起避孕作用。常用药物有孟苯醇醚（menfegol）、烷苯醇醚（alfenoxynol）和壬苯醇醚（nonoxynol）。

五、用药护理

1. 雌激素类药宜从小剂量开始，逐渐增加剂量，可减少胃肠道反应；不可随意增减用量或停药，防止撤退性出血。

2. 妊娠 4 个月内应用孕激素类药物，可引起胎儿畸形，一旦怀疑妊娠，应立即停药。

3. 性激素用药期间影响性功能，女性患者用雄激素可能引起痤疮、多毛、闭经、乳腺退化等男性化现象。用药期间观察阴道出血情况，定期检查子宫、乳房、肝功能等。

4. 教会使用者正确使用避孕药，掌握漏服后的补救措施，应在漏服 24 小时内补服药物。

5. 使用避孕药，如连续两个月停经，应予以停药；长期用药出现乳房肿块，应立即停药。

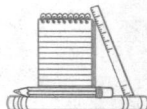

模块小结

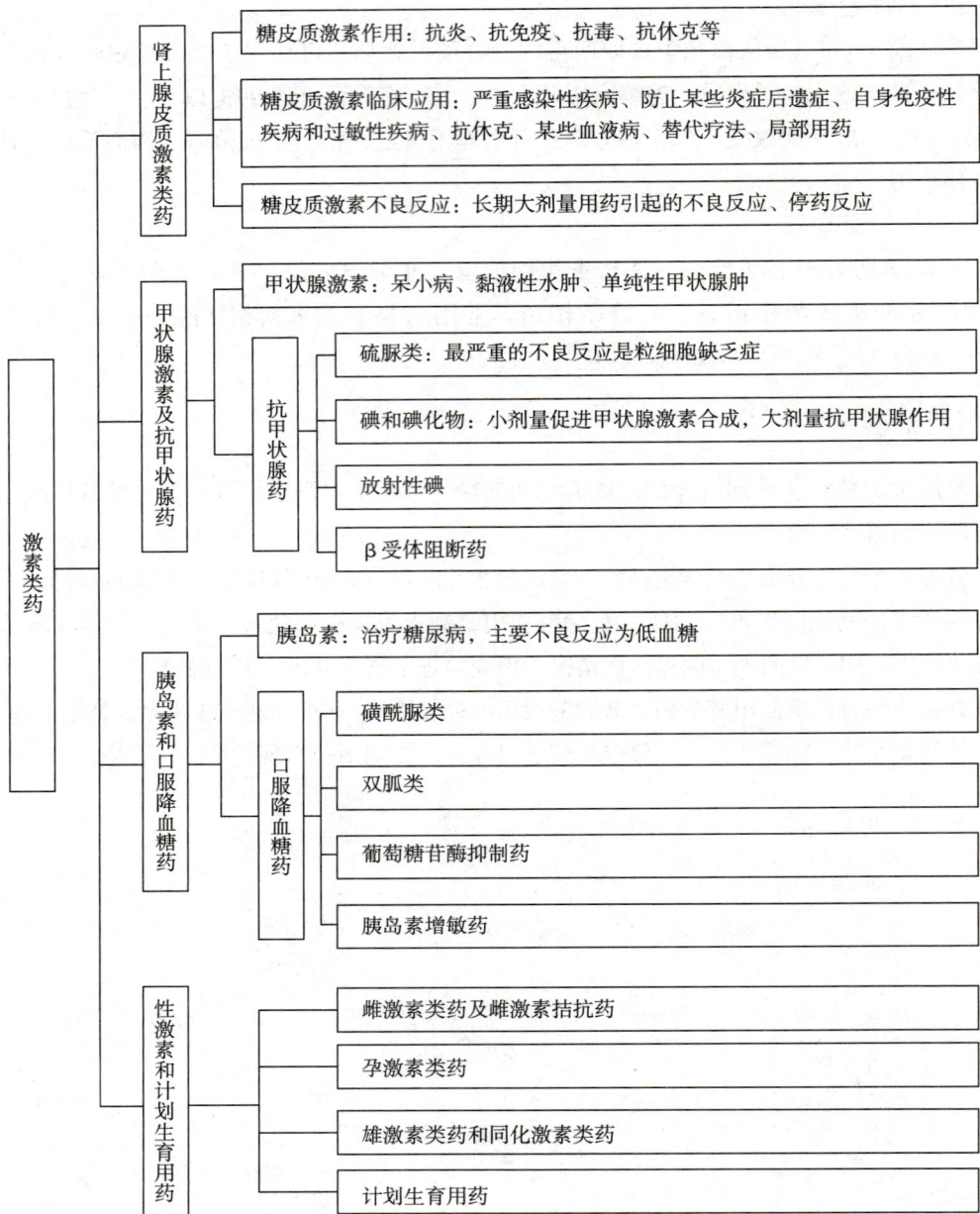

激素类药
- 肾上腺皮质激素类药
  - 糖皮质激素作用：抗炎、抗免疫、抗毒、抗休克等
  - 糖皮质激素临床应用：严重感染性疾病、防止某些炎症后遗症、自身免疫性疾病和过敏性疾病、抗休克、某些血液病、替代疗法、局部用药
  - 糖皮质激素不良反应：长期大剂量用药引起的不良反应、停药反应
- 甲状腺激素及抗甲状腺药
  - 甲状腺激素：呆小病、黏液性水肿、单纯性甲状腺肿
  - 抗甲状腺药
    - 硫脲类：最严重的不良反应是粒细胞缺乏症
    - 碘和碘化物：小剂量促进甲状腺激素合成，大剂量抗甲状腺作用
    - 放射性碘
    - β受体阻断药
- 胰岛素和口服降血糖药
  - 胰岛素：治疗糖尿病，主要不良反应为低血糖
  - 口服降血糖药
    - 磺酰脲类
    - 双胍类
    - 葡萄糖苷酶抑制药
    - 胰岛素增敏药
- 性激素和计划生育用药
  - 雌激素类药及雌激素拮抗药
  - 孕激素类药
  - 雄激素类药和同化激素类药
  - 计划生育用药

复习思考

1. 糖皮质激素在治疗严重感染性疾病时有哪些注意事项？
2. 长期应用糖皮质激素有哪些不良反应？
3. 简述甲状腺激素的药理作用及临床应用。
4. 胰岛素的主要不良反应是什么？如何防治？

扫一扫，查阅
复习思考题答案

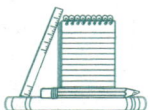

模块三十五　子宫兴奋药与子宫抑制药

扫一扫，查阅
本模块 PPT、
视频等数字资源

> 【学习目标】
>
> 掌握：缩宫素、麦角新碱的药理作用、临床应用及不良反应。
>
> 熟悉：前列腺素的药理作用特点及临床应用。
>
> 了解：子宫抑制药的药理作用特点及临床应用。

作用于子宫的药物包括子宫平滑肌兴奋药和抑制药，子宫平滑肌兴奋药是指可选择性兴奋子宫平滑肌的药物，主要用于催产、引产、产后出血及子宫复原等。子宫平滑肌抑制药则是能够抑制子宫平滑肌收缩，主要用于痛经和防治早产。

案例导入

患者，女，27 岁，初产妇，妊娠 38 周，出现规律宫缩 16 小时，阴道有少量淡黄色液体流出，宫缩 20 秒 /6 分，胎心率 150 次 / 分。宫口开大 2cm，宫颈轻度水肿，胎头 S^{-2}，无明显产道异常。临床诊断：宫缩乏力。药物治疗方案：静脉滴注缩宫素。

请思考：

1. 缩宫素的药理作用及临床应用有哪些？可用于治疗宫缩乏力的药物还有哪些？

2. 缩宫素的主要不良反应有哪些？如何做好用药护理？

项目一　子宫兴奋药

子宫兴奋药（oxytocics）是一类选择性地兴奋子宫平滑肌，促进子宫收缩的药物，其药理作用可因子宫的生理状态和用药剂量不同而产生差异，如使用不当，可造成严重后果，必须严格掌握剂量和滴速。此类药包括缩宫素、麦角新碱、前列腺素等。

一、常用的子宫兴奋药

缩宫素

体内的缩宫素（oxytocin，催产素）是由垂体后叶分泌的一种多肽类激素。目前临床应用的缩宫素为人工合成品或从牛、猪的神经垂体后叶提取分离的药物制剂。

【体内过程】缩宫素口服易被消化酶破坏并失效，故口服无效，常采取注射给药。肌内注射吸收良好，3 ～ 5 分钟起效，作用可维持 20 ～ 30 分钟。静脉注射起效更快，但维持时间很短，故常选用静脉滴注维持疗效。

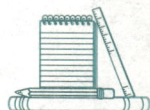

【药理作用】

1. 兴奋子宫平滑肌 缩宫素能够直接兴奋子宫平滑肌，增加子宫收缩力和收缩频率。其作用受以下因素影响：①剂量：小剂量（2～5U）可增强子宫（尤其是妊娠末期子宫）节律性收缩，其收缩性质与正常分娩相似，即使子宫体和底部产生节律性收缩，同时子宫颈松弛，有利于胎儿娩出。大剂量（5～10U）引起子宫强直性收缩，对胎儿和母体都不利。②女性激素：雌激素能提高子宫平滑肌对缩宫素的敏感性，而孕激素则降低其敏感性。妊娠早期，孕激素水平高，子宫对缩宫素敏感性较低；妊娠后期，雌激素水平升高，子宫对缩宫素敏感性增强，临产时子宫最为敏感，有利于胎儿娩出；分娩后子宫的敏感性又逐渐降低。

2. 促进排乳 缩宫素可使乳腺腺泡周围的肌上皮细胞收缩，从而促进乳汁排泄。但不增加乳汁的分泌总量。

3. 其他 有轻度抗利尿作用；大剂量能扩张血管，引起血压下降。

【临床应用】

1. 催产和引产 使用小剂量缩宫素增强子宫节律性收缩。用于胎位正常、无产道障碍而子宫收缩无力的难产。也可用于死胎、过期妊娠或因患严重心脏病、肺结核等疾病需提前中断妊娠者的引产。

2. 产后止血 产后出血时，使用大剂量缩宫素皮下或肌内注射，能迅速引起子宫平滑肌强直性收缩压迫子宫肌层内血管而止血。但由于作用短暂，需加麦角新碱以维持疗效。

【不良反应】

1. 胎儿窒息或子宫破裂 过量可引起子宫强直性收缩，导致胎儿窒息或子宫破裂。

2. 其他 偶见恶心、呕吐、心律失常及过敏反应等。

知识链接

产后出血

产后出血是指胎儿娩出后 24 小时内，经阴道分娩者出血量 ≥ 500mL、剖宫产分娩者出血量 ≥ 1000mL；严重产后出血是指胎儿娩出后 24 小时内出血量 ≥ 1000mL。产后出血的四大原因是子宫收缩乏力、产道损伤、胎盘因素和凝血功能障碍。四大原因可以合并存在，也可以互为因果。产后出血是我国孕产妇死亡的首位原因，绝大多数产后出血导致的孕产妇死亡是可以避免，或创造条件可以避免的，其关键在于早期诊断和处理。

麦角生物碱类

麦角（ergot）是寄生于黑麦及其他禾本科植物上的麦角菌（一种真菌）干燥菌核。麦角中含有多种生物碱，主要活性成分包括麦角新碱（ergometrine）、麦角胺（ergotamine）、麦角毒（ergotoxine）等。

【药理作用】

1. 兴奋子宫平滑肌 能选择性地兴奋子宫平滑肌，其中以麦角新碱作用最为明显。其特点是：①作用迅速、强大、持久，剂量稍大即可引起子宫强直性收缩，压迫血管，起到止血作用。②对子宫体和子宫颈的收缩作用无明显区别，不利于胎儿娩出，故禁用于催产和引产。③妊娠子宫比未孕子宫敏感，临产时或新产后最敏感。

2. 收缩血管 麦角胺和麦角毒能收缩动、静脉血管，大剂量使用会损伤血管内皮细胞，长

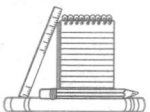

期应用可致肢端干性坏疽和血栓。麦角胺还能明显收缩脑血管，减少脑动脉搏动。

3. 阻断 α 受体　氨基酸麦角碱类有阻断 α 受体的作用，可翻转肾上腺素升压作用。

【临床应用】

1. 子宫出血　麦角新碱使子宫平滑肌强直性收缩，压迫血管而止血，用于产后或者其他原因引起的子宫出血。

2. 子宫复原　产后的子宫复原缓慢，容易发生出血和感染，使用麦角新碱可加速子宫复原。

3. 偏头痛　麦角胺与咖啡因合用对收缩脑血管具有协同作用，可用于偏头痛的诊断和治疗。

4. 人工冬眠　二氢麦角碱对中枢神经系统有抑制作用，可与异丙嗪、哌替啶组成冬眠合剂，用于人工冬眠。

【不良反应】注射给药可引起恶心、呕吐、血压升高等，严重者可出现呼吸困难、血压下降，偶见过敏反应。

前列腺素类

前列腺素（prostaglandins，PG）是广泛存在于人体内的不饱和脂肪酸，对多组织器官具有广泛的生理和药理作用。作为子宫兴奋药应用的主要是前列腺素 E_2（PGE_2，地诺前列酮）、前列腺素 $F_{2\alpha}$（$PGF_{2\alpha}$，地诺前列素）、15- 甲基前列腺素 $F_{2\alpha}$（$15-Me-PGF_{2\alpha}$，卡前列素）等。

【药理作用和临床应用】

1. 兴奋子宫平滑肌　对妊娠各期子宫均有兴奋作用，对分娩前的子宫最为敏感，增强子宫体平滑肌节律性收缩，同时使子宫颈松弛，有利于胎儿娩出。用于足月妊娠引产或中期妊娠引产。

2. 抗早孕　PGE_2 能使黄体萎缩溶解，血中孕激素水平急剧下降，子宫内膜脱落形成月经，具有催经止孕作用。PGE_2 使子宫平滑肌强烈收缩，妨碍受精卵着床而抗早孕。

【不良反应】少数可见恶心、呕吐、腹痛、腹泻等消化道反应。静脉滴注剂量过大可引起子宫强直性收缩。

二、子宫兴奋药的用药护理

1. 缩宫素用于催产或引产时必须注意：①严格掌握剂量、给药速度，避免引起胎儿窒息或子宫破裂。静脉滴注：每次 2 ~ 5U，用 5% 葡萄糖注射液或生理盐水注射液稀释后，先以 8 ~ 10 滴 / 分的速度滴入，以后根据宫缩和胎心情况调整滴速，每 15 ~ 30 分钟增加 2 ~ 4 滴，最快不能超过 40 滴 / 分。②严格掌握禁忌证：凡产道异常、胎位不正、头盆不称、前置胎盘及三次妊娠以上的经产妇或剖宫产史者禁用。③短时大量应用，预防低钠血症。

2. 麦角新碱能经乳汁排出，使婴儿出现麦角样毒性反应。还可能抑制泌乳，哺乳期妇女不宜用。

3. 前列腺素 E_2 可用于羊膜腔、子宫内羊膜腔外注射或静脉滴注。

项目二　子宫抑制药

子宫抑制药能抑制子宫收缩，减少子宫活动，延长妊娠期而防止早产。常用的药物有 β_2 受体激动药（利托君、沙丁胺醇和特布他林）和硫酸镁。其他药物还有钙通道阻断药、前列腺素合成酶抑制药和缩宫素拮抗药等。

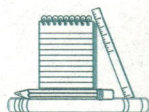

一、常用的子宫抑制药

利托君

利托君（ritodrine）为 β_2 受体激动药，可激动子宫平滑肌中的 β_2 受体，抑制子宫收缩，减少子宫的活动而延长妊娠期。主要用于防治早产。

不良反应常见心悸、胸闷、胸痛、心律失常等，还可降低血钾和升高血糖。妊娠不足 20 周及分娩进行期禁用。严重心血管疾病患者禁用。

硫酸镁

硫酸镁（magnesium sulfate）可抑制子宫平滑肌收缩，防治早产，尤其适用于禁用 β_2 受体激动药的早产孕妇，还可用于治疗妊娠高血压综合征和子痫。

二、子宫抑制药的用药护理

1. 利托君一般先采用静脉滴注，取得疗效后再改口服维持。妊娠不足 20 周及分娩进行期、严重心血管疾病患者禁用。

2. 硫酸镁安全范围窄，静脉给药时应严格控制剂量与速度。用药期间密切监测患者腱反射、血压、呼吸。一旦出现硫酸镁中毒，应立即停药，缓慢静脉注射 10% 葡萄糖酸钙抢救，必要时进行人工呼吸。

模块小结

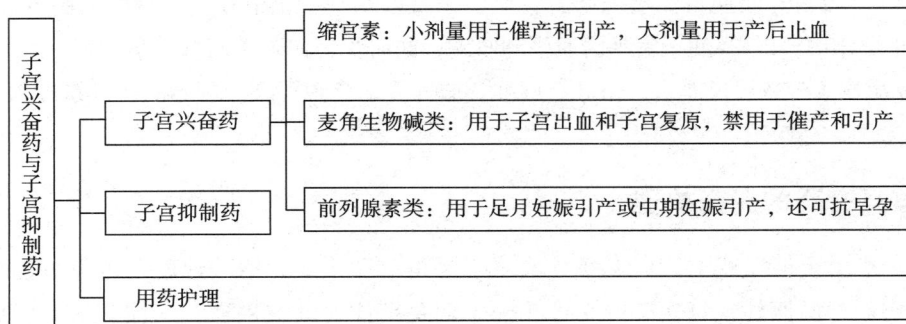

子宫兴奋药与子宫抑制药	子宫兴奋药	缩宫素：小剂量用于催产和引产，大剂量用于产后止血
		麦角生物碱类：用于子宫出血和子宫复原，禁用于催产和引产
	子宫抑制药	前列腺素类：用于足月妊娠引产或中期妊娠引产，还可抗早孕
	用药护理	

扫一扫，查阅
复习思考题答案

复习思考

1. 比较缩宫素与麦角新碱对子宫的作用和临床应用。

2. 简述缩宫素的不良反应和用药护理。

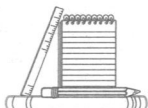

模块三十六　影响免疫功能的药物

扫一扫，查阅本模块 PPT、视频等数字资源

【学习目标】

掌握：免疫抑制药与免疫增强药的临床用途、不良反应等。

熟悉：影响免疫功能药物的分类及代表药物。

了解：影响免疫功能药物的药理作用、作用机制。

正常的免疫功能对机体的防御反应、自我稳定、免疫监视等很多方面都发挥着必不可少的作用，在受到抗原刺激时可产生一系列免疫应答反应。正常的免疫应答对抗肿瘤、抗感染及抗器官移植排斥反应有重要的意义。当免疫功能异常时，可出现变态反应、免疫缺陷性疾病、自身免疫性疾病等。影响免疫功能的药物主要包括免疫抑制剂和免疫增强剂两大类。

项目一　免疫抑制药

免疫抑制药是一类能抑制免疫细胞的增殖和功能，降低机体免疫反应的非特异性免疫抑制药物。临床主要用于治疗自身免疫性疾病和抑制器官移植的排斥反应。免疫抑制药只能缓解自身免疫性疾病的症状，无根治作用。此类药物毒性大，长期应用易导致严重的不良反应，因此必须慎用。常用的免疫抑制药包括环孢素、糖皮质激素类、烷化剂、抗代谢药、抗淋巴细胞球蛋白及单克隆抗体等。

环孢素

环孢素（cyclosporin，环孢菌素 A，cyclosporin A，CsA）为从真菌代谢产物中分离出来的环状多肽，含 11 个氨基酸。现可人工合成。

【体内过程】可静脉给药，也可口服给药，口服吸收不完全，生物利用度为 20% ～ 50%，首关消除可达 27%。大部分经肝脏代谢，自胆汁排泄，可形成肝肠循环。少量以原形经尿液排泄。

【药理作用及作用机制】环孢素为一新型的 T 淋巴细胞调节剂，能特异性地抑制辅助性 T 淋巴细胞的活性，但并不抑制 T 淋巴细胞，反而促进其增殖。一般剂量对 B 淋巴细胞的抑制作用很小，对巨噬细胞和粒细胞影响少，故不影响机体的防御能力。本品还能选择性抑制 T 淋巴细胞所分泌的白细胞介素 –2、γ – 干扰素，亦能抑制单核吞噬细胞所分泌的白细胞介素 –1。在明显抑制宿主细胞免疫的同时，对体液免疫亦有抑制作用。能抑制体内抗移植物抗体的产生，因而具有抗排斥的作用。

【临床用途】

1. 抗器官移植排斥反应　主要用于肾、肝、心、肺、角膜和骨髓等组织器官的移植，可防

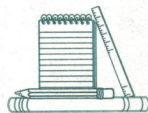

止排斥反应，明显降低移植后感染发生率。与糖皮质激素合用，疗效更佳。

2.治疗自身免疫性疾病 如系统性红斑狼疮、类风湿关节炎等。

3.其他 血吸虫病，对雌虫作用较明显；尝试用于胆汁性肝硬化、胰岛素依赖型糖尿病及眼色素层炎等。

【不良反应】

1.肾毒性 是最常见的不良反应，表现为肾小球滤过率减少，血清肌酐和尿素水平升高。用药期间应控制剂量，密切监测肾脏功能。该反应在停药后可恢复。

2.肝损害 多见于用药早期，可见转氨酶升高、黄疸等。用药期间应注意定期检查肝功能。

3.其他 可见消化系统症状，如厌食、恶心、呕吐等。长期用药还可出现神经毒性。部分患者可诱发肿瘤，引起继发性感染。久用后出现多毛、齿龈增生等。

糖皮质激素类

【药理作用】糖皮质激素可以使外周血淋巴细胞减少，以 T 淋巴细胞减少最显著。淋巴细胞减少是暂时性的。还可以影响体液免疫反应，抑制抗体合成，并干扰抗体与靶细胞结合。最常用的有泼尼松、泼尼松龙和地塞米松等。

【临床用途】

1.抗器官移植排斥反应 常将泼尼松与环孢素或硫唑嘌呤合用，于器官移植前 1 ～ 2 小时开始用药。

2.防治自身免疫性疾病 如类风湿关节炎、系统性红斑狼疮、肾病型慢性肾炎、自身免疫性溶血性贫血、自身免疫性慢性活动性肝炎、特发性血小板减少性紫癜等。

3.过敏性疾病 对荨麻疹、血清病、过敏性鼻炎、支气管哮喘、药物性皮炎、血管神经性水肿等均有效。

环磷酰胺

环磷酰胺（cyclophosphamide，CTX，CPA）是烷化剂中作为免疫抑制剂最常用的药。

环磷酰胺选择性抑制 B 淋巴细胞，不仅杀伤增殖期淋巴细胞，大剂量也能抑制 T 淋巴细胞。还可降低 NK 细胞的活性。其免疫抑制作用是通过抑制细胞的增殖，非特异性杀伤抗原敏感性小淋巴细胞，限制其转化为免疫母细胞。

主要用于器官移植抗排斥反应以及长期应用糖皮质激素而不能缓解的自身免疫性疾病（Wegener 肉芽肿、类风湿关节炎、系统性红斑狼疮、肾小球肾炎等）。

硫唑嘌呤

硫唑嘌呤（azathioprine）是 6- 巯基嘌呤的咪唑衍生物，为具有免疫抑制作用的抗代谢剂。影响 DNA、RNA 以及蛋白质的合成，主要抑制 T 淋巴细胞而影响免疫。本药与其他药物联合应用于器官移植患者的抗排斥反应，例如肾移植、心脏移植及肝移植，亦减少肾移植患者对糖皮质激素的需求。本药也可单独用于治疗严重的风湿关节炎、系统性红斑狼疮、皮肌炎、自体免疫性慢性活动性肝炎、寻常型天疱疮、结节性多动脉炎、自体免疫性溶血性贫血、慢性顽固自发性血小板减少性紫癜等。

抗淋巴细胞球蛋白

抗淋巴细胞球蛋白（antilymphocyte globulin，ALG）是一种细胞毒抗体。其作用机制可能是直接损害末梢循环中的淋巴细胞，从而非特异性抑制细胞免疫和体液免疫，为较强的免疫抑制药。可用于治疗自身免疫性疾病和器官移植后的排斥反应。

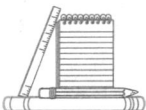

项目二 免疫增强药

免疫增强药可以激活一种或多种免疫活性细胞，增强或提高机体免疫功能。主要用于免疫缺陷疾病、慢性感染性疾病及恶性肿瘤的辅助治疗。

卡介苗

卡介苗（bacillus calmette-guerin vaccine，bucinum tuberculosis，BCG，卡介菌苗，结合活菌苗）是减毒的结核分枝杆菌活菌苗。

【药理作用及作用机制】该药除用于预防结核病外，还具有免疫佐剂作用，能增强与其合用的各种抗原的免疫原性，加速诱导免疫应答，提高机体的体液免疫和细胞免疫功能；刺激 T 淋巴细胞、B 淋巴细胞、巨噬细胞、NK 细胞等多种免疫活性细胞增生，促进抗体和细胞因子产生，增强机体非特异性免疫功能。

【临床应用】

1. 预防结核病，防治慢性支气管炎，对流感、感冒、支气管炎也有一定的疗效。
2. 常用于治疗恶性黑色素瘤、白血病、肺癌。近年来用于膀胱癌术后灌洗，预防复发。

【不良反应】注射局部可出现红斑、硬结或溃疡，还可出现高热、寒战及全身不适。瘤内注射偶见肉芽肿性肝炎和过敏性休克。剂量过大可降低免疫力，甚至促进肿瘤生长。禁用于免疫功能低下或有活动性结核的患者。

知识链接

卡介苗（BCG 疫苗）

卡介苗是全球范围内用于预防结核病的最古老和最广泛使用的疫苗之一。

法国微生物学家阿尔贝·卡尔梅特（Albert Calmette）和兽医卡米尔·介兰（Camille Guérin）将结核分枝杆菌在含有胆汁的培养基中连续培养了 13 年（从 1908 年到 1921 年），最终培养出一株弱化的菌株，其失去致病性，但仍能激发免疫系统产生对结核病的抵抗力。他们将这株菌株用二人的姓氏首字母组合，命名为"Bacille Calmette-Guérin"，简称 BCG，就是卡介苗。1921 年，BCG 首次在人类中进行试验，并证明了其安全性和有效性，随后卡介苗被广泛用于预防结核病。卡介苗是我国国家免疫规划疫苗的重要部分，"出生第一针"的卡介苗的普及接种，有效控制了结核病的传播，保护儿童和公众的健康。

左旋咪唑

左旋咪唑（levamisole，LMS）原为广谱驱虫药，是第一个化学结构明确的免疫调节剂。

【体内过程】LMS 可口服、肌内或皮下注射，吸收良好。口服 2 ~ 4 小时血药浓度达峰值。主要经肝脏代谢，少量（不到给药量的 5%）以原形经肾脏排泄。单剂量作用可持续 5 ~ 7 天，故目前常用每周 1 次的治疗方案。

【药理作用与临床用途】能使受抑制的巨噬细胞和 T 淋巴细胞功能恢复正常，但不影响正常人抗体的产生。主要用于免疫功能低下者恢复免疫功能，可增强机体的抗病能力。用于多种肿瘤的辅助治疗，如肺癌、鳞状上皮癌等巩固疗效，减少复发或转移，延长缓解期。还可改善自

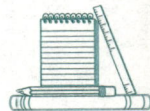

身免疫性疾病如类风湿关节炎、系统性红斑狼疮等病的症状。

【不良反应】有消化道症状、神经系统反应（如头晕、失眠）和变态反应。长期用药患者可出现粒细胞减少，停药后可恢复。少数患者可出现肝功能异常。

白细胞介素 –2

白细胞介素 –2（interleukin–2，IL–2）对 B 淋巴细胞、NK 细胞、抗体依赖性杀伤细胞和淋巴因子激活的杀伤细胞（LAK 细胞）等具有促进分化增殖的作用，也为体外维持激活的 T 淋巴细胞克隆增殖所必需。IL–2 可刺激许多细胞因子的产生，在体内和体外均能增加肿瘤坏死因子、干扰素和白细胞介素的生成。用于治疗肿瘤、病毒和细菌的感染，并能提高机体免疫功能。用于治疗自身免疫性疾病，肿瘤治疗中可用于肾癌、肺癌、肝癌、结肠癌、淋巴肉瘤和黑色素瘤。

胸腺素

胸腺素（thymosin）是从小牛或猪的胸腺提取的多肽类激素，具有增强细胞免疫功能和调节免疫平衡等作用。胸腺素可使由骨髓产生的干细胞转变为 T 淋巴细胞，因而可增强细胞免疫功能，对体液免疫的影响甚微。可用于治疗细胞免疫缺陷性疾病（如胸腺发育不全、重症混合性免疫缺乏症）、运动失调性毛细血管扩张症、麻风、重症感染、复发性口疮等伴有细胞免疫功能低下的患者。亦可用于病毒性肝炎、恶性肿瘤和抗衰老。

转移因子

转移因子（transfer factor，TF）是从健康人白细胞中提取制得的一种多核苷酸和多肽小分子物质，为细胞免疫增强剂。临床上用于治疗某些抗生素难以控制的病毒性或霉菌性细胞内感染（如带状疱疹、流行性乙型脑炎、白念珠菌感染等）。对恶性肿瘤可作为辅助治疗剂，对自体免疫性疾病也有一定治疗作用。

干扰素

干扰素（interferon，IFN）是一组具有多种功能的活性蛋白质（主要是糖蛋白），是一种由单核细胞和淋巴细胞产生的细胞因子。

IFN 为广谱抗病毒药，临床上可用于病毒感染性疾病，如疱疹性角膜炎、病毒性眼病、带状疱疹和慢性乙型肝炎等。除抗病毒作用外，也可调节抗体生成，增加或激活单核 – 巨噬细胞的功能、特异性细胞毒作用和 NK 细胞的杀伤作用等。小剂量增强免疫（包括细胞免疫与体液免疫）作用，大剂量则有抑制作用。IFN 的抗肿瘤作用在于其既可直接抑制肿瘤细胞的生长，又可通过免疫调节发挥作用。该药对骨肉瘤疗效较好，对黑色素瘤、肾细胞瘤、乳癌等有效，对肺癌、胃肠道肿瘤及某些淋巴瘤无效。

大剂量可致血细胞减少，以白细胞和血小板减少为主，但可恢复。偶见变态反应、肝肾功能障碍及注射局部疼痛、红肿等。

过敏体质、严重肝功能不全、白细胞及血小板减少患者慎用。

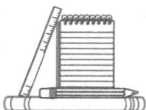

模块小结

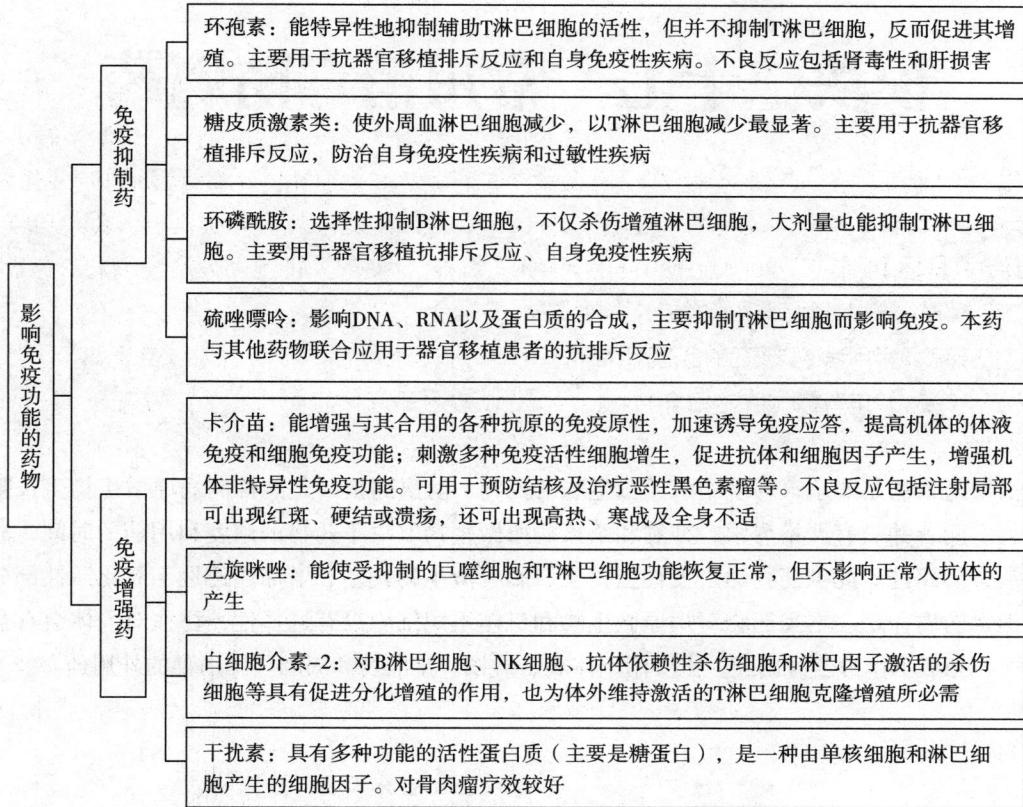

影响免疫功能的药物

免疫抑制药

> 环孢素：能特异性地抑制辅助T淋巴细胞的活性，但并不抑制T淋巴细胞，反而促进其增殖。主要用于抗器官移植排斥反应和自身免疫性疾病。不良反应包括肾毒性和肝损害

> 糖皮质激素类：使外周血淋巴细胞减少，以T淋巴细胞减少最显著。主要用于抗器官移植排斥反应，防治自身免疫性疾病和过敏性疾病

> 环磷酰胺：选择性抑制B淋巴细胞，不仅杀伤增殖淋巴细胞，大剂量也能抑制T淋巴细胞。主要用于器官移植抗排斥反应、自身免疫性疾病

> 硫唑嘌呤：影响DNA、RNA以及蛋白质的合成，主要抑制T淋巴细胞而影响免疫。本药与其他药物联合应用于器官移植患者的抗排斥反应

免疫增强药

> 卡介苗：能增强与其合用的各种抗原的免疫原性，加速诱导免疫应答，提高机体的体液免疫和细胞免疫功能；刺激多种免疫活性细胞增生，促进抗体和细胞因子产生，增强机体非特异性免疫功能。可用于预防结核及治疗恶性黑色素瘤等。不良反应包括注射局部可出现红斑、硬结或溃疡，还可出现高热、寒战及全身不适

> 左旋咪唑：能使受抑制的巨噬细胞和T淋巴细胞功能恢复正常，但不影响正常人抗体的产生

> 白细胞介素-2：对B淋巴细胞、NK细胞、抗体依赖性杀伤细胞和淋巴因子激活的杀伤细胞等具有促进分化增殖的作用，也为体外维持激活的T淋巴细胞克隆增殖所必需

> 干扰素：具有多种功能的活性蛋白质（主要是糖蛋白），是一种由单核细胞和淋巴细胞产生的细胞因子。对骨肉瘤疗效较好

复习思考

1. 常用的免疫抑制药包括哪些药物？
2. 环孢素在临床应用时应注意哪些问题？
3. 自身免疫性疾病可以使用什么药物进行治疗？

扫一扫，查阅
复习思考题答案

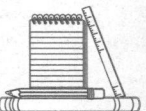

模块三十七　常用消毒防腐药

【学习目标】

掌握：常用消毒防腐药的分类及代表药物。

熟悉：常用消毒防腐药的合理应用。

了解：常用消毒防腐药的作用特点。

消毒药指的是能杀灭环境中病原微生物的药物；防腐药指的是能抑制病原微生物生长繁殖的药物。两者并没有严格界限，抑制和杀灭病原微生物取决于药物的浓度和用药的时间，故统称为消毒防腐药。此类药物通过变性蛋白质、影响微生物代谢、增加通透性、氧化活性部分等发挥消毒防腐作用。本类药物对病原微生物和机体组织细胞没有选择性，往往对人体会有强烈的毒性，一般不作为全身用药，主要用于体表、器械、排泄物和周围环境消毒的外用药。

项目一　常用消毒防腐药

案例导入

患者，男，50岁。因"间断发热，恶心7天，伴尿黄5天，肝区不适"入院，辅助检查提示：甲型肝炎抗体IgM阳性，肝功能：ALT 524U/L，AST 337U/L。

问题：该患者在住院期间其餐具、周围环境及物体表面、排泄物应选择哪些合适的消毒剂，在使用消毒剂过程有哪些注意事项？

一、醇、酚、醛和酸类

乙　醇

【作用及用途】乙醇（ethanol，酒精）属于醇类消毒防腐药，可使蛋白质变性且有脱水作用，从而杀灭各种细菌，对芽孢、真菌及病毒无效。75%溶液杀菌能力最强，用于皮肤和器械消毒；20%～30%溶液大面积涂擦可用于高热患者的物理退热；长期卧床患者用50%乙醇涂擦局部皮肤可促进局部血液循环或防止压疮的产生。

【用药指导】本品刺激性强，禁用于伤口、黏膜等部位消毒，不宜用于脂溶性物体表面及空气的消毒。大面积使用可降低体温。

苯　酚

【作用及用途】苯酚（phenol，石炭酸）属于酚类消毒防腐药，具有使蛋白质变性及增加胞

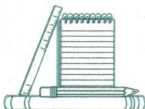

浆通透性作用，对细菌、真菌有效，对芽孢和病毒无作用。3%～5% 溶液用于手术器械、房间消毒；0.5%～1% 溶液用于皮肤止痒；1%～2% 苯酚甘油用于中耳炎，可消炎止痛。

【用药指导】本品具有腐蚀性，浓度不宜超过 2%，避免用于伤口及婴幼儿。同类药物甲酚皂溶液（saponated cresol solution，来苏儿）抗菌作用强于苯酚且腐蚀性也更小，是常用的低效消毒剂。

甲醛溶液

【作用及用途】甲醛溶液（formaldehyde solution）属于醛类消毒防腐药，可使病原微生物蛋白质变性、凝固，对细菌、真菌、芽孢、病毒均有效。40% 溶液被称为福尔马林（formalin），常用 4% 甲醛溶液（即 10% 福尔马林溶液）用于保存尸体、固定标本；2% 福尔马林溶液用于器械消毒，加水蒸发后用于环境消毒。

【用药指导】本品刺激性强，应避免其对黏膜和呼吸道的刺激。

醋　酸

【作用及用途】醋酸（acetic acid）属于酸类消毒防腐药，通过氧化菌体蛋白质来发挥杀菌作用。0.5%～2% 溶液用于烧伤感染创面消毒；0.1%～0.5% 溶液冲洗治疗滴虫性阴道炎；按 $2mL/m^3$ 加热后用于环境消毒。

【用药指导】注意浓度的准确性。同类药物还有水杨酸、苯甲酸、乳酸等。水杨酸和苯甲酸通常制成复合制剂，软化角质，治疗体癣、手足癣；苯甲酸还可添加于食物当中，作为防腐剂。

二、卤素类

碘　伏

【作用及用途】碘伏（iodophor）为碘与表面活性剂的络合物，通过卤化蛋白质活性基团来发挥杀菌作用。刺激性小，性质稳定，对细菌、病毒及真菌作用强。0.5% 碘伏溶液用于手术部位皮肤消毒；5%～10% 溶液治疗烧伤；0.05% 溶液用于餐具消毒。

【用药指导】需避光保存；碘过敏者慎用；不宜大面积涂抹。

三、氧化剂类

过氧乙酸

【作用及用途】过氧乙酸（peracetic acid）为强氧化剂，且广谱、高效、低毒。0.1%～0.2% 溶液用于洗手消毒浸泡 1 分钟即可；0.3%～0.5% 溶液用于器械消毒浸泡 15 分钟；0.04% 溶液用于餐具、空气、家具等消毒；1% 溶液用于衣服消毒。

【用药指导】高浓度对皮肤和黏膜有刺激性；对金属也有腐蚀性；宜现配现用；气温低于 10℃需延长消毒时间；本品易燃，需保存在阴凉处。

高锰酸钾

【作用及用途】高锰酸钾（potassium permanganate，灰锰氧）为强氧化剂，紫色结晶，水溶液呈紫红色，通过氧化菌体类的活性基团而发挥杀菌作用。0.1%～0.5% 溶液用于膀胱和创面洗涤；0.01%～0.02% 溶液用于洗胃；0.02% 溶液用于口腔冲洗、阴道冲洗或坐浴；0.1% 溶液用于蔬菜、水果消毒，浸泡 5 分钟。

【用药指导】低浓度有收敛作用，高浓度有刺激性和腐蚀作用。溶液有刺激性，会损伤皮肤。需用凉开水配制，且久放还原成 MnO_2 而失效，应现配现用。宜密闭保存，不宜与乙醇、碘、甘油等放在一起。

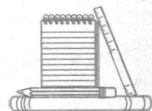

此类药物中的过氧化氢溶液（hydrogen peroxide solution，双氧水）可用于清除脓块、血痂、坏死组织、除臭等；环氧乙烷（ethylene oxide）为广谱高效气体灭菌消毒剂，广泛用于器械、仪器、被服、装备、塑料及橡胶制品、书籍及包装材料的消毒。

四、表面活性剂、染料和重金属盐类

苯扎溴铵

【作用及用途】苯扎溴铵（benzalkonium bromide，新洁尔灭）属于阳离子表面活性剂，通过增加细菌胞浆膜的通透性，使菌体成分外渗而起到杀菌作用，具有去污快、作用强、毒性小的特点。0.05%～0.1%溶液用于外科手术前洗手浸泡5分钟；0.01%～0.05%溶液用于黏膜和创面消毒；0.1%溶液用于餐具和器械消毒浸泡30分钟。

【用药指导】不宜用于膀胱镜、眼科器械、痰液、粪便、呕吐物等的消毒；避免接触有机物和拮抗物，忌与肥皂、洗衣粉等合用，以免被中和而失效。

此类药物还有氯己定（chlorhexidine，洗必泰），可用于手术、创面、器械等消毒。

甲　紫

【作用及用途】甲紫（methylrosanilnium chloride，龙胆紫）为紫色染料，具收敛性，无刺激性。1%～2%溶液用于皮肤、黏膜、创伤感染，也可以用于小面积烧伤。

【用药指导】不宜在黏膜或开放的创面上使用；脓血、坏死组织等可影响其效果。

硝酸银

【作用及用途】硝酸银（silver nitrate）属于重金属盐类消毒防腐药，杀菌力强，腐蚀性强。常用棒剂腐蚀黏膜溃疡、出血点、肉芽组织过度增生及疣；10%水溶液可用于重症坏死性牙龈炎；0.25%～0.5%水溶液用于结膜炎、沙眼、眼睑炎等。

【用药指导】本品需避光保存，配制需用蒸馏水；用后应立即用生理盐水冲洗，以免损伤组织。

项目二　合理选用消毒防腐药

消毒防腐药种类多，用药时应根据药物作用特点及消毒防腐对象加以选择。一般来说药物浓度越高，其杀菌抑菌效果越好。但有的药物需选择合适的浓度，如75%浓度的乙醇比90%的乙醇杀菌效果要好。药物浓度越高或作用时间长，对机体组织的刺激性就越大，容易产生不良反应。

1. 皮肤消毒宜选择作用快而强、刺激性较小的药物，如75%乙醇、碘伏、苯扎溴铵等。

2. 黏膜、创面感染宜选用刺激性小、吸收少、不受脓液和分泌物影响的药物，如0.1%高锰酸钾、过氧化氢、硼酸、0.01%苯扎溴铵等。

3. 环境消毒应用消毒能力强，便于喷洒、熏蒸的药物，如苯酚、氯己定等。

4. 金属器械消毒应用消毒力强、对金属无腐蚀性的药物，如酚类、醇类、0.1%苯扎溴铵等。

5. 排泄物消毒要求价廉，不受有机物影响，如漂白粉、石灰等。

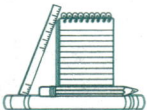

模块小结

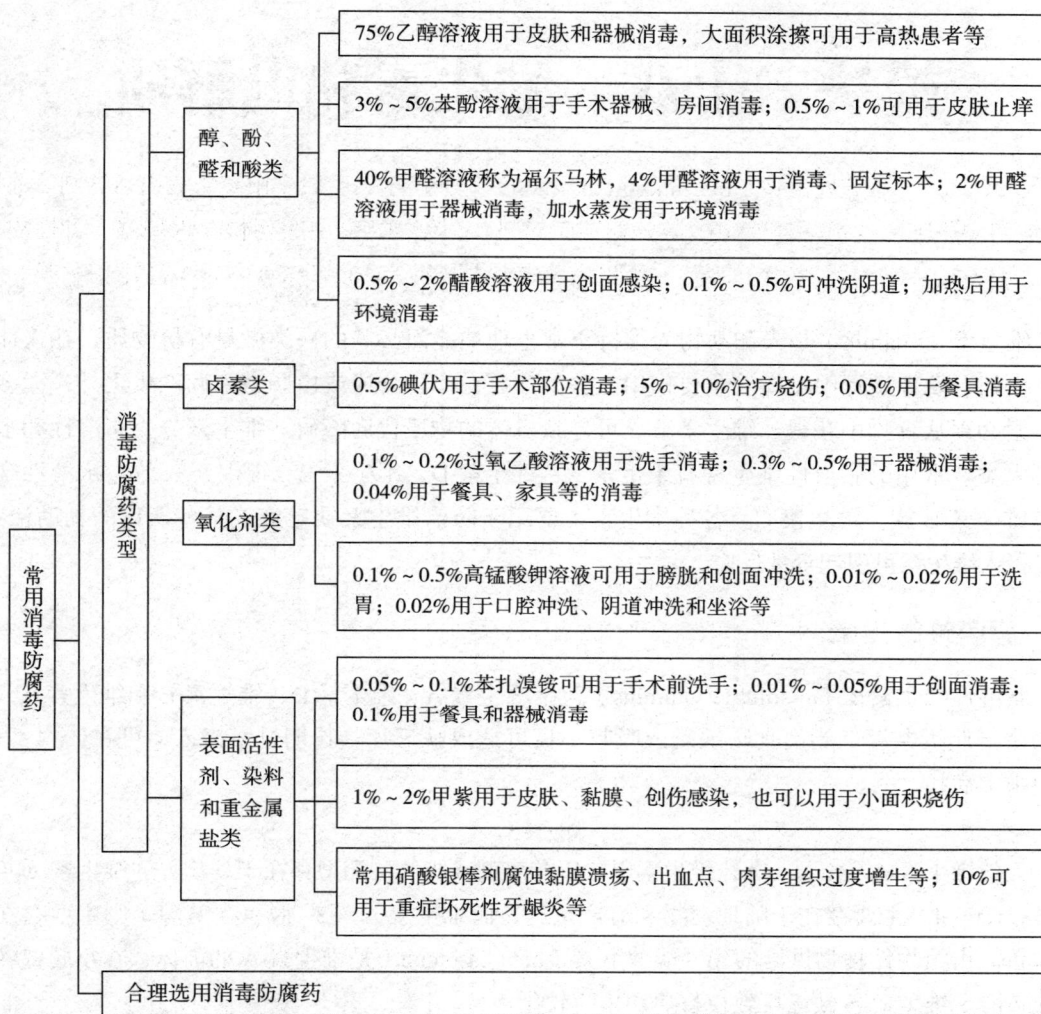

常用消毒防腐药 — 消毒防腐药类型

醇、酚、醛和酸类
- 75%乙醇溶液用于皮肤和器械消毒，大面积涂擦可用于高热患者等
- 3%~5%苯酚溶液用于手术器械、房间消毒；0.5%~1%可用于皮肤止痒
- 40%甲醛溶液称为福尔马林，4%甲醛溶液用于消毒、固定标本；2%甲醛溶液用于器械消毒，加水蒸发用于环境消毒
- 0.5%~2%醋酸溶液用于创面感染；0.1%~0.5%可冲洗阴道；加热后用于环境消毒

卤素类
- 0.5%碘伏用于手术部位消毒；5%~10%治疗烧伤；0.05%用于餐具消毒

氧化剂类
- 0.1%~0.2%过氧乙酸溶液用于洗手消毒；0.3%~0.5%用于器械消毒；0.04%用于餐具、家具等的消毒
- 0.1%~0.5%高锰酸钾溶液可用于膀胱和创面冲洗；0.01%~0.02%用于洗胃；0.02%用于口腔冲洗、阴道冲洗和坐浴等

表面活性剂、染料和重金属盐类
- 0.05%~0.1%苯扎溴铵可用于手术前洗手；0.01%~0.05%用于创面消毒；0.1%用于餐具和器械消毒
- 1%~2%甲紫用于皮肤、黏膜、创伤感染，也可以用于小面积烧伤
- 常用硝酸银棒剂腐蚀黏膜溃疡、出血点、肉芽组织过度增生等；10%可用于重症坏死性牙龈炎等

合理选用消毒防腐药

复习思考

1. 常用消毒防腐药的分类及代表药物。
2. 常用消毒防腐药的合理应用。

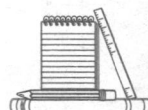

扫一扫，查阅
复习思考题答案

模块三十八　维生素和电解质

项目一　维生素

维生素（vitamin）是人和动物为维持正常生理功能而必需的一类微量有机物质，在人体生长、代谢、发育过程中发挥着重要作用。除少数可在体内合成或由肠道细菌产生之外，大多数维生素必须从食物中获得。维生素缺乏可导致机体的物质代谢障碍。维生素分为脂溶性和水溶性两大类。常用的脂溶性维生素有维生素 A、维生素 D、维生素 E、维生素 K 等，水溶性维生素有维生素 B 族、维生素 C。各种维生素主要用于防治维生素缺乏症或某些疾病的辅助治疗。过量摄入维生素可引起毒性反应。

一、脂溶性维生素

脂溶性维生素（fat-soluble vitamins）包括维生素 A、维生素 D、维生素 E 和维生素 K，在食物中与脂类共存。脂类食物缺乏或吸收不良可造成缺乏症；长期过量摄入，可在体内蓄积，出现中毒症状。

维生素 A

天然维生素 A（vitamin A，维生素甲）以游离型或脂肪酸酯型存在于动物界。维生素 A_1（视黄醇，retinol）主要存在于陆地动物和海产鱼类，而维生素 A_2（3- 脱氢视黄醇）则主要存在于淡水鱼。由植物性食物供给的 β - 胡萝卜素（beta carotene）是维生素 A 的前体，在小肠壁转换成视黄醇。维生素 A 缺乏可致夜盲症和角膜软化。

【药理作用与机制】

1. 构成视觉细胞内感光物质　维生素 A 在体内氧化生成顺视黄醛和反视黄醛，两者可互相转变。顺视黄醛与视蛋白构成人视网膜杆细胞内的视紫红质，是对弱光敏感的暗视觉感光物质。维生素 A 缺乏可导致夜盲症。

2. 维持上皮组织结构的完整和健全　维生素 A 参与黏多糖合成，促进基底上皮细胞分泌黏蛋白，抑制角化。缺乏维生素 A 可引起黏膜与表皮的角化、增生和干燥，可导致干眼病，角膜角化增生、发炎甚至穿孔，皮肤干燥，毛囊丘疹和脱发。消化道、呼吸道和泌尿道上皮组织不健全，易引起感染。

3. 诱导细胞和组织生长分化　维生素 A 及其体内代谢中间产物维 A 酸（tretinoin）和全反式维 A 酸是细胞增殖、分化的调节因子，通过视黄酸受体（RARs）和视黄醇 X 受体（RXRs）的介导调控细胞生长、分化和生理功能。

4. 抑制肿瘤的形成　维生素 A 及视黄酸长期用药均可以抑制多种化学致癌物的致癌过程，能抑制食管上皮癌、呼吸道癌等多种肿瘤的形成，并可阻止 3，4- 苯并芘在肝和肺中氧化成为致癌物质；抑制白血病细胞增殖，对急性早幼粒细胞白血病 M_3 的完全缓解率可达 90%；维生素

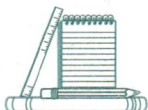

A 衍生物 13- 顺视黄酸可抑制软骨肉瘤生长。维生素 A 抑癌机制可能与其诱导细胞分化使肿瘤细胞分化成为正常细胞有关。

5. 增强机体免疫力　维生素 A 明显对抗糖皮质激素的免疫抑制作用，大剂量可促进胸腺增生；如与免疫增强剂合用，可使免疫力增强。维生素 A 能使血液中的白细胞数迅速增加，抑制某些感染性疾病。

【临床应用】

1. 用于防治夜盲症、干眼病等维生素 A 缺乏症，在幼儿、妊娠、哺乳妇女等需要量增大时可适当补充。对维生素 A 吸收贮藏不良性疾病如脂肪便、胆管闭塞、肝硬化、胃全切等需要长期应用维生素 A。

2. 对感染、烧伤和皮肤病局部应用有一定疗效，亦可用于预防烧伤患者的化脓性感染。用于鱼鳞癣类、寻常痤疮、老年性或过度角化性皮肤病等疾病的治疗，但疗效评价有分歧。

3. 辅助治疗急性早幼粒细胞白血病，预防食管癌、口腔癌和上皮癌。虽有一定疗效，但是目前还难以将维生素 A 集中到某个特定部位。长期大量应用会引起维生素 A 慢性中毒等，使之应用受到很大限制。

4. 治疗因维生素 A 缺乏所致婴儿呛奶，有迅速满意的疗效。

5. 改善铁的吸收和铁运转。

【不良反应与防治】一般剂量无毒性反应，但过量服用可引起毒性反应。成人一次服 100 万 IU，儿童一次服 30 万 IU 以上，可引起急性中毒。每日 10 万 IU 连用 6 个月以上可引起慢性中毒。急性中毒可以出现颅内压升高、嗜睡、谵妄和消化系统症状。慢性中毒可引起骨骼系统、神经系统、皮肤黏膜和肝肾等损害。

【用药护理】

1. 妊娠期对维生素 A 需求量较多，但 1 日不宜超过 6000U。

2. 慢性肾功能减退时、婴幼儿对大量维生素 A 较敏感应慎用。

3. 避免大量或长期服用维生素 A 可能引起急性中毒。

4. 长期服用，应随访监测暗适应试验、眼震颤、血浆胡萝卜素及维生素 A 含量。

二、水溶性维生素

水溶性维生素（water-soluble vitamins）包括维生素 B 族和维生素 C，多作为辅酶参与机体生化代谢。大多数水溶性维生素不能自身合成，需从食物中摄入。各种原因的水溶性维生素缺乏可影响生物代谢而引起疾病。除了治疗相应的缺乏症外，水溶性维生素也用于多种疾病的辅助治疗。

维生素 C

维生素 C（vitamin C，抗坏血酸）广泛存在于新鲜水果及绿色蔬菜中，尤以桃、橘、番茄、辣椒和鲜枣中含量丰富。植物组织中含有抗坏血酸氧化酶，能催化维生素 C 氧化而失去活性，故食物中维生素 C 在干燥、久存和磨碎过程中易被破坏。

【体内过程】人体所需维生素 C 因不能自身合成而必须从食物中不断获得。口服后经被动扩散和主动转运从胃肠道吸收，分布于全身各组织。代谢产物主要为草酸盐及少量的抗坏血酸 -2- 硫酸盐，以滤过和分泌两种方式由肾脏排泄。

【药理作用与机制】维生素 C 是羟化酶和酰胺酶的辅酶，以维生素 C 和去氢维生素 C 互变的形式构成体内一个重要的氧化 - 还原系统，参与氨基酸代谢、胶原合成、5- 羟色胺和去甲肾

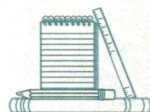

上腺素等神经递质的合成、类固醇激素或其他类固醇化合物的合成或分解、组胺的分解、各种有机药物或毒物的转化等代谢过程。

【临床应用】

1. 防治坏血病　维生素 C 可激活脯氨酸羟化酶使脯氨酸羟化为羟脯氨酸，后者是胶原蛋白合成的原料。维生素 C 缺乏致胶原合成障碍、基质减少、血管壁通透性和脆性增加，引起全身皮肤黏膜点状或斑状出血、牙齿松动、齿龈炎、骨膜下出血等坏血病症状。

2. 预防感染性疾病　具有促进抗体形成、增强白细胞吞噬功能以及抗炎抗过敏等作用，可用于病毒性呼吸道感染、急慢性传染病、结核病、感染性休克的辅助治疗。

3. 防治肿瘤　较大剂量辅助治疗肝、肺、胃、膀胱等癌症患者，能明显抑制肿瘤的生长，改善患者的临床症状，延长存活时间。

4. 其他　还可用于肝胆疾病、预防深部静脉血栓、促进创伤愈合、克山病的急性发作，治疗老年性白内障和黄斑变性、变性血红蛋白血症、自发性高铁血红蛋白血症以及重金属慢性中毒等。

【不良反应与防治】维生素 C 毒性很低，但大剂量使用可造成消化道、心血管、泌尿、血液、生殖等多系统不良反应。口服大剂量可妨碍肠道对铜、锌等离子的吸收，故大剂量应用时以静脉滴注为宜。长期大剂量服用突然停药，可能出现坏血病症状，故宜逐渐减量停药。

【用药护理】

1. 大量服用维生素 C 后应避免突然停药以免出现坏血病症状。

2. 半胱氨酸尿症、痛风、高草酸盐尿症、尿酸盐性肾结石、糖尿病、葡萄糖 –6– 磷酸脱氢酶缺乏者慎用。

3. 维生素 C 以空腹服用为宜，但对消化溃疡者慎用，以免对溃疡面产生刺激，导致溃疡恶化、出血或穿孔。

4. 肾功能不全者不宜多服维生素 C。

项目二　电解质

案例导入

患儿，男，1 岁 2 个月。体重 10kg，腹泻 3 天，每日大便 10 余次，大便为蛋花汤样并伴少量黏液，呕吐，3 ~ 4 次 / 天，尿量减少。查体：精神萎靡，皮肤干燥，弹性差，眼眶及前囟明显凹陷，生化检查：血钠 132mmol/L、血钾 1.94mmol/L。

问题：该患儿的补液方案及原则是什么？

人体血浆中主要的阳离子是 Na^+、K^+、Ca^{2+}、Mg^{2+}，对维持细胞外液的渗透压、体液的分布和转移起着决定性的作用；细胞外液中主要阴离子以 Cl^- 和 HCO_3^- 为主，二者除保持体液的张力外，对维持酸碱平衡有重要作用。通常，体液中阴离子总数与阳离子总数相等，并保持电中性。当出现任何一种电解质数量改变时，将导致不同的机体损害，即出现电解质紊乱。

一、电解质的生理作用

1. 维持体液渗透压和水平衡　钠离子、氯离子是维持细胞内液渗透压的主要无机盐离子。

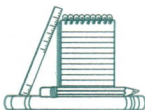

正常人体细胞内、外液渗透压基本相等，由此维持细胞内、外液水的动态平衡。

2. 维持体液的酸碱平衡　体液电解质组成缓冲对调节酸碱平衡。血浆缓冲对主要有 $NaHCO_3/H_2CO_3$、Na_2HPO_4/NaH_2PO_4、$NaPr/HPr$，红细胞缓冲对主要有 $KHCO_3/H_2CO_3$、K_2HPO_4/KH_2PO_4、KHb/HHb、$KHbO_2/HHbO_2$。血浆中缓冲容量最大的缓冲对为 $NaHCO_3/H_2CO_3$，红细胞中缓冲容量最大的缓冲对为 KHb/HHb 和 $KHbO_2/HHbO_2$，二者各占总缓冲容量的 35%。

3. 维持神经、肌肉的应激性　神经、肌肉的应激性需要体液中一定浓度和比例的电解质来维持。当钠离子、钾离子过低时，神经肌肉应激性降低，可出现四肢无力甚至麻痹；钙离子、镁离子过低时，神经、肌肉应激性增高，可出现手足抽搐。

4. 维持细胞正常的物质代谢　多种无机离子作为金属酶或金属活化酶的辅助因子，在细胞水平对物质代谢进行调节。例如羧肽酶含锌，黄嘌呤氧化酶含锰，多种激酶需镁离子激活，淀粉酶需氯离子激活。钾离子参与糖原和蛋白质的合成。钠离子参与小肠对葡萄糖的吸收，参与血红蛋白转运二氧化碳。Mg^{2+}–ATP 是多种激酶的底物。因此糖、脂类、核酸和蛋白质合成反应均需镁、锌、锰、钴、铬等维持核酸的功能。钙离子作为第二信使参与细胞信息的传递。

二、水盐平衡调节药

口服补液盐

【药理作用】口服补液盐（oral rehydration salt，ORS）含有氯化钠、氯化钾、碳酸氢钠（或枸橼酸钠）和葡萄糖。除具有补充水、钠和钾的作用外，尚对急性腹泻有治疗作用。本品含有葡萄糖，肠黏膜吸收葡萄糖的同时可吸收一定量的钠离子，从而使肠黏膜对肠液的吸收增加。

【临床应用】用于防治腹泻、呕吐、经皮肤和呼吸道等液体丢失引起的轻、中度失水，可补充水、钾和钠。

【禁忌证】少尿或无尿；严重失水，有休克征象；严重腹泻，粪便量超过每小时 30mL/kg；葡萄糖吸收障碍；由于严重呕吐等原因不能口服者；肠梗阻、肠麻痹和肠穿孔；酸碱平衡紊乱，伴有代谢性碱中毒时。

【不良反应】常见恶心、呕吐、咽部不适、胸痛等长期过量服用可引起高钠血症、水钠潴留，偶见血钾过高。

氯化钠

【药理作用】氯化钠（sodium chloride）是一种电解质补充药物。钠和氯是机体重要的电解质，主要存在于细胞外液，对维持正常的血液和细胞外液的容量和渗透压起着非常重要的作用。正常血清钠浓度为 135 ～ 145mmol/L，占血浆阳离子的 92%，总渗透压的 90%，故血浆钠量对渗透压起着决定性作用。正常血清氯浓度为 98 ～ 106mmol/L，人体中钠离子、氯离子主要通过下丘脑、垂体后叶和肾脏进行调节，维持体液容量和渗透压的稳定。氯化钠静脉注射后直接进入血液循环，在体内广泛分布，但主要存在于细胞外液。钠离子、氯离子均可被肾小球滤过，并部分被肾小管重吸收。由肾脏随尿排泄，仅少部分从汗排出。

【临床应用】用于各种原因所致的低渗性、等渗性和高渗性失水，以及高渗性非酮症糖尿病昏迷、低氯性代谢性碱中毒。浓氯化钠主要用于各种原因所致的水中毒及严重的低钠血症；手术、伤口、眼部、尿道及无菌导管系统等冲洗及预充用。

【禁忌证】妊娠高血压者。

【不良反应】输液容量过多和滴速过快，可致水钠潴留，引起水肿、血压升高、心率加快、胸闷、呼吸困难、急性左心衰竭。不适当给予高渗氯化钠可致高钠血症。过多、过快输注低渗

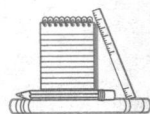

氯化钠，可致溶血及脑水肿。

葡萄糖氯化钠注射液

【药理作用】葡萄糖是人体主要的热量来源之一。钠和氯是机体内重要的电解质，主要存在于细胞外液，对维持人体正常的血液和细胞外液的容量和渗透压起着非常重要的作用。

【临床应用】补充热能和体液。用于各种原因引起的进食不足或大量体液丢失。

【禁忌证】

1. 脑、肾、心脏功能不全者。

2. 血浆蛋白过低者。

3. 糖尿病酮症酸中毒未控制患者。

4. 高渗性脱水患者。

5. 高血糖非酮症高渗状态。

【不良反应】

1. 输注过多、过快，可致水钠潴留，引起水肿、血压升高、心率加快、胸闷、呼吸困难甚至急性左心衰竭。

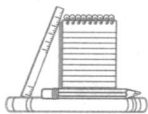

2. 不适当地给予高渗氯化钠可致高钠血症。

3. 过多、过快给予低渗氯化钠可致溶血、脑水肿等。

4. 静脉炎常发生于高渗葡萄糖注射液滴注时。改用大静脉滴注，静脉炎发生率下降。

5. 高浓度注射液注射若外渗可致局部肿痛。

6. 合并使用胰岛素过量，原有低血糖倾向及全静脉营养疗法突然停止时易发生反应性低血糖。

7. 高血糖非酮症昏迷，多见于糖尿病、应激状态、使用大剂量糖皮质激素、尿毒症腹膜透析患者腹膜内给予高渗葡萄糖溶液及全静脉营养疗法时。

8. 电解质紊乱常见，长期单纯补给葡萄糖时易出现低钾、低钠及低磷血症。

复方氯化钠注射液

【药理作用】复方氯化钠注射液含 Na^+ 和 Cl^- 及少量的 K^+、Ca^{2+}。Na^+ 和 Cl^- 是机体重要的电解质，主要存在于细胞外液，对维持人体正常的血液和细胞外液的容量和渗透压起着非常重要的作用。复方氯化钠除上述作用外，还可补充少量钾离子和钙离子。

【临床应用】

1. 各种原因所致的失水，包括低渗性、等渗性和高渗性失水。

2. 高渗性非酮症糖尿病昏迷，应用等渗或低渗氯化钠可纠正失水和高渗状态。

3. 低氯性代谢性碱中毒。

患者因某种原因不能进食或进食减少而需补充每日生理需要量时，一般可给予氯化钠注射液或复方氯化钠注射液等。因本品含钾量极少，低钾血症需根据需要另行补充。

【禁忌证】

1. 水肿性疾病，如肾病综合征、肝硬化腹水、充血性心力衰竭、急性左心衰竭、脑水肿及特发性水肿等。

2. 急性肾衰竭少尿期，慢性肾衰竭尿量减少而对利尿药反应不佳者。

3. 高血压、低钾血症。

【不良反应】

1. 输注过多、过快，可致水钠潴留，引起水肿、血压升高、心率加快、胸闷、呼吸困难甚至急性左心衰竭。

2. 不适当地给予高渗氯化钠可致高钠血症。

3. 过多、过快给予低渗氯化钠可致溶血、脑水肿等。

三、用药护理

1. 严格掌握补充液体及电解质的适应证及禁忌证。

2. 用药时要依据失水的性质而给药，保证电解质、酸碱平衡。

3. 严格控制输液的量及速度。

4. 定期监测液体、电解质、酸碱平衡及心肺功能。

模块小结

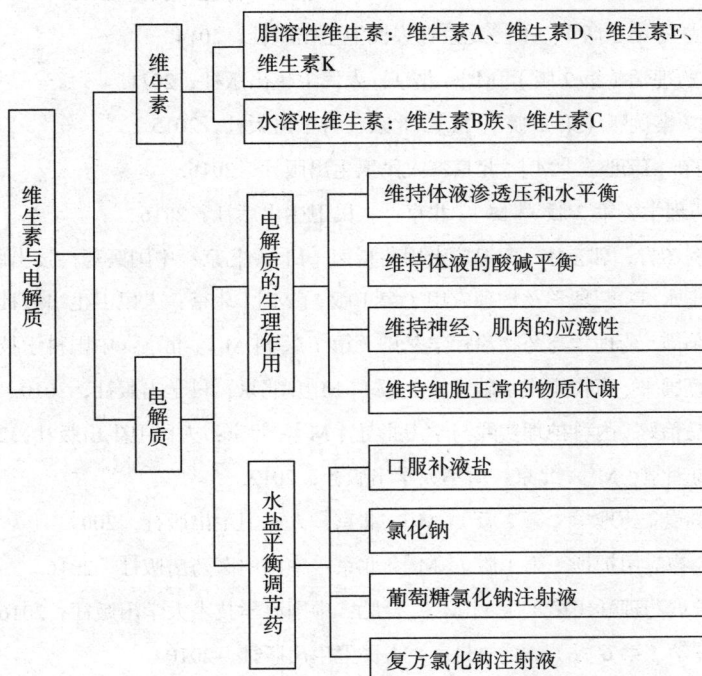

复习思考

1. 常用的脂溶性维生素和水溶性维生素有哪些？

2. 各种维生素有何临床应用？

3. 简述电解质的生理作用。

扫一扫，查阅
复习思考题答案

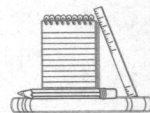

主要参考书目

［1］杨宝峰.药理学（第8版）［M］.北京：人民卫生出版社，2013.

［2］叶宝华，秦红兵.护理药理学（第1版）［M］.北京：人民卫生出版社，2016.

［3］傅宏义.新编药物大全（第4版）［M］.北京：中国医药科技出版社，2017.

［4］国家药典委员会.中华人民共和国药典（2015版）［M］.北京：中国医药科技出版社，2015.

［5］刘尚智，王建鹏.护理药理学［M］.北京：中国医药科技出版社，2013.

［6］侯晞.药理学（第3版）［M］.北京：人民卫生出版社，2014.

［7］徐红.护理药理学（第2版）［M］.北京：人民卫生出版社，2011.

［8］刘斌.药理学案例版（第2版）［M］.北京：科学出版社，2015.

［9］吴艳，王迎新.药理学［M］.北京：人民卫生出版社，2016.

［10］罗跃娥.药理学（第2版）［M］.北京：人民卫生出版社，2016.

［11］陈锦珊，倪冬青，郭东宇.新编护士用药指南［M］.北京：中国医药科技出版社，2013.

［12］范业宏，李永红.药理学及护理应用（第1版）［M］.北京：人民卫生出版社，2013.

［13］李伟，欧阳霞.药理学与药物治疗学基础（第1版）［M］.北京：中国科学技术出版社，2009.

［14］赵彩珍，董国平.药物应用基础（第1版）［M］.北京：科学出版社，2010.

［15］邹春杰，马怡婷.内科护理实践与学习指导［M］.北京：人民卫生出版社，2013.

［16］刘克辛.药理学［M］.北京：清华大学出版社，2012.

［17］王迎新，弥曼.药理学（第2版）［M］.北京：人民卫生出版社，2009.

［18］刘文艳.药物应用护理（第1版）［M］.北京：中国中医药出版社，2016.

［19］杨解人.护理药理学（第1版）［M］.合肥：中国科学技术大学出版社，2016.

［20］李端.药理学（第6版）［M］.北京：人民卫生出版社，2010.

［21］杭太俊.药物分析（第7版）［M］.北京：人民卫生出版社，2011.

［22］朱依谆，殷明.药理学（第8版）［M］.北京：人民卫生出版社，2016.

［23］李学军，邱光明.药理学（第4版）［M］.北京：北京大学医学出版社，2017.

［24］吴宏，尚少梅.药理学（第1版）［M］.北京：北京出版社，2010.

［25］刘琳娜，朱玉泉.药理学（第1版）［M］.北京：中国协和医科大学出版社，2016.

［26］刘晓颖，朱波.药理学（第2版）［M］.西安：第四军医大学出版社，2012.

［27］杨藻宸.医用药理学（第4版）［M］.北京：人民卫生出版社，2005.

［28］詹沛晶，叶宝华.护理药理学［M］.武汉：华中科技大学出版社，2013.

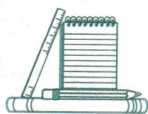

教材目录

注：凡标☆者为"十四五"职业教育国家规划教材。

序号	书名	主编		主编所在单位	
1	医古文	刘庆林	江 琼	湖南中医药高等专科学校	江西中医药高等专科学校
2	中医药历史文化基础	金 虹		四川中医药高等专科学校	
3	医学心理学	范国正		娄底职业技术学院	
4	中医适宜技术	肖跃红		南阳医学高等专科学校	
5	中医基础理论	陈建章	王敏勇	江西中医药高等专科学校	邢台医学院
6	中医诊断学	王农银	徐宜兵	遵义医药高等专科学校	江西中医药高等专科学校
7	中药学	李春巧	林海燕	山东中医药高等专科学校	滨州医学院
8	方剂学	姬水英	张 尹	渭南职业技术学院	保山中医药高等专科学校
9	中医经典选读	许 海	姜 侠	毕节医学高等专科学校	滨州医学院
10	卫生法规	张琳琳	吕 慕	山东中医药高等专科学校	山东医学高等专科学校
11	人体解剖学	杨 岚	赵 永	成都中医药大学	毕节医学高等专科学校
12	生理学	李开明	李新爱	保山中医药高等专科学校	济南护理职业学院
13	病理学	鲜于丽	李小山	湖北中医药高等专科学校	重庆三峡医药高等专科学校
14	药理学	李全斌	卫 昊	湖北中医药高等专科学校	陕西中医药大学
15	诊断学基础	杨 峥	姜旭光	保山中医药高等专科学校	山东中医药高等专科学校
16	中医内科学	王 飞	刘 菁	成都中医药大学	山东中医药高等专科学校
17	西医内科学	张新鹏	施德泉	山东中医药高等专科学校	江西中医药高等专科学校
18	中医外科学☆	谭 工	徐迎涛	重庆三峡医药高等专科学校	山东中医药高等专科学校
19	中医妇科学	周惠芳		南京中医药大学	
20	中医儿科学	孟陆亮	李 昌	渭南职业技术学院	南阳医学高等专科学校
21	西医外科学	王龙梅	熊 炜	山东中医药高等专科学校	湖南中医药高等专科学校
22	针灸学☆	甄德江	张海峡	邢台医学院	渭南职业技术学院
23	推拿学☆	涂国卿	张建忠	江西中医药高等专科学校	重庆三峡医药高等专科学校
24	预防医学☆	杨柳清	唐亚丽	重庆三峡医药高等专科学校	广东江门中医药职业学院
25	经络与腧穴	苏绪林		重庆三峡医药高等专科学校	
26	刺法与灸法	王允娜	景 政	甘肃卫生职业学院	山东中医药高等专科学校
27	针灸治疗☆	王德敬	胡 蓉	山东中医药高等专科学校	湖南中医药高等专科学校
28	推拿手法	张光宇	吴 涛	重庆三峡医药高等专科学校	河南推拿职业学院
29	推拿治疗	唐宏亮	汤群珍	广西中医药大学	江西中医药高等专科学校

序号	书名	主编		主编所在单位	
30	小儿推拿	吕美珍	张晓哲	山东中医药高等专科学校	邢台医学院
31	中医学基础	李勇华	杨频	重庆三峡医药高等专科学校	甘肃卫生职业学院
32	方剂与中成药☆	王晓戎	张彪	安徽中医药高等专科学校	遵义医药高等专科学校
33	无机化学	叶国华		山东中医药高等专科学校	
34	中药化学技术	方应权	赵斌	重庆三峡医药高等专科学校	广东江门中医药职业学院
35	药用植物学☆	汪荣斌		安徽中医药高等专科学校	
36	中药炮制技术☆	张昌文	丁海军	湖北中医药高等专科学校	甘肃卫生职业学院
37	中药鉴定技术☆	沈力	李明	重庆三峡医药高等专科学校	济南护理职业学院
38	中药制剂技术	吴杰	刘玉玲	南阳医学高等专科学校	娄底职业技术学院
39	中药调剂技术	赵宝林	杨守娟	安徽中医药高等专科学校	山东中医药高等专科学校
40	药事管理与法规	查道成	黄娇	南阳医学高等专科学校	重庆三峡医药高等专科学校
41	临床医学概要	谭芳	向军	娄底职业技术学院	毕节医学高等专科学校
42	康复治疗基础	王磊		南京中医药大学	
43	康复评定技术	林成杰	岳亮	山东中医药高等专科学校	娄底职业技术学院
44	康复心理	彭咏梅		湖南中医药高等专科学校	
45	社区康复	陈丽娟		黑龙江中医药大学佳木斯学院	
46	中医养生康复技术	廖海清	艾瑛	成都中医药大学附属医院针灸学校	江西中医药高等专科学校
47	药物应用护理	马瑜红		南阳医学高等专科学校	
48	中医护理	米健国		广东江门中医药职业学院	
49	康复护理	李为华	王建	重庆三峡医药高等专科学校	山东中医药高等专科学校
50	传染病护理☆	汪芝碧	杨蓓蓓	重庆三峡医药高等专科学校	山东中医药高等专科学校
51	急危重症护理☆	邓辉		重庆三峡医药高等专科学校	
52	护理伦理学☆	孙萍	张宝石	重庆三峡医药高等专科学校	黔南民族医学高等专科学校
53	运动保健技术	潘华山		广东潮州卫生健康职业学院	
54	中医骨病	王卫国		山东中医药大学	
55	中医骨伤康复技术	王轩		山西卫生健康职业学院	
56	中医学基础	秦生发		广西中医学校	
57	中药学☆	杨静		成都中医药大学附属医院针灸学校	
58	推拿学☆	张美林		成都中医药大学附属医院针灸学校	